Wulfhorst / Hurrelmann (Hrsg.)
Handbuch Gesundheitserziehung

Verlag Hans Huber
Programmbereich Gesundheit

HUBER

Handbuch Gesundheitswissenschaften

Schaeffer (Hrsg.)
Bewältigung chronischer Krankheit im Lebenslauf
2009. ISBN 978-3-456-84726-9

Kuhlmey / Schaeffer (Hrsg.)
Alter, Gesundheit und Krankheit
2008. ISBN 978-3-456-84573-9

Razum / Zeeb / Laaser (Hrsg.)
Globalisierung – Gerechtigkeit – Gesundheit
Einführung in International Public Health
2006. ISBN 978-3-456-84354-4

Hollederer / Brand (Hrsg.)
Arbeitslosigkeit, Gesundheit und Krankheit
2006. ISBN 978-3-456-84332-2

Pundt (Hrsg.)
Professionalisierung im Gesundheitswesen
Positionen – Potenziale – Perspektiven
2006. ISBN 978-3-456-84232-5

Badura / Iseringhausen (Hrsg.)
Wege aus der Krise der Versorgungsorganisation
Beiträge aus der Versorgungsforschung
2005. ISBN 978-3-456-84283-7

Fehr / Neus / Heudorf (Hrsg.)
Gesundheit und Umwelt
Ökologische Prävention und Gesundheitsförderung
2005. ISBN 978-3-456-84025-3

Pfaff / Schrappe / Lauterbach / Engelmann / Halber (Hrsg.)
Gesundheitsversorgung und Disease Management
Grundlagen und Anwendungen der Versorgungsforschung
2003. ISBN 978-3-456-84026-0

Schaeffer / Müller-Mundt (Hrsg.)
Qualitative Gesundheits- und Pflegeforschung
2002. ISBN 978-3-456-83890-8

Hurrelmann / Kolip (Hrsg.)
Geschlecht, Gesundheit und Krankheit
Männer und Frauen im Vergleich
2002. ISBN 978-3-456-83691-1

Øvretveit
Evaluation gesundheitsbezogener Interventionen
2002. ISBN 978-3-456-83685-0

Hurrelmann / Leppin (Hrsg.)
Moderne Gesundheitskommunikation
2002. ISBN 978-3-456-83640-9

Weitere Informationen über unsere Neuerscheinungen finden Sie im Internet unter
www.verlag-hanshuber.com.

Britta Wulfhorst
Klaus Hurrelmann
(Herausgeber)

Handbuch Gesundheitserziehung

Verlag Hans Huber

Lektorat: Dr. Klaus Reinhardt
Herstellung: Peter E. Wüthrich
Umschlag: Claude Borer, Basel
Druckvorstufe: Martin Janz, Freiburg
Druck und buchbinderische Verarbeitung: AZ Druck und Datentechnik, Kempten
Printed in Germany

Bibliographische Information der Deutschen Bibliothek
Die Deutsche Bibliothek verzeichnet diese Publikation in der Deutschen Nationalbibliographie; detaillierte bibliographische Daten sind im Internet über http:// dnb.d-nb.de abrufbar.

Anregungen und Zuschriften bitte an:
Verlag Hans Huber
Lektorat Medizin/Gesundheit
Länggass-Strasse 76
CH-3000 Bern 9
Tel: 0041 (0)31 300 4500
Fax: 0041 (0)31 300 4593
verlag@hanshuber.com
www.verlag-hanshuber.com

1. Auflage 2009

ISBN 978-3-456-84701-6

Inhalt

Teil 1 Theorien von Gesundheitserziehung

Teil 2 Gesundheitserziehung in Settings

Teil 3 Entwicklungsperspektiven für Gesundheitserziehung

Serviceteil: Programmpapiere, Rahmenvorgaben und Leitlinien

1 Theorien von Gesundheitserziehung

1 Gesundheitserziehung: Konzeptionelle und disziplinäre Grundlagen

Britta Wulfhorst und Klaus Hurrelmann

1.1 Einleitung

Mit der Wahl des Begriffes «Gesundheitserziehung» für dieses Handbuch ist die Hoffnung verbunden, einen konstruktiven Beitrag zu der Verbindung der beiden Konzepte «Gesundheit» und «Erziehung» zu leisten. Beide Konzepte befinden sich noch immer im Prozess der wissenschaftlichen Diskussion, beide sind noch nicht so etabliert, dass man von einem breiten Konsens für ihre Verwendbarkeit sprechen könnte. Doch bei beiden zeichnen sich die Konturen eines Konsenses ab. Beim Konzept «Gesundheit» ist seit etwa zehn Jahren durch die dynamische Entwicklung der «Gesundheitswissenschaften», auch im deutschen Sprachraum, eine grundsätzliche Übereinstimmung zu verzeichnen. Unter dem Einfluss «salutogenetischen» Denkens im Sinne von Antonovsky (1997) wird Gesundheit als Gegenpol zu Krankheit verstanden, als das Stadium des (vorübergehend) gelungenen Gleichgewichtes zwischen Risiko- und Schutzfaktoren bei der aktiven Auseinandersetzung mit inneren und äußeren Lebensanforderungen. Das Konzept «Erziehung» ist international wenig umstritten, und auch im deutschen Sprachraum beruhigt sich der Grundsatzstreit, ob das konkurrierende Konzept «Bildung» besser für die wissenschaftliche Analyse geeignet sei. Zunehmend sind sich die Fachvertreter darin einig, dass in Übereinstimmung mit der internationalen (einschließlich der englischen) Terminologie «Erziehung» die treffendste Bezeichnung für alle Interventionen pädagogischer Art ist, die eine gezielte Einflussnahme auf die Persönlichkeitsentwicklung eines Menschen anstreben. Der Begriff «Bildung» behält neben dem Begriff «Erziehung» seine Bedeutung zur Bezeichnung der weniger direktiven pädagogischen Interventionen, und es bahnt sich eine arbeitsteilige Koexistenz dieser beiden Bezeichnungen an.

Mit dem Kombinationsbegriff «Gesundheitserziehung» entscheiden wir uns für die deutschsprachige Variante des international weit verbreiteten Begriffes «Health Education». Wir halten es nicht für sinnvoll, beliebig zwischen den Konzepten «Erziehung» und «Bildung» hin und her zu schwanken und sie mit teilweise konzeptionell überhöhten Ansprüchen zu beladen (ausführlich hierzu Wulfhorst 2002). Es geht uns auch nicht darum, den sehr hilfreichen Begriff «Gesundheitsbildung» zurück zu weisen. Ziel unserer Begriffsfestlegung ist es, eine klare Orientierung für die weitere fachliche Diskussion zu geben. Übrigens: Auch in der englischen Sprache gibt es durchaus begriffliche Unsicherheiten in diesem Themenbereich. Zwar hat der Begriff «Health Education» einen festen Platz in der fachlichen Analyse, er wird aber – und hier in der inhaltlichen Stoßrichtung durchaus der deutschen vergleichbar – oft als zu eng, direktiv und technokratisch empfunden. Um die pädagogischen Interventionsstrategien zur Beeinflussung von gesundheitlichen Einstellungen und Verhaltensweisen von Menschen in einen breiteren konzeptionellen Rahmen zu stellen, wird oft in der Begrifflichkeit «Health Promotion» eingesetzt. Analog zu der im deutschen Sprachraum typischen Vermischung von «Gesundheitserziehung» und «Gesundheitsbildung» kommt es im englischen Sprachraum aus diesem Grund zu der von «Health Education» und «Health Promotion» (Tones 2004). Auch in den USA, die insgesamt mit Fachbegriffen in den Gesundheits- und Erziehungswissenschaften sehr viel pragmatischer und entspannter umgehen als die meisten europäischen Fachgemeinschaften, flammt eine solche Debatte immer wieder auf (Glanz, Rimer, Lewis 2002).

Ohne die Bedeutung solcher Diskussionen gering schätzen zu wollen, halten wir den Terminus «Gesundheitserziehung/Health Education» für den aussagekräftigsten Kernbegriff, um die Interventionen zu bezeichnen, die auf die Beeinflussung des individuellen und kollektiven Gesundheitsverhaltens von Menschen gerichtet sind. In diesem einleitenden Kapitel wollen wir zunächst die Bedeutung und die Leistung dieses Begriffes herausarbeiten und die Begriffswahl begründen. Wir werden dann auf die verschiedenen disziplinären Bezüge eingehen, die der Begriff ermöglicht. In einem dritten Schritt kommen wir auf die Einbettung des Begriffes in die umfassende Konzeption von Gesundheitsförderung zu sprechen, die aus den modernen Gesundheitswissenschaften stammt und bereits großen Einfluss auf eine Neuausrichtung auch der Erziehungswissenschaft gewonnen hat. Anschließend werden die Einsatzmöglichkeiten von professionell Berufstätigen im Bereich Gesundheitserziehung/Health Education erörtert. In vielen Ländern hat sich dies bereits als festes Berufsbild etabliert. Die Ausbildung für den Einsatz in Kindergärten, Schulen, Universitäten und Weiterbildungsinstitutionen ebenso wie Betrieben, Krankenhäusern und Altenpflegeeinrichtungen und auch Familienzentren sind hier an der Tagesordnung (Zimmer, Dzikowski 2007; Sonntag, Gräser, Stock 2002; Paulus 2005). Dabei wird ein noch zu erläuternder Setting-Ansatz favorisiert, der die verhaltensbezogenen Impulse von Health Education mit den verhältnisbezogenen von Health Promotion verbindet (Moher 2005; Schwarzer, Buchwald 2005; Wulfhorst 2006, 2008). Abschließend gehen wir dann auf die Frage ein, welche evidenzbasierten Standards und Kompetenzen der Interventionsform «Gesundheitserziehung» nach bisherigem Kenntnisstand zugeschrieben werden können.

1.2 Der Begriff «Gesundheitserziehung»

Wie einleitend erwähnt, erfolgt im deutschsprachigen Raum die Verwendung der Termini «Gesundheitserziehung» und «Gesundheitsbildung» sehr oft neben einander oder in Konkurrenz. Auch die Begriffe «Gesundheitsförderung», «Gesundheitsaufklärung» und «Gesundheitsberatung» werden häufig ergänzend oder ersetzend verwendet, ohne dass eine klare inhaltliche Abgrenzung vorgenommen ist. Wir halten das für die weitere wissenschaftliche Diskussion und die Praxistauglichkeit dieser Ansätze für wenig hilfreich. Deshalb plädieren wir dafür, die unterschiedlichen Dimensionen und Grundlagen der Begriffsdefinitionen explizit heraus zu arbeiten.

Alle genanten Begriffe beschreiben Interventionen, also Eingriffshandlungen, mit denen ein Gesundheitsgewinn erzielt werden soll. Sie unterscheiden sich in den Zielsetzungen, konzeptionellen Grundorientierungen und methodischen Zugängen. Werden diese nicht beachtet, kann es zu der verwirrenden und unproduktiven Begriffsvermischung kommen, die angesprochen wurde. Setzt sich hingegen eine Begriffsverwendung durch, die sorgfältig auf diese Unterschiede eingeht, zugleich aber auch tolerant den jeweiligen Entscheidungen gegenüber ist, die Wissenschaftler getroffen und nachvollziehbar begründet haben, kann eine Begriffsvielfalt hilfreich sein, um die unterschiedlichen Aspekte von pädagogischen Interventionen in das Gesundheitsverhalten von Menschen differenziert zu erfassen. Auf diese Weise kann ein begriffliches Durcheinander vermieden und einer unproduktiven, weil artifiziellen und aufgesetzten Debatte um die «richtige» Begriffsverwendung entgangen werden. Nur so kann unserer Einschätzung nach das Potenzial der Gesundheitserziehung in die Praxis übertragen werden und können Theorie und Praxis der effizienten Intervention in das Gesundheitsverhalten von Menschen weiter entwickelt werden.

Abgrenzung von Erziehung und Bildung

Wie sehen die bisherigen Akzentsetzungen in der Begriffsdefinition im Einzelnen aus? Wulfhorst (2002) hat auf die unterschiedlichen Bezeichnungen für die Interventionen hingewiesen, die sich bei den Autorinnen und Autoren finden, sich mit dem Thema auseinander gesetzt haben. Begrifflich-konzeptionelle Überlegungen finden sich schon in den 1990er Jahren in Deutschland sehr intensiv, etwa bei Laaser, Hurrelmann und Wolters (1993), Waller (1995), Blättner (1997), Hörmann (1998), Sabo (1996). Mit Blick auf die wachsende Bedeutung der Gesundheitsberatung haben Schaeffer und Dewe (2006) einen interessanten Strukturierungsvorschlag gemacht. Sie unterschieden die «Einzelstrategien»Bildung, Erziehung, Beratung, Aufklärung und Information nach ihrer jeweiligen Voraussetzung, Wirkungsweise, intendierter Hauptwirkung, Folgewirkungen, Problemen der Realisierung, Standardisierbarkeit, methodischen Prinzipien, Implementierbarkeit, Akzeptanz, Bezugsebene, Erfolgsbedingungen und Gefahren. Hierdurch werden Gemeinsamkeiten und Differenzen der verschiedenen Interventionsstrategien analytisch abgrenzbar und begrifflich transparent. Ein solches Vorgehen halten wir für sinnvoll und hilfreich.

In diesem Sinne hat Hurrelmann (2006) die Einzelstrategien Gesundheitserziehung, Gesundheitsbildung, Gesundheitsberatung und Gesundheitsaufklärung nach Anlass, Ziel, Methode und Interaktionsstruktur unterschieden. Gesundheitserziehung hat demnach meist gesundheitsschädigendes Verhalten mit Anzeichen von Störungen des Wohlbefindens zum Anlass. Sie hat das Ziel der Strukturierung von Wissen, Einstellungen und Handlungsdispositionen und den Aufbau gesundheitsförderlichen Verhaltens. Sie folgt der Methode der systematisch aufbereiteten und didaktisch strukturierten Wissensvermittlung und Einstellungsbildung, der Anleitung zur Aufnahme und Aufrechterhaltung gesundheitsförderlichen Verhaltens und der Setzung von Anreizen und Sanktionen sowie der Interaktionsstruktur der direkten, personalen Kommunikation, meist in Gruppen, oft rechtlich und institutionell verankert und verpflichtend. Konstitutives Merkmal sei, dass es bei «Erziehung» idealtypisch um die Beeinflussung des Verhaltens durch einen «Edukator» (Vater, Mutter, Erzieher, Lehrkraft) gehe, der sich in einer durch Wissen, Autorität oder Kompetenz überlegenen Position befinde. «Erziehung» ist somit ihrem Charakter nach die gezielte Intervention in die Entwicklung eines anderen Menschen, die tief in Persönlichkeitsstrukturen eingreifen kann. Demgegenüber wird der Begriff «Gesundheitsbildung» nach dieser Analyse für diejenigen Eingreifstrategien verwendet, bei denen dem Adressaten verschiedene Angebote für die Steuerung des Gesundheitsverhaltens und die Verbesserung des gesundheitsrelevanten Selbstverstehens zur Auswahl gestellt werden. Die Methode «Bildung» ist demnach durch die Stärkung des Selbstvertrauens und die Wiederherstellung der Bewältigungskompetenzen von Individuen gekennzeichnet, die aus eigenem Antrieb eine Korrektur von gesundheitsschädigenden Verhaltensweisen anstreben. Beide Konzepte werden als wertvoll und effektiv bezeichnet und in ein sich ergänzendes arbeitsteiliges Verhältnis gestellt. Das gilt auch für die Begriffe «Gesundheitsberatung» und «Gesundheitsaufklärung».

Ähnlich versuchen Raithel, Dollinger und Hörmann (2007) die Begriffe «Gesundheitserziehung» und «-bildung» aufeinander zu beziehen und voneinander abzugrenzen: Während Erziehung aus der Sicht des Erziehers im Sinne einer umfassenden Didaktik (als Lehrkunst) Anregungen und Lernmöglichkeiten eröffne und strukturiere, bedeute Bildung aus der Sicht des Edukanden im Sinne einer Mathetik (als Lernkunst) selbstgesteuerte Gestaltung. Gesundheitsbildung bedeute somit Aneignung von Kenntnissen und Fertigkeiten zur Ausformung eines kultivierten Lebensstils im Sinne eines gesundheitlichen Wohlbefindens in Selbstbestimmung. Ähnlich wie bei Hurrelmann (2006) werden auch hier die Begriffe «Gesundheitserziehung» und «Gesundheitsbildung» als sich ergänzende Teilstrategien zur Beeinflussung des Gesundheitsverhaltens verstanden. Gesundheitsbildung weise gegenüber dem Ansatz der Gesundheitserziehung einen deutlich niedrigeren Strukturierungs- und Verbindlichkeitsgrad auf, das Ziel der Stärkung der Gesundheitspotenziale und der Optimierung des Gesundheitsverhaltens aber sei identisch. Beiden Ansätzen gemeinsam sei die Kombination von Wissens-, Einstellungs- und Kompetenzvermittlung.

Der Weg zu dieser Übereinstimmung in der Definition von Gesundheitserziehung und Gesundheitsbildung war in Deutschland sehr weit. Beide Begriffe haben eine lange geisteswissenschaftliche Tradition und sind Zentralbegriffe der Pädagogik, die sich manchmal auch als «Erziehungswissenschaft» oder als «Bildungswissenschaft» bezeichnet. Der Begriff «Erziehung» wurde von vielen Autoren nicht inhaltlich, sondern methodisch vom Begriff «Bildung» abgegrenzt, was zu erheblichen Irritationen geführt hat. Über viele Jahre war in Deutschland zwar von einer empirischen Erziehungswissenschaft, aber nicht von einer empirischen Bildungswissenschaft zu sprechen. Die sich heute abzeichnende Übereinstimmung, die beiden Begriffe nach Zielsetzung und eingesetzten Strategien zu unterscheiden, ist neueren Datums. Raithel, Hörmann und Bollinger (2007) kritisieren an der früheren Begriffsverwendung, dass die Abgrenzungen oft künstlich hergestellt wurden und bei näherem Hinsehen die Definition des einen gar nicht ohne die Verwendung des anderen Begriffes auskam. In der geisteswissenschaftlichen Diskussion um den Bildungsbegriff gab es auch immer wieder Missverständnisse, zum Beispiel durch den Versuch, mit systemtheoretischen Begriffen der Selbstorganisation und der Autopoiesis Alternativen zum Bildungsbegriff zu schaffen (Lenzen 1997).

Neben einer begriffssystematischen Auseinandersetzung kann häufig eine eher affektive Ablehnung des Erziehungsbegriffs festgestellt werden. So wird immer wieder auf den autoritären Beigeschmack verwiesen oder festgestellt, dass der Erziehungsbegriff belastet sei mit Tendenzen der Unterdrückung, Entmündigung, Gängelung oder Engstirnigkeit. Demgegenüber sei Bildung verbunden mit der Aneignung von Kenntnissen und Fertigkeiten in Selbstverfügung und aktiver Gestaltung mit dem Ziel der reflexiven Ausformung eines kultivierten Lebensstils. Hörmann hat bereits 1999 darauf hingewiesen, dass die Ersetzung des Begriffs «Gesundheitserziehung» durch «Gesundheitsförderung» für eine um Kontextfaktoren erweiterte Strategie stehe, die jedoch nicht zuletzt auch durch eine mit antipädagogischem Affekt öffentlichkeitswirksam geschürte Aversion gegen Erziehung als angebliche Manipulation und Bevormundung geleitet sei. Neben der stärker die symmetrische Interaktion betonenden «Gesundheitsberatung» sei auf der Suche nach Alternativen «Gesundheitsbildung» zunehmend attraktiver geworden (Hörmann 1999).

Historische Bedingtheit der Begriffsbildung

Zusammenfassend kann zur Begriffsbestimmung von «Gesundheitserziehung» und den hierzu in Affinität stehenden Begriffen (Gesundheitsaufklärung, -beratung, -bildung etc.) resümiert werden, dass nur zum Teil eine kategoriale Bewertung der verschiedenen Begriffe erfolgt. Die Begründung für die Ablehnung des einen oder Verwendung des anderen Begriffes erfolgt nicht selten nur durch Bezugnahme auf negative oder positive Assoziationen: «Schon der Begriff er-ziehen vermittelt die Assoziationen an er-leiden, er-dulden oder er-geben. Es geht in jedem Fall um die passive Hinnahme einer bestimmten vorgegebenen Situation» (Thiele 1987, S. 492). Auch Haug (1991) zieht für die Begründung des von ihm präferierten Terminus «Gesundheitsbildung» ausschließlich ein für ihn mit dem Begriff der «Erziehung» verbundenes direktives Verhältnis von Erziehern und «Zöglingen» heran, ohne die historische Entwicklung des Begriffsverständnisses von Erziehung und Bildung in der erziehungswissenschaftlichen Diskussion nachzuzeichnen. Insbesondere fällt bei den häufig mit Erziehung assoziierten Schlagwörtern wie «asymmetrische Kommunikation», «Fremdbestimmung» etc. auf, dass diese als Charakteristikum von Erziehung schlechthin fungieren, nicht jedoch gefragt wird, ob sie vielmehr von – dem gesellschaftlichen Wandel unterliegenden – allgemeinen Erziehungszielen abgeleitet und für eine bestimmte gesellschaftliche Epoche als vorherrschende Erziehungsmethoden eingeordnet werden können und zudem von administrativ-institutionellen Vorgaben geprägt sind.

Festzuhalten ist den vorangegangenen Ausführungen zu Folge, dass die Auseinandersetzung mit den Begriffen historisch und kulturell bedingt ist und auch ethischen und politischen Sichtweisen unterliegt, was den systematischen Zugang zu einer notwendigen theoretischen Begründung einer auf diesen Termini beruhenden erziehungswissenschaftlichen Teildisziplin «Gesundheitspädagogik» mit ihrem Handlungsfeld «Gesundheitserziehung» nicht erleichtert. Es ist deswegen nicht verwunderlich, dass auch im deutschen Sprachraum das Potenzial der aus den Gesundheitswissenschaften stammenden Begriffsbildungen entdeckt wurde, die auf verschiedenen Formen der Intervention in das gesundheitsrelevante Verhalten von Menschen abstellen. Man kann fast sagen, dass mit der Hinwendung zu solchen Begriffen wie «Empowerment» und damit verbunden «Gesundheitsförderung» der befreiende Impuls verbunden war, dass die Diskussion endlich wieder auf das Ergebnis der Intervention und nicht alleine auf die Form und die ethische Rechtfertigung der Intervention ausgerichtet ist. Schauen wir uns die heutige Begriffsverwendung im deutschen Sprachraum an, können wir jedenfalls deutlich festhalten, dass «Gesundheitserziehung» und die dazu affinen Begriffe wie «Gesundheitsbildung» oder «-aufklärung» nicht als der «Gesundheitsförderung» gegenüberzustellende Termini gesehen werden müssen. Vielmehr können Perspektiven aufgezeigt werden, auf welche Art und Weise Gesundheitserziehung in das Konzept der Gesundheitsförderung, wie es in der Ottawa-Charta der Weltgesundheitsorganisation von 1986 definiert ist, integriert werden kann, ohne den Bezug zu ihrer wissenschaftlichen Theorie, der Pädagogik, aufzugeben. Die verschiedenen Begriffe für unterschiedliche Ansätze und Maßnahmen innerhalb der Gesundheitsförderung sollten auf der Basis ihrer ideengeschichtlichen Entstehung und nicht auf der Grundlage der alltagssprachlich mit den Begriffen verbundenen Assoziationen verwendet werden. Demnach wird der Begriff der «Gesundheitsförderung» als Programmatik oder Leitidee im Rahmen der mit Gesundheitserziehung verbundenen Zielkategorien eingestuft, nicht jedoch als Maßnahme, Methode oder Aktivität an sich.

Werfen wir noch einmal einen genaueren Blick auf die internationale und vor allem englische Diskussion der Begriffe. Tones (2004) bezeichnet «Gesundheitserziehung» (health education) als eine Technologie, innerhalb derer eine Reihe von Verfahren angewendet werden können, um Ziele zu erreichen, die abhängig von einer ideologischen Präferenz entwickelt wurden. Diese oft konträren Verfahren hätten eines gemeinsam: Sie möchten die Entscheidungsfindung und das Verhalten (in Bezug auf Gesundheit und Krankheit) beeinflussen. Demnach seien unter «Gesundheitserziehung» alle intentionalen Aktivitäten zu subsumieren, die darauf abzielten, gesundheits- oder krankheitsbezogenes Lernen zu erreichen. Dies bedeute eine dauerhafte Änderung individueller Fähigkeiten oder Dispositionen. Effektive Gesundheitserziehung könne diesbezüglich Einstellungs- und Wissensänderungen bewirken, die Grundwerte beeinflussen, den Erwerb von Kompetenzen betreffen und letztlich Veränderungen in Bezug auf einen gesundheitsfördernden Lebensstil bewirken.

Glanz, Rimer und Lewis (2002) umreißen den Gegenstandsbereich von Gesundheitserziehung wie folgt: Gesundheitserziehung versuche die Lücke zwischen dem aktuellen Stand des Wissens zu der Frage «Was ist die optimale Gesundheitspraxis» und der Frage «Was wird aktuell praktiziert» zu schließen. Auch die englische Diskussion wendet sich, wie diese Ansätze zeigen, in den letzten Jahren zunehmend der ergebnisorientierten Begriffsverwendung zu und richtet sich stark an der gesundheitswissenschaftlichen Akzentsetzung aus. Die im Deutschen typische Unterscheidung zwischen «Erziehung» und «Bildung» fällt in der englischen Sprache weg, was aber nicht dazu geführt hat, dass Unsicherheiten und Irritationen vergleichbarer Art wie im deutschen Sprachraum verhindert worden wären. Gleichwohl kann auch für den englischen Sprachraum konstatiert werden, dass die Bereitschaft zu einer einvernehmlichen Begriffsdefinition gewachsen ist.

Vorschlag einer Definition

Nach den hier zusammengefassten Tendenzen der Begriffsverwendung spricht also vieles dafür, den Begriff «Gesundheitserziehung» nicht verkrampft von anderen Begriffen wie «Gesundheitsbildung» und «Gesundheitsförderung» abzugrenzen, sondern ihn in eine sinnvolle und genau bezeichnete Beziehung zu ihnen zu setzen. Außerdem spricht vieles dafür, den Begriff «Gesundheitserziehung» nicht alleine auf die Bezugsdisziplin der Pädagogik als Erziehungswissenschaft und Bildungswissenschaft zu orientieren, sondern auch auf die Bezugsdisziplin Gesundheitswissenschaften. Beide Begriffsbestandteile erhalten auf diese Weise ihren konzeptionellen und auch methodischen Horizont, der sie zu einer interessanten Kombination von Ansätzen werden lässt. Die Gesundheitswissenschaften ermöglichen es, die Zielvorstellungen der Gesundheitserziehung inhaltlich genau zu bestimmen. Die Pädagogik ermöglicht es, die Begründungen der verschiedenen Formen der Beeinflussung des gesundheitsrelevanten Verhaltens zu liefern.

Fassen wir alle diese Überlegungen zusammen, bietet sich die folgende Definition an:
Gesundheitserziehung ist die Gesamtheit der gezielten Interventionen, die über die Beeinflussung des individuellen Verhaltens des Menschen zur Förderung, Erhaltung und Wiederherstellung seiner Gesundheit beitragen, die Verantwortung für die eigene Gesundheit festigen und einen Menschen befähigen, aktiv an der Gestaltung der natürlichen und gesellschaftlichen Umwelt teilzunehmen.
Die Aufgabe der erziehungswissenschaftlichen und gesundheitswissenschaftlichen Forschung in diesem Bereich ist, solche Formen der Gesundheitserziehung zu definieren, die konzeptionell wissenschaftlich begründet, methodisch gerechtfertigt und in ihrer Wirksamkeit überprüft sind.

1.3 Disziplinäre Bezüge der Gesundheitserziehung

Die hier vorgeschlagene Definition von Gesundheitserziehung macht eine Verankerung des Gebietes in mehreren wissenschaftlichen Disziplinen sinnvoll und sogar notwendig. Mit gezielten Interventionen in das gesundheitsrelevante Verhalten von Menschen haben sich in den letzten Jahren Anthropologie, Psychologie und Soziologie ebenso wie Ökonomie und Pädagogik aus der verhaltens- und sozialwissenschaftlichen Tradition beschäftigt wie medizinische, biologische und epidemiologische Disziplinen mit einer überwiegend naturwissenschaftlichen Herkunft (Glanz, Rimer, Lewis 2002; Dippelhofer-Stiem 2008). Die Entscheidung für den Begriff «Gesundheitserziehung» bringt es aber unserer Einschätzung nach zwangsläufig mit sich, die Pädagogik beziehungsweise die Erziehungswissenschaft als die zentrale Orientierungsdisziplin dieses Gebietes zu bestimmen. (Das gilt übrigens auch für den Begriff «Gesundheitsbildung», der eindeutig seinen Hauptbezug zur Pädagogik/Erziehungswissenschaft hat). Die gesundheitspädagogische Verankerung des Begriffes und Konzeptes der Gesundheitserziehung schließt Bezüge zu anderen wissenschaftlichen Disziplinen natürlich in keiner Weise aus. Im Folgenden sollen diese Bezüge kurz dargelegt werden, um dann die erziehungswissenschaftliche Verankerung der Gesundheitserziehung darzustellen. Anschließend kommen wir auf die gesundheitswissenschaftliche Einbettung eines pädagogisch ausgerichteten Konzeptes von Gesundheitserziehung zu sprechen.

Die Etablierung von Gesundheitspädagogik

Zunächst soll die Notwendigkeit der Etablierung einer erziehungswissenschaftlichen Teildisziplin «Gesundheitspädagogik» skizziert werden. Dazu sollen zunächst die Begründungen, die in der Fachdiskussion für die Einrichtung erziehungswissenschaftlicher Teildisziplinen herangezogen werden, hinsichtlich ihrer Relevanz für die Gesundheitspädagogik überprüft werden. Die dort formulierten Anlässe bzw. Voraussetzungen für die Ausdifferenzierung pädagogischer Teildisziplinen beziehen sich in erster Linie auf die im Laufe der Pädagogisierung (fast) aller Lebensbereiche notwendig gewordenen Arbeitsteilung unter der Prämisse, dass es sich bei den materialen Gegenständen der Teilbereiche um differenzierbare, anthropologisch bedeutsame Lebensgebiete handelt (Bals 1990; Pleiss 1986). Die anthropologische Bedeutsamkeit einer erziehungswissenschaftlichen Teildisziplin, die die Beeinflussung gesundheitsrelevanten Verhaltens zu ihrem Forschungs- und Handlungsfeld erklärt, ist evident. Grenzt man das Erkenntnisinteresse gesundheitspädagogischer Forschung und Theoriebildung z.B. auf das in der Ottawa-Charta zur Gesundheitsförderung benannte Handlungsfeld 4 «Persönliche Kompetenzen entwickeln» (WHO 1986) ein, wird der materiale Gegenstand von Gesundheitspädagogik auch differenzierbar. Dann steht nämlich die Beeinflussung gesundheitsrelevanten Verhaltens durch die Unterstützung der Entwicklung von Persönlichkeit und sozialen Fähigkeiten mittels Information, gesundheitsbezogener Bildung sowie der Verbesserung sozialer Kompetenzen und lebenspraktischer Fertigkeiten im Vordergrund. Ziel ist dabei, die Adressaten zu befähigen, mehr Einfluss auf ihre eigene Gesundheit und ihre Lebenswelt ausüben zu können und ihnen zugleich zu ermöglichen, Veränderungen in ihrem Lebensalltag zu treffen, die ihrer Gesundheit zugutekommen (WHO 1986).

Eine Legitimation der Gesundheitspädagogik als erziehungswissenschaftliche Teildisziplin ergibt sich zudem aus der Bedeutung des in der Bildungspraxis vorhandenen pädagogischen Praxisfeldes Gesundheitserziehung, das sich bislang durch weitgehend fehlende handlungsanleitende erziehungswissenschaftliche Theorien auszeichnet und somit fast ausschließlich auf «fremdwissenschaftliche» theoretische Grundlagen rekurrieren kann. Dies wird grundsätzlich auch zukünftig notwendig sein, zumindest sofern sich aus den beispielsweise gesundheitspsychologischen, -soziologischen oder medizinsoziologischen Theorien und Modellen konkrete gesundheitspädagogische Handlungsstrategien ableiten lassen. Bei einer ausschließlich fremdwissenschaftlich orientierten Weiterqualifizierung von Pädagogen zu «Gesundheitserziehern» – zum Beispiel durch die bestehenden Studienangebote der Aufbaustudiengänge im Rahmen von Public Health/Gesundheitswissenschaften – können jedoch spezifisch pädagogische Fragestellungen in Forschung und Praxis nicht zum Tragen kommen. Dazu gehört z.B. die Frage nach didaktischen Möglichkeiten der Darstellung und Vermittlung gesundheitsrelevanter Inhalte. Das, was dann die Gesundheitserziehung ausmachen würde, wäre also nicht spezifisch pädagogisch, womit auch die (Weiter-) Entwicklung gesundheitspädagogischer Theorien und Forschungsansätze ausgeschlossen wäre.

Die vielfältigen Interdependenzen von Gesundheitspädagogik zu anderen Spezialpädagogiken unterstreichen die Notwendigkeit der Etablierung einer erziehungswissenschaftlichen Teildisziplin «Gesundheitspädagogik», wenn nicht jede erziehungswissenschaftliche Teildisziplin, die sich bezüglich ihrer speziellen Zielgruppe, ihres speziellen Objektes oder ihrer speziellen Institution mit «Gesundheitserziehung» beschäftigt, jeweils immer wieder neu mit der «Erfindung» derselben beginnen soll. Bestände nämlich die Möglichkeit, zumindest auf allgemeine Erkenntnisse sowie gegebenenfalls originäre Theorien und Methoden einer Gesundheitspädagogik zurückzugreifen, könnte eine Steigerung der Effektivität und Effizienz erreicht werden, wenn es um einschlägige Fragestellungen in einem von primär einer anderen erziehungswissenschaftlichen Teildisziplin «betreuten» Handlungsfeld geht. Aber auch umgekehrt sind durch Berücksichtigung der in speziellen Handlungsfeldern gewonnenen Erkenntnisse Synergieeffekte zu erwarten. Vor diesem Hintergrund erscheint es sinnvoll, für die Koordination von gesundheitspädagogisch relevanten Forschungsarbeiten und -erkenntnissen, die in verschiedenen Teilbereichen der Pädagogik gewonnen werden, mit der Teildisziplin «Gesundheitspädagogik» eine integrative Instanz zu etablieren.

Die Beziehung von Gesundheitspädagogik zu den Gesundheitswissenschaften

Die Gesundheitserziehung ist ihrer Stammdisziplin zu Folge eindeutig der Erziehungswissenschaft zuzuordnen. Es bleibt zu beobachten, wie sie sich innerhalb der Erziehungswissenschaft als eine Spezialpädagogik entwickeln kann. Von besonderer Bedeutung ist ihre gleichzeitige Zuordnung in die «Interdisziplin» Gesundheitswissenschaft. Im Zuge der Entwicklung von Public Health/Gesundheitswissenschaften wird rückblickend heute von «Old Public Health» gesprochen, wenn die Zielsetzung in den Vordergrund gestellt wird, durch bevölkerungsbezogene Maßnahmen zur Krankheitsverhütung, Lebensverlängerung und Förderung physischen und psychischen Wohlbefindens beizutragen. Von dieser Zielsetzung abzuleitende bevölkerungsbezogene Strategien weisen eine administrative Orientierung auf. Hierbei geht es z.B. um Gesundheitsförderung durch die Koordinierung und Mobilisierung lokaler, regionaler, staatlicher und internationaler Aktivitäten, meist in Form mehr oder weniger regulativer und bevölkerungsbezogener Strategien mit der Tendenz, Gesundheitsprobleme durch Vorschriften zu reglementieren. Mit der Prägung des Begriffs «New Public Health» ist die Berücksichtigung (auch) des Individuums und seiner Gefühle und Kognitionen sowie sozialen Verhaltensweisen, Gewohnheiten, Persönlichkeitsmerkmale und Lebensstile in den Vordergrund getreten. Die Berücksichtigung des Individuums ist die Endstrecke jedweder Intervention, denn «[...] wenn der Rezipient in seiner Komplexität nicht berücksichtigt wird, so laufen Public-Health-Maßnahmen Gefahr, zu verpuffen, unabhängig davon, wie gut sie gemeint sind» (Haisch, Kessler, Weitkunat 1997, S.16). Im Hinblick auf die Gesundheitserziehung ist hier von Interesse, dass selbst unter der bevölkerungsbezogenen Strategie der «Old Public Health» gesundheitspädagogische Forschung und Praxis als sinnvoller und notwendiger Bestandteil zur Umsetzung dieser Strategien anzusehen sind. So gelten rechtliche Regelungen als Beispiel für verhältnispräventive Maßnahmen. Voraussetzung für die erfolgreiche Umsetzung solcher Ansätze sind flankierende pädagogische Maßnahmen, die zum Ziel haben, dass administrative Vorschriften aus Einsicht in ihre Notwendigkeit und nicht nur aus Angst vor Restriktionen umgesetzt bzw. dann häufig umgangen werden.

Die Integration von Gesundheitspädagogik in den Forschungszusammenhang der «New Public Health/Gesundheitswissenschaften» mit einer ausgeprägteren Individuumsorientierung bedarf vor diesem Hintergrund nicht noch einer weiteren Begründung.

Neben der Berücksichtigung von theoretischen Grundlagen, z.B. aus der Epidemiologie, Psychologie und Soziologie, fordern zahlreiche Autoren im Zuge der Weiterentwicklung von Gesundheitserziehung originäre Forschungsbeiträge ein (Merrill et al. 2007; Glover 2004; McDermott 2000; Torabi 2004).

Im Hinblick auf die Zielsetzung, einen Beitrag zur Krankheitsprävention und Gesundheitsförderung breiter Bevölkerungsschichten aber auch einzelner Gruppen bzw. Personen zu leisten, muss der disziplinäre Bezug der Gesundheitserziehung geklärt werden. Nahe liegt es, die Gesundheiterziehung zunächst in ihrer erziehungswissenschaftlichen Heimat zu verorten (siehe dazu Beitrag von Hörmann in diesem Band). Disziplinäre Bezüge der Gesundheitserziehung lassen sich jedoch auch über ihren materialen Gegenstand – die Krankheitsprävention und Gesundheitsförderung – herstellen (Bunton, Macdonald 1992). Für den Gegenstandsbereich Krankheitsprävention finden sich hierzu bei Leppin (2004) Ausführungen zur disziplinären Verortung, die auf den Gegenstandsbereich Gesundheitsförderung ausgedehnt werden können: «De facto ist Prävention sowohl als Praxisfeld wie als Gegenstand der Forschung ein multidisziplinäres Gebiet, das von der Medizin, von technischen Fächern wie auch von den Verhaltenswissenschaften geprägt wurde. In der daraus resultierenden Vielfalt theoretischer Ansätze, Forschungsmethoden und Praxiskonzepte liegt einerseits ein großes Potenzial und eine Stärke der Prävention, andererseits führt die immer noch mangelnde Integration dieser unterschiedlichen Herangehensweisen zum Teil dazu, dass das Fach nach außen ein wenig trennscharfes Profil vermittelt und von vielen Professionen und Interessengruppen zu den unterschiedlichsten Zwecken reklamiert wird» (Leppin 2004, S. 38).

Die disziplinäre Verortung von Gesundheitspädagogik und Gesundheitserziehung

Gesundheitserziehung als Praxisfeld der Gesundheitspädagogik kann als interdisziplinäre Aufgabe betrachtet werden, an deren Umsetzung verschiedene Professionen beteiligt sind. Aber auch auf der wissenschaftlichen Ebene ergibt sich aus den bisherigen Ausführungen ein «interdisziplinärer Anspruch» der Gesundheitspädagogik, da – wie allgemein in der Pädagogik üblich – auf die Erkenntnisse und Methoden anderer wissenschaftlicher Disziplinen, allen anderen voran die der Psychologie und Sozialwissenschaften, zurückgegriffen wird. Für die Gesundheitspädagogik sind zudem zahlreiche Interdependenzen zu den Public-

Health-Fächern und der Medizin festzustellen, die in den folgenden Kapiteln zur Theorie der Gesundheitserziehung näher beleuchtet werden.

Eine Herausforderung für die Gesundheitserziehung stellt somit die Integration von Theoriebezügen aus den unterschiedlichsten Disziplinen dar. **Abbildung 1** zeigt das Geflecht der disziplinären Beziehungen an, das für die Verortung von Gesundheitspädagogik und Gesundheitserziehung herangezogen werden muss.

Hoebel-Mävers et al. (1998) bezeichnen die Realisierung einer Zusammenarbeit zwischen verschiedenen Fachdisziplinen, ohne dass die je eigenen Voraussetzungen und Kompetenzen aufgegeben werden müssten, als typisch erziehungswissenschaftliche Herausforderung. Hierbei müssten die Spezifika und Grenzen der eigenen wie fremden Einstellungshorizonte und Entscheidungsräume erkannt, Vernetzungen und Prozesse genauer verstanden und kooperative Arbeitsweisen entwickelt werden. In ähnlicher Diktion skizziert Tippelt (2005) die Notwendigkeit der Integration von Wissensbeständen aus unterschiedlichen Disziplinen. Kennzeichnend für die Bildungsforschung sei, dass an die Befunde der Humanwissenschaften – insbesondere von Psychologie, Soziologie, Ökonomie, Verwaltungs- und Rechtswissenschaften – Fragestellungen angelegt werden, die einem erkenntnisleitenden Interesse der Erziehungswissenschaft entspringen, das seinerseits zuallererst den Zusammenhang von Forschungsbefunden der verschiedenen Disziplinen gewährleisten könne. Das erkenntnisleitende Interesse der Erziehungswissenschaft manifestiere sich in der Frage nach der Veränderung (Verbesserung, Innovation) von Zuständen und Vorgängen einer je vorhandenen Praxis in der Gestaltung von Bildungs- und Erziehungsprozessen (Tippelt 2005). Als ein Beispiel für eine differenzierte Auseinandersetzung mit unterschiedlichen disziplinären Zugängen zum identischen materialen Gegenstand – Gesundheit – sei hier das von Hurrelmann (2006) skizzierte Verhältnis zwischen Gesundheitssoziologie und Gesundheitspädagogik angeführt: «Ziel der gesundheitspädagogischen Bemühungen ist es, eine Verinnerlichung des Wissens und einen Übergang der vermittelten Informationen in die Selbststeuerung des Individuums zu erreichen. Im Unterschied zu Gesundheitssoziologie liegt damit das Erkenntnisinteresse der Gesundheitspädagogik eindeutig bei der Entwicklung von Veränderungsstrategien, die direkt in das Verhalten von Menschen eingreifen» (Hurrelmann 2006, S. 16).

Die aktuelle Situation der Integration des pädagogischen Zugangs zur Gesundheitsförderung und Krankheitsprävention stellt sich wie folgt dar: Betrachtet man einschlägige Hand- und Lehrbücher zum Thema Gesundheitsförderung

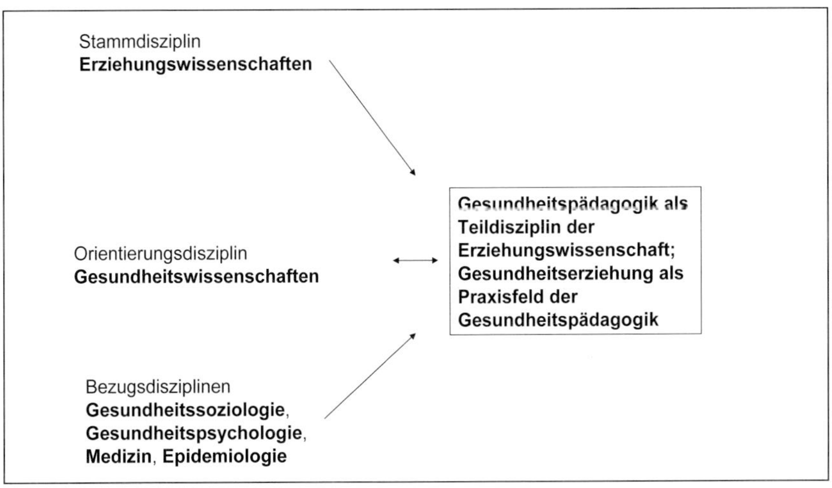

Abbildung 1: Disziplinäre Verortung von Gesundheitspädagogik und Gesundheitserziehung

und Prävention, so fällt auf, dass dort zahlreiche Hinweise auf wissenschaftliche Disziplinen gegeben werden, die einen Beitrag zur Krankheitsvermeidung und Gesundheitsförderung leisten können; die Pädagogik oder auch Gesundheitspädagogik werden jedoch nur sehr selten aufgeführt. So zählen beispielsweise Altgelt und Kolip (2004) verschiedene Human- und Sozialwissenschaften auf, die mit Forschungsergebnissen und Modellen zur Entwicklung von Gesundheitsförderung beitragen würden – konkret genannt werden jedoch nur die Pubic-Health-Forschung, die Arbeitswissenschaft und Organisationsentwicklung sowie die Gesundheitspsychologie. Leppin (2004) verweist im selben Lehrbuch in ihrem Beitrag zum Thema Prävention auf unterschiedliche methodische Ansätze der Prävention, die in edukative Verfahren, normativ-regulative Verfahren und ökonomische Anreiz-/Bestrafungssysteme unterteilt werden. Hinsichtlich disziplinärer Bezüge wird Prävention als Forschungs- und Praxisfeld als multidisziplinäres Gebiet bezeichnet, das von der Medizin, den technischen Fächern wie auch von den Verhaltenswissenschaften geprägt werde. In einem umfassenderen Verständnis von Verhaltenswissenschaften sei die Erziehungswissenschaft dazu zu zählen. Einem engeren Verständnis folgend beschreibt Leppin (2002) unter verhaltenswissenschaftlichen Grundlagen der Gesundheitswissenschaften ausschließlich psychologische Theorien, Konzepte und Modelle; ein Kapitel in diesem einführenden Werk zum Thema pädagogische oder erziehungswissenschaftliche Grundlagen findet sich nicht. Vielmehr werden als Grundlagendisziplinen der Gesundheitswissenschaften die Medizin, Sozialwissenschaften, Verhaltenswissenschaften, Epidemiologie, Gesundheitsökonomie, Gesundheitspolitik und Bioethik aufgeführt (Kolip 2002). In neueren Übersichten über das Fächerspektrum/die Einzeldisziplinen der Gesundheitswissenschaften wird Gesundheitserziehung erwähnt. So ist im Handbuch Gesundheitswissenschaften «Gesundheitserziehung» in einer graphischen Übersicht zum sozial- und verhaltenswissenschaftlichen Paradigma der Gesundheitswissenschaften genannt; im weiteren Text dieses Beitrags wird dann der Begriff Gesundheitspädagogik verwendet (Hurrelmann, Laaser, Razum 2006). Zusammenfassend werden unter dem verhaltens- und sozialwissenschaftlichen Paradigma der Gesundheitswissenschaften – in Abgrenzung zum medizinisch-naturwissenschaftlichen Paradigma – die Gesundheitspsychologie, die Gesundheitspädagogik, die Gesundheitssoziologie, die Gesundheitspolitikwissenschaft, die Gesundheitsökonomie, die Gesundheitskommunikation sowie die Organisations- und Managementwissenschaften subsumiert. Als gemeinsamer methodischer Zugang zu diesen Teildisziplinen wird die empirische Sozialforschung genannt, die sowohl die Anwendung quantitativer als auch qualitativer Methoden und Verfahrensweisen zuließe.

Aus diesen Ansätzen folgt, dass es die zentrale Aufgabe der Gesundheitspädagogik ist, einen umfassenden erziehungstheoretischen Rahmen für das Konzept «Gesundheitserziehung» bereit zu stellen. Bis heute ist es das entscheidende Defizit der Gesundheitspädagogik, dass die meisten ihrer Vertreter sie gesundheitstheoretisch statt erziehungstheoretisch zu begründen versuchen. Dabei ist der Name eindeutig: Gesundheitserziehung ist ein zusammen gesetztes Hauptwort, dessen Grundwort «Erziehung» und dessen Bestimmungswort «Gesundheit» lautet. Dies zeigt bereits, dass die Grundwissenschaft nur die Pädagogik sein kann, während die Gesundheitswissenschaft sie näher bestimmt. Im Falle der Gesundheitspsychologie oder Gesundheitssoziologie wird von niemand bezweifelt, dass es sich bei ihnen um eine psychologische bzw. soziologische Wissenschaft handelt; das pädagogische Verständnis der Gesundheitserziehung steht dagegen weitgehend aus.

Kernintention des vorliegenden Handbuchs ist es, dieses Defizit abzubauen. Auch in Bezug auf die häufig formulierte Forderung nach Integration unterschiedlicher disziplinärer Zugänge zu Gesundheitsförderung und Krankheitsprävention hinsichtlich Zielen, Kompetenzen und Strategien ist es von Bedeutung, die eigene Position klar abzugrenzen (Boelen et al. 2007). Gesundheitspädagogik soll somit als dasjenige Teilgebiet der Pädagogik (Erziehungswissenschaft) verstanden werden, das die Möglichkeiten von Erziehung analysiert, um das Gesundheitsverhalten von Menschen zu fördern. Die Schwerpunkte der Gesundheitspädagogik liegen in der Analyse und Umsetzung von Strategien der Beeinflussung des gesundheitsrelevanten Verhaltens über die Vermittlung geeigneter Wissensbestandteile, die Förderung gesundheitsrelevanter Einstellungen und Verhaltensdispositionen (Kompetenzen) und die Gestaltung gesundheitsrelevanter Lebenswelten (Hurrelmann 2006; Wulfhorst 2002). Unter Berücksichtigung der dargelegten disziplinären Bezüge der Gesundheitserziehung und der aus dem pädagogischen Zugang abzuleitenden Schwerpunkte kann Gesundheitserziehung in den Rahmen der Gesundheitswissenschaften mit ihren beiden fundamentalen Strategien «Krankheitsprävention» und «Gesundheitsförderung» einbezogen werden. Somit erhält sie die Doppelstruktur, mit der sie besonders wirksam werden kann.

1.4 Der Stellenwert der Gesundheitserziehung für Krankheitsprävention und Gesundheitsförderung

Aus der von uns vorgeschlagenen Definition von Gesundheitserziehung geht hervor, dass die pädagogisch begründeten Interventionen in das individuelle Verhalten von Menschen auf ein Ziel ausgerichtet sind. Das Ziel ist die Förderung, Erhaltung und/oder Wiederherstellung der Gesundheit von einzelnen Menschen und/oder ganzen Bevölkerungsgruppen. Weiterhin ist Bestandteil der Begriffsdefinition, dass die Interventionen die Verantwortung für die eigene Gesundheit festigen und die Menschen befähigen sollen, aktiv an der Gestaltung der natürlichen und gesellschaftlichen Umwelt teilzunehmen, soweit diese für ihre Gesundheit von Bedeutung ist. Mit dieser Akzentsetzung ordnet sich die Gesundheitserziehung in übergreifende Strategien der Intervention in das Gesundheitsverhalten und in die das Gesundheitsverhalten bestimmenden Umweltbedingungen ein. Diese übergreifenden Strategien werden als «Krankheitsprävention» und «Gesundheitsförderung» bezeichnet. Beide Begriffe sind – und hier ergeben sich viele Parallelen zu der Diskussion über begriffliche Festlegungen, die zu Beginn dieses Beitrages geführt wurde – in den beteiligten Disziplinen durchaus umstritten. Nicht immer werden sie klar voneinander abgegrenzt, sehr häufig vermischt sich mit einem der Begriffe auch eine disziplinäre theoretische oder methodische Präferenz, die nicht explizit ausgesprochen wird. Bei genauerem Hinsehen lassen sich auch unterschiedliche Begriffsverwendungen im deutschen und im internationalen beziehungsweise englischen Sprachraum ausmachen. Gleichwohl ist in den letzten Jahren auch bei dieser Begrifflichkeit eine konsensuelle Richtung erkennbar, an der wir uns bei den weiteren Ausführungen orientieren.

Gemeinsames Ziel von Krankheitsprävention und Gesundheitsförderung ist, individuelle und kollektive Gesundheitsgewinne zu erzielen. Nach Hurrelmann, Klotz und Haisch (2004) kennzeichnen die Begrifflichkeiten «Krankheitsprävention» und «Gesundheitsförderung» unterschiedliche Interventionsformen. Krankheitsprävention versucht sich durch die Reduktion von Risiken für Krankheiten, Gesundheitsförderung durch die Förderung von gesundheitlichen Ressourcen diesem Ziel zu nähern. Diesen beiden Ansätzen liegen somit unterschiedliche Paradigmen, die einmal die Berücksichtigung pathogenetischer Dynamiken und einmal die Berücksichtigung salutogenetischer Dynamiken betreffen, zu Grunde. Krankheitsprävention und Gesundheitsförderung bezeichnen somit bei gemeinsamer Zielsetzung unterschiedliche Interventionsformen mit spezifischen Wirkprinzipien (siehe **Abb. 2**).

Dass Gesundheitserziehung als ein formal durch die Erziehungswissenschaft bestimmter methodischer Zugang zur Erreichung des gesetzten Ziels «Gesundheitsgewinn» durch die Integration in beide Basisstrategien «Krankheitsprävention» und «Gesundheitsförderung» beitragen kann, soll im Folgenden verdeutlicht werden.

Die Ottawa-Charta zur Gesundheitsförderung der WHO von 1986 (WHO 1986) kann als wohl wichtigster Impuls aus jüngerer Vergangenheit für die Theorie und Praxis der Gesundheitserziehung angesehen werden. Nahezu alle neueren Publikationen zum Thema Gesundheitserziehung verweisen auf die Pro-

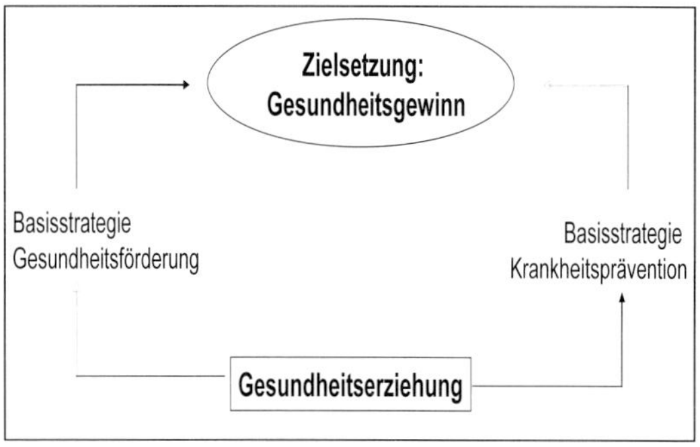

Abbildung 2: Doppelstruktur von Gesundheitserziehung als methodischer Zugang für die Interventionsstrategien Gesundheitsförderung und Krankheitsprävention

grammatik der Ottawa-Charta. Dieser Rückbezug wird inzwischen häufiger in kritischen Einwänden als «Etikettenschwindel» bezeichnet. Diesbezüglich wird moniert, dass traditionelle Konzepte und Methoden der Gesundheitserziehung mit dem von der WHO geadelten Modewort «Gesundheitsförderung» geschmückt und so eigentlich «alter Wein in neuen Schläuchen» verkauft würde (Wulfhorst 2002). Ähnlich kritisch betrachtet wird zum Teil die Verwendung des Begriffs «Empowerment», ein mit der WHO-Ottawa-Charta zur Gesundheitsförderung verbundenes Konzept. Begriffliche Unschärfen skizziert beispielsweise Dür, indem er den unreflektierten, «mangelhaft ausgeleuchteten» Umgang mit dem Begriff als Phänomen einer nicht weiter zu hinterfragenden «Sakralsemantik» bezeichnet (Dür 2008).

Die unterschiedlichen Konzeptionen von Prävention und Gesundheitsförderung

Tones (2004) konstatiert Unschärfen und Unklarheiten in der Rezeption der miteinander in Beziehung stehenden Begriffe «Gesundheitsförderung» («Health Promotion») und «Gesundheitserziehung» («Health Education»). Dem Begriff «Gesundheitsförderung» würden verschiedene Bedeutungen zugeschrieben, er würde verwendet, um eine Vielzahl von Aktivitäten zu charakterisieren, die zum Teil auf sehr unterschiedlichen Grundwerturteilen beruhten. Insbesondere müsse bezüglich dieser Unschärfen geklärt werden, welche Rolle die Gesundheitserziehung in der neuen Gesundheitsförderungsbewegung spiele und was sie wiederum zu den Gesundheitswissenschaften beitrage. Tones liefert in diesem Zusammenhang Systematisierungsansätze, die im Folgenden ausführlich referiert werden sollen, da sie für die Positionsbestimmung der Gesundheitserziehung von großer Bedeutung sind. Häufig erfolgen Kontrastierungen der Begrifflichkeiten «Gesundheitsförderung» und «Gesundheitserziehung». Zum einen geschieht das in dem Sinne, dass der bisherigen Erfolglosigkeit von Gesundheitserziehung nun das vermeintlich neue und erfolgversprechendere Konzept der Gesundheitsförderung gegenübergestellt wird. Zum anderen wird der Begriff der Gesundheitserziehung an enge, mit einem biomedizinischen Paradigma verbundene Präventionsziele geknüpft, während die Gesundheitsförderung mit partizipatorischen Zielsetzungen eine eher ganzheitliche Perspektive vertritt, die in dem Konzept des Empowerments verortet ist (siehe **Abb. 3 und 4**). Ersterem Modell von Gesundheitserziehung in Bezug auf Prävention liegt die Annahme zu Grunde, dass menschliches Verhalten im Zusammenhang mit der Entstehung und dem Management von vermeidbaren Erkrankungen korreliert und deren Prävention durch die Anwendung von Verhaltensänderungsstrategien in einem linearen Modell erreicht werden kann. Gesundheitserziehung wird so für geeignet befunden, vor allem aus präventivmedizinischer Perspektive Menschen zu überzeugen, ihren Lebensstil und ihr Verhalten an präventive Anforderungen anzupassen, um so Krankheiten zu vermeiden und auf der Ebene des Gemeinwohls Gesundheitskosten zu sparen. Aus diesen Gründen ist die Gesundheitserziehung traditionell eng mit der Präventivmedizin verbunden und hat dabei vor allem zwei Ziele verfolgt: Krankheitsvermeidung auf den Ebenen der primären, sekundären und tertiären Prävention sowie die Einsparung von Kosten durch die angemessene Inanspruchnahme von Gesundheitsdienstleistungen. Die Bestimmung von Präventionszielen und deren Umsetzung durch professionell verordnete Verhaltensregeln obliegt in diesem Modell allein Experten. Die Annahme, dass – in der Diktion Tones' (2004) – entweder «gutes Zureden» oder «Zwang» Individuen zur Anpassung ihres «Lifestyles»

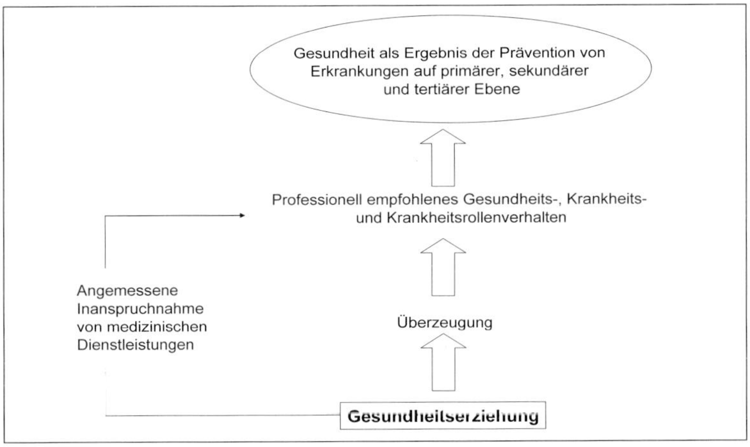

Abbildung 3: Präventives Modell von Gesundheitserziehung, übersetzt nach Tones (2004)

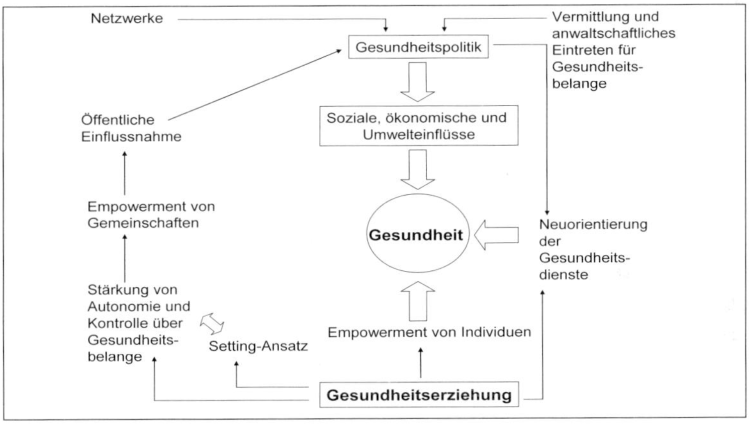

Abbildung 4: Empowerment-Modell, Rolle der Gesundheitserziehung, übersetzt nach Tones (2004)

führen kann und sich so die Entstehung von Krankheiten vermeiden lässt, hat sich in der Vergangenheit nicht bestätigen lassen. So ist die Bedeutung von Krankheitsvermeidung gleich geblieben, die Erfolge dieses «traditionellen» Ansatzes der Gesundheitserziehung sind jedoch eher gering gewesen.

Die ideologische Fundierung, die Werte und Annahmen über Menschen und die Gesellschaft, die in dieser Konzeption stecken, haben sich im ausgehenden 20. Jahrhundert jedoch als inkompatibel mit einer modernen, demokratischen Sozialordnung erwiesen. Diese für das präventivmedizinische Modell von Gesundheitserziehung festgestellte Inkompatibilität von ideologischen Zielsetzungen und impliziten Werten ist in der WHO-Programmatik zur Gesundheitsförderung (WHO 1986) aufgearbeitet worden, die durch vier Hauptprinzipien gekennzeichnet ist: Gesundheit wird hier erstmals als positiver Status (zur Kritik des Statusbegriffs siehe z.B. Schipperges 1990) und als wesentliche Bedingung für ein sozial und ökonomisch produktives Leben verstanden. Gesundheit ist nicht nur eine individuelle Verantwortung, Gesundheitsförderung muss sich um den Abbau von gesundheitlichen Ungleichheiten bzw. deren determinierende Faktoren bemühen. Der Erfolg von Gesundheitsförderung hängt von individuellem und gemeinschaftlichem Empowerment ab.

Was Gesundheitsförderung konkret für den Gegenstandsbereich von Gesundheitserziehung bedeutet, wird in der Ottawa-Charta in einem von fünf als prioritär identifizierten Handlungsfeldern deutlich: Unter der Überschrift «Persönliche Kompetenzen entwickeln» heißt es: «Gesundheitsförderung unterstützt die Entwicklung von Persönlichkeit und sozialen Fähigkeiten durch Information, gesundheitsbezogene Bildung sowie die Verbesserung sozialer Kompetenzen und lebenspraktischer Fertigkeiten. Sie will dadurch den Menschen helfen, mehr Einfluss auf ihre eigene Gesundheit und ihre Lebenswelt auszuüben, und will ihnen zugleich ermöglichen, Veränderungen in ihrem Lebensalltag zu treffen, die ihrer Gesundheit zugutekommen» (WHO 1986; Bals, Wulfhorst 2008).

Das Empowerment-Modell

Eine ganzheitliche Perspektive (im Sinne von individuellem und gemeinschaftlichem Empowerment) wird als Empowerment-Modell bezeichnet (Israel et al. 1994). Die Gefahr von leeren, naiven Philosophierereien über eine neue, positive Gesundheit im Zusammenhang mit diesem Modell sehend, konstatiert Tones (2004) zu diesem Konzept, dass es erstens möglich ist, positive, ganzheitliche Konzeptualisierungen aus diesem Modell abzuleiten, die operationalisierbar und messbar sind und zweitens direkte und substanzielle Bezüge zwischen diesen Konzeptualisierungen und den präventiven Zielen der Medizin bestehen. Als Beispiel für eine Konzeptualisierung «positiver, ganzheitlicher Gesundheit» kann auf das von Antonovsky (1987) entwickelte Modell der Salutogenese rekurriert werden (Franke 2006, siehe dazu auch Beitrag in diesem Band). Substanzielle Unterschiede des als traditionelles Gesundheitserziehungskonzept zu bezeichnenden präventiven Modells von Gesundheitserziehung und dessen Weiterentwicklung besonders im Hinblick auf gewandelte Gesellschaftsauffassungen und -systeme zum Empowerment-Modell liegen darin, dass Gesundheitserziehung im präventiven Modell unverbunden zu anderen Strategien und Eingriffslogiken ausschließlich auf die Vermeidung von Erkrankungen und Krankheitsfolgen durch die Beeinflussung individuellen Verhaltens gerichtet ist. Im Empowerment-Modell stellt Gesundheitserziehung *eine* von vielen Eingriffslogiken bzw. Interventionsstrategien zur Vermeidung von Erkrankungen sowie zur Förderung «positiver Gesundheit» durch die Beeinflussung individuellen und kollektiven Gesundheitsverhaltens dar. Diese Strategie ist mit anderen Eingriffslogiken verbunden, die primär auf Beeinflussung verhaltensunabhängiger, verhältnisbezogener Gesundheitsdeterminanten abzielt, und die hier unter dem Begriff «Healthy public policy» subsumiert werden. In diesem Sinne bezeichnet auch Nutbeam (2000) die Gesundheitserziehung als eine essentielle Komponente der Aktivitäten zur Gesundheitsförderung und Krankheitsprävention. In dem Empowerment-Modell wird eine synergistische Beziehung zwischen Gesundheitserziehung und der Konstruktion von «Healthy public policy» ebenso wie die Rolle von Gesundheitserziehung zur Beeinflussung individueller Gesundheitsentscheidungen deutlich.

Die Essenz seiner Ausführungen zur Gesundheitsförderung und dem Empowerment-Modell bringt Tones (2004) auf eine einfache Formel, deren Inhalte beispielsweise auch schon von Green und Kreuter (1991) beschrieben werden, die Gesundheitsförderung als jede Kombination von Gesundheitserziehung und organisatorischen, ökonomischen und umweltbezogenen Unterstützungsaktionen für das Verhalten von Individuen, Gruppen, Gemeinschaften bezeichnen. Dem Verständnis der Autoren dieses Beitrags bezüglich der der Gesundheitserziehung zu Grunde liegenden Interventionsstrategien ist diese «Formel» um den Begriff der Krankheitsprävention zu ergänzen:

Gesundheitsförderung und Krankheitsprävention = Gesundheitserziehung x healthy public policy.

Mit der Integration von Gesundheitserziehung in das Empowerment-Modell und die unterschiedlichen Handlungsstrategien von Gesundheitsförderung kann eine «Wiederbelebung» von Gesundheitserziehung erfolgen, deren Hauptfunktion es ist, individuelle Gesundheitsentscheidungen zu beeinflussen. Absichten und Methoden können dabei von denen des traditionellen präventiven Ansatzes abweichen. Die Betonung liegt nun mehr auf Unterstützung und weniger auf Überredung, das Ziel ist nicht länger ausschließlich Compliance, sondern auch Empowerment durch den Aufbau von Eigenverantwortlichkeit und politische Weichenstellungen, die auf der verhältnispräventiven Ebene die gesundheitsförderlichen Entscheidungen zu den leichteren Entscheidungen machen. Eine weitere Hauptfunktion von Gesundheitserziehung ist es, den Horizont von Nutzern und Anbietern des Gesundheitssystems zu erweitern.

Das Konzept «Health Literacy»

Im Zusammenhang mit der hier an den Beispielen des Präventions- und Empowerment-Modells nach Tones (2004) verdeutlichten Wandelbarkeit von zielsetzenden Leitorientierungen für die Theorie und Praxis der Gesundheitserziehung sei diese Ausführungen abschließend auf die aktuelle, vor allem im angloamerikanischen Sprachraum geführte Diskussion um den Begriff «Health literacy» verwiesen, der auch in deutschsprachigen Publikationen zunehmend rezipiert wird (Brown et al. 2007; Hurrelmann 2006). Eine Übersetzung des Begriffs als «Gesundheitsalphabetisierung» ist unbefriedigend und auch der Begriff «Gesundheitskompetenz» hat sich noch nicht durchgesetzt. Aus diesem Grunde wird der englische Begriff verwendet. Umfassend aufgearbeitet wird der Begriff von Nutbeam (2000). Der Begriff sei geeignet, um eine Bandbreite von Outcome-Variablen der Gesundheitserziehung zu beschreiben. Nutbeam zufolge ist es in der Vergangenheit nicht gelungen, soziale und ökonomische Determinanten in Gesundheitserziehungsprogrammen zu berücksichtigen. Die in diesem Zusammenhang konstatierten Misserfolge hätten dazu geführt, dass das Potenzial von Gesundheitserziehung unterschätzt würde. In einer Analyse des Konzepts «Health Literacy» werden Differenzierungen zwischen funktionaler, interaktiver und kritischer Funktion herausgearbeitet. Demzufolge können mit dem Konzept von Health Literacy weitreichendere Zielsetzungen verbunden werden als die Informationsvermittlung und die Entwicklung von Skills, um gesundheitsbezogene Informationen zu verstehen und erfolgreiche Vereinbarungen zu treffen. Nutbeam betont weiter, dass die Rekurrierung auf das Konzept Health Literacy gravierende Auswirkungen auf Inhalte und Methoden einer zeitgemäßen Gesundheitserziehung habe. Besonderes Augenmerk komme dabei persönlicheren Kommunikationsformen und einer gemeinschaftsbasierten Ausstrahlung genauso wie politischen Inhalten und Zusammenhängen von Gesundheitserziehung zu, die darauf ausgerichtet seien, Menschen besser auszustatten, um strukturelle Gesundheitsbarrieren zu überwinden.

Neben der inhaltlichen Ausrichtung des Konzeptes von Health Literacy skizziert Nutbeam (2000) beispielhaft die begriffliche Hierarchie von Gesundheitsförderung, Health Literacy und Gesundheitserziehung. So wird Gesundheitsförderung als Aufgabe bezeichnet, Health Literacy als Ergebnis oder «Outcome» und Gesundheitserziehung als eine Methode, diese Ergebnisse zu erzielen. Die Rekurrierung auf eine solche kategoriale Begriffssystematik kann als ein wesentlicher Schritt zum Abbau der eingangs skizzierten Ungenauigkeiten und Intransparenzen der zentralen Begrifflichkeiten für das Praxis- und Forschungsfeld «Gesundheitserziehung» bezeichnet werden.

Die Gegenüberstellung der beiden in den **Abbildungen 3** und **4** dargestellten Modelle nach Tones (2004) und die Skizzierung des Konzepts von Health Literacy, das Outcomevariablen von Gesundheitserziehung skizziert (Nutbeam 2000), zeigt aus erziehungswissenschaftlicher Perspektive, dass Gesundheits- und Erziehungsziele normative Setzungen sind, die als Ergebnis gesellschaftlicher Aushandlungsprozesse wandelbar sind. Dieser Feststellung folgend, kann es demnach bei der Definition des Begriffs «Gesundheitserziehung», die Zielsetzungen, Aufgaben, Inhalte und Methoden betrifft, nicht darum gehen, abschließende Festlegungen zu treffen. Vielmehr geht es um die Bestimmung eines disziplinären Zugangs zur Förderung von Gesundheit und Prävention von Erkrankungen. Es handelt sich bei dem auf internationaler Ebene bestehenden Diskurs über Gesundheitserziehung demnach nicht um einen Streit um den Gegenstand, die Beeinflussung gesundheitsrelevanten Verhaltens; vielmehr wird um Zielsetzungen, Strategien zu deren Umsetzung, Inhalte und Methoden gerungen.

Die beteiligten Disziplinen sind sich – oft unausgesprochen und nicht ausdrücklich thematisiert – darin einig, dass alle Interventionen, die über die Beeinflussung des individuellen und kollektiven Verhaltens von Menschen zur Förderung, Erhaltung und Wiederherstellung seiner Gesundheit beitragen sollen, nur dann die erwünschten Erfolge haben können, wenn die Strategien der «Verhaltensmodifikation» mit solchen der «Verhältnismodifikation» verbunden sind. Eine Verbesserung der Gesundheitskompetenzen kann nur dann nachhaltig und weitreichend eingeleitet werden, wenn die individuellen Wissensbestände, Überzeugungen und Handlungsdispositionen gezielt verändert werden, diese Veränderung aber anschließend auch in der für einen Menschen relevanten Umwelt akzeptiert, unterstützt und weitergeführt wird. Gestattet es die Umwelt als «Setting» nicht, ein neues Muster des Gesundheitsverhaltens dauerhaft umzusetzen, wird es vom einzelnen Menschen auch schnell wieder abgelegt. Die «Verhältnisse» waren dann, im Bilde gesprochen, nicht so, dass ein verändertes Verhalten gelebt werden konnte. Ein Gesundheitsgewinn kann nur erzielt werden, wenn die auf das Verhalten gerichtete Strategie der Gesundheitserziehung durch die auf die Verhältnisse gerichtete Strategie der Gesundheitsförderung konsolidiert und abgestützt wird. Ebenso wie Krankheitsprävention und Gesundheitsförderung zwei sich unmittelbar ergänzende übergreifende Strategien für die Erzielung von Gesundheitsgewinn darstellen, sind es auch die Spezialstrategien von Gesundheitserziehung und Gesundheitsförderung.

1.5 Die Profession der Gesundheitserziehung

Um wissenschaftlich begründete und gezielte Interventionen einzuleiten, umzusetzen und ihre Erfolge zu überprüfen, ist ein komplexes professionelles Wissen und Können erforderlich. In vielen Ländern, vor allem im skandinavischen und angelsächsischen Raum, allen voran in den USA, gibt es aus dieser Überlegung heraus bereits das feste Berufsbild des Gesundheitserziehers/ der Gesundheitserzieherin (Health Educator). Im deutschen Sprachraum hat sich eine solche Berufsbezeichnung noch nicht durchgesetzt, wenngleich es durchaus Ansätze mit solchen Bezeichnungen wie «Gesundheitspädagoge» oder vereinzelt auch «Gesundheitsbildner» oder «Gesundheitserzieher» gibt. Im folgenden Abschnitt sollen die fachlichen Grundlagen für die professionelle Arbeit, die bisherigen Traditionen der Ausbildung und Berufspraxis und die sich abzeichnenden Perspektiven für die Etablierung von professionell Handelnden in diesem Bereich kurz erörtert werden.

Eine Orientierung für die Generierung der vorrangig zu klärenden Grundfragen für die Weiterentwicklung der Gesundheitserziehung kann zum einen durch die Rezeption aktueller internationaler Literatur erfolgen (Simons-Morton 2007; Boelen et al. 2007; Merrill et al. 2007). Die Forderung nach originären Forschungsbeiträgen zur Gesundheitserziehung wird jedoch auch in den Kompetenzen, wie sie z.B. von der National Commission for Health Education Credentialing (2004) formuliert worden sind, widergespiegelt (Merrill et al. 2007). Das Pferd von hinten aufzäumend, kann auch auf aktuelle, auf konsensueller Basis entstandene Qualitätskriterien für gesundheitsfördernde Interventionen (z.B. Spitzenverbände der Krankenkassen 2006; Arbeitsgemeinschaft der Spitzenverbände der Krankenkassen et al. 2004; Konsensusgruppe Adipositasschulung 2004; Ader et al. 2001) sowie international – z.B. in den USA – festgelegte Kompetenzen für Gesundheitserzieher rekurriert werden. Eine kompetenzorientierte Gesundheitserziehung hat sich demnach in grober Zusammenfassung mit Kompetenzbereichen auseinanderzusetzen, die darauf abzielen, solche gesundheitsfördernde Interventionen zu legitimieren, zu planen, durchzuführen, zu evaluieren und zu bewerten/reflektieren (Frauenknecht 2005, siehe auch Beitrag in diesem Band), die allein auf der Berücksichtigung gesundheitspädagogischer Theorien, Modelle und Methoden beruhen oder diese in ein multidisziplinäres bzw. multidimensionäres Konzept von Gesundheitsförderung und Krankheitsprävention integrieren (**Tab. 1**).

Tabelle 1: Kompetenzdimensionen für Gesundheitserziehung, exemplarische Gegenstände und Implikationen für die Theorie und Praxis

Kompetenzdimension Gesundheitsfördernde und präventive Interventionen	Exemplarischer Gegenstand	Theorie/ Forschung	Praxis
Legitimation	Gesundheitsdefinitionen (z.B. WHO Definition von 1946) Konzepte von Gesundheit und Krankheit Programmatiken, insbesondere zu Zielsetzungen (z.B. WHO Ottawa-Charta 1986) Epidemiologische Forschungsergebnisse und Methoden Gesetzliche Grundlagen (z.B. Sozialgesetzgebung) Administrative Grundlagen (z.B. Rahmenlehrpläne)	Reflexion und Systematisierung von Begriffen, Zielsetzungen und Konzepten Erfassung, Analyse und Ableitung von neuen normativen (gesetzlichen, programmatischen, gesellschaftlichen) Zielentwicklungstendenzen Ableitung von Interventionsstrategien und –methoden Operationalisierung von Zielformulierungen	Transparente Zielorientierungen Umsetzung legitimierter Zielsetzungen Vermeidung von Fehlallokationen, Gewährleistung von bedarfsorientierten Interventionen für vorrangige gesundheitliche Problembereiche Ausschöpfung gesetzlich / administrativ möglicher Leistungen Professionalisierungsfortschritte in definierten Anwendungs- und Zieldimensionen
Planung	Determinanten von Gesundheit und Krankheit Operationalisierte Ziele für gesundheitserzieherische Interventionen Modelle zur Entstehung und Beeinflussung gesundheitsrelevanten Verhaltens Didaktische Modelle zur Beeinflussung gesundheitsrelevanten Verhaltens	Theoretische (Weiter-) Entwicklung von Modellen Empirische Überprüfung von Theorien und Modellen	Ableitung und Formulierung operationalisierbarer Zielsetzungen für gesundheitserzieherische Interventionen Systematische Berücksichtigung von z.B. gesundheitspsychologischen Modellen zur Beeinflussung des gesundheitsrelevanten Verhaltens Anwendung von (fach-) didaktischen Modellen
Durchführung/ Implementierung	Organisationsentwicklung Personalentwicklung Nachhaltigkeit Intersektorale und interdisziplinäre Interventionsprogramme	Bereitstellung und Weiterentwicklung von Praxismodellen/ Prozessmodellen etc. Interdisziplinaritätsforschung	Sicherstellung von Vernetzungen, strukturellen und personellen Ressourcen, Managementtechniken etc. Prozessanalyse
Evaluation	Evaluationsmethoden, Studiendesigns (Gold-Standards etc.)	(Weiter-)Entwicklung von Evaluationsdesigns, Evaluationsmethoden, Durchführung von Evaluationsstudien	Auswahl, Anwendung und Berücksichtigung von Evaluationsmethoden und -ergebnissen

Kompetenzdimensionen der Gesundheitserziehung

Die genannten Kompetenzbereiche können eine erste Strukturierungshilfe für Ausbildungskonzepte darstellen sowie Praktikern als Planungsgrundlage für Maßnahmen dienen. Aber auch eine systematische (Weiter-) Entwicklung der wissenschaftlichen Fundierung des Praxisfeldes Gesundheitserziehung kann hier strukturgebende Impulse ableiten. So können zunächst Forschungsbedarfe begründet werden und vorliegende Theorien, Modelle und Methoden unterschiedlicher wissenschaftlicher Disziplinen bestimmten Anwendungsbereichen zugeordnet werden. Beispielsweise können dem Kompetenzbereich «Legitimation» sowohl die eher gesundheitstheoretisch, geisteswissenschaftlich geprägten Auseinandersetzungen mit Grundorientierungen von Konzepten zu Gesundheit und Krankheit sowie u.a. hieraus abzuleitende Gesundheitsziele, die sich z.B. in Programmatiken wie die der WHO spiegeln, zugeordnet werden. Aber auch die Frage nach der angemessenen Berücksichtigung epidemiologischer Ergebnisse zu besonders relevanten Public-Health-Problemen inklusive zu Grunde liegender statistischer Methoden oder gesetzliche bzw. administrative Implikationen, die z.B. den Anspruch auf Leistungen zur Prävention und Gesundheitsförderung festlegen oder bestimmten Institutionen Aufgaben im Bereich der Gesundheitserziehung (z.B. Schulen) zuweisen, wäre diesem Kompetenzbereich zuzuordnen.

Der für den deutschsprachigen Raum zu konstatierende, eher randständige Beitrag der Gesundheitspädagogik zu Theorie und Praxis der Gesundheitserziehung und zur Theorie der Gesundheitswissenschaften, kann in seinen Wurzeln durch folgende Dilemmata skizziert werden: Namhafte Spezialisten rufen den auf dem Gebiet der Gesundheitserziehung tätigen Praktikern das Prinzip des Eid des Hippokrates nachdrücklich in Erinnerung: Non nocere – nicht schaden! (O'Dea 2005; Gambescia 2007). So weist beispielsweise O'Dea (2005) darauf hin, dass es eine Reihe von Warnungen gegeben habe, die die Gefahr benennen, mehr Schaden anzurichten als Nutzen zu bewirken, wenn es z.B. um die Prävention von Essstörungen und kindlichem Übergewicht gehe. Die Thematisierung von «unerwünschten Effekten» kann in direkten Zusammenhang zu Definitionen wie der Folgenden gestellt werden, nach der «[...] letztlich [...] als Gesundheitserzieher alle jene Personen zu bezeichnen (sind), welche guten Willens und ohne Aberglaube sind» (Gutzwiller 2005, S. 11; Biener 2005, S. 18). Andere Professionen – genannt sei hier beispielsweise die Medizin – durch die oben genannten Eigenschaften zu charakterisieren, würde einen Sturm der Entrüstung auslösen. Das noch eher unbestimmte Handlungsfeld der Gesundheitserziehung ermöglicht es jedoch offensichtlich, Minimalanforderungen wie das Vorhandensein guten Willens als hinreichende Bestimmung zu benennen.

Was genau aber muss ein Gesundheitserzieher wissen bzw. können, um gute Praxis gewährleisten zu können, welche Kompetenzen muss er haben, um die zunehmenden Erkenntnisse zur Evidenz von Gesundheitsförderungsprogrammen adäquat berücksichtigen zu können? Hier schließt sich die Forderung nach einer kompetenzorientierten Gesundheitserziehung an. Der jeweils aktuelle Stand des evidenzbasierten Wissens zu effektiven Interventionen mit der Zielsetzung der Krankheitsprävention und Gesundheitsförderung muss sich somit in praxisrelevanten Kompetenzen, die wiederum die Grundlage für die Aus-, Fort- und Weiterbildung von Gesundheitserziehern sein sollten, widerspiegeln. In der Rückschau sowie bei der Betrachtung aktueller nationaler und internationaler Empfehlungen zur Gesundheitserziehung/Gesundheitsförderung beispielsweise im Setting Schule wird eine Konsistenz bezüglich Forderungen deutlich, die sich darauf richten, der Kompetenzentwicklung von Lehrern eine erhöhte Aufmerksamkeit zu widmen (Peterson, Cooper, Laird 2001; Waggie et al. 2004).

Die Bedeutung von Health Educators in anderen Ländern

Gesundheitserzieherinnen und Gesundheitserzieher, so lassen sich die bisherigen Überlegungen zusammenfassen, werden in verschiedenen institutionellen Kontexten («Settings») und für unterschiedliche Zielgruppen nach Alter, Geschlecht, Bildungsgrad, Herkunft und so weiter benötigt, wenn die Interventionen in das gesundheitsrelevante Verhalten von

Menschen wirklich gezielt angesetzt und wirkungsvoll durchgeführt werden sollen. Wie sieht es mit der Entwicklung des Berufsfeldes hierzu aus und welche Ausbildungs- und Arbeitszusammenhänge ergeben sich?

Es wurde schon darauf hingewiesen, dass in den USA die Ausdifferenzierung des Berufsfeldes Health Education am weitesten vorangeschritten ist. Das gilt auch für den hohen Organisationsgrad der Berufsgruppe der Health Educators. Als Beleg dafür sei exemplarisch auf die «Coalition of National Health Education Organizations» verwiesen, in der sich 10 berufsständische Verbände bzw. wissenschaftliche Fachgesellschaften zusammengeschlossen haben. Einzelne Verbände und Gesellschaften unterhalten führende Publikationsorgane oder lassen – wie in einer neueren US-amerikanischen Marktstudie – Berufsperspektiven von Gesundheitserziehern analysieren (Hezel Associates 2007). Deutlich wird bei der Betrachtung des internationalen Entwicklungsstandes der Profession «Health Education», dass eine aussichtsreiche Verberuflichungsperspektive (und ggf. Professionalisierung) auf die akademische Bildung setzen muss. Im deutschsprachigen Raum mangelt es diesbezüglich bislang insbesondere an einem einheitlichen Qualifikations- und Berufsprofil und damit den berufstheoretischen Voraussetzungen für eine Institutionalisierung als Beruf (Goepel 2001; Baumgarten 2005; Bals, Wulfhorst 2008).

Die Feststellung, dass die Profession «Gesundheitserziehung» beispielsweise in den USA, aber auch in Kanada oder Skandinavien weiter entwickelt ist, als im deutschsprachigen Raum, bedarf jedoch einer differenzierten Betrachtungsweise. So ist zu fragen, ob sich nicht hinsichtlich der wahrgenommenen Aufgaben im Bereich der Gesundheitserziehung wenig Unterschiede zwischen den genannten Ländern ergeben, sondern diese vielmehr von anderen Professionen ausgeübt werden, die gegebenenfalls Defizite hinsichtlich einer systematischen, kompetenzorientierten Ausbildung aufweisen. Die oben erwähnte «Coalition of National Health Education Organizations» umschreibt beispielsweise Arbeits- und Anstellungsfelder für Gesundheitserzieher wie folgt: Gesundheitserzieher unterrichten das Schulfach Gesundheit, koordinieren schulische Gesundheitsprogramme und setzen diese um und integrieren die Gesundheitsdienste, Schüler, Mitarbeiter und Eltern in Interventionen. Auf administrativer Ebene seien Methoden und Materialien zu entwickeln, einzuführen und zu evaluieren und Grundsatzprogramme zu entwerfen. Als weitere Arbeitsbereiche werden Colleges/Universitäten und Betriebe genannt, um dort Gesundheitsförderungsprogramme für Studierende und Mitarbeiter zu entwickeln, umzusetzen und zu evaluieren. Weiter wird der Gesundheitsbereich aufgeführt, hier liege die Aufgabe von Gesundheitserziehern darin, Patienten über medizinische Diagnostik und Behandlung aufzuklären, Anreizprogramme für Hochrisikopatienten zur Steigerung der Inanspruchnahme von Gesundheitsdiensten zu entwickeln, an der Ausbildung medizinischen Fachpersonals mitzuwirken und dieses hinsichtlich der Zusammenhänge zwischen verhaltensbezogenen, kulturellen und sozialen Barrieren und Gesundheit zu beraten.

Angesichts dieser hier nur exemplarisch angeführten Tätigkeitsfelder für US-amerikanische Gesundheitserzieher lässt sich feststellen, dass für die genannten Settings (Schule, Universität, Betrieb, Gesundheitsdienste) im deutschsprachigen Raum äquivalente Zielsetzungen und Aufgaben auf administrativer und programmatischer Ebene festgeschrieben sind. Die Umsetzung dieser Zielsetzung wird überwiegend nicht speziell für diese Aufgaben aus- oder weitergebildeten Spezialisten – den Gesundheitserziehern – zugeschrieben, sondern den für die Kernaufgabe der jeweiligen Institution ausgebildeten Experten, wie z.B. den Lehrern und Hochschullehrern oder auch den Ärzten und Pflegekräften. Für die betriebliche Gesundheitsförderung werden z.T. externe Spezialisten herangezogen, deren fachlicher Hintergrund sehr heterogen ist, häufig obliegt diese Aufgabe jedoch den Betriebsärzten und/oder Fachkräften für Arbeitssicherheit, die curricular wenig auf Ziele, Inhalte und Methoden der Gesundheitserziehung vorbereitet sind. Als weitere Professionen, die Aufgaben der Gesundheitserziehung wahrnehmen, in der Regel ohne dass hier in Aus- und

Weiterbildung nennenswerte Schwerpunkte gesetzt werden, sind die Sozialarbeit und die Sozialpädagogik zu nennen, für die Gesundheit und Gesundheitsförderung in den Praxisfeldern sozialer Arbeit beispielsweise von Sting und Zurhorst (2000) ausführlich als Aufgabenfelder beschrieben worden sind (Sting 2008).

Insgesamt kann eine Analyse zur Professionalisierungsentwicklung im Handlungsfeld von Gesundheitsförderung hinsichtlich der Professionalisierungsbemühungen, die auch auf die konkretere Profession Gesundheitserziehung zu übertragen ist, herangezogen werden (Bals, Wulfhorst 2008). Gesundheitserziehung ist demnach bisher auf nationaler Ebene zumindest administrativ noch nicht als Berufsbild etabliert, ein gesellschaftlicher Handlungsbedarf ist jedoch artikuliert, womit die Frage zu stellen ist, ob es sich um eine Berufsinnovation handelt.

Wie neue Berufe entstehen, auf welche Weise einzelne Berufsbilder zustande kommen und welche Akteure mit welchen Interessen daran mitwirken, beschäftigt insbesondere die Arbeits- und Berufssoziologie (Beck, Brater, Daheim 1980). Ein Grundprinzip der Verberuflichung ist danach die gesellschaftliche Arbeitsteilung als «[...] Zuordnung technisch-funktionell geteilter bzw. teilbarer Arbeitsabschnitte zu besonders damit befassten Personen oder Gruppen» (Beck, Brater, Daheim 1980, S. 24). Während der «gesellschaftliche Bedarf» hinsichtlich der beruflichen Formierung von Gesundheitserziehung sicher unstrittig ist, gibt es bezüglich der «zahlungskräftigen Nachfrage und «erwerbsförmigen Bearbeitung» noch Klärungsbedarf.

Die Professionsentwicklung in Deutschland

Es ist – durchaus auch im Einklang mit der Genese anderer neuer Berufe – zu konstatieren, dass die mit den gesundheitserzieherischen Maßnahmen verbundenen Anforderungen und Aufgaben zunächst einmal aufgegriffen werden, indem eine Ausdifferenzierung bzw. entsprechende Akzentuierung bestehender etablierter Berufsbilder stattfindet und/oder entsprechende Zusatzqualifikationen (Zusatzbezeichnungen usw.) vermittelt werden. Dies betrifft die etablierten Heilberufe (insbes. Ärzte, Apotheker) aber auch Lehrer (z.B. Gesundheits-/Pflegelehrer, Sportlehrer), Psychologen, Sozialarbeiter und Sozialpädagogen und viele der Gesundheitsfachberufe, die nunmehr entsprechende curriculare Elemente in ihre Ausbildungen integrieren. Ob eine Etablierung von Gesundheitserziehung als «Zusatzqualifikation» bzw. «Kompetenzerweiterung» etablierter (beruflicher oder akademischer) Tätigkeitsmuster berufstheoretisch als Vorstufe bzw. Übergangsphase auf dem Weg zu einem eigenständigen Berufsprofil angesehen werden kann, ein solches auf Dauer ergänzt oder aber substituiert und damit verhindert, ist derzeit noch nicht klar auszumachen. Auf der anderen Seite entstehen durchaus aber auch neue spezifische Berufsbilder in der Prävention und Gesundheitsförderung mit starkem gesundheitserzieherischen Profil, sowohl auf der Ebene beruflicher Bildung als auch in Form von einschlägigen Studiengängen an Hochschulen, wie z.B. die Einführung des Bachelor-Studiengangs «Gesundheitspädagogik» an der Pädagogischen Hochschule in Freiburg und für «Gesundheitskommunikation» an der Fakultät für Gesundheitswissenschaften der Universität Bielefeld.

Vor diesem Hintergrund wird verständlich, dass die berufliche Formierung von Gesundheitserziehung auch hinsichtlich der Entwicklung von Aus- und Weiterbildungskonzepten noch um eine Profilierung ringt. Über die Frage, ob es sich im gegebenen Fall um eine berufliche Kernkompetenz handelt oder Gesundheitserziehung als Zusatzaufgabe bzw. Bereicherung eines etablierten Berufs rubriziert wird, geht es bei der Qualifizierung des Weiteren auch noch darum, ob die Qualifizierung als Aus- oder Weiterbildungsmaßnahme konzipiert wird und wie sie im Bildungssystem verortet ist.

Eine Orientierung an Kompetenzdimensionen kann dazu beitragen, dass die allenthalben geforderte Kontinuität von Interventionen im Bereich der Prävention und Gesundheitsförderung gewährleistet wird und somit die Effektivität derartiger Maßnahmen gesteigert werden kann. Dieses Kompetenzschema ist anwendbar auf die unterschiedlichsten Settings bzw. Zielgruppen, in denen gesundheitserzieherische Interventionen stattfinden, erhöht die Transparenz in und den systematischen Zugang zu diesem komplexen Handlungsfeld und trägt so dazu bei, dass eine Intransparenz der eigenen Grundlagen abgebaut wird. In Bezug auf Aus-, Fort- und

Weiterbildung kann die Qualitätsentwicklung in Bezug auf das auf der operativen Ebene tätige Personal vorangetrieben werden. Mit unterschiedlicher Akzentuierung lassen sich die genannten Kompetenzdimensionen sowohl in ihrer Bedeutung für die gesundheitserzieherische Praxis als auch für die gesundheitspädagogische Forschung und Theoriebildung exemplarisch skizzieren. In der **Tabelle 1** werden die groben Kompetenzdimensionen durch exemplarische Gegenstände und ihre Implikationen für die Theorie und Praxis der Gesundheitserziehung veranschaulicht. Deutlich werden hier zum einen die interdisziplinären und intersektoralen Bezüge der Gesundheitserziehung, aber auch originär pädagogische Zugänge. Der Kompetenzbereich «Reflexion gesundheitsfördernder Interventionen» ist nicht gesondert aufgeführt, sondern implizit allen anderen Kompetenzdimensionen zugeordnet.

Das in **Tabelle 1** vorgeschlagene Raster von Kompetenzdimensionen für die Legitimation, Planung, Durchführung und Evaluation von Interventionen im Bereich der Gesundheitserziehung stellt einen pragmatischen konzeptionellen Rahmen für die Ausbildung, Berufspraxis und Weiterbildung von professionell Handelnden in diesem Bereich dar. Dort, wo in Deutschland an Hochschulstandorten über die Einführung von Studiengängen mit dem Schwerpunkt Gesundheitserziehung, Gesundheitsbildung und/oder Gesundheitsförderung nachgdacht wird, sollte nach unserem Verständnis der hier vorgeschlagene Katalog in die Lehrplanung einfließen. Zu wünschen wäre, dass auch im deutschen Sprachraum in den nächsten Jahren sowohl über die Schiene der Gesundheitswissenschaften/Public Health als auch über die der Erziehungswissenschaften/Pädagogik eine Intensivierung der Ausbildung und der Fortbildung eintritt. Soweit es aus bisherigen überprüfenden Untersuchungen abgeleitet werden kann, zahlt sich nämlich der Einsatz von professionell geschulten Gesundheitserzieherinnen und Gesundheitserziehern für die Gesundheitsbilanz nicht nur eines einzelnen Menschen, sondern der gesamten Gesellschaft aus. Auf diesen Aspekt gehen wir in dem folgenden, letzten Abschnitt dieses Einleitungsbeitrages ein.

1.6 Evaluation der Gesundheitserziehung

Wie für alle anderen strategischen Zugänge zur Krankheitsprävention und Gesundheitsförderung ist auch für die Gesundheitserziehung eine Orientierung an evidenzbasierten Standards zu fordern. Es ist zu konstatieren, dass die Umsetzung dieser Forderung noch in den Kinderschuhen steckt, jedoch erste evidenzbasierte Empfehlungen zu einzelnen zentralen Themen von Prävention und Gesundheitsförderung vorliegen, die in diesem Buch verstärkt berücksichtigt werden sollen. Insgesamt wird im Hinblick auf Krankheitsprävention und Gesundheitsförderung erst in den letzten Jahren die Entwicklung von Qualitätsstandards diskutiert, wobei vor allem in Anlehnung an die Evidence-based-medicine-Debatte die Einführung einer Evidence-based-health-promotion diskutiert wird, die eng verbunden ist mit der Definition von «Best practice Modellen» (McQueen 2001; IUHPE 1999; SAJPM 2000; Luber, Geene 2004; Ströbl et al. 2007; Elkeles 2006). Diesbezüglich müssen zwei Ebenen der Fachdiskussion unterschieden werden: Zum einen geht es um die Festlegung von Qualitätskriterien, die sich z.B. auf die strukturelle, inhaltliche und konzeptionelle Schwerpunktsetzung von Programmen beziehen. Zum anderen steht die Frage nach geeigneten Evaluationsmethoden im Mittelpunkt der Diskussion (Ader et al. 2001; IUHPE 1999; Marks, Sykes 2002; Weiglhofer 2000). Kliche et al. (2006, siehe auch den Beitrag in diesem Band) fassen die Intention von evidenzbasierter Prävention und Gesundheitsförderung zusammen. Es gehe um die abwägende, systematische Nutzung der verfügbaren Erfahrung mit der Bearbeitung bestimmter Aufgabenstellungen. Das professionelle Wissen ergebe, gesammelt und gesichtet, Belege (Evidenz) für die Wirksamkeit verschiedener Interventionen und zeige Wege zur Versorgungsoptimierung. Wenn keine Evidenzorientierung erfolge, führe dies zu Verschwendung, Desorientierung und Demotivation.

Wirksamkeitsnachweise versus Prozessanalysen

Einen wesentlichen theoretischen Mangel von Gesundheitserziehung sieht Brouse in der defizitären Forschung zu Gründen, *warum* Programme effektiv sind (Brouse 2005). Selbst wenn ein genereller Nachweis über die Wirksamkeit eines Programms, das Verhalten bei der Zielgruppe zu beeinflussen sucht, erbracht worden sei, seien Prozessanalysen, die versuchten zu identifizieren, warum das Programm erfolgreich war, sehr enttäuschend (Brouse 2005). Ähnlich fasst Wijk (2003) am Beispiel von Interventionsstudien zu Sexualverhalten die Situation der Evaluationsforschung zusammen: Die meisten Reviews auf dem Gebiet fokussierten auf die Effekte, während die zu Grunde gelegten pädagogischen Theorien und Strategien nicht thematisiert würden. Abzuleiten sei deshalb die Forderung nach theoriebasierter Evaluation, was so viel bedeute, dass die Evaluation auf einem Modell basiere, einer Theorie oder auch Philosophie, *warum* ein Programm funktioniere.

Der Großteil der internationalen Studien mit experimentellem Design zur Effektivität von gesundheitsfördernden Programmen im Setting Schule bezieht sich auf die Evaluation von Einzelprogrammen. So fasst Stewart-Brown (2001) 400 Studienreviews zusammen, die sich auf die Themenbereiche Substanzmissbrauch (illegale Drogen, Alkohol, Tabak), Ernährung und/oder Bewegung, Sexualerziehung, Familienplanung, Unfall-/Verletzungsprävention, Zahngesundheit und psychische Gesundheit beziehen. Augenfällig ist, dass keine Review-Studie mit ganzheitlichem Ansatz zur Gesundheitsförderung im Sinne der Leitlinien des European Network of Health Promoting Schools (ENHPS) fokussiert und Erhebungen bezüglich des Prozesses der Programm-Implementation sehr selten vorgenommen worden sind. Diese Feststellung trifft auch allgemein auf die Evaluation von pädagogischen Institutionen und Projekten zu, die sehr häufig als Produktevaluation betrieben werden und auf Input-Output-Relationen basieren, ohne die Prozesse zu berücksichtigen, die zur Veränderung des gemessenen Outputs geführt haben (Merkens 2004). Mittlerweile liegen Kliche et al. (2006) zufolge jedoch auch Wirkungsnachweise für komplexe Programme über mehrere Jahre vor (siehe dazu auch Stewart-Brown 2001). In komplexen Studien (multimodal, multidisziplinär, multisektoral, settingübergreifend und multimethodisch) konnten differenzierte Wirkungen z.B. für Screenings, Verhaltensmodifikation durch Trainings zu verschiedenen Verhaltensfeldern, individueller aufsuchender Beratung, professionellen Fortbildungen von Multiplikatoren und massenmedialen Aufklärungskampagnen erbracht werden (Mühlhauser 2003). So konnte in breit angelegten Kampagnen eines Bündnisses vieler gesellschaftlicher Akteure, die mit einer Vielzahl von Ansätzen der Verhaltensprävention (z.B. Schulungen, Gesundheitsunterricht, Inserate) und der Verhältnisprävention (z.B. Deklarierungsgesetze für Lebensmittel) arbeiteten, eine Modifikation mehrdimensionaler Risikoverhaltensmuster (Bewegung, Ernährung, Stress) erreicht werden. Seitdem konnte belegt werden, dass der Gesundheitszustand unterschiedlicher Zielgruppen verbessert werden und Krankheitsprävention und Gesundheitsförderung dabei mittelfristig kostendeckend arbeiten und sogar gesundheitsökonomische Einsparungen erreicht werden können.

Evidenzbasierung als internationaler Standard

Zusammenfassend weisen Kliche et al. (2006) darauf hin, dass evidenzbasierte Krankheitsprävention und Gesundheitsförderung international als Standard betrachtet wird. Dabei stelle die evidenzbasierte Erkenntnis einen schrittweisen Optimierungsprozess dar, in dem neues Wissen in verbesserte Theorien integriert werde, die wiederum in neuen Studiendesigns und Reviews abgesichert oder abgewandelt werden müssten. Evidenzen können somit als eine pragmatische Handlungsgrundlage bezeichnet werden, die das jeweils bestmögliche Wissen markiert.

Die wissenschaftliche Überprüfung der Wirksamkeit von Strategien der Gesundheitserziehung erweist sich, wie diese Darstellung zeigt, als methodisch sehr anspruchsvoll. In den letzten Jahren sind dabei deutliche Fortschritte bei entsprechenden Untersuchungen erzielt worden. Aus ihnen geht auch hervor, dass unterschiedliche Formen und Profile der Intervention nicht nur per se verschiedenartige Effekte haben, sondern bei unterschiedlichen Adressaten und Bevölkerungsgruppen auch differenzielle Resultate erzielen. Die größten Erfolge konnten die bisherigen Strategien in den Bevölkerungsgruppen erzielen, die verhältnismäßig gut gebildet und zugleich relativ sensibel gegenüber Gesundheitsthemen sind. Dem gegenüber sind bildungs- und sozial benachteiligte Bevölkerungsgruppen sehr schwer ansprechbar, obwohl sie meist auch objektiv ein größeres Ausmaß von gesundheitsschädigendem Verhalten zeigen. In der Fachliteratur wird deswegen von einem «Präventionsdilemma» gesprochen, das auch als ein Dilemma der Gesundheitserziehung verstanden werden kann. Diejenigen Bevölkerungsgruppen nämlich, die nach objektiver Einschätzung von Wissenschaftlerinnen und Wissenschaftlern am stärksten von Interventionen in ihr gesundheitsrelevantes Verhalten profitieren würden, werden durch die bisher praktizierten Ansätze und Strategien am wenigsten erreicht.

Hier liegen enorme Herausforderungen für Theorie, Forschung und Praxis in den kommenden Jahren. Es geht darum, geeignete pädagogische und didaktische Konzeptionen zu entwickeln, die für bildungsferne und gesundheitlich wenig sensible Bevölkerungsgruppen geeignet sind, ohne sie moralisch zu bevormunden und ihrer Lebensmilieus zu entfremden. Nach bisherigem Erkenntnisstand kann das am ehesten durch die schon angesprochene Verbindung von verhaltensorientierten und verhältnisorientierten Strategien erreicht werden. Da eine intensive Wechselwirkung zwischen dem individuellen Verhalten und der sozialen Umwelt besteht, sind die Erfolg versprechenden Strategien der Gesundheitserziehung solche, die sich diese Wechselwirkung zu Nutze machen.

Literatur

Ader, M., Berensson, K., Carlsson, P., Granath, M., Urwitz, V. (2001). Quality indicators for health promotion programmes. Health Promotion International, 16, 187-195.

Altgeld, T., Kolip, P. (2004). Konzepte und Strategien der Gesundheitsförderung. In: Hurrelmann, K., Klotz, T., Haisch, J. (Hrsg) (2004). Lehrbuch Prävention und Gesundheitsförderung. Huber: Bern, 41-54.

Antonovsky, A. (1987). Unraveling the mystery of health. How people manage stress and stay well. Jossey-Bass: San Francisco.

Arbeitsgemeinschaft der Spitzenverbände der Krankenkassen (Hrsg.) (2004). Empfehlungen zur Gesundheitsförderung in Schulen. Bergisch Gladbach.

Bals, T. (1990). Professionalisierung des Lehrens im Berufsfeld Gesundheit. Müller Botermann: Köln.

Bals, T., Wulfhorst, B. (2008). Gesundheitsförderung als Beruf. In: Bals, T., Hanses, A., Melzer, W. (Hrsg.). Gesundheitsförderung in pädagogischen Settings. Weinheim: Juventa, 113-134.

Baumgarten, K., Joensson, N. (2005). Wellness und Gesundheitsförderung. Konzepte, Angebote und Zusammenhänge. Gamburg: Günter Conrad Verlag für Gesundheitsförderung.

Beck, U., Brater, M., Daheim, H. (1980). Soziologie der Arbeit und der Berufe. Reinbek bei Hamburg.

Biener, K. (2005). Gesundheitserziehung. Intervention und Evaluation. Bern: Huber.

Blättner, B. (1997). Paradigmenwechsel: Von der Gesundheitsaufklärung und -erziehung zur Gesundheitsbildung und -förderung. In: Weitkunat, R., Haisch, J., Kessler, M. (Hrsg.). Public Health und Gesundheitspsychologie. Konzepte, Methoden, Prävention, Versorgung, Politik. Bern: Huber, 119-125.

Boelen, C., Glasser, J., Gofin, J., Lippveld, T., Orobaton, N. (2007). Towords unity for health: The quest for evidence. Education for Health, 20, 1-9.

Brouse, C.H. (2005). Contrasts between didactic and Deweyan approaches to health education. Health Education, 105, 467-476.

Brown, S.L., Teufel, J.A., Birsch, D.A. (2007). Early adolescents perceptions of health and health literacy. Journal of School Health, 77, 7-15.

Bunton, R., Macdonald, G. (1992). Health Promotion: disciplines and diversity. London: Routledge.

Dippelhofer-Stiem, B. (2008). Gesundheitssozialisation. Theoretische und empirische Analysen zur Genese des subjektiven Gesundheitsbildes. Weinheim: Juventa.

Dür, W. (2008). Gesundheitsförderung in der Schule. Bern: Huber.

Elkeles, T. (2006). Evaluation von Gesundheitsförderung und die Forderung nach Evidenzbasierung – Fünf Thesen zur Anwendbarkeit auf Gesundheit. Zeitschrift für Evaluation, 1, 39-70.
Franke, A. (2006). Modelle von Gesundheit und Krankheit. Bern: Huber.
Frauenknecht, M. (2005). Professional standards for health education teacher preparation. The Health Educator, 37, 24-26.
Gambescia, S. F. (2007). Discovering a philosophy of health education. Health Education & Behavior, 34, 718-722.
Glanz, K., Rimer, B.K., Lewis, F.M. (eds.) (2002). Health behavior and health education. Theory, Research and Practice. 3rd ed., Jossey-Bass: San Francisco.
Glover, E.D. (2004). A new health education paradigm: Uncommon thoughts about common matters. American Journal of Health Education, 35, 260-271.
Goepel, E. (2001). Neue Berufsbilder in der Prävention und Gesundheitsförderung. Prävention, 24, 93-96.
Green, L.W., Kreuter, M.W. (1991). Health Promotion Planning: An Educational and Environmental Approach. 2nd ed., Mountain View, Calif.: Mayfield.
Gutzwiller, F. (2005). Vorwort des Mediziners. In: Biener, K. Gesundheitserziehung. Intervention und Evaluation. Bern: Huber, 11.
Haisch, J., Kessler, M., Weitkunat, R. (1997). Zum Verhältnis von Public Health und Gesundheitspsychologie. In: Weitkunat, R., Haisch, J., Kessler, M. (Hrsg.). Public Health und Gesundheitspsychologie. Bern: Huber, 15-20.
Haug, C. V. (1991). Gesundheitsbildung im Wandel. Die Tradition der europäischen Gesundheitsbildung und der «Health Promotion»-Ansatz in den USA in ihrer Bedeutung für die gegenwärtige Gesundheitspädagogik. Bad Heilbrunn: Klinkhardt.
Hezel Associates (2007). Marketing the health education profession: knowledge, attitudes and hiring practices of employers. A study commissioned by the Coalition of National Health Education Organizations. www.cnheo.org.
Hoebel-Mävers, M., Schleicher, K., Gärtner, H., Schreier, H. (1998). BLK-Modellversuch «Umweltbildung, Umwelterziehung, Umweltberatung» am Fachbereich Erziehungswissenschaft der Universität Hamburg. In: Gärtner, H. (Hrsg.). Umweltpädagogik in Studium und Lehre. Hamburg: Krämer, 65-91.
Hörmann, G. (1998). Gesundheitserziehung. In: Korff, W. (Hrsg.). Lexikon Bioethik. München, 114-117.
Hörmann, G. (1999). Stichwort: Gesundheitserziehung. In: Zeitschrift für Erziehungswissenschaft, 2, 5-30.
Hurrelmann, K. (2006). Gesundheitssoziologie. Eine Einführung in sozialwissenschaftliche Theorien von Krankheitsprävention und Gesundheitsförderung. Weinheim: Juventa.
Hurrelmann, K., Klotz, T., Haisch, J. (Hrsg.) (2004). Lehrbuch Prävention und Gesundheitsförderung. Bern: Huber, 41-51.
Hurrelmann, K., Laaser, U., Razum, O. (2006). Entwicklung und Perspektiven der Gesundheitswissenschaften in Deutschland. In: Hurrelmann, K., Laaser, U. (Hrsg.). Handbuch Gesundheitswissenschaften. 4. Aufl., Weinheim: Juventa, 11-46.
Hurrelmann, K., Klotz, T., Haisch, J. (2004). Einführung: Krankheitsprävention und Gesundheitsförderung. In: Hurrelmann, K., Klotz, T., Haisch, J. (Hrsg). Lehrbuch Prävention und Gesundheitsförderung. Bern: Huber, 11-20.
International Union for Health Promotion and Education (IUHPE) (1999). The Evidence of Health Promotion Effectiveness: a report for the European Commission by the International Union for Health Promotion and Education. ECSC-EC-EAEC, Brussels-Luxemburg.
Israel, B.A., Cheoway, B., Schulz, A., Zimmermann, M. (1994). Health Education and Community Empowerment: Conceptualizing and Measuring Perceptions of Individual, Organizational, and Community Control. Health Education Quarterely, 21, 149-170.
Kliche, T., Koch, U., Lehmann, H., Töppich, J. (2006). Evidenzbasierte Prävention und Gesundheitsförderung. Probleme und Lösungsansätze zur kontinuierlichen Qualitätsverbesserung der Versorgung. Bundesgesundheitsblatt, 49, 141-150.
Kolip, P. (Hrsg.) (2002). Gesundheitswissenschaften. Eine Einführung. Weinheim: Juventa
Konsensusgruppe Adipositasschulung für Kinder und Jugendliche – KgAS – (Hrsg.) (2004). Qualitätsanforderungen und Richtlinien. Qualitätsmanagementhandbuch. Berlin.
Laaser, U., Hurrelmann, K., Wolters, P. (1993). Prävention, Gesundheitsförderung und Gesundheitserziehung. In: Hurrelmann, K., Laaser, U. (Hrsg.) Gesundheitswissenschaften. Handbuch für Lehre, Forschung und Praxis. Weinheim und Basel: Beltz, 176-203.
Lenzen, D. (1997). Lösen die Begriffe Selbstorganisation, Autopoesis und Emergenz den Bildungsbegriff ab? Zeitschrift für Pädagogik, 43, 949-967.
Leppin, A. (2002). Verhaltenswissenschaftliche Grundlagen. In: Kolip, P. (Hrsg.) (2002). Gesund-

heitswissenschaften. Eine Einführung. Weinheim: Juventa, 79-98.

Leppin, A. (2004). Konzepte und Strategien der Krankheitsprävention. In: Hurrelmann, K., Klotz, T., Haisch, J. (Hrsg) (2004). Lehrbuch Prävention und Gesundheitsförderung. Bern: Huber, 31-40.

Luber, E., Geene, R. (Hrsg.) (2004). Qualitätssicherung und Evidenzbasierung in der Gesundheitsförderung. Frankfurt a.M.: Mabuse.

Marks, D.F, Sykes, C.M. (2002). Evaluation of the European Union programme of community action on health promotion, information, education and training 1996-2000. Health Promotion International, 17, 105-118.

McDermott, R.J. (2000). Health education research: Evolution or revolution (or maybe both)? Journal of Health Education, 31, 264-271.

McQueen, D.V. (2001). Strengthening the evidence base for health promotion. Health Promotion International 16, 261-268.

Merkens, H. (2004). Evaluation in der Erziehungswissenschaft – Eine neue Herausforderung? In: Luber, E., Geene, R. (Hrsg.). Qualitätssicherung und Evidenzbasierung in der Gesundheitsförderung. Frankfurt a.M.: Mabuse, 87-95.

Merrill, R.M., Lindsay, C.A., Shields, E.C., Stoddard, J. (2007). Have the focus and sophistication of research in health education changed? Health Education & Behavior, 34, 10-25.

Moher, M., Hey, K., Lancaster, T. (2005). Workplace interventions for smoking cessation. Cochrane Database Syst Rev 2005 Apr 18; (2): DC003440.

Mühlhauser, I. (2003). Evidenzbasierte Therapie- und Schulungsprogramme – Evaluation komplexer Interventionen. Z. ärztl. Fortbild. Qual.sich. (ZaeFQ), 97, 251-256.

National Commission for Health Education Credentialing. (2004). About NCHEC. Responsibilities & competencies. Retrieved May 28, 2004, from http://www.nchec.org/aboutnchec/rc.htm.

Nutbeam, D. (2000). Health literacy as a public health goal: a challenge for contemporary health education and communication strategies into the 21st century. Health Promotion International, 15, 259-267.

O'Dea, J. A. (2005). School-based health education strategies for the improvement of body image and prevention of eating problems. An overview of safe and successful interventions. Health Education, 105, 11-33.

Paulus, P. (2005). From the Health Promoting School to the Good and Healthy School: New Developments in Germany. In: Clift, St., Bruun-Jensen, B. (eds.). The health promoting school: International advances in theory, evaluation and practice. Copenhagen: DPU, 55-75.

Peterson, F.L., Cooper, R.J., Laird, J.M. (2001). Enhancing teacher health literacy in school health promotion: a visison for the new millennium. J Sch Health, 71, 138-144.

Pleiss, U. (1986). Berufs- und Wirtschaftspädagogik als wissenschaftliche Disziplin. Eine wissenschaftstheoretische und wissenschaftshistorische Modellstudie. In: Lassahn, R., Offenbach, B. (Hrsg.). Arbeits-, Berufs- und Wirtschaftspädagogik im Übergang. Frankfurt a.M, Bern, New York, 79-130.

Prange, K. (2000). Plädoyer für Erziehung. Baltmannsweiler: Schneider.

Raithel, J., Dollinger, B., Hörmann, G. (2007). Einführung Pädagogik. 2. Aufl., Wiesbaden: VS Verlag für Sozialwissenschaften.

Sabo, P. (1996). Gesundheitsbildung. In: Bundeszentrale für gesundheitliche Aufklärung (Hrsg.). Leitbegriffe der Gesundheitsförderung. Schwabenheim a.d. Selz: Sabo, 36-37.

Schaeffer, D., Dewe, B. (2006). Zur Interventionslogik von Beratung in Differenz zu Information, Aufklärung und Therapie. In: Schaeffer, D., Schmidt-Kaehler, S. (Hrsg.). Lehrbuch Patientenberatung. Bern: Huber, 127-152.

Schipperges, H. (1990). Das Bild der Gesundheit im Spiegel der Geschichte. In: Gropengießer, V., Schneider, I. Gesundheit. Friedrich Jahresheft VIII. Seelze, 14-25.

Schwarzer, C., Buchwald, P. (2005). Gesundheitsförderung und Beratung. In: Tippelt, R. (Hrsg). Handbuch Bildungsforschung. Unveränderter Nachdruck, 2. Aufl., Wiesbaden: VS Verlag für Sozialwissenschaften, 707-724.

Simons-Morton, B. (2007). Defined by publication: a commentary on health education and health promotion publication trends. Health Education & Behavior, 34, 26-30.

Sonntag, U., Gräser, S., Stock, C. (Hrsg.) (2002). Gesundheitsfördernde Hochschulen. Konzepte, Strategien und Praxisbeispiele. Juventa: Weinheim.

Spitzenverbände der Krankenkassen (2006). Leitfaden Prävention – Gemeinsame und einheitliche Handlungsfelder und Kriterien der Spitzenverbände der Krankenkassen zur Umsetzung von § 20 Abs. 1 und 2 SGB V vom 21. Juni 2000 in der Fassung vom 10. Februar 2006 (2. korrigierte Auflage vom 15. Juni 2006).

Stewart-Brown, S. (2001). What is the evidence on school health promotion in improving health or preventing disease and, specifically, what is the effectiveness of the health promoting schools approach? Copenhagen, WHO Regional Office for Europe (Health Evidence Network report; http://www.euro.who.int/document/e88185.pdf).

Sting, S., Zurhorst, G. (Hrsg.) (2000). Gesundheit und Soziale Arbeit. Gesundheit und Gesundheitsförderung in den Praxisfeldern sozialer Arbeit. Weinheim: Juventa.

Sting, S. (2008). Gesundheit als Herausforderung für soziale Dienste. Zum Stellenwert der Sozialen Arbeit in der Gesundheitsförderung. In: Bals, T., Hanses, A., Melzer, W. (Hrsg.). Gesundheitsförderung in pädagogischen Settings. Weinheim: Juventa, 229-244.

Ströbl, V., Friedl-Huber, A., Küffner, R., Reusch, A., Vogel, H., Faller, H. (2007). Beschreibungs- und Bewertungskriterien für Patientenschulungen. Praxis Klinische Verhaltensmedizin und Rehabilitation, 20, 11-14.

Supplement to American Journal of Preventive Medicine (SAJPM) (2000). Introducing the guide to community preventive services: methods, first recommendations and expert commentary. American Journal of Preventive Medicine, 18, 35-43.

Thiele, W. (1987). Gesundheitserziehung in der Schule aus der Sicht des Gesundheitsministeriums. In: Laaser, U., Sassen, G., Murza, G., Sabo, P. (Hrsg.). Prävention und Gesundheitserziehung. Berlin: Springer, 492-499.

Tippelt, R. (Hrsg.) (2005). Handbuch Bildungsforschung. 2. Aufl., Wiesbaden: VS Verlag für Sozialwissenschaften.

Tones, K. (2004). Health promotion, health education, and the public health. In: Detels, R., McEwen, J., Beaglehole, R., Tanaka, H. (eds.) (2004). Oxford Textbooks of Public Health. 4th ed., Oxford: Oxford University Press, 829-863.

Torabi, M.R. (2004). Optimistically looking ahead: closing remarks by incoming president of the academy. American Journal of Health Behavior, 28, 569-571.

Waggie, F., Gordon, N., Brijlal, P. (2004). The school, a viable educational site for interdisciplinary health promotion. Education for Health, 17, 303-312.

Waller, H. (1995). Gesundheitswissenschaft. Eine Einführung in Grundlagen und Praxis. Stuttgart: Kohlhammer.

Weiglhofer, H. (2000). Die Förderung der Gesundheit in der Schule: Grundlagen, Programme, Methoden und Ergebnisse der schulischen Gesundheitserziehung und Gesundheitsförderung. Wien: Facultas-Universitäts-Verlag.

Wijk, K. (2003). Planning and implementing health interventions. Extrapolating theory of health education and constructed determinants of risk-taking. Uppsala: Uppsala University Library.

World Health Organisation (WHO) (1986). Ottawa-Charta for Health Promotion. Genf.

Wulfhorst, B. (2006). Gesundheitserziehung und Patientenschulung. In: Hurrelmann, K., Laaser, U. (Hrsg.). Handbuch Gesundheitswissenschaften. 4. Aufl., Weinheim: Juventa, 819-844.

Wulfhorst, B. (2008). Gesundheitsförderung und Prävention im Betrieb. In: Bals, T., Hanses, A., Melzer, W. (Hrsg.). Gesundheitsförderung in pädagogischen Settings. Weinheim: Juventa, 81-98.

Wulfhorst, B. (2002). Theorie der Gesundheitspädagogik. Legitimation, Aufgabe und Funktionen von Gesundheitserziehung. Weinheim: Juventa.

Zimmer, R., Dzikowski, P. (2007). Sozialkompetenz stärken – Ein Beitrag aus dem Projekt «Bewegungs- und Gesundheitsförderung in Kindertagesstätten». In: Motorik, 30, 35 – 43.

2 Erziehungswissenschaften und Gesundheitserziehung

Georg Hörmann

2.1 Erziehung und Gesundheit

Gesundheitserziehung scheint ebenso altmodisch wie Pädagogik. Während sich Letztere nicht nur zur Erziehungswissenschaft im Singular, sondern im Zeichen der Postmoderne oder des Trends zum «Diversity Management» in Erziehungswissenschaften im Plural oder zumindest in eine Erziehungs- und Bildungswissenschaft[1] gewandelt hat, entwickelte sich Gesundheitserziehung im Gefolge der Ottawa Charta (1986) der Weltgesundheitsorganisation zur Gesundheitsförderung (Naidoo, Wills 2003; BZgA 2003[2]) oder verkürzte sich schlicht auf Gesundheit. So wurde der im Jahre 1921 gegründete «Reichsausschuss für hygienische Volksbelehrung» im Jahre 1954 zunächst als «Bundesausschuss für gesundheitliche Volksbelehrung» fortgesetzt, allerdings wurde die im Jahre 1969 in «Bundesvereinigung für Gesundheitserziehung» umbenannte Dachorganisation kurzerhand im Jahre 1992 in «Bundesvereinigung für Gesundheit» umgewandelt. Wenn neben dieser bundeszentralen Vereinigung als bekannte weitere Einrichtung in der Bundesrepublik die Bundeszentrale für gesundheitliche Aufklärung besteht, wird erkenntlich, dass offensichtlich seit der Aufklärung das Moment des Aufklärens/Belehrens ein wesentliches Merkmal der Pädagogik zu sein scheint (Hörmann 1986). Entsprechend dieser Tradition wird «Erziehung» als Aufklärung/Belehrung in der anglisierten Form von pädagogischen Nachbardisziplinen laienhaft verwandt etwa in der Psychiatrie als «Psychoedukation» oder «Continuing Medical Education (CME)» in der ärztlichen Fortbildung. Der Begriff «Psychoedukation» wird seit 1980 zur Schulung von Patienten bei psychischen Störungen gebraucht mit dem Ziel, nicht nur Informationen über die Erkrankung und beispielsweise etwaige Nebenwirkungen von Medikamenten zur Erhöhung der «compliance» (Hornung 1998) oder «Therapieadhärenz» (WHO 2003; Kern et al. 2008)[3] zu vermitteln. Vielmehr

1 Stellvertretend für viele neue Studiengänge im Rahmen des Bolognaprozesses ist die Bezeichnung für den neuen (ab WS 2008/09 eingerichteten) MA-Studiengang «Erziehungs- und Bildungswissenschaft» an der Universität Bamberg.

2 Zur Entwicklung der Gesundheitsförderung in internationalen und nationalen Dokumenten siehe Franzkowiak und Sabo, 1993.

3 Gegenüber dem älteren und inzwischen eher negativ konnotierten Begriff der «Compliance» (engl. Willfährigkeit, Zustimmung, Befolgung, Einhaltung) wird neuerdings der Begriff «Adhärenz» (engl. adherence – Anhaften, Anhänglichkeit) bevorzugt. Im Unterschied zur «Compliance» als der Beschreibung einer recht einseitigen Arzt-Patient-Beziehung wird bei «Adhärenz» nicht nur die eigenmotivierte, regelmäßige Einnahme von Medikamenten, sondern auch die selbständige und intrinsisch motivierte Durchführung gesundheitsrelevanter Verhaltensänderungen verstanden. «Im Unterschied zur Compliance sprechen wir von Adhärenz, wenn der Patient ein komplexes Behandlungsregime wie zum Beispiel die Medikamenteneinnahme im Zusammenhang mit

sollen auch Rezidive verringert und der psychopathologische Status verbessert werden (Bäuml et al. 2008). Unter «Continuing Medical Education» wird im ärztlichen Bereich die Pflicht zur fachlichen Fortbildung verstanden, die im Gesetz zur Modernisierung der gesetzlichen Krankenversicherung (GKV-Modernisierungsgesetz – GMG) vom Jahre 2003 verbindlich gemacht wurde (§§ 95d, 137 SGB V). Die verkümmerte Verwendung von Erziehung im Sinne von Schulung oder Fortbildung (als Fortsetzung der Ausbildung) bezieht sich demnach auf eine prototypische Aufgabe der klassischen pädagogischen Institution Schule mit dem zentralen Element Unterricht (Instruktion).

Dass es freilich auch im ureigenen pädagogischen Bereich der Schule zumindest um die Lehrer- und Schülergesundheit nicht zum besten steht, belegen neben wenig erquicklichen Befunden zur Lehrergesundheit und Invalidität (Weber et al. 2001; Weber 2002), Lehrerbelastung bzw. -beanspruchung (Schaarschmidt 2002; Böhle 2003; Hüfner 2003) nicht weniger alarmierende Trends zum Zustand der Schülergesundheit. Neben Daten aus dem Bielefelder Jugendgesundheitssurvey (Kolip et al. 1995), welche beträchtliche gesundheitliche Beeinträchtigungen, psychosomatische Beschwerden und gesundheitsrelevante riskante Verhaltensweisen aufzeigen, sind weitere repräsentative Daten zur Gesundheit von Kindern und Jugendlichen (Hurrelmann et al. 2003; 2004) aus der umfassenden Studie des Robert-Koch-Instituts zu entnehmen (Lampert et al. 2007). Nicht zuletzt sei erinnert an die Ergebnisse der Nationalen Verzehrstudie aus dem Jahre 2008[4], deren Ergebnisse auf politischer Ebene zu einem nationalen Aktionsplan («InForm – Deutschlands Initiative für gesunde Ernährung und mehr Bewegung») geführt haben. Es bleibt zunächst festzuhalten, dass Erziehung im Zusammenhang mit Gesundheit entweder zurückgedrängt bzw. zugunsten des Begriffs «Gesundheitsförderung» ersetzt oder im medizinischen Bereich auf die pädagogische Kernkomponente Unterrichten/Schulen reduziert wird.

2.2. Erziehungswissenschaften und Gesundheit

Gegenüber der Eliminierung von Erziehung aus der Erziehungswissenschaft beginnt Prange (2000, S. 7) sein «Plädoyer für Erziehung» mit folgendem Votum: «Erziehung ist das eine und ganze Thema der Pädagogik; Erziehung und nicht Sozialisation, auch nicht Entwicklung oder Lernen oder Kommunikation, und schon gar nicht Therapie, Fürsorge, Sozialarbeit, Lebensbegleitung oder was sonst noch alles angeführt wird, um dem offenbar etwas unbequemen und unübersichtlichen Sachverhalt des Erziehens auszuweichen. In der Tat lässt sich beobachten, dass es mit der Erhebung der Pädagogik zur Erziehungswissenschaft zu einem wahrhaft inflationären Import auswärtiger Themen und Begriffe gekommen ist, von denen nur zu ahnen ist, dass sie irgendwie etwas mit Erziehen zu tun haben.» Es scheint demnach, als wäre «Erziehung» suspekt geworden, auch im Alltag. Ihr wird ein autoritärer Beigeschmack zugeschrieben und sie ist gewissermaßen belastet mit Tendenzen von Unterdrückung, Entmündigung, Gängelung oder Engstirnigkeit. Während medienwirksam von Journalisten eine «Erziehungskatastrophe» oder ein «Erziehungsnotstand» beklagt wird (Raithel et al. 2007), verdeutlicht Prange die Suche nach weniger anstößigen Vokabeln und Ausweichbegriffen, indem er spöttisch bemerkt: «Folgte man der Nomenklatura der sich avantgardistisch gebenden Pädagogik, dann dürfte von alleinerziehenden Müttern und Vätern nicht mehr die Rede sein, sondern man hätte von alleinversorgenden Lebensbegleitern und teilhabebehilflichen Beziehungsarbeiterinnen zu sprechen, die es im unglücklichen Falle auch nicht mehr mit schwererziehbaren Kindern zu tun haben, sondern mit aushandlungsresistenten Fällen in erschwerten Lebenslagen.» (Prange

Verhaltensänderungen (z.B. Ernährung, Bewegung) aktiv, intrinsisch motiviert und eigenverantwortlich über einen längeren Zeitraum durchführt. Zentral dabei ist, dass der Patient über ein ausreichendes Wissen bezüglich der Wirksamkeit des Therapieregimes verfügt und darüber hinaus von der Notwendigkeit der entsprechenden Maßnahmen überzeugt ist.» (Kern et al. 2008, S. 878).

4 (http://www.was-esse-ich.de)

2000, S.12). Es wäre also wenig gewonnen, würde man auf die «Erziehung» verzichten und den Begriff durch andere ersetzen.

Wissenschaftsverständnis von Pädagogik und Erziehungswissenschaft

Gegenüber einer *Pädagogie* als erziehender Praxis und *Pädagogik* als «Erziehungskunst» wird abgesehen von einer ausufernden «Verwissenschaftlichung», die zusehends «riskante Scheuklappen»[5] produziert, mit *Erziehungswissenschaft* die stärkere empirische Orientierung durch die Analyse der «Erziehungswirklichkeit» gegenüber dem hermeneutisch-geschichtlichen und normativen Wissenschaftsverständnis gekennzeichnet, ohne dass deshalb das erziehungsphilosophische Normenproblem ausgeblendet oder die erziehungspraktische Lebenskunst (Hörmann 2007) ignoriert werden kann. In seiner grundlegenden systematisch-problemgeschichtlichen Erläuterung der Grundstruktur pädagogischen Denkens und Handelns differenziert Benner (2001) pädagogische Praxis (Handlungswissen, Erfahrungen von Praktikern), pädagogische Handlungstheorie (handlungstheoretisches Wissen) und pädagogische Forschung (wissenschaftliches Wissen). Die Stellung pädagogischer Praxis stellt sich demnach im Rahmen menschlicher Gesamtpraxis in nicht-hierarchisiertem Verhältnis von Ethik, Politik, Arbeit, Religion und Kunst dar (Benner 2001). Den koexistentiellen Praxisformen gegenüber zeigt Pädagogik zwar Besonderheiten, sie kann aber auch nicht ganz aus diesem Zusammenhang herausgelöst werden. Beispielsweise ist die Pädagogik mit ethischen und politischen Themen konfrontiert. Sie ist betroffen von Anforderungen der Arbeit bzw. der Arbeitsfähigkeit, der Religion, der Kunst usw. An all diese Themen und Lebensbereiche stellt sie ihre Fragen und versucht, Antworten zu geben und/oder diese Dimensionen des Lebens aus pädagogischer Perspektive zu analysieren. Grundlegende Existenzialien sind dabei Sprache, Geschichtlichkeit, Freiheit und Leiblichkeit. Insbesondere mit Leiblichkeit, die «[...] weder als Organismus noch als Maschine zu fassen ist [...]», will Benner (2001, S.42) die Interessenlehre von Habermas (1968), die sich auf Arbeit, Sprache und Herrschaft bezieht, erweitern. Hiermit wird eine kopflastige Praxis, die sich neuerdings eher reduktionistisch in der Hirnforschung reproduziert, auf die physische/psychische/soziale/kulturelle Dimension, wie sie gerade für Gesundheit bedeutsam ist, entschränkt.

Sofern von Erziehungswissenschaften im Plural die Rede ist, bezieht sich diese Ausdrucksweise einerseits auf die vielfachen, zuweilen mit Alleinvertretungsanspruch agierenden Denktraditionen und Forschungsmethoden, andererseits auf die vielfältigen Subdisziplinen, die nach unterschiedlichen Kategorien (Lebenslauf, Lebensort-, Methodenbezug) durchaus im Sinne einer umfassenden Humanvitologie gesehen werden können (Raithel et al. 2007). Unabhängig von der Frage einer weiteren Aufspaltung der Pädagogik in Subdisziplinen oder Abspaltungen bzw. Neukonstituierung eigener Disziplinen – beispielsweise von einer Sozialpädagogik zu einer Sozialarbeitswissenschaft oder der Thematisierung von Gesundheit und Soziale Arbeit – (Sting, Zurhorst 2000; Homfeldt, Sting 2006[6]; Hensen, Hensen 2008) bleibt zu fragen, unter welchem wissenschaftlichen Dach Gesundheit neuerdings firmiert und wie sich das Verhältnis zur Pädagogik darstellt.

5 Zur Tendenz der Hochschulen, immer neue Fächer anzubieten, von der «Pferde-» bis zur «Tanzwissenschaft» (Spiegel, 35/2008, S.33).

6 Die Entfernung von Erziehung im Verbund mit Gesundheit und der Wandel in den Leitbegriffen wird anschaulich illustriert durch die von Homfeldt herausgegebenen Bücher. Hieß noch die erste Publikation «Erziehung und Gesundheit» (1991), folgte anschließend «Gesundheitsförderung im schulischen Alltag» (1994) bzw. «Anleitungsbuch zur Gesundheitsbildung» (1994), dann schlicht «Studienbuch Gesundheit» (2002), um schließlich den Standort in «Soziale Arbeit und Gesundheit» (2006) zu positionieren.

2.3 Lebenswissenschaften und Gesundheit

Die von dem russischen Wissenschaftler Nikolai Konradtieff aufgestellte Theorie über die langen Wellen der Konjunktur prognostiziert nach den bisherigen technologischen Basisinnovationen physikalisch-chemischer und informationstechnischer Art für das neue Jahrtausend «Gesundheit» als Megatrend («6. Kondratieff-Zyklus»[7]). Nach Kondradtieff wird die Nachfrage nach psychophysischer Gesundheit sowohl einen großen Markt hervorbringen, als auch die Rolle eines Katalysators für andere Märkte übernehmen, wobei die Technik eine wichtige, unterstützende Rolle spielt. Gegenüber der im 6. Kondratieff betonten Hervorhebung vermehrter Produktivitätsreserven vorwiegend im psychosozialen Bereich, setzen die smarten Biotechnologie- und «Life-Sciences»-Lobbyisten ausgerechnet auf Technologien wie Molekularbiologie und Gentechnik-Forschung als «Schlüsseltechnologien der Zukunft». Kommt dort Bildung allenfalls noch in der Form von Ausbildung für technologischen Fortschritt vor?

Unabhängig von der grundsätzlichen Frage einer zweckfreien Bildung als allseitiger Entfaltung menschlicher Kräfte soll an dieser Stelle verdeutlicht werden, dass Gesundheit mehr ist als körperliche Funktionstüchtigkeit und biologisches oder biochemisches Regellaufwerk unter pathogenetischer Perspektive, sondern eine kulturelle Leistung unter salutogenetischer Orientierung, zu deren Kultivierung Bildung einen unersetzlichen Beitrag zu leisten vermag.

2.4 Das Umfeld von Gesundheit und Krankheit

In der abendländischen Tradition wird Gesundheit idealtypisch einerseits als etwas verstanden, das durch den Lebensstil erhalten, andererseits als etwas, das durch die Behandlung von Krankheiten wiederhergestellt wird: Die altgriechischen Mythen von *Hygieia* («Hygiene» als Förderung eines gesunden Geistes in einem gesunden Körper) und *Äskulap* (Heiler von Krankheiten; Äskulapstab der Ärzte) symbolisieren die zwei verschiedenen Standpunkte seit alters in der Medizin (McKeown 1982). Die Bezeichnung für unser Gesundheitswesen hieße wohl zutreffender «Krankheitsverwertungswesen»[8], da es hauptsächlich um die Behandlung von Krankheiten geht. Nicht nur die beiden letzten offiziellen Gesundheitsberichte für Deutschland von 1998 und 2006 befassen sich schwerwiegend mit den großen Krankheitsgruppen wie Herz-Kreislauf-Erkrankungen, bösartigen Neubildungen, Krankheiten des Bewegungsapparates, psychiatrischen und neurologischen Krankheiten, Erkrankungen der Atemwege, des Stoffwechsels und der Verdauungsorgane, des Urogenitalsystems, Allergien, Infektionskrankheiten (AIDS, Tuberkulose, Hepatitis B) und Verletzungen (Gesundheitsbericht 1998); weiterhin mit Einrichtungen (sog. «Ressourcen») der Gesundheitsversorgung wie öffentlichem Gesundheitsdienst, ambulanter, stationärer und teilstationärer Versorgung, pharmazeutischer und medizintechnischer Industrie sowie Krankenversicherung, nicht zuletzt mit Leistungen und Inanspruchnahme des Gesundheitswesens sowie Ausgaben, Kosten und Finanzierungsströmen. Auch die aktuellen Debatten um Gesundheitsreformen kreisen weniger um die Förderung von Gesundheit als vielmehr um die Eindämmung von Krankheit und ihrer Kosten etwa durch Budgetierung, Deckelung oder Rationalisierung von Ausgaben oder Verschreibungsprozeduren für Medikamente durch Negativ-, Positiv-Listen, Standardisierung ärztlicher Leistungen durch Fallpauschalen und Entgelte, standardisierte Abrechnungssysteme wie Diagnose-Related-Systems (DRS), «Disease-management» und Gesundheitswettbewerb.

7 www.kondratieff.net

8 So Eberhard Goepel im Interview in: Psychologie heute, 10, 2001, 49. Daran ändert auch die semantische Umetikettierung wenig, die sich wohl am augenscheinlichsten in der Neufassung des Krankenpflegegesetzes äußert, das seit 2004 «[...] neue Berufsbezeichnungen – Gesundheits- und KrankenpflegerIn – für examinierte Pflegekräfte mit sich bringt.» (Altgeld, Kolip 2008, S.38).

Krankheitsorientierung versus Gesundheitsideal

Gegenüber der starken Orientierung an Krankheit hat sich in neuerer Zeit gleichwohl die Herausbildung eines positiven Gesundheitsideals etabliert. Wohl am bekanntesten ist die quasi offiziellste aller Umschreibungen geworden, nämlich die berühmte Definition der Weltgesundheitsorganisation (WHO) von der *Gesundheit* als «[...] ein Zustand vollständigen körperlichen, geistigen und sozialen Wohlbefindens und nicht nur die Abwesenheit von Krankheit und Gebrechen.» Diese Definition hat wegen des Einbezugs sozialer und psychischer Dimensionen zwar begeisterten Beifall ausgelöst und zu weiteren Differenzierungen geführt, aber auch berechtigte Kritik gefunden, nicht zuletzt wegen ihres statischen und perfektionistischen Anspruchs, welcher letztlich eine gigantische Therapeutisierung aller dem hehren Ideal eines Zustands vollständigen körperlichen, geistigen und sozialen Wohlbefindens nicht genügenden Menschen bewirken würde. Im weiterentwickelten Gesundheitsförderungsansatz der WHO (Ottawa Charta 1986; Franzkowiak, Sabo 1993; Kolip 2001) werden gegenüber der traditionellen Betonung auf Verhaltensprävention (Schutz vor *Risikofaktoren*) Verhältnisprävention und neben Risikofaktoren auch *Schutzfaktoren (soziale und personale Ressourcen;* Hurrelmann 1998*)* betont. Die Gesundheitsförderungsstrategie versteht sich daher als (bildungs-)politisches und emanzipatorisches Konzept, das sich nicht nur auf Chancengleichheit und Solidarität stützt, sondern die Befähigung und Ermächtigung («Empowerment») von Bürgerinnen und Bürgern und die Unterstützung von Anliegen, gesundheitsförderliche Lebenswelten zu schaffen, anstrebt.

Im Gesundheitsbericht von 1998 hat der Gesundheitsförderungsansatz einen ersten bescheidenen Niederschlag gefunden, indem neben der Einbeziehung individueller Aspekte von Gesundheit (subjektiver Gesundheitszustand und Beschwerden) oder Funktionen der Laien- und Selbsthilfe gesundheitsbeeinflussende Lebensweisen am Beispiel gesundheitsrelevanter Einstellungen, Ernährungsverhalten, Konsum von Tabak, Alkohol und Drogen erörtert und mit «Risikomerkmalen» der sozialen Lage, der Umwelt sowie der Arbeitswelt, der Freizeit und des Verkehrs verglichen werden.

Neben Einkommens- und Wohnungsverhältnissen, Arbeitslosigkeit und Gewalt wird auch *Bildung* unter «Risikomerkmalen der sozialen Lage» diskutiert. Geringes Bildungsniveau, gemessen mit den Indikatoren Schulabschluss und Berufsausbildung, stellen in der Einschätzung des Gesundheitszustandes, des Gesundheitsverhaltens, bei Risikofaktoren für Herz-Kreislauf-Erkrankungen und Mortalität deutliche Risikomerkmale dar[9]. Trotz der Problematik, dass Bildung, operationalisiert am Bildungsniveau, nur eine Dimension von sozialem Status beschreibt und mit weiteren Merkmalen wie Einkommen, Beruf, sozioökonomischen, sozialen und personalen Ressourcen konfundiert ist, werden aus dem deutlichen Einfluss der Bildung auf den Gesundheitszustand der Bevölkerung folgende gesundheitspolitische Konsequenzen abgeleitet: «Die Bedeutung von nicht gesundheitsspezifischen Maßnahmen für die gesundheitliche Lage – wie z.B. die Verbesserung des Bildungsniveaus – wird oftmals unterschätzt. Investitionen im Bildungssektor können dazu beitragen, dass die Kompetenzen im Umgang mit der eigenen Gesundheit deutlich erhöht werden. Bei den deutlichen bildungsspezifischen Unterschieden im Gesundheitszustand sollten zielgruppenspezifische gesundheitsfördernde Maßnahmen und Programme gezielt angegangen werden» (Gesundheitsbericht 1998, S. 111). Der Bericht zur «Gesundheit in Deutschland» (RKI 2006) benennt unter den Faktoren, welche die Gesundheit beeinflussen, nur noch soziale Lage, Umwelteinflüsse und Unfälle, Ernährung, körperliche Aktivität, Tabak- und Alkoholkonsum sowie Übergewicht, Bluthochdruck und Hypercholesterinämie, weil Bildung mit der sozialen Herkunft zusammenhängt und somit als ein Teil

9 Geringfügiger gilt dies bei Erkrankungshäufigkeiten an Herzinfarkt, Schlaganfall und Zuckerkrankheit, bei Rheuma und Magengeschwür deutlich höher bei Männern. Frauen mit hohem Bildungsstatus berichten demgegenüber häufiger über Magengeschwüre bzw. -schleimhautentzündungen, in gleicher Weise gelten die markanten gegenläufigen Differenzen für Allergien bzw. Heuschnupfen (Gesundheitsbericht 1998).

der sozialen Ungleichheit figuriert. Gerade angesichts der nach wie vor desolaten Lage mangelnder Bildungsgerechtigkeit, trotz zwischenzeitlich höherer weiblicher Bildungsbeteiligung und der Unterschätzung von Bildungsmaßnahmen zur Erhöhung von Gesundheit und Chancengleichheit, sollen bildungsbedingte «soziale Risikomerkmale der Gesundheit» das Spektrum gesundheitspädagogischer Möglichkeiten skizzieren und anhand ausgewählter Bereiche illustrieren.

2.5 Gesundheit im Kontext von Erziehung und Bildung

Gegenüber der älteren Gesundheitsaufklärung und dem traditionellen Feld der Gesundheitserziehung, dem häufig im Alltagsverständnis ein eher belehrender und autoritärer Charakter zugeschrieben wird, hat sich vornehmlich im Bereich der Erwachsenenarbeit der Begriff «Bildung» durchgesetzt (siehe auch Beitrag von Wulfhorst/Hurrelmann in diesem Band). Als Bereiche einer Gesundheitsbildung für Körper und Seele seien hier stellvertretend die Bereiche Ernährung, Bewegung, Entspannung, Selbsterfahrung und Verhalten, Gesellschaft und Umwelt, Erkrankung, Heilung sowie Leben mit Krankheiten und Abhängigkeiten mit jeweils zugeordneten Aktivitätsformen genannt. Obwohl Gesundheitsaufklärung einige Erfolge aufzuweisen hat, etwa bei Anti-Raucherkampagnen, Verlagerung der sog. «Managerkrankheiten» auf niedrigere Bildungsstufen, und in einigen Bereichen (wie der AIDS-Prävention) bislang die wirksamste Alternative nicht nur in Entwicklungsländern darstellt, wird ihr Ertrag gleichwohl zumeist als unbefriedigend eingeschätzt. Da die Vermittlung von Kenntnissen bei gefährdeten Bevölkerungsgruppen nicht zu einem veränderten Verhalten geführt hat, zeichnen sich Programme der Gesundheitserziehung durch den pädagogisch fundierten Ansatz aus, auf der Basis konkret vermittelten Wissens zur Einstellungs- und Verhaltensänderung zu motivieren, diese in konkreten Übungsprogrammen zu erproben und zu stabilisieren.

Während Erziehung aus der Sicht des Erziehers im Sinne einer umfassenden als Lehrkunst zu bezeichnenden Didaktik Anregungen und Lernmöglichkeiten eröffnet und strukturiert, bedeutet Bildung aus der Sicht des Edukanden im Sinne einer als Lernkunst zu bezeichnenden Mathetik (Chott 1998) selbstgesteuerte Gestaltung (lat. «eruditio» als Überwindung eines unverarbeiteten Rohzustandes). Gesundheitsbildung bedeutet somit Aneignung von Kenntnissen und Fertigkeiten zur Ausformung eines «kultivierten Lebensstils» (als gesundheitliches Wohlbefinden in Selbstbestimmung). Wenn auch unter ökonomischen Aspekten eine solide Kosten-Nutzen-Analyse von Gesundheitserziehung aussteht (Jerusalem, Mittag 1994), vermögen Hinweise auf die Auswirkung gesundheitserzieherischer Aktivitäten insbesondere in Konkurrenz mit anderen Verwendungszwecken der knappen Mittel[10] trotz der generellen Schwierigkeit einer Evaluation von Gesundheitsförderung als einer fraglichen «Mission impossible» (Schmacke 2007) bei einer nüchternen Bilanzierung von direkten, indirekten und intangiblen Kosten durchaus standhalten (Oberender 1987).

Die Bedeutung gesundheitspädagogischer Maßnahmen

Die Bedeutung von pädagogischen Maßnahmen ergibt sich einerseits aus einer Zunahme verhaltens-(verhältnis-)bedingter Erkrankungen und andererseits der Verschiebung des Krankheitspanoramas zu den so genannten «Zivilisationskrankheiten» und einer mit zunehmendem Alter steigenden Anzahl chronischer Krankheiten wie etwa vielfältigen Formen von Demenzen bzw. neurologischen Störungen. Medizinischer Erfolg wird in gewisser Hinsicht zum Pyrrhussieg, wenn chronische Krankheiten

10 Der strenge Beurteilungsmaßstab ist umso erstaunlicher, als er für andere medizinische Maßnahmen nicht gilt. Ganz abgesehen von den durch Krankenkassen bezahlten dürftigen Erfolgsraten künstlicher Befruchtungen (IVF), heißt es etwa zu Nutzen und Risiken bildgebender Verfahren im Gesundheitsbericht 1998: «Es gibt keine Untersuchungen, die den Nutzen bildgebender Verfahren hinsichtlich erzielter Einsparungen oder eines Einflusses auf Morbidität, Mortalität und Lebensqualität darstellen.» (Gesundheitsbericht 1998, S. 424).

als Ergebnis des medizinischen Fortschritts oder des verlängerten Lebens zunehmen. Auch die Bedeutung von Risikofaktoren für die Entstehung von Krankheiten ist offensichtlich, wie dies selbst in offiziellen Statistiken zu den Kosten von Über- oder Falschernährung regelmäßig dokumentiert wird (Kohlmeier et al. 1993). Dass sich neben dem finanziellen und volkswirtschaftlichen Aspekt etwa Übernährung auch nachteilig auf das Wohlbefinden auswirkt, kann am Beispiel der Mehrbelastung der Gelenke, des Herzens, der Gefäße und der Verschlechterung der Stimmung leicht veranschaulicht werden. Dass sich gesunde Ernährung im Zusammenhang mit Bewegung nicht nur zur Prävention von Osteoporose (Keck 2001) und des Altersdiabetes eignet, sondern auch als Mittel zur Krebsprävention (Küpper 2001), ist inzwischen unbestritten. Nach Schätzungen der World Cancer Research Fund (1997) könnten durch eine ausgewogene Ernährung, bei Einhaltung eines normalen Körpergewichts und regelmäßige körperliche Aktivitäten, 30-40 % aller Krebsarten verhindert werden. Angesichts der Propagierung einer Vielzahl von Ernährungsphilosophien, zweifelhafter Diäten, supplementierter Lebensmittel, Lebensmittelsupplementen (Nahrungsergänzungen) oder funktioneller Lebensmittel (functional food) stellt sich allerdings die Frage nach Sinn und Unsinn solcher «gesundheitsbezogener» Lebensmittel (Gassmann 2001) und ihrem Versprechen, einen Beitrag zur Verhütung oder Behandlung chronischer Krankheiten oder zur Förderung allgemeiner Fitness zu leisten, da jegliche Effektivitätsnachweise fehlen. Dass mit der Werbung für angeblich gesundheitsförderliche Lebensmittel oder Life-Style-Medikamente Ängste, Zwänge und Irreführungen erzeugt werden und zuweilen sogar mehr Schaden als Nutzen angerichtet wird, bedarf bei dem in Gesundheitsbelangen Gebildeten keiner Vertiefung.

2.6 Gesundheits- und Krankenpädagogik

An eine «Theorie der Gesundheitspädagogik» (Wulfhorst 2002; Zwick 2004)[11] knüpft sich zunächst die Hoffnung, dass entsprechende Gesundheitsrisiken durch die Einleitung planmäßiger Lernprozesse wenigstens ansatzweise ausgeschaltet bzw. förderliche Gesundheitsressourcen entwickelt werden können. Die Zielorientierung erzieherischen Handelns scheint vorauszusetzen, dass es jemanden gibt, der weiß, aus welchem Grund und zu welchem Zweck ein anderer sich einer bestimmten (Be-)Handlung zu unterziehen hat. Dieses Wissen stützte sich anfänglich hauptsächlich auf Erkenntnisse und Verfahrensweisen der naturwissenschaftlichen Medizin. Während sich die somatisch orientierte Medizin um die kurativen Aspekte der Krankheitsbewältigung kümmerte, konzentrierte sich die Gesundheitserziehung ergänzend darauf, den Menschen Informationen zu vermitteln, wie sie bestimmte Erkrankungen und Funktionsstörungen durch die Einhaltung sanitärer und hygienischer Gepflogenheiten vermeiden könnten, wie dies am Beispiel der Kampagnen zur Zahngesundheitserhaltung verdeutlicht werden kann. Neben der somatischen Krankheitsvermeidung bedeutete Gesundheitserziehung das Trainieren des menschlichen Körpers und Geistes für eine optimale Anwendung biomedizinisch begründeter Erkenntnisse und Verfahren mit Hilfe kognitiver und emotionaler Methoden (wie Abschreckung, Angstappelle). Was im Falle von Gesundheit gegenüber einer umfassenderen Gesundheitspädagogik eher als «Medicopädagogik» verstanden werden kann, gilt im Falle von Krankheit für ein restringiertes Verständnis von «Psychoedukation».

11 Neben der konzeptionellen und disziplinären Betrachtung bezeichnet «Gesundheitspädagogik» auch Studienangebote, wie etwa das Zweitfach im Rahmen des Lehramts an beruflichen Schulen an der Universität Bamberg (Hörmann 1991; 1999; 2001; 2003) oder den seit dem WS 2007 neu eingerichteten BA-Studiengang der Pädagogischen Hochschule Freiburg.

Dieses Modell von Gesundheitserziehung, das vorrangig an der Verhütung medizinisch vordefinierter Krankheiten orientiert ist, wobei deren Entstehung individuellem Fehlverhalten zugeschrieben wurde, sowie die bloße Vermittlung krankheitsspezifischer Informationen erfüllt – trotz vereinzelter unbestreitbarer Erfolge – jedoch insgesamt nicht die hochgesteckten Erwartungen. Unabhängig von der Vernachlässigung von Fragen der Lebensqualität und des Wohlbefindens, welche in den auf spezielle Risiken wie Konsum legaler und illegaler Drogen, Tabak- und Alkoholkonsum, HIV-Infektion gerichteten Programmen eher selten zur Sprache kommen, wurden als strukturelle Mängel dieser Varianten von Gesundheitsbildung neben der Kritik an deren ausgeprägten Individualismus die verdeckte Krankheitsorientierung, ein nicht minder ausgeprägter Autoritarismus sowie die Assoziation mit einem asketischen und langweiligen Lebensstil angeprangert. Schließlich wird kritisiert, dass alters- und entwicklungsspezifische Verhaltensmerkmale sowie die psychosoziale Funktionalität von Risikomerkmalen unberücksichtigt blieben, was angesichts der differenten Gesundheitssemantik in unterschiedlichen Lebensaltern eine unzureichende Effektivität erklärt. Schließlich wird bei gesundheitspädagogischen Interventionsschwerpunkten die wichtige Erweiterung um sozial- und persönlichkeitspsychologische Komponenten (wie soziale Immunisierung, Verhaltensimpfung, Entwicklung allgemeiner Bewältigungskompetenzen, Coping und Life-Skills) und der Einbezug der Perspektive der Lebensweisen (Hünersdorf 1997) sowie des sozialstrukturellen Settings betont, um dem «Präventionsdilemma[12]» (Bauer 2005) gegenzusteuern.

12 Zum engen Zusammenhang zwischen strukturellen Rahmenbedingungen und dem Versagen breit angelegter Präventionsprogramme im Bereich Schule bemerkt Bauer (2005, S. 74): «Das Präventionsdilemma – die hohe Teilnahmeakzeptanz bei wenig gefährdeten Adressatengruppen sowie die umgekehrt proportionale Ablehnung und fehlende Motivation bei jugendlichen Risikogruppen – findet durch die schulstrukturelle Rahmung einen besonderen Nährboden.»

Teilgebiete der Gesundheitspädagogik

Gegenüber einer «Medicopädagogik» rückt neben der stärker die symmetrische Interaktion betonenden Gesundheitsberatung mit der Orientierung auf gesundheitsbezogene Planungs-, Handlungs- und Entscheidungshilfe «Gesundheitsbildung»[13] als Gesunderhaltung oder gesundheitsorientierte Lebensweise – «Salutogenese» – (Antonovsky 1997) in den Vordergrund. Hier erfolgt eine grundsätzliche Abgrenzung gegen eine «Prophylaxe», welche lediglich die Verhütung von bereits drohender Krankheit intendiert. Neben der positiven Bestimmung von Gesundheit und der Betonung protektiver Faktoren, wie sie in der Resilienz- und Invulnerabilitätsforschung sowie in Modellen zu gesundheitlichen Kontrollüberzeugungen, Selbstwirksamkeitserwartung und Widerstandsfähigkeit herausgearbeitet wurden (BZgA 1998), wird Gesundheitsförderung zusätzlich an die Lebenswelt und die gesellschaftlichen Entwicklungsprozesse gebunden, insbesondere in den Sektoren, die für den gesundheitlichen Zustand der Bevölkerung von besonderer Bedeutung sind.

Als Erweiterung des gesundheitsbezogenen Horizontes geraten nicht zuletzt auch chronische Krankheiten in das Blickfeld als pädagogische Handlungsfelder, wie z.B. Schulung bei Stoffwechselkrankheiten wie Diabetes, Atemwegserkrankungen, Mucoviscidose (Zystische Fibrose), Magen-Darmkrankheiten wie Morbus Crohn oder Colitis ulcerosa. Während im Bereich der Psychologie in Abkehr von der ätiologisch und tiefenpsychologisch-psychoanalytisch orientierten Psychosomatik sich die Verhaltensmedizin der Bewältigung und Verarbeitung von Krankheiten annimmt (Petermann 1997), wird eine Krankenpädagogik zumeist noch im eingeschränkten Sinne als sonderpädagogische Teildisziplin der Schule für Kranke verstanden. Gleichwohl ist Krankenpädagogik neben Patientenschulung und -training (Petermann 1997) als Teilgebiet einer Gesundheitspädagogik wahrzunehmen, welche primär das Ziel verfolgt, den Umgang mit Krankheit und ihre Bewältigung zu lernen.

13 Zur Gesundheitsbildung im Wandel vgl. Haug 1991.

Gesundheitswissensvermittlung und Persönlichkeitsbildung

Angesichts der zumeist nach Alter, Geschlecht und Bildungsniveau zu differenzierenden Gewichtung von Wissensvermittlung ist Gesundheitswissen zwar eine notwendige, aber keinesfalls hinreichende Bedingung zur Veränderung gesundheitsbezogener Einstellungen und zur Entwicklung gesundheitsförderlicher Verhaltensweisen. «Die beste Voraussetzung für eine erfolgreiche Intervention liefern Programme, die einen übergreifenden Ansatz verfolgen: allgemeine Persönlichkeitsförderung in sozialer, kognitiver und emotionaler Hinsicht, Berücksichtigung des Lebenskontextes von Jugendlichen; integrative Maßnahmen im Hinblick auf Wissen, Einstellungen und Verhalten mit handlungsorientiertem Schwerpunkt; Peers als Programmvermittler und regelmäßige *booster sessions*.» (Jerusalem, Mittag 1994, S. 865).

Neben der Einbeziehung von Krankenpädagogik unterscheidet sich Gesundheitspädagogik von einer als Erfüllungsgehilfen der Medizin titulierten «Medicopädagogik», einer «Psychoedukation» oder gar «Continuing Medical Education (CME)» durch Reflexion von Zielen und Inhalten gesundheitlicher Thematiken. Gegenüber einem Verständnis von Gesundheitspädagogik, welches diese auf eine Didaktik im engeren Sinne als einem Arsenal wirksamer Techniken und Methoden zur Vermittlung medizinischer Inhalte oder eines technokratisch organisierten «health care business» beschränkt oder die vorrangige Orientierung auf Prävention und Effektivierung in den methodischen Verfahren richtet, werden Ziele und Aufgaben gesundheitlicher Arbeit zwar im interdisziplinären Dialog, aber keineswegs ohne eigenständige Reflexion diskutiert (Hörmann 1999).

2.7 Auf dem Weg zur Gesundheitsgesellschaft?

Sicherlich wäre es verkürzt, Gesundheitspädagogik oder die Einführung eines Unterrichtsfaches «Gesundheit» in der Schule nur deshalb zu fordern, weil Gesundheit ansonsten bald ein unbezahlbares Gut wird. Denn das «Märchen von der Kostenexplosion» (Braun et al. 1998; Busse, Riesberg 2005; Schmidt 2007) verkennt den Umstand, dass seit Jahren konstante sechs Prozent des Bruttoinlandsprodukts (BIP) für die gesetzliche Krankenversicherung (GKV) ausgegeben werden und lediglich durch sinkende Lohnquoten und politische Kostenverlagerungen (Verschiebebahnhöfe) zu Lasten der GKV die Finanzierungsbasis zu gesteigerten Kosten der Sozialversicherung geführt hat. Abgesehen vom nicht zu unterschätzenden demographischen Wandel, d.h. einer zunehmenden Alterung der Gesellschaft, sind jedoch mit den Fortschritten der Medizin auch neue Begehrlichkeiten geweckt worden, über deren Sinnhaftigkeit trefflich gestritten werden könnte. Wenn etwa bislang künstliche Befruchtungen (In-Vitro-Fertilisation [IVF] als «assistierte Fortpflanzung») auf Kosten der Solidargemeinschaft der Krankenversicherten bezahlt wurden (§ 27 a SGB V)[14], bleibt zu fragen, ob eine solcherart definierte Kinderlosigkeit nicht ein schlagendes Beispiel ist für eine ansonsten gerne beklagte «Überversorgung mit unnötigen Leistungen» (Schmidt 2007), sondern für das von dem Erziehungswissenschaftler Dieter Lenzen mit dem Buchtitel «Krankheit als Erfindung» (1991) charakterisierte Phänomen oder die von dem Spiegel-Reporter Jörg Blech aufgewiesene Strategie der «Krankheitserfinder» (2003)[15].

Der Wirbel um umstrittene, mit großem Werbeaufwand betriebene Medikamente wie Lipidsenker (Lipobay)[16], Rheumamittel[17], die Fragwürdigkeit von flächendeckenden Mammo-

14 Nach dem ab 2004 in Kraft getretenen «Gesundheitsmodernisierungsgesetz» ist zwar nicht die gänzliche Streichung, sondern eine eingeschränkte Kostenübernahme beschlossen worden. Von Seiten einiger Bundesländer gibt es allerdings Bestrebungen, die seit 2004 geltenden Regelungen, welche zu einem Rückgang der künstlichen Befruchtungen um bis zu 50 Prozent geführt haben und die Kassen um rund 100 Millionen Euro im Jahr entlasten, wieder rückgängig zu machen (Dt. Ärztebl. 2008, 105, 30, C1330).

15 Zur Erfindung von Krankheiten siehe auch Hörmann 2004; Trojan 2007.

16 «Lehren aus dem Fall Cerivastatin (Lipobay).» In: arzneitelegramm (a-t) 2001; 32, 88 f.

17 Hier seien exemplarisch die Cox-2-Hemmer erwähnt, vgl. a-t 2000; 31: 107 und 2001; 32: 35 f.

graphie-Screenings[18], Hormonersatztherapien (HET)[19], Kontrazeptiva ohne zusätzlichen Nutzen[20], überflüssige Operationen (z.B. Uterusexstirpationen) oder apparative Untersuchungen[21] weisen nicht nur auf den unbefriedigenden Zustand hin, dass die ärztliche Fortbildung von der Pharma- und Medizintechnikindustrie gesponsort wird[22] und zur Umsatzsteigerung und Karriereförderung selbst Datenmanipulationen und Fälschungen[23] betrieben werden[24]. Hier ist nicht nur der «mündige Patient» (Reibnitz 2001) gefordert, sondern auch der gebildete Konsument, der nicht nur auf dem Weg «vom fremdbestimmten Sollen zum selbstdisziplinierten Wollen» eigenverantwortlich «gesundheitsorientierte Selbstoptimierung» (Schmidt 2007, 96 ff.) betreibt, sondern Pathologisierung von Lebenslagen[25] oder verbreiteter Probleme, Kommerzialisierung des Medizin-Betriebs, Individualisierung von Risiken bei gleichzeitiger Privatisierung von Kosten als Strategien der Medikalisierung von Gesundheit begreift (Trojan 2007) und den Doppelcharakter der propagierten Selbstbestimmung erkennt, die sich bewegt «[...] zwischen der selbst gewählten Lebensführungsfreiheit und dem fremdbestimmten Sich-Selbst-Überlassen-Sein.» (Schmidt, Kolip 2007, S.18).

Gesundheitspolitische Steuerung von Prävention

Sicherlich ist es paradox, dass gerade angesichts der Zunahme psychosozialen Beratungs- und Bildungsbedarfs die ohnehin minimalen

18 Mühlhauser kommt nach einer breiten Kontroverse im Deutschen Ärzteblatt (DÄ) Heft 43 und 45/2000 im DÄ 98 (2001), 3 C-75 zu dem ernüchternden Fazit: «Die zurzeit angebotenen Informationen zum Mammographie-Screening erlauben keine informierte Entscheidung: Sie sind irreführend, beliebig, fragmentarisch, unverständlich und interessenabhängig.» Vgl. auch die kritische Stimme der beiden dänischen Epidemiologen Olsen und Goetzsche in ihrem «Systematic review of screening for breast cancer with mammography» im Internet: http://image.thelancet.com/lancet/extra/fullreport.pdf, ferner Höldke 2002.

19 Zur kritischen Bilanz mit Warnungen vor vorschnellen Anpreisungen kardioprotektiver Wirkungen siehe z.B. die kritischen Übersichten DÄ 97 (2000), 33: C-1629f., Circulation 2001; 104, 499, wonach Kardiologen angesichts euphorischer Berichte von Ärzteverbänden und Fachgesellschaften im DÄ 2000, 39, A-2512 ff. zunehmend reservierter und vorsichtiger werden. So bleiben Sexualhormone nach den Wechseljahren zur Sekundärprophylaxe von koronarer Herzkrankheit und Schlaganfall entgegen vollmundigen Werbeanpreisungen nicht nur ohne Nutzen, sondern es mehren sich die Hinweise, dass sie eher zu einer Zunahme von verschiedenen Risiken führen (a-t 2001; 32: 83 f., Richter-Kuhlmann 2005).

20 «Die «Marktrücknahme» der «Pillen» der dritten Generation ist seit Jahren überfällig» (a-t 2001; 32: 84 f.) wegen der Erhöhung tiefer Venenthrombosen.

21 Vgl. die exorbitanten Steigerungen bildgebender Verfahren (Gesundheitsbericht 1998).

22 Siehe «Zertifizierte Fortbildung: Werbeplattform statt Lehrangebot». In: arzneitelegramm 8/2008, 81 f. oder den Bericht «Ärger für die Ärztekammern: Standesorganisation soll «als Fortbildung getarnte Werbung» der Pharmaindustrie erlaubt haben.» In: Südd. Zeitung Nr. 153, vom 03.07.2008, S. 17.

23 «Datenmanipulationen zu Gunsten der Cox-2-Hemmer in Vigor und Class». In: a-t 2001; 32: 87 f.

24 Hier wäre nicht nur an Beispiele wie die «unrühmliche Kooperation zwischen deutscher Arbeitsmedizin und der Tabakindustrie» (Helmert, Hien 2008) zu erinnern, sondern an gefälschte Studien, die etwa am Beispiel der medizinischen Universität Innsbruck zu folgendem grotesken Geschehen geführt haben, wie es im Spiegel, 35/2008, S. 150, abschließend geschildert wird: «Allerdings ist es nie ganz ungefährlich, sich mit akademischen Seilschaften anzulegen. Das zeigt ein Spektakel, das gerade die Medizinische Universität Innsbruck erschüttert. Ein Urologe soll dort Hunderte Patienten einer riskanten Stammzellbehandlung unterzogen haben, ohne sie ausreichend aufzuklären. Rektor Clemens Sorg drohte eine rückhaltlose Untersuchung an. Doch am vergangenen Donnerstag setzt der mächtige Universitätsrat ausgerechnet ihn, den Rektor, ab». Zu weiteren unerlaubten Studien an Kindern, illegalen Stammzell-Versuchen sowie Datenfälschungen und die «Österreichische Lösung» (Südd. Zeitung Nr. 205 vom 03.09.2008, S. 18).

25 Im Gefolge der Pathologisierung des Geburtsvorgangs warnt etwa die Präsidentin des Deutschen Hebammenverbands anlässlich einer hohen Kaiserschnittrate: «Wenn wir heute nicht aktiv werden, wird es in wenigen Jahren kaum noch natürliche Geburten geben» (Dt. Ärztebl., 2008, 105 (34-35), C1486).

Ausgaben für Prävention und Gesundheitsbildung in den letzten Jahren kaum gestiegen sind. § 20 SGB V (Prävention und Selbsthilfe)[26] ist nicht nur der berühmte Tropfen auf den heißen Stein, noch beklagenswerter ist der Umstand, dass neben dem nach wie vor seit Jahren ausstehenden Präventionsgesetz die zahlreichen Präventionsangebote zu wenig bekannt und nicht ausreichend vernetzt sind, dass nach wie vor schichtspezifische Zugangsbarrieren bestehen und das Spektrum der Präventionsangebote nicht nur etwas geschlechtersensitiv unterschiedlich, sondern auch unzureichend genutzt wird (Gesundheit 2006), was wiederum auf eine verkürzte, selektive Präventionspolitik zurückzuführen sein mag (Rosenbrock et al. 1994). Ungeachtet des nach wie vor virulenten Hygienediskurses, wie er neuerdings im Sport («Sauberer Sport») oder Sex («Sicherer, Safer Sex») fröhliche Urständ feiert, oder des Doppelcharakters bzw. problematischen Erbes eines im Nationalsozialismus zur Hochblüte gelangten Präventionsdenkens (Kaupen-Haas, Rothmaler 1995) bleibt freilich zu fragen, ob manche medizinischen Präventionsangebote wirklich den Kriterien der Wissenschaftlichkeit, Wirksamkeit und Wirtschaftlichkeit genügen. So gilt zwar die ab 1. Juli 2008 eingeführte «Hautkrebsprävention Deutschland weltweit als Vorreiter». Obwohl es Beweise für den Nutzen des Screenings nicht einmal aus Neuseeland und Australien gibt, wo Hautkrebs weltweit am häufigsten vorkommt und zum derzeitigen Zeitpunkt ein wissenschaftlicher Beweis dafür fehlt, dass Screening weniger Menschen an Hautkrebs erkranken oder sterben lässt, bezahlen die Krankenkassen die Untersuchungen auf Hautkrebs (Bartens 2008). Andererseits ist unstrittig: «Besser noch als Früherkennung ist jedoch die Prävention» (Blaeser-Kiel 2008, S.1210), zumal der ursächliche Zusammenhang zwischen unverhältnismäßiger bzw. exzessiver Sonnenexposition und dem Anstieg der Hautkrebsinzidenz hinreichend bekannt ist[27]. Statt also vermehrte pädagogische Bemühungen um einen gesunden Lebensstil oder reflektierten Umgang mit dem Körper (Hörmann 2004b)[28] zu fördern, wird allenfalls mit beträchtlichem Aufwand eine «Medikalisierung der Prävention»[29] (Trojan 2007) trotz bislang wenig aussagefähiger Daten praktiziert, wobei immerhin begleitend auch eine bescheidene Initiative zur restriktiven Verhältnisprävention geplant ist[30].

Reflexionsbedarf zu Wirksamkeit und Funktion von Gesundheitsförderung und Prävention

Es ist daher unausweichlich, nicht nur die Wirkungen von Gesundheitsbildung, also das Wie, Warum, Wodurch einer empirischen Überprüfung auszusetzen, sondern auch die gesellschaftliche Funktion des Gesundheitsmotivs und gesellschaftlicher bzw. wissenschaftsdis-

26 GKV-Gesundheitsreform 2000 und SGB-V unter www.bmgesundheit.de (Rechtsvorschriften); zur verschlungenen Entwicklung des § 20 SGB V (Schmidt, Kolip 2007).

27 Dass Präventionsprogramme indes zu kurz greifen, wenn sie lediglich am individuellen Verhalten ansetzen, mag das Beispiel Haut «Piercing» (Siegmund-Schultze 2008; Hörmann 2004b) zeigen, wo zielgruppen- und lebensstilorientierte Strategien vonnöten sind.

28 Zum Piercing als «Körperschmuck mit Risiken» weiterhin Siegmund-Schultze 2008.

29 Angesichts des Versagens von Präventionsprogrammen oder des ohnehin geringen medizinischen Vertrauens in eine pädagogische Prävention wird beispielsweise auf der Weltaidskonferenz 2008 pragmatisch eine «antivirale Therapie als Präventionsmaßnahme» und «medikamentöse Präexpositionsprophylaxe» propagiert (Dt. Ärztbl 2008, 105 (34-35), C1501 f).

30 So ist zum Schutz von Jugendlichen eine Gesetzesinitiative des Bundesumweltministeriums angelaufen, die den unter 18-Jährigen den Besuch von Solarien ganz verbieten soll – wie es beispielsweise bereits in Frankreich und Spanien gilt (Blaser-Kiel 2008; 1210). Außerdem sollen neue Geräte in Umsetzung eines EU-Mandats eine maximale Bestrahlungsstärke von 0,3 W/m^2 nicht überschreiten dürfen. Dass freilich nicht nur das Verhalten als Vorwand für die von Bauch (2004) als Moral- und Entrüstungsbedürfnisse bezeichneten «Distinguierungs- und Disziplinierungsmethoden» dienen kann, sondern auch die Verhältnissteuerung, wird an den verhältnispräventiven Maßnahmen des seit Juli 2008 geltenden (Nicht)Raucherschutzes deutlich, wonach etwa die ausgewählte Verhaltensweise des Rauchens in die Nähe mörderischer Rücksichtslosigkeit rückt.

ziplinärer Interessengruppen unter Einbezug des medizinischen Systems in vergleichender Perspektive zu reflektieren. Trotz der Bedeutsamkeit von «Gesundheitsförderung in pädagogischen Settings» (Bals et al. 2008) ist letztlich bei nüchterner Würdigung und Gewichtung bedeutsamer Erziehungsziele (als höchster unhinterfragter Güter) vor einem mit präventivem «Healthismus» (Kühn 1993) grassierenden «Gesundheits-» oder «Körperkult» zu warnen (Dörner 2002). In dessen Gefolge verkommt «Gesundheitsförderung zur Gesundheitsforderung» (Schmidt 2007) und eine zwar gut gemeinte, der pädagogischen Selbstkritik jedoch entbehrende, quasi-normative Propaganda einer universellen Pflicht zu Gesundheit als einem «Gesundheitsimperativ». Dieser verschmilzt zunehmend mit einem Glücksdispositiv (Mazumdar 2008) und leistet lediglich einem törichten «Gesundheitsfanatismus»[31] (Hörmann 1989) oder «Gesundheitswahn» (Lütz 2002) Vorschub.

Wenn daher angesichts modischer Life-Style-Medizin, überzogener Heilungsversprechen und der vielfältigen Gefahren einer Verwechslung einer säkularen Heilkunde mit einer quasi religiösen Heilskunde – wie es in einem Lexikonartikel über Bildung heißt – «[...] humanistisch gesprochen Bildung die Befreiung des Menschen zu sich selber, zu Urteil und Kritik ist [...].» (Blankertz 1974, S. 68), bleibt der solcherart Gebildete nicht schlecht beraten, wenn er folglich von dieser Möglichkeit auch in Gesundheitsfragen freimütig Gebrauch macht.

31 Kritisch zur Salutogenese vgl. Hörmann 2007. Vor dem Trend, dass der öffentliche Gesundheitssektor zunehmend zurückgefahren wird zugunsten der Propagierung von «Eigenverantwortung», mit welcher das mittels Empowerment» bemächtigte Individuum seine umfangreichen Kompetenzen zur Gestaltung der Welt und seines Selbst einsetzt, warnt Bauch (2004, S. 158): «Abzusehen ist, dass die materialen, geldwerten, staatlichen und parastaatlichen Gesundheitsleistungen eingeschränkt werden und gleichzeitig die staatlich induzierten gesundheitsrelevanten Gesundheitszumutungen im Sinne einer ‹Saluto-Correctness› wachsen.»

Literatur

Altgeld, T., Kolip, P. (2007). Wirksame Gesundheitsförderung heute – die Herausforderung der Ottawa-Charta. In: Schmidt, B., Kolip, P. (Hrsg.). Gesundheitsförderung im aktivierenden Sozialstaat. Weinheim: Juventa, 33-44.

Antonovsky, A. (1997). Salutogenese. Zur Entmystifizierung der Gesundheit. Tübingen: DGVT-Verlag.

Bals, T., Hanses, A. Melzer, W. (Hrsg.) (2008). Gesundheitsförderung in pädagogischen Settings. Weinheim: Juventa.

Blankertz, H. (1974). Bildung – Bildungstheorie. In: Wulf, C. (Hrsg.). Wörterbuch der Erziehung. München: Piper, 65-69.

Barkholz, U. Homfeldt, H.G. (Hrsg.) (1994). Gesundheitsförderung im schulischen Alltag. Weinheim: Juventa.

Bartens, W. (2008). Pigmentflecken unter Aufsicht – Neuerdings bezahlen die Krankenkassen. Untersuchungen auf Hautkrebs – der Nutzen liegt nahe, ist aber umstritten. SZ Nr. 152 vom 02.07.2008, S. 18.

Bauch, J. (2004). Krankheit und Gesundheit als gesellschaftliche Konstruktion. Konstanz: Hartung-Gorre.

Bäuml, J. et al. (2008). Psychoedukation bei Schizophrenie. Krankheitswissen vermitteln – Kompetenzen stärken. NeuroTransmitter, 19, 48-52.

Blech, J. (2003). Die Krankheitserfinder. Frankfurt: Fischer.

Böhle, F. (2003). Der Lehrer als Prototyp moderner Arbeit. Bayerische Schule, 56, 10, 8-11.

Bundesvereinigung für Gesundheit (Hrsg.) (2000). Gesundheit: Strukturen und Handlungsfelder. Neuwied: Luchterhand.

Busse, R. Riesberg, A. (2005). Gesundheitswesen im Wandel – Deutschland. Berlin: MWV, Med.-Wiss. Verl.-Ges.

BZgA (Bundeszentrale für Gesundheitliche Aufklärung) (1998). Was erhält Menschen gesund? Köln: BZgA.

BZgA (Bundeszentrale für Gesundheitliche Aufklärung) (Hrsg.) (2003). Leitbegriffe der Gesundheitsförderung. 4. Aufl., Schwabenheim: Fachverlag Peter Sabo.

Braun, B., Kühn, H., Reiners, H. (1998). Das Märchen von der Kostenexplosion. Populäre Irrtümer zur Gesundheitspolitik. Frankfurt: Fischer.

Chott, P.O. (1998). Die Entwicklung des MATHETIK-Begriffs und seine Bedeutung für den Unterricht der (Grund)Schule. PÄD Forum, 4, 390-396.

Dörner, K. (2002). In der Fortschrittsfalle. Leiden an der Gesundheit. Deutsches Ärzteblatt, 99, A 2462-2466.

Dworschak, M. (2008). Die Favoritin des Professors. Spiegel, 35/2008, 148-150.
Faltermaier, T. (2005). Gesundheitspsychologie. Stuttgart: Kohlhammer.
Franzkowiak, P., Sabo, P. (Hrsg.) (1993). Dokumente der Gesundheitsförderung. Mainz: Sabo.
Haug, C.V. (1991). Gesundheitsbildung im Wandel. Bad Heilbrunn.
Helmert, U., Hien, W. (2008). «Vom Teufel bezahlt» – Die unrühmliche Kooperation zwischen deutscher Arbeitsmedizin und Tabakindustrie. Dr.med. Mabuse, 174, 51-54.
Henner, G. (1998). Quellen zur Geschichte der Gesundheitspädagogik. Würzburg: Ergon-Verlag.
Hensen, G., Hensen, P. (Hrsg.) (2008). Gesundheitswesen und Sozialstaat. Gesundheitsförderung zwischen Anspruch und Wirklichkeit. Wiesbaden: Verlag für Sozialwissenschaften.
Höldke, B. (2002). Mammographie-Screening in Deutschland – wissenschaftliche Beweislage und gesundheitspolitische Strategien. Jahrbuch kritische Medizin, 36, 32-53.
Hörmann, G. (1986). Perspektiven der Gesundheitserziehung. Päd. Rundschau, 40, 465-486.
Hörmann, G. (1989). Gesundheit und Körper: Kultur oder Kult? Widersprüche, 30, 7-16.
Hörmann, G. (1991). Gesundheitspädagogik in der Ausbildung von BerufsschullehrerInnen. In: Brößkamp, U., Göpel, E. (Hrsg.). Gesundheitsförderung in und mit Schulen. Bielefeld.
Hörmann, G. (1999). Berufsfachschulen des Gesundheitswesens zwischen universitärem Anspruch und berufspraktischer Realität. In: ISB (Staatsinstitut für Schulpädagogik und Bildungsforschung), GESU Arbeitsbericht Nr. 309. Didaktisch-methodische Optimierung der Erstausbildung in den Berufsfachschulen des Gesundheitswesens. München: Staatsinst. für Schulpädagogik und Bildungsforschung, Abt. Berufliche Schulen, 9-20.
Hörmann, G. (1999). Gesundheitspädagogik in der Ausbildung von Berufsschullehrern und Berufsschullehrerinnen. ISB, 92-95.
Hörmann, G. (1999). Gesundheitserziehung. ZfE, 2, 5-30.
Hörmann, G. (2001). Gesundheitspädagogik in der Ausbildung von Berufsschullehrer/innen. In: Reibnitz, C.v., Schnabel, P.E., Hurrelmann, K. (Hrsg.). Der mündige Patient. Weinheim: Juventa, 145-156.
Hörmann, G. (2002). Die Krise des Gesundheitssystems: eine verkannte Bildungskrise. Bildung 1, 24-30.
Hörmann, G. (2003). Gesundheit im Kontext von Erziehung und Bildung – «Ein zukunftsorientiertes Reformmodell der Lehrerbildung» für das Lehramt an beruflichen Schulen. Pflegemagazin, 4, 24-37.
Hörmann, G. (2004a). Pillen für den Störenfried. In: Bündnis für Familie (Hrsg.). Pillen und Pädagogik. Nürnberg: emwe-Verlag, 19-30.
Hörmann, G. (2004b). Der Körper in der Schule. In: PÄD Forum: unterrichten + erziehen 3, 141-144.
Hörmann, G. (2007). Salutogenese. In: Landau K. (Hrsg). Lexikon Arbeitsgestaltung. Stuttgart: Gentner, 1101 f..
Homfeldt, H.G. (Hrsg.) (1991). Erziehung und Gesundheit. Weinheim: Dt. Studien-Verl.
Homfeldt, H.G. (Hrsg.) (1994). Anleitungsbuch zur Gesundheitsbildung. Baltmannsweiler: Schneider.
Homfeldt, H.G. (Hrsg.) (1999). «Sozialer Brennpunkt» Körper. Körpertheoretische und praktische Grundlagen für die Soziale Arbeit. Baltmannsweiler: Schneider-Verl. Hohengehren.
Homfeldt, H.G., Laaser, U., Prümel-Philippsen, B., Robertz-Grossmann, B. (Hrsg.) (2002). Studienbuch Gesundheit. Neuwied: Luchterhand.
Homfeldt, H.G., Sting, S. (2006). Soziale Arbeit und Gesundheit. München: Reinhardt.
Hornung, W.P. (1998). Psychoedukation und Psychopharmakotherapie. Stuttgart: Schattauer.
Hüfner, G. (2003). Die Belastungsprofile einzelner Lehrergruppen. Bayerische Schule, 56, 10, 12-15.
Hurrelmann, K. (Hrsg.) (1999). Gesundheitswissenschaften. Berlin: Springer.
Hurrelmann, K., Klocke, A., Melzer, W., Ravens-Sieberer, U. (2003). WHO-Jugendgesundheitssurvey – Konzept und ausgewählte Ergebnisse für die Bundesrepublik Deutschland. Erziehungswissenschaft, 14, 27, 79-108.
Hurrelmann, K., Klocke, A., Melzer, W., Ravens-Sieberer, U. (2003). Jugendgesundheitssurvey. Internationale Vergleichsstudie im Auftrag der Weltgesundheitsorganisation WHO. Weinheim: Juventa.
Jerusalem, M., Mittag, W. (1994). Gesundheitserziehung in Schule und Unterricht. ZfPäd, 40, 851-869.
Kaupen-Haas, H., Rothmaler, C. (Hrsg.) (1995). Doppelcharakter der Prävention. Frankfurt: Mabuse.
Keck, E. (2001). Osteoporoseprävention durch Ernährung und Bewegung. Die med. Welt, 52, 296-300.
Kern, S., Reichmann, H., Ziemssen, T. (2008). Therapieadhärenz in der neurologischen Praxis. Nervenarzt, 79, 877-890.
Kohlmeier, L., Kroke, A., Pötzsch, J., Kohlmeier, M., Martin, K. (1993). Ernährungsabhängige Krankheiten und ihre Kosten. Baden-Baden: Nomos
Kolip, P. (2001). Gesundheitsförderung und Prävention. In: Keupp, H., Weber, K. (Hrsg.). Psychologie. Reinbek: Rowohlt, 523-531.

Kolip, P., Hurrelmann, K., Schnabel, P.E. (Hrsg.) (1995). Jugend und Gesundheit. Weinheim: Juventa

Kühn, H. (1993). Healthismus. Berlin: Ed. Sigma.

Küpper, C. (2001). Krebsprävention und Ernährung. Die medizinische Welt, 52, 267-271.

Lampert, T., Kurth, B.M. (2007). Sozialer Status und Gesundheit von Kindern und Jugendlichen. Dt. Ärztebl, 104, 43, A2944-2949.

Lampert, T. et al. (2007). Gesundheitsziele für Kinder- und Jugendliche – Welchen Beitrag leistet der Kinder- und Jugendlichengesundheitssurvey (KiGGS) des Robert-Koch-Instituts. In: Jungbauer-Gans, M., Hackauf, H. (Hrsg.). Prävention und Gesundheitsförderung im Kindes- und Jugendalter. 29-55. Wiesbaden, 29-55.

Lütz, M. (2002). Lebenslust. Wider die Diät-Sadisten, den Gesundheitswahn und den Fitness-Kult. München: Pattloch.

Mazumdar, P. (2008). Der Gesundheitsimperativ. In: Hensen, G., Hensen, P. (Hrsg.). Gesundheitswesen und Sozialstaat. Gesundheitsförderung zwischen Anspruch und Wirklichkeit. Wiesbaden: Verlag für Sozialwissenschaften, 349-360.

McKeown, T. (1982). Die Bedeutung der Medizin. Frankfurt: Suhrkamp.

Naidoo, J., Wills, J. (2003). Lehrbuch der Gesundheitsförderung. Köln: Verlag für Gesundheitsförderung.

Lenzen, D. (1991). Krankheit als Erfindung. Frankfurt: Fischer.

Oberender, P. (1987). Ökonomie der Gesundheitserziehung – grundsätzliche Bemerkungen zur Gesundheitserziehung. Öff. Gesundh. Wes., 49, 517-521.

Petermann, F. (Hrsg.) (1997). Patientenschulung und Patientenberatung. Göttingen: Hogrefe.

Petermann, F. (Hrsg.) (1997). Rehabilitation: Ein Lehrbuch zur Verhaltensmedizin. Göttingen: Hogrefe.

Prange, K. (2000). Plädoyer für Erziehung. Baltmannsweiler: Schneider-Verlag Hohengehren.

Reibnitz, C.v., Schnabel, P.E., Hurrelmann, K. (Hrsg.) (2001). Der mündige Patient. Weinheim: Juventa.

Richter-Kuhlmann, E.A. (2005). Hormontherapie: «Resistent» gegenüber Neubewertung. Dt. Ärztbl, 102, A 1989.

Robert-Koch-Institut (RKI) (Hrsg.) (2006). Gesundheit in Deutschland 2006. Berlin

Rosenbrock, R., Kühn, H., Köhler, M. (Hrsg.) (1994). Präventionspolitik. Berlin: Ed. Sigma.

Schaarschmidt, U. (2002). Die Belastung von Lehrerinnen und Lehrern. Ergebnisse und Schlussfolgerungen aus der Potsdamer Lehrerstudie. Pädagogik, 7/8, 8-13.

Schipperges, H. et al. (1988). Die Regelkreise der Lebensführung. Gesundheitsbildung in Theorie und Praxis. Köln: Deutscher Ärzte Verlag.

Schmidt, B. (2007). Von der Gesundheitsförderung zur Gesundheitsforderung. In: Schmidt B., Kolip, P. (Hrsg.) (2007). Gesundheitsförderung im aktivierenden Sozialstaat: Präventionskonzepte zwischen Public Health, Eigenverantwortung und sozialer Arbeit. Weinheim: Juventa, 83-94.

Schmidt, B., Kolip, P. (Hrsg.) (2007). Gesundheitsförderung im aktivierenden Sozialstaat. Weinheim: Juventa.

Schmacke, N. (2007). Evaluation von Gesundheitsförderung – Mission Impossible? In: Schmidt, B., Kolip, P. (Hrsg.) (2007). Gesundheitsförderung im aktivierenden Sozialstaat: Präventionskonzepte zwischen Public Health, Eigenverantwortung und sozialer Arbeit. Weinheim: Juventa, 57-67.

Schmidt-Semisch, H., Schorb, F. (Hrsg.) (2008). Kreuzzug gegen Fette. Wiesbaden: Verlag für Sozialwissenschaften.

Schüffel, W. et al. (Hrsg.) (1998). Handbuch der Salutogenese. Wiesbaden: Ullstein Medical.

Siegmund-Schultze, N. (2008). Piercing. Unter die Haut: Körperschmuck mit Risiken. Dt Ärztebl, 105, 28-29, C1297-1299.

Statistisches Bundesamt (Hrsg.) (1998). Gesundheitsbericht für Deutschland. Wiesbaden.

Sting, S., Zurhorst, G. (Hrsg.) (2000). Gesundheit und Soziale Arbeit. Weinheim: Juventa.

Trojan, A. (2007). Medikalisierung der Prävention. In: Schmidt, B., Kolip, P. (Hrsg.) (2007). Gesundheitsförderung im aktivierenden Sozialstaat: Präventionskonzepte zwischen Public Health, Eigenverantwortung und sozialer Arbeit. Weinheim: Juventa, 117-128.

Weber, A., Weltle, D., Lederer, P. (2001). «Macht Schule Krank?» Zur Problematik krankheitsbedingter Frühpensionierungen von Lehrkräften. Bayerische Schule, 54, 214 f.

Weber, A. (2002). Lehrergesundheit – Herausforderung für ein interdisziplinäres Präventionskonzept. Gesundheitswesen, 64, 120-124.

World Cancer Research Fund (1997). Food, nutrition and the prevention of cancer: a global perspective. Washington DC.

Wulfhorst, B. (2002). Theorie der Gesundheitspädagogik. Weinheim: Juventa.

Zwick, E. (2004). Gesundheitspädagogik. Münster: Lit.

3 Humanbiologie und Gesundheitserziehung

Hubert Weiglhofer

3.1 Einführung und Abgrenzung des Themenbereichs

Die Behandlung der klassischen Themen der Gesundheitserziehung wie legale und illegale Drogen, Ernährung oder Stress erfolgt im schulischen Zusammenhang traditionellerweise im Biologieunterricht. Allerdings stellten bereits vor zwanzig Jahren Jüdes et al. (1987) in ihrer Lehrplananalyse über die Gesundheitserziehung von der Grundschule bis zur gymnasialen Oberstufe kritisch fest, dass die Zusammenhänge im Feld der Gesundheit in den Lehrplänen zu wenig beachtet würden, von den gesundheitserzieherischen Erfordernissen her zu spät verankert würden, große schulartenspezifische Unterschiede ausgemacht werden könnten und Ursache- und Wirkungszusammenhänge oft keine Berücksichtigung fänden. Es ist davon auszugehen, dass in unseren Schulen Gesundheitserziehung weiterhin als «Unterrichts- und Erziehungsprinzip» bestehen bleibt und kein eigenständiges Unterrichtsfach entstehen wird. Diese Konstellation birgt Vorteile und Nachteile. Die Vorteile liegen in den Potenzialen einer fächerübergreifenden und vernetzten Bearbeitung des Themas über die Unterrichtsfächer hinweg. Das stellt sich in der Praxis aber gleichzeitig auch als große Schwäche heraus. Bereits durch die fachwissenschaftliche Hochschulausbildung führen fachspezifische Habitualisierungen dazu, dass Fähigkeiten einer interdisziplinären Herangehensweise, fächerübergreifender Kooperationen und Unterrichtskonzeptionen zu wenig gefördert werden und der Fokus noch immer zu stark auf eine kognitive Wissensvermittlung ausgerichtet ist. Allerdings weisen die neueren Entwicklungen in Richtung des umfassenderen Begriffes «Gesundheitskompetenz», welcher neben der kognitiven Dimension auch motivationale und handlungsorientierte Elemente enthält (WHO 1998). Ziel des folgenden Beitrages ist es, nach einer begrifflichen Klärung der relevanten Termini anhand eines Kompetenzstrukturmodells eine Zuordnung von Inhalten und Handlungsdimensionen im Feld der Gesundheitserziehung vorzunehmen.

3.2 Begriffsbestimmung

Humanbiologie

Die Humanbiologie ist eine naturwissenschaftliche Disziplin, die sich mit der Biologie des Menschen bzw. den biologischen Grundlagen der Humanmedizin beschäftigt. Sie steht als interdisziplinäre Wissenschaft zwischen Biologie und Anthropologie sowie Medizin und Pharmazie. Wichtige Teildisziplinen sind Anatomie, Physiologie, Humangenetik, Immunologie, Biochemie und Molekularbiologie. Nimmt man ein Lehrbuch der Humanbiologie zur Hand, so finden sich darin Kapitel wie Morphologie, Gewebe, Bewegungsapparat, Blutkreislauf und Kreislauforgane, Lymphsystem und lymphatische Organe, Atmungsapparat und Gaswechsel, Ernährung und Verdauung, Energiehaushalt, Haut und Hautfunktionen, Sinnesorgane und Reizaufnahme, Nervensystem, Hormone und endokrine Drüsen, Fortpflanzungsorgane (Betz et al. 2001). Unter Berücksichtigung der biologischen Anthropologie würden Themenfelder wie Evolution, Entwicklung des Menschen oder Bevölkerungsbiologie mit in das Blickfeld genommen (Gruppe et al. 2005).

Gesundheitserziehung

Unter Gesundheitserziehung werden in diesem Beitrag alle Strategien subsumiert, welche zur Stärkung von Personen durch Wissens- und Kompetenzvermittlung beitragen, um das eigene Gesundheitsverhalten und die Gestaltung und Entwicklung gesundheitsrelevanter Umwelten zu fördern (Hurrelmann 2003; siehe auch Beitrag Wulfhorst/Hurrelmann in diesem Band). Entsprechend dem Konzept einer partizipativen Gesundheitserziehung (Hurrelmann 2003) geht es darum, eine Kompetenzentwicklung zur gesundheitlichen Selbststeuerung zu ermöglichen. Auch in der Definition von «health education» der Weltgesundheitsorganisation (WHO) spiegelt sich dieses erweiterte Spektrum wider (WHO 1998). Neben der Wissensdimension wird der Fokus auf die Entwicklung und Stärkung von Persönlichkeitsmerkmalen wie der Motivation oder der Selbstwirksamkeitserwartung (self-efficacy) und auf die Erweiterung von Lebensfertigkeiten (life skills) gelegt. Soziale und ökonomische Umweltbedingungen müssen berücksichtigt werden, ebenso wie individuelle Risikofaktoren oder die Möglichkeiten der Inanspruchnahme von Gesundheitseinrichtungen. Die Bundeszentrale für gesundheitliche Aufklärung (BZgA) formulierte bereits im Jahr 2000 als übergeordnetes Ziel für alle Maßnahmen im Bereich der Schule die Stärkung der Gesundheitskompetenz von Kindern und Jugendlichen (BZgA 2000). Realisiert werden soll dies durch:

- «die Vermittlung von gesundheitsbezogenem Wissen
- die Motivation zu gesundheitsförderlichem Verhalten
- das Einüben von gesundheitsgerechtem Handeln» (BZgA 2000, S. 16).

Da in den jüngeren Entwicklungen der Begriff der Gesundheitskompetenz eine zentrale Bedeutung erlangt hat, soll im Folgenden darauf kurz eingegangen werden. Bereits die Ottawa-Charta zur Gesundheitsförderung weist im Handlungsfeld 4 «persönliche Kompetenzen entwickeln» aus (WHO 1986). Durch Information, gesundheitsbezogene Bildung sowie die Entwicklung sozialer und lebenspraktischer Fertigkeiten soll den Menschen geholfen werden, mehr Einfluss auf ihre eigene Gesundheit und ihre Lebenswelt auszuüben. Der Begriff der Gesundheitskompetenz ist vom englischen Begriff der «Health Literacy» abgeleitet, der ursprünglich mit Gesundheitsalphabetisierung übersetzt wurde und ein grundsätzliches Verständnis von gesundheitlichen Informationen umfasste.

Die WHO erweiterte den Begriff um eine aktive, handlungsorientierte Dimension: «Health Literacy represents the cognitive and social skills which determine the motivation and ability of individuals to gain access, to, understand and use information in ways which promote and maintain good health.» (WHO 1998, S. 357). Den Anstoß zu einer neuerlichen Erweiterung des Begriffes der Gesundheitskompetenz um eine «Public Health» Dimension gaben Kickbusch, Maag und Saan (2005, S. 10): «Gesundheitskompetenz ist die Fähigkeit, im täglichen Leben Entscheidungen zu treffen, die sich positiv auf die Gesundheit auswirken – zu Hause, am Arbeitsplatz, im Gesundheitssystem, im Markt, in der Politik und in der Gesellschaft ganz allgemein.» Damit werden Handlungsfelder angesprochen, welche über die persönliche Ebene hinaus auch die Konsum-, Arbeits- und Freizeitwelt, das Gesundheitssystem bzw. die Gesundheitspolitik einschließen.

3.3 Strukturierung humanbiologischer und gesundheitsrelevanter Inhalte

In den Lehrplänen und Ausbildungsrichtlinien findet sich eine Vielzahl von humanbiologischen Inhalten mit gesundheitsrelevantem Bezug. Freilich besteht im schulischen Kontext weiterhin das Problem einer zu starken Fixierung auf die Reproduktion von Wissensinhalten im engen unterrichtsfachspezifischen Kontext, und es ist bisher auch nicht gelungen festzulegen, welche Kompetenzen am Ende der jeweiligen Ausbildungsgänge von den Absolventen im Feld der Gesundheitserziehung zu erwarten sind. Allerdings wird durch die derzeit in Erprobung befindlichen Bildungsstandards ein stärker kumulativer und nachhaltiger Wissens- und Fertigkeitenerwerb angestrebt und die «output»-orientierte Sichtweise vermehrt in das Blickfeld genommen.

Bildungsstandards

Durchforstet man die von der Kultusministerkonferenz (KMK) herausgegebenen Richtlinien zu den Bildungsstandards im Fach Biologie (KMK 2005) nach gesundheitsrelevanten Bezügen, so werden einerseits im Kompetenzbereich Fachwissen unter den drei Basiskonzepten System, Struktur/Funktion und Entwicklung humanbiologische Inhalte aufgelistet bzw. Standards konkretisiert. Über die drei weiteren Kompetenzbereiche Erkenntnisgewinnung, Kommunikation und Bewertung soll dieses Fachwissen handelnd umgesetzt werden. Die Verknüpfung von humanbiologischen Inhalten mit gesundheitsspezifischen Maßnahmen beschränkt sich allerdings auf den Kompetenzbereich Bewertung mit den Standards B2 und B3, wo verschiedene Maßnahmen und Verhaltensweisen zur Erhaltung der eigenen Gesundheit und zur sozialen Verantwortung beurteilt und Erkenntnisse und Methoden in ausgewählten aktuellen Bezügen wie Medizin, Biotechnik und Gentechnik beschrieben und beurteilt werden sollen (KMK 2005). Die Vorgaben dieser Bildungsstandards scheinen somit nur im eingeschränkten Ausmaß die Anliegen einer eingangs skizzierten Gesundheitserziehung befördern zu können.

Schülerleistungserhebungen und Gesundheit

Neben den Bildungsstandards haben in der jüngeren Vergangenheit die vergleichenden internationalen Schülerleistungserhebungen wie TIMSS (Third International Mathematics and Science Study) und PISA (Programme for International Student Assessment) Einfluss auf die inhaltliche und methodische Ausrichtung des Unterrichts genommen. Welche Aussagen lassen sich nun aus der Konzeption der jüngsten PISA-Erhebung aus dem Jahre 2006, bei der die naturwissenschaftlichen Fächer den Schwerpunkt bildeten, zum Bereich Gesundheit machen? Gesundheit ist neben natürlichen Ressourcen, Umwelt, Gefahren sowie Grenzen von Naturwissenschaft und Technik eines der fünf Anwendungsbereiche (OECD 2006). Ausgehend von einer Situationsbeschreibung auf der persönlichen, gesellschaftlichen oder globalen Ebene gilt es, naturwissenschaftliche Konzepte und Prozesse in der Aufgabenbearbeitung zur Anwendung zu bringen. Im Bereich der Gesundheit sind dies Themenfelder wie Gesundheitsvorsorge, Ernährung, öffentliche Gesundheit oder Ausbreitung von Infektionskrankheiten. Aufbauend auf einführende Texte bzw. Problembeschreibungen haben die Schülerinnen und Schüler die Aufgabe, naturwissenschaftliche Fragestellungen zu erkennen, Phänomene naturwissenschaftlich zu beschreiben, zu erklären oder vorherzusagen und naturwissenschaftliche Beweise heranzuziehen, um Entscheidungen zu treffen. Für den Bereich der Gesundheitserziehung bedeutet dies, dass durch die Gestaltung der Aufgabenstellungen Zusammenhänge von persönlichen über gruppenspezifischen hin zu globalen Aspekten sichtbar gemacht und damit die Zusammenhänge von persönlichem Verhalten und den Verhältnissen, welche die Gesundheit des Einzelnen betreffen, hergestellt werden. Freilich bleibt darüber hinaus, und dies ist wohl als Manko aus der Sicht der Gesundheitserziehung einzustufen, eine über das naturwissenschaftliche Weltverständnis hinausreichende Zugangsweise ausgespart. Es kommt ein eher funktionalistisches Bildungsverständnis zum Ausdruck, das auf eine Teilhabe an modernen technologischen Gesellschaftsformen fokussiert. Ein multidimensionales Verständnis (Bybee 2002) des Phänomens Gesundheit, das sozialwissenschaftliche Konzepte mit einbindet, wird kaum gefördert.

Strukturierung von Gesundheitserziehung: Themen vs. Kompetenzen

Eine thematische Strukturierung anhand gesundheitsrelevanter Themenfelder erfolgt im Konzept der Bundeszentrale für gesundheitliche Aufklärung (BZgA 2001) für den Bereich der Schule. Als strukturierende Leitlinie wird dabei die Bewältigung von Entwicklungsaufgaben im Kindes- und Jugendalter herangezogen. Dieses auf Havighurst (1953) zurückgehende Konzept geht davon aus, dass jedes Individuum mit speziellen Anforderungen in bestimmten Lebensabschnitten konfrontiert ist, die durch biologische, psychologische und sozio-kulturelle Einflüsse entstehen. Liegt der Schwerpunkt im Kindesalter auf der physischen und psychischen Entwicklung wie Motorik, Sprache, Kognition, Entwicklung sozialen Verhaltens, so verlagern sich die Herausforderungen im Jugendalter auf die körperlichen und psychischen Veränderungen in der Phase der Pubertät, Auseinandersetzung mit der Geschlechterrolle, Aufbau eines Freundeskreises, Ablösung von den Eltern, Bewältigung schulischer Anforderungen, Auseinandersetzung mit Medien und Konsum. Daraus werden gesundheitsförderliche Maßnahmen wie die Förderung der körperlichen Entwicklung, von Selbstvertrauen oder Kommunikations- und Konfliktfähigkeit abgeleitet. Darüber hinaus werden im Sinne der Primärprävention, aufbauend auf epidemiologische Daten, Defizite und Gesundheitsrisiken in den Blick genommen und Themen wie Sucht, Sexualität, Ernährung oder Fitness bearbeitet.

Eine wesentlich stringentere Ausrichtung an Gesundheitskompetenzen wird bei den National Health Education Standards sichtbar (Joint Committee on National Health Education Standards 2007; siehe auch Beitrag von Frauenknecht in diesem Band). Als Zielvorstellung der für den Schulbereich ausgerichteten Standards wird eine Person charakterisiert, welche in der Lage, ist kritisch zu denken und Probleme zu lösen, sich als eigenverantwortlicher Lerner und Kommunikator und verantwortungsvoller und aktiver Bürger erweist.

Handlungsfelder für Gesundheitskompetenz

Anhand von acht Handlungsfeldern und deren Umsetzungskriterien werden diese Standards dargelegt:

1. gesundheitsrelevantes Wissen, Konzepte und Vorgangsweisen verstehen und einsetzen
2. Einflüsse von Familie, Gleichaltrigen, Gesellschaft, Medien und Technologie auf die Gesundheit analysieren
3. relevante Gesundheitsinformationen, gesundheitsförderliche Produkte und Einrichtungen auswählen
4. effektive verbale und nonverbale Kommunikation zur Aufrechterhaltung gesundheitsförderlicher Beziehungen und zur Konfliktbearbeitung einsetzen
5. Schritte für eine gesundheitsförderliche Entscheidungsfindung setzen
6. Zielvorstellungen für gesundheitsförderliches Verhalten entwickeln
7. gesundheitsförderliches Verhalten praktizieren
8. Gesundheitsförderung auf persönlicher, familiärer und gemeinschaftlicher Basis betreiben.

Diese acht Handlungsfelder werden mit Inhaltsdimensionen wie mentale und emotionale Gesundheit, Unfallverhütung, Ernährung, Suchtprävention oder Bewegung verknüpft und mittels konkreter Indikatoren, aufgeteilt auf die jeweiligen Klassenstufen von Kindergarten bis Klassenstufe 12, dargestellt. Die acht Handlungsfelder zeigen keine miteinander vernetzte oder aufeinander bezogene Struktur und die Abwandlung der Indikatoren entlang der Klassenstufen ist nicht durchgängig bzw. erfolgt nicht nach vorher explizit festgelegten Kriterien.

Tabelle 1: Gesundheitskompetenz am Beispiel Kommunikation

Kindergarten bis Klassenstufe 2	Klassenstufe 3-5	Klassenstufe 6-8	Klassenstufe 9-12
Demonstrate healthy ways to express needs, wants and feelings	Demonstrate effective verbal and nonverbal communication skills to enhance health	Apply effective verbal and nonverbal communication skills to enhance health	Utilize skills for communicating effectively with family, peers, and others to enhance health

So wird beispielsweise ein Indikator aus dem Standard 4 (Kommunikation) – wie in **Tabelle 1** dargestellt – abgewandelt (Joint Committee on National Health Education Standards 2007).

Auch dieses Modell zur Beschreibung gesundheitsbezogener Kompetenzen basiert auf erfahrungsbezogenen Daten bzw. normativen Festlegungen und hat die Funktion der Vermittlung zwischen abstrakten Bildungszielen und konkreten Aufgabenstellungen. Allerdings besteht auch hier keine Herleitung von einem Kompetenzmodell, mit Hilfe dessen eine systematische und Messungen zugängliche Strukturierung und Dimensionierung von Gesundheitskompetenz erfolgen könnte. Dies betrifft sowohl die Inhaltsdimension, als auch die Handlungsdimension und den Kompetenzverlauf entlang einer Zeitachse.

3.4 Auf dem Weg zu Standards in der Gesundheitserziehung

In den letzten Jahren sind in verschiedenen europäischen Ländern in den diversen Unterrichtsfächern nationale Bildungsstandards entstanden. Bildungsstandards werden von den Bildungszielen, den didaktischen Grundsätzen und Lehrstoffinhalten der jeweiligen Lehrpläne bzw. Ausbildungsrichtlinien abgeleitet. Dabei werden fachliche und fachübergreifende Kernqualifikationen in den Blick genommen, in einem Kompetenzmodell konkretisiert und die erwarteten Lernergebnisse durch sogenannte Indikatoren, oder auch Deskriptoren genannt, präzisiert. Daraus werden prototypische Aufgaben entwickelt, aus denen in weiterer Folge Testitems für die Erfassung der Schülerleistungen an den entsprechenden Schnittstellen des Bildungswesens abgeleitet werden. Gelingt über das Kompetenzmodell eine überzeugende Erfassung wesentlicher Kenntnisse und Fertigkeiten (Kompetenzen) des Faches, können darauf aufbauend interessante und motivierende Aufgabenstellungen entwickelt und eine auf empirischer Basis abgesicherte Unterrichtsunterstützung eingeleitet werden. Bildungsstandards orientieren sich an Fachlichkeit, Struktur und Herangehensweise an einen Bildungsbereich bzw. ein Unterrichtsfach. Die diese Bereiche umspannende Klammer wird als Kompetenz bezeichnet. Dabei geht es nicht so sehr um isolierte, auf eine Prüfung hin orientierte Wissensinhalte, sondern um nachhaltig erworbene Fähigkeiten; die Bildungsstandards sind also auf Längerfristigkeit ausgerichtet (Klieme 2003). Ziel der Bildungsstandards ist es, entsprechend dem zentralen Begriff der Kompetenz eine koordinierte Anwendung verschiedener Einzelleistungen an Hand herausfordernder Situationen zu erreichen. Derartige Leistungen umfassen nicht nur den kognitiven Bereich, das Wissen, sondern auch Verstehen, Können, Handeln, Erfahrung und Motivation.

Eine zentrale Definition von Kompetenz, die auch den Bildungsstandards zu Grunde liegt, stammt von Weinert (2001, S. 27): «Unter Kompetenzen versteht man die bei Individuen verfügbaren oder durch sie erlernbaren kognitiven Fähigkeiten und Fertigkeiten, um bestimmte Probleme zu lösen, sowie die damit verbundenen motivationalen, volitionalen und sozialen Bereitschaften und Fähigkeiten, um Problemlösungen in variablen Situationen erfolgreich und verantwortungsvoll nutzen zu können.» Auf das Feld der Gesundheit übertragen wären dies gesundheitsrelevante Situationen und Herausforderungen. Dazu gehört neben dem alltagspraktischen auch spezialisiertes Wissen wie jenes über individuelle und kollektive Gesundheitsgefahren oder über Maßnahmen zur Verbesserung gesundheitsrelevanter Lebensbedingungen. Kompetenz umfasst also kognitive Fähigkeiten, wie sie auf einer allgemeinen Ebene taxativ von Bloom und in einer revidierten Fassung von Anderson (2006) dargestellt worden sind, und darüber hinaus Fertigkeiten wie gesundheitsförderliche Entscheidungen treffen, Gruppendruck aktiv begegnen, ein bestimmtes Verhalten aufrecht erhalten etc. Innerhalb dieses Kompetenzbündels sind auch sozialkommunikative Fähigkeiten wie Kommunikation, Kooperation und Interaktion mit anderen angesiedelt. Über die kognitive Leistungsdimension hinaus werden auch motivationale und affektive Komponenten wie Interesse oder emotionale Beteiligung angesprochen. Mit volitionalen Bereitschaften ist die willentliche Komponente gemeint, das Engagement, bewusste Entscheidungen zu treffen, Werthaltungen zu entwickeln und sich in herausfordernden Situationen daran zu orientieren. In diese Struktur lässt sich auch die eingangs erwähnte Zielsetzung der Bundeszentrale für gesundheitliche Aufklärung, Gesundheitskompetenz durch Vermittlung von gesundheitsbezogenem Wissen, Motivation zu gesundheitsförderlichem Verhalten und Einüben von gesundheitsgerechtem Handeln subsumieren (BZgA 2000).

Kompetenzmodelle

Hartig und Klieme (2007) unterscheiden zwei Formen von Kompetenzmodellen: Kompetenzniveaumodelle und Kompetenzstrukturmodelle. Bei Kompetenzniveaumodellen wird der Versuch unternommen, anhand einer kontinuierlichen Skala Kompetenzstufen zuzuordnen, um so inhaltlichen Beschreibungen Skalenwerte zuweisen zu können. Dabei können sowohl die jeweiligen Kompetenzen der Person als auch die Schwierigkeitsgrade der Aufgabe dargestellt werden, was Vergleiche zwischen dem empirisch beobachteten Leistungsniveau und dem angestrebten Niveau, das z.B. durch Bildungsstandards definiert wird, möglich macht. Die vergleichenden Erhebungen bei PISA sind diesem Typus zuzuordnen.

Kompetenzstrukturmodelle legen den Fokus auf die Dimensionalität von Kompetenzkonstrukten. In diesem Zusammenhang interessiert, welche Bereiche sich beispielsweise auf der Handlungsdimension (siehe Kompetenzmodell **Abb. 1**) unterscheiden lassen oder wie die Inhalts- und Handlungsdimensionen zusammenhängen. Da diese Analyse innerhalb eines spezifischen Kontextes, im gegebenen Fall gesundheitsrelevanter Themenstellungen, geschieht, sind in Zukunft Pädagogen, Psychologen, Soziologen und Fachdidaktiker aufgefordert, an der Erarbeitung bzw. Weiterentwicklung derartiger Strukturmodelle und deren empirischer Erprobung mitzuwirken. Werden die Anforderungen im Sinne einer Kompetenzentwicklung strukturiert, was sowohl die Inhalts- und Handlungsdimension als auch das Anforderungsniveau betreffen kann, so kann man auch von einem Kompetenzentwicklungsmodell (Schecker, Parchmann 2006) sprechen. Dabei stellt sich insbesondere die Frage, ob es kontinuierliche Kompetenzentwicklungen gibt bzw. wie Kompetenzen unterschiedlicher Altersstufen aufeinander bezogen werden können. Nutbeam (2001) hat für den Gesundheitsbereich ein derartiges Kompetenzmodell vorgeschlagen, das aus drei aufeinander aufbauenden Komponenten besteht: Die unterste, funktionale Stufe umfasst das Verstehen gesundheitsrelevanter Informationen. Daran schließt die zweite, kommunikative, interaktive Stufe an. Diese beinhaltet eine aktive Auseinandersetzung mit und Anwendung von gesundheitsspezifischen Informationen und die Interaktion mit Akteuren im Gesundheitsfeld. Auf der dritten Stufe, auf der eine kritische Gesundheitskompetenz vorliegt, sollten Informationen aus dem Gesundheitssystem analysiert, beurteilt und daraus persönliche Konsequenzen gezogen werden. Diese aktive Komponente geht über den persönlichen Rahmen hinaus und bezieht soziale und wirtschaftliche Komponenten und den politischen Aspekt des Gesundheitssystems mit ein. Eine nähere Ausdifferenzierung dieses Konzeptes für die unterschiedlichen Felder des Gesundheitswesens steht derzeit allerdings noch aus.

Die unten dargestellte Skizzierung eines Kompetenzmodells im schulischen Feld (**Abb. 1**) zur Gesundheitserziehung zeigt neben einer Inhaltsdimension eine Handlungsdimension, es handelt sich also um ein Kompetenzstrukturmodell.

Inhaltsdimension

Eine erste allgemeine Annäherung ermöglicht die Definition von Gesundheitskompetenz, wie sie von Kickbusch et al. (2005) in diesem Beitrag bereits vorgestellt wurde. Daraus lassen sich Handlungsfelder zu Hause, am Arbeitsplatz, im Gesundheitssystem, im Verhältnis zum Markt und zur Gesundheitspolitik ableiten. Auf einer etwas abstrakteren Ebene werden dabei der persönliche Bereich (körperliche, psychische Aspekte), das soziale Nahfeld (Beziehung des Einzelnen zu Gruppen wie Familie, Schule, Freunde, Arbeitsplatz) sowie die Systemebene (Organisationsstrukturen, Gesundheitspolitik) angesprochen, es fließen also das Verhalten und die Verhältnisse ein.

Legt man diese «bio-psycho-sozio-strukturelle» Gliederung auf den Schulbereich um, so lässt sich daraus für den Unterricht eine

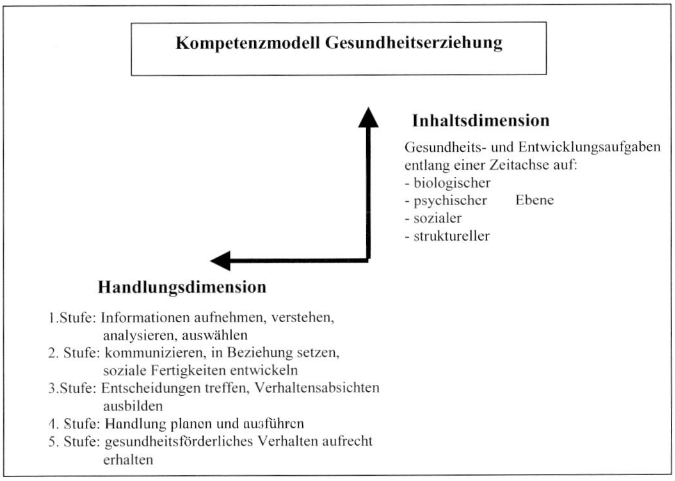

Abbildung1: Kompetenzmodell Gesundheitserziehung

Tabelle 2: Strukturierung der Inhaltsdimension im schulischen Bereich

Gesundheits- und Entwicklungsaufgaben entlang der Zeitachse	6-10 Jahre	10-14 Jahre	14-18 Jahre
Körperliche Ebene	Humanbiologische Themen (Sinne, Ernährung, Hygiene, Bewegung, Sexualität, Verhalten), Gesundheitsförderung, Prävention, Suchtprophylaxe, psychosomatische Beschwerden Allgemeine Konzepte wie Zusammenwirken von Körper-Psyche-Umwelt, Abhängigkeit, Stress, Gesundheitsressourcen, Körperbewusstsein		
		Pubertät, Entwicklungs-, Reifungsprozesse	
Psychische Ebene	Psychische Gesundheit, subjektive Konzepte von Gesundheit und Krankheit, Selbstwert/-vertrauen, Risikoverhalten, Medienkonsum, Stress, Mobbing, Konfliktbearbeitung, Kluft zwischen Wissen und Handeln		
		Geschlechterrolle, Autonomie von Eltern	
Soziale Ebene	Soziale Unterstützung, Life skills, Integration, Schul-, Klassenklima, Gruppennormen, Freundesgruppe		
Setting Faktoren	Qualität des Unterrichts, Klassengröße, Leistungs-, Erholungsphasen, Prüfungssystem, Unterrichtszeit, Lebensraum Schule, Vernetzung mit der außerschulischen Umwelt		

Strukturierung von Themenfeldern entlang einer Zeitachse der Entwicklung und Reifung ableiten (**Tab. 2**). Dabei ergeben sich die Themen einerseits aus den humanbiologischen Grundgegebenheiten, andererseits aus genuin gesundheitsrelevanten und entwicklungsmäßig bedeutsamen, auf empirischen Daten aufbauenden Fakten (Richter et al. 2008).

Handlungsdimension: Vom Wissen zum Handeln

Die Gesundheitskompetenz stellt eine wissensbasierte Kompetenz dar. Neben dem deklarativen Wissen ist allerdings auch prozedurales Wissen nötig, um eine Entscheidung anzubahnen, Intentionen für Handlungen zu entwickeln bzw. Handlungen durchzuführen und zu reflektieren (siehe dazu auch Beitrag von Franke in diesem Band). Eine Anregung zur

Strukturierung dieser Dimension liefert das Modell der Entwicklungsstufen des Verhaltens von Prochaska und Di Clemente (1989). Der Aufbau und die Veränderung des Verhaltens werden dabei als fünfstufiger, aufeinander aufbauender Prozess betrachtet:

1. Prä-Kontemplation: Es besteht keine Absicht, in nächster Zukunft Schritte zu einer Verhaltensänderung einzuleiten.
2. Kontemplation: Es besteht eine grundsätzliche Absicht, das Verhalten in nächster Zeit zu ändern.
3. Vorbereitung: Die Absicht der Verhaltensänderung wird konkretisiert und gedanklich durchgespielt.
4. Handlung: Die Handlung wird eingeleitet und durchgeführt.
5. Aufrechterhaltung: Das eingeleitete Verhalten wird beständig aufrechterhalten.

Ein weiteres Modell zur Strukturierung gesundheitsrelevanten Verhaltens stellt das sozial-kognitive Prozessmodell des Gesundheitsverhaltens – auch HAPA-Modell: Health Action Process Approach genannt – dar (Schwarzer 1996). Dabei wird zwischen einer motivationalen Phase und einer volitionalen Phase unterschieden. In der Motivationsphase beeinflussen die Risikowahrnehmung, die Handlungsergebniserwartung und die Selbstwirksamkeitserwartung die Bildung einer Verhaltensabsicht. Soll es zu einer Konkretisierung der Verhaltensabsicht kommen, so müssen positive Konsequenzerwartungen überwiegen sowie eine hohe Selbstwirksamkeitserwartung vorliegen. In der Volitions- oder Handlungsphase wird zwischen präaktionaler Phase (Planung und Initiative), aktionaler Phase (Handlungsausführung, Aufrechterhaltung) und postaktionaler Phase (Wiederherstellung oder Ausstieg) unterschieden.

Auf Grundlage dieser beiden Modelle erfolgt nun die Strukturierung der Handlungsdimension des Kompetenzmodells.

1. Stufe: Informationen aufnehmen, verstehen, analysieren, auswählen
Auf dieser Stufe geht es darum, Wissen zu gesundheitsspezifischen Themen zu erlangen, es zur eigenen Lebenssituation in Beziehung zu setzen, Bedrohungs- und Entwicklungspotenziale auszumachen, die eigenen Verhaltensmotive einzuschätzen.

2. Stufe: Kommunizieren – in Beziehung setzen – soziale Fertigkeiten entwickeln
Querverbindungen und Vernetzungen über mögliche Handlungsfelder werden geknüpft, es erfolgt ein kommunikativer Austausch in der Gruppe, soziale Fertigkeiten (life skills) werden erprobt.

3. Stufe: Entscheidungen treffen – Verhaltensabsichten ausbilden
Auf dieser Stufe kommen Elemente wie das Abschätzen möglicher Konsequenzen von nachfolgenden Handlungen (Handlungsergebniserwartung, «Was wäre, wenn ich das machen würde?»), Selbstwirksamkeitserwartungen («Bin ich in der Lage, eine Handlung erfolgreich auszuführen?») zum Tragen, Zielvorstellungen werden entwickelt, aus mehreren Alternativen wird eine Entscheidung getroffen, Handlungsschritte werden überlegt.

4. Stufe: Handlung planen und ausführen
Im unterrichtlichen oder außerschulischen Umfeld werden gesundheitsförderliche Aktionen geplant, Ressourcen und Hindernisse abgeschätzt, Einflussfaktoren für die Zielerreichung bestimmt, Handlungen gesetzt und reflektiert.

5. Stufe: Gesundheitsförderliches Verhalten aufrecht erhalten
Hier stehen die Themen Nachhaltigkeit, Umfang, Zeitpunkt der Erstbearbeitung, Wiederholungen, kumulative Wirksamkeit im Vordergrund.

Weitergehende Strukturierung der Handlungsstufen

Zur systematischen Ausgestaltung der Deskriptoren ist es erforderlich, innerhalb der einzelnen Stufen tiefergehende Strukturierungen vorzunehmen.

Auf der *ersten* Stufe können Anleihen aus mehreren Konstrukten und Modellen gemacht werden. Mit Hilfe der Bloomschen Taxonomie (Anderson 2006) kann eine Systematisierung kognitiver Prozesse vorgenommen werden (erinnern/wissen, verstehen, anwenden, analysieren, entscheiden, neu schaffen). Den Prozess des Verstehens hat Rehm (2006) in eine

Vierschrittfolge aufgelöst: 1. ein Phänomen, einen Sachverhalt als fragwürdig erkennen, 2. eine Beziehung zum Sachverhalt aufbauen, 3. einen Sinn konstruieren, 4. den Sachverhalt verstehen und damit umgehen. Der Begriff der Verstehbarkeit findet sich auf einer umfassenderen Ebene auch in Antonovskys Konzept des Kohärenz-Gefühls innerhalb des salutogenetischen Modells, wo neben der Verstehbarkeit noch die Bewältigbarkeit und Sinnhaftigkeit als wesentliche Kriterien enthalten sind (Antonovsky 1997, siehe auch Beitrag von Franke in diesem Band). Affektive Prozesse wie negative Emotionen (Angst, Sorge) und Anreize und Ressourcen können über Einschätzungsskalen erfasst werden; dies gilt ebenso für selbstevaluative Elemente, die eigenen Verhaltensmotive betreffend.

Auf der *zweiten* Stufe erfolgt die Einbindung der sozialen Dimension bzw. Hinwendung zur Gruppe. Eine theoretische Fundierung bietet auf dieser Stufe die Selbstbestimmungstheorie von Deci und Ryan (1985). Diese Theorie baut auf drei Grundbedürfnissen des Menschen auf, nämlich Autonomie, Kompetenz und soziale Eingebundenheit. Gerade letzteres Bedürfnis nach Beziehung und sozialer Integration ist für den Entwicklungsprozess menschlichen Verhaltens im Allgemeinen und gesundheitsförderlicher Aktivitäten im Besonderen von entscheidender Bedeutung. Soziale Fertigkeiten («life skills») wie Kommunikationsfertigkeiten, Problemlösungsfähigkeiten, Stress- und Angstbewältigung, Standfestigkeit gegenüber sozialem Druck stellen im Sinne einer funktionalen Lebensbewältigung wesentliche Bausteine einer verhaltensorientierten Gesundheitserziehung dar (Ahrens-Eipper 2002).

Auf der *dritten* Stufe geht es um die Konkretisierung und Zuspitzung der kognitiven und affektiven Elemente hin in Richtung der Festlegung einer Verhaltensabsicht. Wie das sozialkognitive Prozessmodell postuliert, kommen in dieser Phase der Handlungsergebniserwartung und der Selbstwirksamkeitserwartung entscheidende Bedeutung zu. Auf Grundlage derartiger Einschätzungsvorgänge kommt es zur Ausbildung einer Verhaltensintention.

Auf der *vierten* Stufe richtet sich die Aufmerksamkeit auf die Umsetzung der Handlung. Die Entscheidung ist gefallen, Alternativen verlieren an Bedeutsamkeit, konkrete Handlungsschritte werden geplant, Hindernisse und Ressourcen abgeschätzt, die Handlung realisiert. Im Sinne eines handlungsorientierten Unterrichts sind Kriterien einer gelungenen Umsetzung die Güte der konkreten Zielvorstellungen und deren Überprüfbarkeit, die Berücksichtigung maßgeblicher Einflussfaktoren für die Zielerreichung und deren Vernetzung, die Abfolge von Handlungsschritten und möglicher Alternativen, die Reflexion der Handlung und eine Erfolgskontrolle in Hinblick auf die intendierten Ziele (Weiglhofer 2000).

Auf der *fünften Stufe* geht es um die Aufrechterhaltung gesundheitsrelevanter Handlungsmuster. Derzeit gibt es immer noch eine recht unklare Befundlage über Dauer, Intensität und Wiederauffrischungen, um eine längerfristige Verhaltenswirksamkeit zu erzielen. Um nachhaltige Effekte zu erzielen, stellen Auffrischungsaktionen zur Festigung von Kenntnissen, Einstellungen und Verhaltensabläufen einen bedeutsamen Faktor dar (Botvin et al. 1990). Kumulativität im Sinne des vernetzten aufeinander Aufbauens von Kenntnissen und Fertigkeiten erfordert innerhalb jeden Moduls bzw. jeder Klassenstufe klare Zielformulierungen und eine Evaluation der durchgeführten Maßnahmen. Ein wesentliches Kriterium auf dieser Stufe stellt somit die Vernetzung der Maßnahmen über die Zeit hinweg dar.

3.5 Offene Fragen und Schritte in die Zukunft

Die Beschreibung von anforderungs- bzw. domänenbezogenen Kompetenzen, deren Realisierung durch Lernsituationen unterstützt bzw. ermöglicht werden soll, erfordert eine systematische Struktur, die unterrichtlich umsetzungsfähig und einer empirischen Erfassung zugänglich ist. Kompetenzmodelle sollen diesem Anspruch genügen. Allerdings ergeben sich aus dem vorgestellten Konzept derzeit noch eine Reihe von Fragen bzw. noch nicht umgesetzter Schritte. Als nächster Schritt sollte die Ausformulierung konkreter Indikatoren/Deskriptoren (z.B. Inhaltsdimension: Ernährung,

Handlungsdimension: Entscheidungen treffen, Verhaltensabsichten ausbilden: die förderlichen Aspekte und Hinderungsgründe für die Einnahme eines Frühstücks für eine Entscheidung heranziehen) erfolgen. Dabei ist auch noch festzulegen bzw. empirisch zu überprüfen, in welcher Altersstufe welche Kompetenzausprägung erwartet werden kann bzw. ob eine kumulative Entwicklung über eine bestimmte Zeitspanne abbildbar ist (Kompetenzentwicklungsmodell). Eine weitere Aufgabe wird es sein, prototypische Aufgaben aus dem Kompetenzmodell herzuleiten. Diese für den Unterrichtseinsatz konzipierten Aufgaben dienen zur Analyse von Inhalts- und Umsetzungskriterien. Daraus in weiterer Folge entstehende Aufgabensammlungen, welche empirisch erprobt und auf die jeweilige Zielgruppe abgestimmt sind, sollten Modellcharakter für die Umsetzung gesundheitsrelevanter Themen haben. In weiteren anschließenden empirischen Forschungen muss den Fragen nachgegangen werden, ob die wesentlichen Kenntnisse und Fertigkeiten durch das Kompetenzmodell abgedeckt werden können, ob die Bereiche der Dimensionen klar voneinander trennbar sind oder ob sich dahinter gemeinsame Konstrukte verbergen.

Mit der Entwicklung von Kompetenzmodellen verbindet sich die Hoffnung, wesentliche Grundfertigkeiten klarer in den Blick zu nehmen und diese einer systematischen, theoriegestützten empirischen Erforschung zugänglich zu machen. Dies sollte positive Auswirkungen auf die Diagnosefertigkeit im Unterricht, auf gezielte Fördermaßnahmen und die Einschätzung der Wirksamkeit und Nachhaltigkeit von Unterricht haben.

Literatur

Ahrens-Eipper, S., Aßhauer, M., Burow, F., Weiglhofer, H. (2002). Fit und stark fürs Leben. 5.&6. Schuljahr. Leipzig: Klett.

Antonovsky, A. (1997). Salutogenese. Zur Entmystifizierung der Gesundheit. Tübingen: dgvt.

Anderson, L.W. (2006). A taxonomy for learning, teaching and assessing: a revision of Bloom's Taxonomy of educational objectives. New York u.a.: Longman.

Betz, E., Reutter, K., Mecke, D., Ritter, H. (2001). Biologie des Menschen. 15. Aufl., Wiebelsheim: Quelle & Meyer.

Botvin, G.J., Baker, E., Filazzola, A.D., Botvin, E.M. (1990). A cognitive-behavioral approach to substance abuse prevention: one-year follow-up. Addictive Behaviors, 15, 47-63.

Bundeszentrale für gesundheitliche Aufklärung (BZgA) (2000). Schulische Gesundheitserziehung und Gesundheitsförderung. Konzepte 2. Köln: BZgA.

Bundeszentrale für gesundheitliche Aufklärung (BZgA) (2001). Gesundheit für Kinder und Jugendliche. Konzepte 1. Köln: BZgA.

Bybee, R.W. (2002). Scientific Literacy – Mythos oder Realität? In: Gräber, W., Nentwig, P., Koballa, T., Evans, R. (Hrsg.). Scientific Literacy – Der Beitrag der Naturwissenschaften zur Allgemeinen Bildung. Opladen: Leske + Budrich, 21-43.

Gruppe, G., Christiansen, K., Schröder, I., Wittwer-Backofen, U. (2005). Anthropologie. Ein einführendes Lehrbuch. Berlin: Springer.

Hartig, J., Klieme, E. (Hrsg.) (2007). Möglichkeiten und Voraussetzungen technologiebasierter Kompetenzdiagnostik. Bildungsforschung, Band 20. Berlin: Bundesministerium für Bildung und Forschung.

Havighurst, R.J. (1953). Human development and education. New York: Longmans & Green.

Hurrelmann, K. (2003). Gesundheitssoziologie. Eine Einführung in sozialwissenschaftliche Theorien von Krankheitsprävention und Gesundheitsförderung. 5. Aufl., Weinheim: Juventa.

Joint Committee on National Health Education Standards (2007). National health education standards: achieving excellence. 2nd ed. Atlanta: American Cancer Society.

Jüdes, U., Jutzi, K., Rohde, R. (1987). Lehrplananalyse und Gesundheitserziehung. Kiel: Institut für die Pädagogik der Naturwissenschaften.

Kickbusch, I., Maag, D., Saan, H. (2005). Enabling healthy choices in modern health societies. Paper presented at the European Health Forum, Bad Gastein.

Klieme, E. et al. (2003). Zu Entwicklung nationaler Bildungsstandards. Eine Expertise. Berlin: Bundesministerium für Bildung und Forschung.

Kultusministerkonferenz (KMK) (2005). Bildungsstandards im Fach Biologie für den Mittleren Schulabschluss. Beschluss vom 16.12.2004. München: Luchterhand.

Nutbeam, D. (2001). Health literacy as public goal: A challenge for contemporary health education and communication strategies into 21st century. Health Promotion International, 15, 259-267.

OECD (Hrsg.) (2006). Assessing scientific, reading and mathematical literacy: a framework for PISA 2006. Paris: OECD.

Prochaska, J.O., Di Clemente, C.C. (1989). Stages of change in the modification of problem behaviors. Progress in behavior modification, 28, 183-218.

Rehm, M. (2006). Allgemeine naturwissenschaftliche Bildung – Entwicklung eines vom Begriff «Verstehen» ausgehenden Kompetenzmodells. Zeitschrift für Didaktik der Naturwissenschaften, 12, 23-44.

Richter, M., Hurrelmann, K., Klocke, A., Melzer, M., Ravens-Sieberer, U. (2008). Gesundheit, Ungleichheit und jugendliche Lebenswelten. Ergebnisse der zweiten internationalen Vergleichsstudie im Auftrag der Weltgesundheitsorganisation WHO. Weinheim: Juventa.

Schecker, H., Parchmann, I. (2006). Modellierung naturwissenschaftlicher Kompetenz. Zeitschrift für Didaktik der Naturwissenschaften, 12, 45-66.

Schwarzer, R. (1996). Psychologie des Gesundheitsverhaltens. Göttingen: Hogrefe.

Weiglhofer, H. (2000). Die Förderung der Gesundheit in der Schule. Wien: Facultas.

Weinert, F.E. (2001). Vergleichende Leistungsmessung in Schulen – eine umstrittene Selbstverständlichkeit. In: Weinert, F.E. (Hrsg.). Leistungsmessungen in Schulen. Weinheim und Basel: Beltz Verlag, 17-31.

World Health Organisation (WHO) (1986). Ottawa-Charta for health promotion. Genf: WHO.

World Health Organization (WHO) (1998). Glossar Gesundheitsförderung. Gamburg: Verlag für Gesundheitsförderung.

4 Soziologie und Gesundheitserziehung

Barbara Dippelhofer-Stiem

4.1 Geschichtliche Wurzeln

Seit jeher sind die Grundlagen des sozialen Gefüges und damit der Zustand einer Gesellschaft eng verwoben mit dem Gesundheitsniveau der Bevölkerung, mit den grassierenden Krankheiten, ansteckenden oder chronischen Leiden und der daraus resultierenden Sterblichkeit. Die Pestseuchen des Mittelalters geben beredtes Zeugnis für diesen Zusammenhang, der bis heute im Bewusstsein der Europäer verankert ist: In ihrem Gefolge sind das soziale, kulturelle und ökonomische System, die Regeln des Zusammenlebens und der Fürsorge vielerorts zerbrochen und erst in einem langwierigen Prozess wieder hergestellt worden (Bergdolt 1994). Epidemien verbreiten bis heute Schrecken, und ihre sozialen Folgen zeigen sich aktuell in den südlichen Gebieten der Erde. Doch nicht nur schwere Leiden und vorzeitige Todesfälle wirken sich auf die Organisation einer Gesellschaft aus, auch verbreitete chronische Beeinträchtigungen können erhebliche Folgen für den Wirtschafts- und Arbeitssektor ebenso wie für Familie und Bildungswesen haben. Es mag somit nicht verwundern, dass Gesellschaften daran interessiert sind, entsprechende Informationen zu sammeln und abträglichen Verhaltenstendenzen im weitesten Sinne «erzieherisch» entgegen zu treten.

Die Anfänge einer solchen systematischen Selbstbeobachtung setzten mit der Aufklärung und dem Aufstieg des Bürgertums im 17. Jahrhundert ein (Maus 1973) – beginnend in Großbritannien wurden Verbreitung und Verlauf von Epidemien aufgezeichnet und prognostisch gewendet. Die Register der eigens eingerichteten statistischen Ämter erlaubten zudem differenzierte Einsichten in Geburtenquoten, Lebenserwartung und Sterblichkeit, nicht zuletzt dank des Einsatzes von verfeinerten rechnerischen Verfahren. Der stetigen Proletarisierung in den Industriestädten ansichtig, wurden auf Initiative des Parlaments Befragungen und Beobachtungen durchgeführt, die die gesundheitliche Lage, Wohnverhältnisse, sanitäre Einrichtungen, Hygiene und Ernährung von deklassierten Bevölkerungsgruppen sondierten. *Sozialberichte* bündelten die Erkenntnisse und verbanden sie mit Empfehlungen zu gesundheitlicher Aufklärung und Verhaltensänderung. Zeitversetzt folgten ähnliche Bestrebungen in anderen europäischen Ländern. Auch in Deutschland etablierten sich Datensammlungen zu Gesundheitsgeschehen und Lebensverhältnissen, zu Berufskrankheiten und Unfällen, Krankenhaus- und Versorgungstrukturen. Sozialmediziner, etwa von Virchow und Salomon Neumann, wandten sich in empirischer Absicht den sozialen Einflüssen auf Seuchen, Morbidität und Mortalität zu und plädierten für die Reform des Gesundheitswesens (Oberschall 1997).

Diesen Forschungen unterlegt ist der emanzipatorische Anspruch, der sich auf die Verbesserung der Lebenslagen wie der Kenntnisse, Informationen und Verhaltensweisen der Individuen richtet. Damit sind spätestens Mitte des neunzehnten Jahrhunderts die Wurzeln gelegt für die Gesundheitserziehung breiter

Bevölkerungskreise – und der Erfolg ist unübersehbar. Das Bewusstsein für salutogene Bedingungen, Hygiene und Ernährung konnte nachhaltig geschärft, entscheidende bauliche und wohnungsgebundene Verbesserungen politisch durchgesetzt, das Verhaltensrepertoire der Unterprivilegierten erweitert werden. Zugleich aber tritt die Ambivalenz solcher Bemühungen hervor, eine Janusköpfigkeit die seit dem Spätabsolutismus zu konstatieren ist: Mit der sich anbahnenden Industrialisierung geriert Gesundheit zum Leitbild des Bürgertums, sie ist Voraussetzung für die Leistungskraft und Verfügbarkeit des Einzelnen. Dem Staat obliegt es, gemeinwohlorientiert für Gesundheit zu sorgen, er verlangt jedoch im Gegenzug soziale Unterordnung und Selbstdisziplinierung. Mit der obrigkeitsstaatlichen Gängelung und dem Ziel, die Arbeits- und Militärfähigkeit der Bevölkerung zu sichern, korrespondiert die Einbindung der Ärzteschaft, die als eine Art «medizinische Polizei» fungiert und sich erst in den 1860er Jahren davon befreien kann (Bauch 1996). Die disziplinierenden Bestrebungen im Gesundheitssektor steigern sich bis zur politischen Vereinnahmung im Nationalsozialismus. «Rassenhygiene» und «Vernichtung unwerten Lebens» sollten dem «gesunden Volkskörper» dienen, die amtlichen Datenregister spielten dabei eine wesentliche Rolle. Nach dem Zweiten Weltkrieg war es in der Bundesrepublik Deutschland, anders als in der DDR, lange Zeit schwierig, an die positiv ausgeprägten Traditionen von vormaliger Sozialmedizin und Gesundheitsfürsorge anzuknüpfen.

4.2 Gesundheit – ein modernes gesellschaftliches Leitbild

Der enge Bezug zwischen der Gesundheit der Bevölkerung und der gesellschaftlichen Entwicklung sollte früh das Interesse der Soziologie wecken, ist sie doch jenes wissenschaftliche Gebiet, dessen Erkenntnisgegenstand explizit die Gesellschaft ist, die die Strukturen und Dynamiken analysiert, die Mechanismen des sozialen Zusammenhalts sowie die Handlungsweisen der Individuen ergründet – und dies bezogen auf eine Vielzahl von thematischen Spektren. Nur vordergründig haben Statistik und Medizin die Vorreiterrolle für die Sozialberichte übernommen, denn die gewonnenen Erkenntnisse sind ebenso der in der Soziologie beheimateten empirischen Sozialforschung geschuldet. Auch Klassiker des Faches, etwa Emile Durkheim (1895/1995) oder Talcott Parsons (1951), haben die soziale Bedeutung von Gesundheit erörtert und wesentliche theoretische und empirische Beiträge geleistet. Inspiriert von angloamerikanischen Ansätzen etablierte sich die Medizinsoziologie im deutschsprachigen Raum nach dem Zweiten Weltkrieg (Gerhardt 1991); sie blieb allerdings in den großen Diskursen der Disziplin eher randständig.

Sozialwissenschaftliche Gesundheitsforschung

Erst im ausgehenden 20. Jahrhundert setzt die Trendwende ein, die sozialwissenschaftliche Gesundheitsforschung – und in ihrem Gefolge die Gesundheitssoziologie (Hurrelmann 2006; Gerlinger 2006) – erfahren Zuspruch. Salutogenese, die darauf bezogene Förderung und Erziehung halten Einzug in die akademischen Diskussionen und empirischen Untersuchungen. Aber auch Öffentlichkeit und Politik zeigen zunehmendes Interesse. In Bund, Ländern und Kommunen etabliert sich eine systematische Gesundheitsberichterstattung (im Überblick Streich, Wolters, Brand 1998). Gearbeitet wird mit fein gegliederten Indikatorentableaus, die sich der Tradition folgend aus zwei Quellen speisen – den Datensammlungen der Statistischen Ämter, der Krankenkassen oder anderer Institutionen sowie aus Befragungen der Bevölkerung. Allen Studien gemeinsam ist ihre zumindest implizite aufklärerische Intention, nämlich das Geschehen gesamthaft zu verstehen und nicht zuletzt solche präventive Maßnahmen zu entwickeln, die die Lebens- und Vorstellungswelt der Menschen einbeziehen.

Gesundheitscode als Leitbegriff

Inzwischen ist «Gesundheit» zu einem attraktiven, vielgebrauchten Topos geworden – und dies erstaunlicherweise in einem Zeitalter, in dem Lebenserwartung und Wohlbefinden in Westeuropa so günstig sind wie in keiner geschichtlichen Epoche zuvor. Es scheint als sei, um mit den Worten des Soziologen und Systemtheoretikers Niklas Luhmann (1993) zu sprechen, der *Leitcode* «krank-gesund» zum Kennzeichen moderner Gesellschaften geworden. Er durchdringt in zunehmendem Maße andere Teilsysteme, etwa Politik und Wirtschaft, Beruf und Freizeit – und eben auch Erziehung und Bildung. Abgesichert und verwaltet vom politischen System ist der Gesundheitscode ein Leitbegriff, der in vielen Bereichen übernommen und perpetuiert wird. Beispielsweise wirbt das Wirtschaftssystem nicht nur mit der Nützlichkeit oder Qualität der Waren, sondern mit deren Dienlichkeit für das Wohlergehen – gesunde Baumaterialien, Sitzmöbel, Pflegeprodukte, Lebensmittel sind die Stichworte. Bauch (1996) folgend, ist die Rationalisierung aller Lebensbereiche in der modernen Gesellschaft die Basis dieser Entwicklung. Der Körper des Menschen aber entzieht sich diesen Bestrebungen, denn er folgt natürlichen Gesetzmäßigkeiten und ist der direkten sprachlichen Kommunikation nicht zugänglich. Deshalb erfolgt die gesellschaftliche Bemächtigung durch Kommunikation über ihn; die Kampagnen für Bewegung und Sport, gesundes Leben und Fitness illustrieren dies ebenso wie die sich ausweitenden medizinischen Technologien.

Wertvorstellungen von Gesundheit und Krankheit

Jahrhundertelang dominierten im europäischen Raum andere Gebote – ein gutes Leben zu führen, gerade weil es kurz sein würde, Frömmigkeit und Gottgefälligkeit an den Tag zu legen, die Kunst des Sterbens zu beherrschen, Erlösung aus dem irdischen Jammertal und die ewige Glückseligkeit nach dem Tode zu erlangen. Angesichts der hohen Sterblichkeit in allen Altersgruppen und der täglichen Sichtbarkeit des Todes war die Gefährdung und Endlichkeit des Daseins stets vor Augen, schwere Leiden wurden als unentrinnbares Schicksal oder als Strafe Gottes für vorherige Sünden interpretiert (Beispiele in Ariès 1980; Imhof 1994). Nunmehr scheint Gesundheit das Synonym für Leben zu sein, eine religiös aufgeladene Vorstellung, die kollektiv unterstützt wird; die Medikalisierung findet Widerhall im *Wertehorizont* der Bevölkerung, die diese Sphäre überaus hoch schätzt (Noelle-Neumann, Köcher 2002; Ahlstich 1999). Das ideelle salutogene Bewusstsein und die Hinwendung zu einschlägigen Themen steigen ebenso wie die bekundete Bereitschaft, an gesundheitsförderlichen Maßnahmen zu partizipieren. Wohlbefinden und Gesundheit gerinnen zu Werten, das heißt zu von vielen Gesellschaftsmitgliedern geteilten Vorstellungen darüber, was wünschbar ist, was anstrebenswert sein solle (Meulemann 1996). Sie sind in der modernen Gesellschaft institutionalisiert, von den Individuen internalisiert und deshalb ein zentraler Mechanismus der sozialen Integration und des Zusammenhalts.

Gesundheit zwischen kollektivem Management und individuellem Verhalten

Alle Anzeichen sprechen also dafür, dass die Gesundheitserziehung auf fruchtbare Resonanz trifft. Doch einmal mehr enthüllt sich das Doppelgesicht der Vergesellschaftung (Luhmann 1993; Bauch 1996). Mit der Kommunikation über körpergebundene Prozesse sowie die damit verknüpften pathologischen oder präventiven Wirkungen gehen sozialmanipulative Einflussnahmen einher. Gesundheit erscheint herstellbar und zwar sowohl mittels kollektiven Managements als auch individuellen Verhaltens. Bildungsinstitutionen sind dazu aufgerufen, sich an der Gesundheitserziehung und -förderung zu beteiligen, Krankenkassen und Verbände rufen zu Prävention und salutogener Achtsamkeit auf, die politisch Verantwortlichen verbieten das Rauchen in bestimmten Räumen, Medien und Öffentlichkeit werben für Schlankheit und Alkoholabstinenz. Gesund zu sein wird gleichsam zur Pflicht des Einzelnen. Das Auftreten ernsthafter Leiden erscheint weniger als schicksalhaftes Ereignis, sondern als individuell zu verantwortendes Risiko, das durch einen angemessenen Lebensstil, durch Teilnahme an Vorsorgeangeboten, durch Befolgung pädagogischer Ratschläge abwendbar wäre. Sozialstaatliche Maßnahmen, wie Bonuspunkte bei regelmäßigem Zahnarztbesuch oder Überlegungen, die Kosten einer Krebsbehandlung nur teilweise zu übernehmen, wenn Präventivuntersuchungen nicht wahrgenommen wurden, sind weitere Indizien für die Klientelisierung der Bürgerinnen und Bürger und die zunehmende Herrschaft des Sozialstaates.

Widerstände gegen Gesundheitserziehung
Die Ambivalenz der Medikalisierung offenbart sich zugleich in der *Widerständigkeit* der Gesellschaftsmitglieder. Denn nur vordergründig mag ein grundsätzlicher Konsens darüber bestehen, was unter Gesundheit zu verstehen sei, welche Verhaltensweisen sie impliziere, in welchen Symptomen sich Krankheiten zeigen und wie mit den Betroffenen zu verfahren ist. Die in Umfragen ermittelte ideelle Relevanz von Gesundheit und der darauf bezogenen Handlungsbereitschaften stützen sich auf Durchschnittswerte, von denen namhafte Minderheiten abweichen. Nicht alle teilen die Wertschätzung des Wohlergehens, und vor allem ist eine deutliche Diskrepanz zu konstatieren zwischen dem salutogenen Leitbild und dem tatsächlichen Tun. Die Neigung zu sogenannten «riskanten» Lebensstilen, die zurückhaltende Nutzung von präventiven Angeboten des Medizinalbereichs, die Distanz bezüglich der Realisierung von als förderlich propagierten Verhaltensweisen ist empirisch belegt (RKI 2006). Es ist anzunehmen, dass sich eine ähnliche Kluft auftut zwischen der prinzipiellen Befürwortung der Gesundheitserziehung und der Befolgung ihrer Ratschläge. Das heißt, es bestehen individuelle Spielräume für Abgrenzung und alternative Vorstellungen, Interpretationen und Verhaltensmuster. Die Vergesellschaftung von Gesundheit findet mithin ihre Grenze in der Individuation. Sie mag die Quelle der Abwehr und des – heimlichen – Widerstandes gegen pädagogische Initiativen vor allem dann sein, wenn sie als staatlich verordnete Belehrung und Überreichung von Vorschriften empfunden wird.

4.3 Ausgewählte theoretische Ansätze und empirische Hinweise

Die soziologische Befassung mit dem Gesundheits- und Krankheitsgeschehen bezieht sich auf verschiedene Ebenen, die sich entlang der klassischen Unterscheidung zwischen makrostrukturellen Determinanten und sozialem Handeln gruppieren lassen. Den wenigen theoretischen Entwürfen, zu denen die von Luhmann inspirierten Erörterungen zählen, steht eine Vielzahl von empirischen Detailbefunden gegenüber (im Überblick Wendt, Wolf 2006; Hurrelmann 2006), deren Synthese und theoretische Rückbindung noch nicht geleistet ist. Konsens besteht indes bezüglich der Vorstellung, dass Wohlbefinden und Leiden ein Kontinuum bilden, das eingebettet ist in einen multifaktoriellen Bedingungsraum, in dem biologische, psychologische und soziale Einflussgrößen miteinander verwoben sind. Weitgehende Übereinstimmung besteht zudem darin, dass Gesundheit kulturell geprägt ist und nur bedingt der wirtschaftlichen oder medizinischen Logik gehorcht: Internationalen Studien zufolge korrelieren die finanziellen Investitionen in diesem Bereich nicht linear mit der Lebenserwartung, Menschen in darbenden Gesundheitssystemen sterben mithin nicht zwangsläufig früher als jene in reich ausgestatteten (Badura 2002). Wie schwierig es ist, selbst das medizinisch Notwendige zu definieren, offenbart ein europäischer Vergleich, dem zufolge bei identischen Diagnosen operative Behandlungen nicht gleichermaßen für erforderlich gehalten werden (Lüschen, Cockerham, van der Zee 1995). Und trotz weitgehend ähnlicher Lebensbedingungen variieren in Westeuropa die Gesundheitsvorstellungen der Personen sowie die Häufigkeit des Auftretens bestimmter Leiden (Scheibler-Meissner 2004).

Angesichts der Komplexität des Erkenntnisgegenstandes liegt eine dezidierte und kohärente soziologische Theorie der Gesundheit, der Gesundheitserziehung gar, nicht vor. Wohl aber lassen sich Verbindungen herstellen zu prominenten Denkansätzen. Im Folgenden werden drei ausgewählte skizziert, empirisch unterlegt und auf die Gesundheitserziehung bezogen, nämlich die Soziologie der Ungleichheit, des Lebensverlaufes sowie der Sozialisation.

Soziale Ungleichheit und Gesundheit
Seit Anbeginn richtet sich das Interesse der Soziologie auf die *soziale Ungleichheit* und deren Auswirkungen. Bildungsstand und beruflicher Status dienen als wichtigste Indikatoren

der gesellschaftlichen Stellung, ergänzt um Berufsausbildung, Erwerbsbeteiligung und Einkommen. Der Positionierung in der sozialen Hierarchie wird eine herausragende Bedeutung für nahezu alle Aspekte des Daseins zugemessen und dies materialisiert sich in schwierigen Arbeitsbedingungen, eingeschränkten Lebens- und Wohnverhältnissen, engem Beziehungsradius, Restriktionen und Belastungen der Unterprivilegierten. Dass dies Auswirkungen auf den Gesundheitszustand haben müsse, ist eine naheliegende Annahme, die in der Sozialepidemiologie wie der Gesundheitsforschung immer wieder ventiliert wird (Mielck, Bloomfield 2001; Richter, Hurrelmann 2006). Angloamerikanische Daten belegen denn auch eine geringere Lebenserwartung von Personen aus unteren sozialen Schichten. Bezüglich der Morbidität hingegen sind die Erkenntnisse uneinheitlicher und dies dämpft die Erwartung, detaillierten Aufschluss über Zielgruppen für die Gesundheitserziehung zu erhalten. Zwar sprechen die meisten Studien für die Relevanz des Schichtgradienten, doch wirkt dieser offenkundig über intervenierende Einflüsse, wie die Beschaffenheit der sozialen und beruflichen Umgebung, Distanz zu Gesundheitsfragen, abträgliche Lebensstile oder das Lebensalter. Auch bleiben die Verweisungszusammenhänge diskussionswürdig – nämlich, ob Unterprivilegierung zu Krankheit führt oder ob dies umgekehrt gilt. Andere Untersuchungen bestätigen die direkte Beziehung zwischen Schichtzugehörigkeit und dem Auftreten von Leiden in multivariaten Berechnungen nicht (Richter 2005; Jungbauer-Gans, Kriwy 2008; Dippelhofer-Stiem 2008). Der Geschlechtszugehörigkeit als weiterem Indikator der sozialen Lage entströmen widersprüchliche Effekte. Es zeigen sich Benachteiligungen der Männer bezüglich der Lebenserwartung und Sterblichkeit (Eickenberg, Hurrelmann 1997) sowie in Bezug auf bestimmte Erkrankungen; Frauen äußern häufiger Unwohlsein (Kolip 2000). Türkische Migranten schließlich lassen – gemessen am deutschen Bundesdurchschnitt – eine geringere Sterblichkeit und einen günstigeren Gesundheitszustand erkennen (Razum 2006). Die empirischen Erkenntnisse erleichtern es somit nicht, soziale Gruppen pauschal als Ansprechpartner zu definieren, dies ist allenfalls indirekt möglich. Die deutlichsten Belege geben die Mortalitätsraten, sie gemahnen, Männer als Adressaten zu gewinnen (Altgeld 2004).

Soziologie des Lebensverlaufs und Gesundheit

Anknüpfend an die Soziologie des *Lebensverlaufs* (Kohli 1991; Heinz 2000), derzufolge der Lebensweg des Menschen in institutionalisierten Bahnen voranschreitet, die für das Handeln orientierend sind und deren Pfade, Weichenstellungen und Wendepunkte zu Antezedenzen des Gegenwärtigen werden, erscheint Gesundheit als in stetigen Prozessen konstitutiert, in denen soziale Konzeptionen über die Zeitpunkte des Auftretens von körperlicher Hinfälligkeit vermittelt werden und sich individuelle Erfahrungen, Wissen und Kompetenzen anreichern und wandeln. Längsschnittliche Untersuchungen ermitteln Aufschichtungen der Risiken und Ressourcen im Laufe der Zeit (Dragano, Siegrist 2006; Wadsworth, Bartley 2006) und im querschnittlichen Vergleich wird deutlich, dass mit steigendem Lebensalter die Anfälligkeit zunimmt und Morbidität auch Ergebnis von lebenslänglichen Kumulierungen ist (RKI 2006). Forschungen zur biografischen Verankerung weisen in eine ähnliche Richtung. Unter Biografie wird die von den Individuen geleistete, sinnhaft gedeutete und in sozialem Handeln sich manifestierende Verknüpfung von Vergangenheit, Gegenwart und Zukunft verstanden. Im Fokus der überwiegend qualitativen Studien stehen chronische Erkrankungen. Gefragt wird nach den Verlaufskurven und Formen der biografischen Bearbeitung, der Unterstützung durch das soziale Umfeld sowie der Handlungsstrategien (Schütze 1995; Gerhardt 1991). Das Auftreten ernsthafter Leiden erweist sich als überaus tiefer Einschnitt in das bisherige Leben, als Statusübergang in die Patientenrolle, der die Alltagsorganisation stark verändert und zu dessen Bewältigung auf ein Reservoir von höchst unterschiedlichen Strategien zurückgegriffen wird. Die Gesundheitserziehung wäre somit gut beraten, den Lebensverlauf, seine Phasen und biografischen Ausdeutungen einzubeziehen und eigens ältere Personen als Adressaten zu benennen (siehe hierzu Beitrag von Seltrecht in diesem Band). Zugleich scheint es geboten, sich explizit mit dem Kranksein als Teil des Daseins zu befassen, dessen Auftreten ungewiss ist, für dessen Verarbeitung lebensgeschichtliche Fremd- und Eigenerfahrungen wirkmächtig sind (Faltermaier, Kühnlein, Burda-Viering 1998) und das als Statuspassage spezifische Herausforderungen stellt. Strategien der antizipierenden Befassung könnten zum Einsatz kommen, sei es in Form der Auseinandersetzung mit einschlägigen Filmen, Rollenspielen oder belletristischer Literatur.

Sozialisationstheoretische Ansätze und Gesundheit

Sozialisationstheoretische Ansätze suchen makro- und mikrostrukturelle Positionen zu verbinden. Sie postulieren, dass der Mensch in lebenslangen Prozessen gesellschaftliche Normen und Werte, Vorstellungen und Handlungsbereitschaften erwirbt und individuell ausgestaltet. Dies geschieht in stetiger Transaktion mit der umgebenden Realität, die produktiv angeeignet wird, die ihn beeinflusst und auf die er handelnd zurückwirkt (Hurrelmann 2002). Sozialisationsumwelten sind als anthropozentrische Gebilde konzipierbar, deren Segmente hierarchisch angeordnet sind: Das Makrosystem subsumiert Merkmale von Gesellschaft, Kultur und Weltanschauungen. In das Exosystem ist das Individuum nicht direkt involviert, ihm entströmen aber mindestens mittelbare Effekte. Das Mesosystem erwächst aus der Interaktion jener Mikrosysteme, in die die zu sozialisierende Person eingebunden ist. Letztere konstituieren sich aus den Aktivitäten, Rollen und sozialen Beziehungen des Individuums sowie den materiellen Gegebenheiten. Das Chronosystem markiert die Zeit und betont den dynamischen Charakter aller Beziehungen und Kontexte (Bronfenbrenner 1989). Auch bei der Untersuchung des Gesundheitsverhaltens wird mit Mehrebenenmodellen gearbeitet, in denen erzieherische Angebote als Umweltvariablen einsortiert sind (Sallis, Owen 2002; Dippelhofer-Stiem 2007). Gleichwohl sind die empirischen Belege zwiespältig. Einerseits finden abrupte Umbrüche im Makrosystem Niederschlag im Gesundheitszustand der Individuen. Hinweise geben die Weltwirtschaftskrise in den ausgehenden 1920er Jahren (Elder, Pellerin 1998) sowie die deutsche Wiedervereinigung, in deren Gefolge sich die Lebenserwartung und der Gesundheitsstatus in den neuen Bundesländern kontinuierlich verbesserten (Löhnert, Felder 2006). Andererseits sind die Wirkpfade – auch der Nahumwelt – zumeist mittelbar, die transaktionalen Prozesse zwischen Mensch und Umwelt scheinen bedeutsamer. Das heißt, nicht die äußeren Gegebenheiten an sich, sondern die Art und Weise der Auseinandersetzung mit ihnen ist für den subjektiven Gesundheitszustand ausschlaggebend (Dippelhofer-Stiem 2008). Pädagogische Aktivitäten sollten deshalb ins Kalkül ziehen, dass ihre Wirkung indirekt sein mag, weil sie gespeist ist von flexiblen und reflektierenden personalen Strategien der kognitiven Befassung, der emotionalen Bewertung und Aneignung des äußeren Kontextes. Darüberhinaus können Sozialisationsprozesse erzieherische Absichten konterkarieren, denn sie verlaufen nicht intendiert, nicht unbedingt zielorientiert den Anforderungen der Umwelt Folge leistend.

4.4 Zielgruppen, Inhalte und Kompetenzen: Eine Problematisierung

Aus soziologischer Sicht sieht sich die Gesundheitserziehung mehreren Hürden gegenüber. Zum einen kann sie es nicht bei traditionellen Herangehensweisen belassen. Das inhärente defizitäre Menschenbild, die moralisierenden Vorschriften und Angstappelle oder auch der Versuch, lediglich den Kenntnisstand bei den Zielgruppen zu erweitern, haben allenfalls beschränkte Wirkungen (Jerusalem, Mittag 1994; Sting 2002, siehe auch Beitrag Wulfhorst, Hurrelmann in diesem Band). Zum Zweiten ist der Gegenstandsbereich selbst überaus komplex. Der Begriff «Gesundheit» enthält vielzählige Facetten, die wiederum eingebunden sind in differenzierte Wirk- und Beziehungsgeflechte. Einfache Kausalzuweisungen, wie «Sporttreiben ist gesund» oder «bestimmte Lebensmittel schützen vor Krankheiten», greifen deshalb zu kurz.

Denn es kommt darauf an, welche Adressaten mit welchen sozialen und personalen Merkmalen sich in welchem Maße der Bewegung oder des Verzehrs entsprechender Produkte bedienen. Und drittens ist die empirische Grundlage, auf denen Aussagen über das gesunde Leben und die Wege, dieses zu erreichen, beruhen, nicht immer hinreichend. Vorliegende Studien bedienen sich unterschiedlicher Samples und Operationalisierungen und sind deshalb schwer vergleichbar. Mittelwertunterschiede zwischen Teilstichproben werden eher hinsichtlich der statistischen Signifikanz, weniger nach der oftmals geringen Differenz interpretiert.

Dieses Problemspektrum offenbart sich einmal mehr im Nachdenken über die Zielgruppen, die inhaltlichen Aspekte sowie die Vorgehensweisen der Gesundheitserziehung. Die abschließenden Überlegungen wollen dies bündeln und reflektieren, für die Fallstricke von pädagogischen Aktivitäten sensibilisieren und erste Lösungswege aufzeigen.

Zielgruppen

Obgleich ältere Personen aufgeschlossener sind für salutogene Belange, repräsentieren Kinder und Jugendliche die tradierten Zielgruppen erzieherischer Initiativen. Sie sind über die Bildungsinstitutionen leicht erreichbar, inwieweit sie aber nachhaltig profitieren, ist offen, zumal für Heranwachsende Gesundheit der Normalzustand ist (Lampert 2008), dessen Problematisierung ihnen wenig plausibel erscheinen mag. Einerseits indiziert die steigende Quote von jungen Raucherinnen ebenso wenig Erfolg wie die bei Heranwachsenden verbreitete Distanz zu Aufklärung und präventivem Verhalten (Hurrelmann 2006). Andererseits sind Gewinne zu verbuchen, etwa in Bezug auf die schulische Tabakpolitik (Schmidt, Kolip 2002), die intervenierende Bedeutung von Bewegung (Rütten, Abu-Omar 2003; Raithel 2003) und Freundeskreis (Reißig, Schmidt 2001) auf die Rauchabstinenz. Doch sind diese Effekte eher partiell. Wie auch hinsichtlich der Angehörigen unterer sozialer Schichten, Geschlechtergruppen oder Ethnien besteht die Gefahr der Überbewertung kleiner Unterschiede des Gesundheitszustands und -handelns im Vergleich zur Referenzgruppe. Zudem verbergen sich hinter den mittleren Werten namhafte Minderheiten, die kein «Risikoverhalten» pflegen, aber dennoch als der statistisch ermittelten «Risikogruppe» zugehörig betrachtet, vielleicht stigmatisiert werden. Dieses Dilemma ist auch mit dem Setting-Ansatz (Bauer, Bittlingmeyer 2006), der einen präziseren Zugang zu Zielgruppen, kombiniert mit Veränderungen von Lebensbedingungen vorschlägt, schwerlich zu lösen. Möglicherweise ist eine Herangehensweise hilfreich, die sich an alle richtet, die positiv unterstellt und ernst nimmt, dass die Gesellschaftsmitglieder Experten und Interpreten für die persönliche Gesundheit und die ihrer Kinder sind. Es ginge dann nicht um adressatenbezogene, erzieherische Einwirkung im engen Sinne, sondern um die Bewusstmachung und Stärkung salutogener Ressourcen (Frank et al. 1998). Dies könnte in intendierten Lernprozessen und Institutionen geschehen, etwa in Schule, Betrieb und Altersheim, aber auch indirektes Ergebnis des Einflusses von anderen Sozialisationsinstanzen, wie Medienberichten oder Beobachtungen im Umfeld, sein.

Inhalte

Für die Bestimmung der Inhalte von Gesundheitserziehung erscheint die Hervorhebung positiver Aspekte ebenfalls sinnvoll. Hierzu gehört die in der Geschichte beispiellose Steigerung von Gesundheit und Lebenszeit in den westlichen Industrienationen. Diese zivilisatorische Leistung verdient der würdigenden Analyse. Ein weiterer Ansatzpunkt liegt in der Überwindung der rein naturwissenschaftlichen Betrachtung des Körpers und den inhärenten medizinischen Deutungsmustern (Schulz, Kahrs 2001, siehe dazu auch den Beitrag von Weiglhofer in diesem Band), bei allem Respekt vor dem Können der Medizin. Gesundheit und Wohlbefinden sind immer auch gesellschaftlich definiert und bestimmte Krankheiten wiederum Spiegelbild von kulturellen Epochen, etwa die mittlerweile vergessene Hysterie oder das derzeit aktuelle Zappelphilipp-Syndrom (Blech 2003). Es gilt deshalb, die Sichtweisen aller Beteiligten, der Lehrenden und Lernenden gleichermaßen, zu öffnen für die sozialen Rahmungen wie die biografischen Erfahrungen und die

Einbettung von Gesundheitserfahrungen in den Alltag. Menschen erscheinen dann nicht als potenzielle Patienten oder Risikoträger, die über das «richtige» Verhalten zu belehren sind, sondern als eingebunden in einen komplexen Gesamtkontext. Innerhalb dessen müssen sie eine Balance herstellen zwischen verschiedenen Lebensaufgaben, von denen die Erhaltung der Gesundheit nur eine von vielen ist (Faltermaier, Kühnlein, Burda-Viering 1998; Frank et al. 1998). Wenn Gesundheit als daseinsbegleitend begriffen und pädagogisch vermittelt wird, gilt dies auch für Morbidität und Siechtum. Die Auseinandersetzung mit sozialen Bildern, eigenen Erfahrungen und Antizipationen, mit den Heilungschancen und den Grenzen der medizinischen Machbarkeit sollte in pädagogischen Angeboten vorgesehen sein. Und nicht zuletzt wird über das Ende des Lebens, über Sterben und Tod nachzusinnen sein.

Kompetenzen

Die klassische Gesundheitserziehung setzt auf die Vermittlung von Wissen, damit sich Einstellungen und Dispositionen verändern und das neue Fundament bilden für salutogenes Verhalten (Schwarzer, Buchwald 2002; Erhart, Hurrelmann, Ravens-Sieberer 2008, siehe dazu auch den Beitrag von Wulfhorst und Hurrelmann in diesem Band). Zweifelsohne können pädagogische Maßnahmen nicht auf die Weitergabe von Kenntnissen und Informationen verzichten. Dies sollte jedoch verbunden sein mit der Herausbildung von Kompetenzen, die die Adressaten dazu befähigen, vermeintlich sichere Wissensbestände und Zahlenbelege kritisch einordnen zu können (Schmacke 2005, siehe dazu auch die Beiträg von Weiglhofer und Frauenknecht in diesem Band). Mancher Ratschlag zu gesundem Verhalten, der in Fernsehsendungen und Zeitungen verbreitet wird, entbehrt des seriösen Belegs. Aber auch scheinbar wissenschaftlich untermauerte Erkenntnisse, wie etwa die Hormonbehandlung von Frauen in den Wechseljahren, die vorsorglich vor Krankheiten schützen sollte, erweisen sich im Nachhinein als fataler Irrtum. In gleicher Weise bedarf die Einschätzung von Nutzen und Nachteilen der Krebsfrüherkennung der kompetenten, abwägenden Beurteilung (siehe dazu auch den Beitrag von Hörmann in diesem Band). Gesundheitserziehung müsste neben der Einübung von Kritikfähigkeit und Reflexion auf die Befähigung zu sozialem Handeln setzen und Entwicklungschancen offerieren (Faltermaier 1998). Das erfordert, dass über die kognitiven Aspekte hinaus, auch die mit Gesundheit verbundenen normativen Setzungen und die emotionalen Gehalte einbezogen werden. Denn sie bestimmen die Auseinandersetzung mit der Thematik ebenso und stützen die salutogenen Handlungsbereitschaften. Und schließlich ist zu sondieren, welche affektiven und bewertenden Konnotationen pädagogisches Bemühen im Gesundheitsbereich bei den Rezipienten auslöst, inwieweit Reserviertheit und Widerständigkeit der Individuen Effekte hervorbringt, die dem erzieherischen Wollen entgegenlaufen.

Zusammenfassung

Zusammenfassend ist zu konstatieren, dass moderne Gesundheitserziehung ohne obrigkeitsstaatliche Züge und Belehrungen auskommen kann und muss. Sie gewinnt Überzeugungskraft, wenn sie um die gesellschaftliche Bedingtheit weiß, ein facettenreiches Konzept von Wohlsein zugrundelegt, das im Alltag quasi unhinterfragt verankert und dennoch von biografisch aufgeschichteten Erfahrungen und sozialen Einflüssen determiniert ist. Dies ist zu unterlegen von einem Menschenbild, das die Laien als Expertinnen und Experten des eigenen Körpers anerkennt und auf die Stärkung von Autonomie, Eigenverantwortung und Reflexionsfähigkeit und dem darauf bezogenen Verhalten setzt, ohne die Endlichkeit des Daseins zu verschweigen. Intendierte Maßnahmen und pädagogische Settings vermögen weitreichende Anstöße dafür zu geben, dass Gesundheit und Krankheit in die Gesamtbilanz der Lebensführung eingefügt, als Aspekte der Bildung und Geselligkeit, als Lebenskunst und Aktivität der Zivilgesellschaft begriffen werden (Jerusalem, Mittag 1994; Faltermaier, Kühnlein, Burda-Viering 1998; Sting 2002; Göpel 2008). Mit dieser Zielsetzung wäre die Gesundheitserziehung anschlussfähig an das Bildungs- und Sozialisationsgeschehen, das die subjektive Gesundheit auf weniger intendierte und bewusste Weise, aber dennoch ebenfalls maßgeblich, mitgestaltet.

Literatur

Ahlstich, K. (1999). Gesundheitspolitische Einstellungen, Gesundheitsverhalten und Wertewandel. Wiesbaden: Deutscher Universitäts-Verlag.

Altgeld, T. (Hrsg.) (2004). Männergesundheit. Neue Herausforderungen für Gesundheitsförderung und Prävention. Weinheim: Juventa.

Ariès, P. (1980). Geschichte des Todes. München: Hanser.

Badura, B. (2002). Betriebliches Gesundheitsmanagement – ein neues Forschungs- und Praxisfeld für Gesundheitswissenschaftler. Zeitschrift für Gesundheitswissenschaften/ Journal of Public Health, 10, 2, 14-163.

Bauch, J. (1996). Gesundheit als sozialer Code. Von der Vergesellschaftung des Gesundheitswesens zur Medikalisierung der Gesellschaft. Weinheim: Juventa.

Bauer, U., Bittlingmayer, U. (2006). Zielgruppenspezifische Gesundheitsförderung. In: Hurrelmann, K., Laaser, U., Razum, O. (Hrsg.). Handbuch Gesundheitswissenschaften. Weinheim: Juventa, 781-818.

Bergdolt, K. (1994). Der schwarze Tod in Europa. Die große Pest und das Ende des Mittelalters. München: Beck.

Blech, J. (2003). Die Krankheitserfinder. Wie wir zu Patienten gemacht werden. Frankfurt/M.: Fischer.

Bronfenbrenner, U. (1989). Ecological system theory. In: Vasta, R. (ed.). Six theories of child development. Greenwich, Conn.: JAI Press, 185-246.

Dippelhofer-Stiem, B. (2007). Zur Ökologie der subjektiven Gesundheit: Kontext und Zeit. Diskurs Kindheits- und Jugendforschung, 2, 52-66.

Dippelhofer-Stiem, B. (2008). Gesundheitssozialisation. Theoretische und empirische Analysen zur Genese des subjektiven Gesundheitsbildes. Weinheim: Juventa.

Dragano, N., Siegrist, J. (2006). Die Lebenslaufperspektive gesundheitlicher Ungleichheit: Konzepte und Forschungsergebnisse. In: Richter, M., Hurrelmann, K. (Hrsg.). Gesundheitliche Ungleichheit. Grundlagen, Probleme, Perspektiven. Wiesbaden: VS, 171-184.

Durkheim, E. (1895/1995). Die Regeln der soziologischen Methode. Herausgegeben und eingeleitet von René König. Frankfurt/M.: Suhrkamp.

Eickenberg, H.-U., Hurrelmann, K. (1997). Warum fällt die Lebenserwartung von Männern immer stärker hinter die der Frauen zurück? Medizinische und soziologische Erklärungsansätze. Zeitschrift für Sozialisationsforschung und Erziehungssoziologie, 17, 2, 118-134.

Elder, G., Pellerin, L. (1998). Linking history and human lives. Methods of life course research. Qualitative and quantitative approaches. Thousand Oaks: Sage Publications.

Erhart, M., Hurrelmann, K., Ravens-Sieberer, U. (2008). Sozialisation und Gesundheit. In: Hurrelmann, K., Grundmann, M., Walper, S. (Hrsg.). Handbuch Sozialisationsforschung. Weinheim: Beltz, 424-442.

Faltermaier, T. (1998). Subjektive Konzepte und Theorien von Gesundheit. Begründung, Stand und Praxisrelevanz eines gesundheitswissenschaftlichen Forschungsfelds. In: Flick, U. (Hrsg.). Wann fühlen wir uns gesund? Subjektive Vorstellungen von Gesundheit und Krankheit. Weinheim: Juventa, 70-86.

Faltermaier, T., Kühnlein, I., Burda-Viering, M. (1998). Gesundheit im Alltag. Laienkompetenz in Gesundheitshandeln und Gesundheitsförderung. Weinheim: Juventa.

Frank, U., Belz-Merk, M., Bengel, J., Strittmatter, R. (1998). Subjektive Gesundheitsvorstellungen gesunder Erwachsener. In: Flick U. (Hrsg.). Wann fühlen wir uns gesund? Subjektive Vorstellungen von Gesundheit und Krankheit. Weinheim: Juventa, 57-69.

Gerhardt, U. (1991). Gesellschaft und Gesundheit. Begründung der Medizinsoziologie. Frankfurt/M.: Suhrkamp.

Gerlinger, T. (2006). Historische Entwicklung und theoretische Perspektiven der Gesundheitssoziologie. In: Wendt, C., Wolf, C. (Hrsg.). Soziologie der Gesundheit. Kölner Zeitschrift für Soziologie und Sozialpsychologie, Sonderheft 46, 34-56.

Göpel, E. (Hrsg) (2008). Systemische Gesundheitsförderung. Gesundheit gemeinsam gestalten, Band 3. Frankfurt/M.: Mabuse.

Heinz, W. (2000). Selbstsozialisation im Lebenslauf. Umrisse einer Theorie biographischen Handelns. In: Hoerning, E. (Hrsg.). Biographische Sozialisation. (Der Mensch als soziales und personales Wesen, Band 17). Stuttgart: Lucius & Lucius, 165-186.

Hurrelmann, K. (2002). Einführung in die Sozialisationstheorie. Weinheim: Beltz.

Hurrelmann, K. (2006). Gesundheitssoziologie. Eine Einführung in sozialwissenschaftliche Theorien von Krankheitsprävention und Gesundheitsförderung. Weinheim: Juventa.

Imhof, A. (Hrsg.) (1994). Lebenserwartungen in Deutschland, Norwegen und Schweden im 19. und 20. Jahrhundert. Berlin: Akademie Verlag.

Jerusalem, M., Mittag, W. (1994). Gesundheitserziehung in Schule und Unterricht. Zeitschrift für Pädagogik, 40, 6, 851-869.

Jungbauer-Gans, M., Kriwy, P. (2008). Vorsorge und soziale Ungleichheit in der Kindheit. Sozialökologische Analyse der Schuleingangsuntersuchung in München 2001. In: Tiesmeyer,

K., Brause, M., Lierse, M., Lukas-Nülle, M., Hehlmann, T. (Hrsg.). Der blinde Fleck. Ungleichheiten in der Gesundheitsversorgung. Bern: Huber, 143-162.

Kohli, M. (1991). Lebenslauftheoretische Ansätze in der Sozialisationsforschung. In: Hurrelmann, K., Ulich, D. (Hrsg.). Neues Handbuch der Sozialisationsforschung. Weinheim: Beltz, 303-317.

Kolip, P. (Hrsg.) (2000). Weiblichkeit ist keine Krankheit. Die Medikalisierung körperlicher Umbruchphasen im Leben von Frauen. Weinheim: Juventa.

Lampert, T. (2008). Gesundheitliche Ungleichheit bei Kindern und Jugendlichen. Ergebnisse des Kinder- und Jugendgesundheitssurveys (KIGGS). In: Tiesmeyer, K., Brause, M., Lierse, M., Lukas-Nülle, M., Hehlmann, T. (Hrsg.). Der blinde Fleck. Ungleichheiten in der Gesundheitsversorgung. Bern: Huber, 109-125.

Löhnert, A., Felder, S. (2006). Eine Extra-Dividende der deutschen Wiedervereinigung: Die gestiegene Lebenserwartung in Sachsen-Anhalt. Magdeburger Wissenschaftsjournal, 1-2, 13-18.

Lüschen, G., Cockerham, W., van der Zee, J. (1995). Health systems in the European Union. Diversity, convergence, and integration. München: Oldenbourg.

Luhmann, N. (1993). Soziologische Aufklärung 5. Konstruktivistische Perspektiven. Opladen: Westdeutscher Verlag.

Maus, H. (1973). Zur Vorgeschichte der empirischen Sozialforschung. In: König, R. (Hrsg.). Handbuch der empirischen Sozialforschung, Band 1: Geschichte und Grundprobleme. Stuttgart: Enke, 21-56.

Meulemann, H. (1996). Werte und Wertwandel. Zur Identität einer geteilten und wieder vereinten Nation. Weinheim: Juventa.

Mielck, A., Bloomfield, K. (Hrsg.) (2001). Sozial-Epidemiologie. Eine Einführung in die Grundlagen, Ergebnisse und Umsetzungsmöglichkeiten. Weinheim: Juventa.

Noelle-Neumann, E., Köcher, R. (Hrsg.) (2002). Allensbacher Jahrbuch der Demoskopie 1998-2002, Band 11. München: Saur.

Oberschall, A. (1997). Empirische Sozialforschung in Deutschland 1848-1914. Freiburg: Alber.

Parsons, T. (1951). The social system. Glencoe: Free Press.

Raithel, J. (2003). Sportpartizipation vs. Sportabstinenz und Gesundheit im Jugendalter. Zeitschrift für Gesundheitswissenschaften/Journal of Public Health, 11, 2, 146-164.

Razum, O. (2006). Migration, Mortalität und der Healthy-migrant-Effekt. In: Richter, M., Hurrelmann, K. (Hrsg.). Gesundheitliche Ungleichheit. Grundlagen, Probleme, Perspektiven. Wiesbaden: VS, 255-270.

Reißig, B., Schmidt, M. (2001). Der Gebrauch von Alkohol und Tabak bei Jugendlichen im Zeitwandel. Zeitschrift für Soziologie der Erziehung und Sozialisation, 21, 3, 265-278.

Richter, M. (2005). Gesundheit und Gesundheitsverhalten im Jugendalter. Der Einfluss sozialer Ungleichheit. Wiesbaden: VS.

Richter, M., Hurrelmann, K. (Hrsg.) (2006). Gesundheitliche Ungleichheit. Grundlagen, Probleme, Perspektiven. Wiesbaden: VS.

RKI (Robert Koch-Institut) in Zusammenarbeit mit dem Statistischen Bundesamt (2006). Gesundheit in Deutschland. Gesundheitsberichterstattung des Bundes. Berlin: RKI.

Rütten, A., Abu-Omar, K. (2003). Prävention durch Bewegung. Zur Evidenzbasierung von Interventionen zur Förderung körperlicher Aktivität. Zeitschrift für Gesundheitswissenschaften/ Journal of Public Health, 11, 3, 229-246.

Sallis, J., Owen, N. (2002). Ecological models of health behavior. In: Glanz, K., Rimer, B., Lewis, F. (eds.). Health behavior and health education. Theory, research and practice. San Francisco: Wiley, 462-484.

Scheibler-Meissner, P. (2004). Soziale Repräsentationen über Gesundheit und Krankheit im europäischen Vergleich. Frankfurt/M.: Lang.

Schmacke, N. (2005). Wie viel Medizin verträgt der Mensch? Bonn: KomPart.

Schmidt, B., Kolip, P. (2002). Schulische Tabakpolitik und Geschlechtsunterschiede bei tabakbezogenen Einstellungen und Verhaltensweisen. Zeitschrift für Soziologie der Erziehung und Sozialisation, 22, 1, 64-78.

Schütze, F. (1995). Verlaufskurven des Erleidens als Forschungsgegenstand der interpretativen Soziologie. In: Krüger, H.-H., Marotzki, W. (Hrsg.). Erziehungswissenschaftliche Biographieforschung. Opladen: Leske+Budrich, 116-157.

Schulz, T., Kahrs, M. (2001). Selbststeuerung im Gesundheitssystem. Individualisierungsprozesse in der Lebenssphäre Gesundheit-Krankheit. In: Leisering, L., Müller, R., Schumann, K. (Hrsg.). Institutionen und Lebensläufe im Wandel. Institutionelle Regulierungen von Lebensläufen. Weinheim: Juventa, 189-214.

Schwarzer, C., Buchwald, P. (2002). Gesundheitsförderung und Beratung. In: Tippelt, R. (Hrsg.). Handbuch Bildungsforschung. Opladen: Leske + Budrich, 707-724.

Sting, S. (2002). Prävention statt Bildung? Sozialpädagogische Bildungsperspektiven am Beispiel einer gesundheitsbezogenen sozialen Bildung. In: Liegle, L., Treptow, R. (Hrsg.). Welten der Bildung in der Pädagogik der frühen Kindheit und in der Sozialpädagogik. Freiburg: Lambertus, 92-103.

Streich, W., Wolters, P., Brand, H. (Hrsg.) (1998). Berichterstattung im Gesundheitswesen. Analysen zur Entwicklung und Perspektiven für einen Neubeginn. Weinheim: Juventa.

Wadsworth, M., Bartley, M. (2006). Social inequality, family structure and health in the life course. In: Wendt, C., Wolf, C. (Hrsg.). Soziologie der Gesundheit. Kölner Zeitschrift für Soziologie und Sozialpsychologie, Sonderheft 46, 125-143.

Wendt, C., Wolf, C. (Hrsg.) (2006). Soziologie der Gesundheit. Kölner Zeitschrift für Soziologie und Sozialpsychologie, Sonderheft 46.

5 Medizin und Gesundheitserziehung

Ingrid Mühlhauser

5.1 Einleitung

Der vorliegende Beitrag adressiert folgende Aspekte und aktuelle Entwicklungen von «Health Education» im medizinischen Bereich: 1) «Health Education» ist integraler Bestandteil medizinischen Handelns. 2) Interventionen zu «Health Education», gleichgültig von welchen Professionen sie angeboten werden, müssen unter Anwendung der Methoden der Evidenzbasierten Medizin (EbM) auf Wirksamkeit, Unbedenklichkeit und Implementierbarkeit überprüft werden. 3) «Compliance-» und «Adhärenz-Orientierung» werden zunehmend abgelöst durch Patientenschulungen zu «Empowerment» und «Selbsttherapie». 4) Erfolgreiche Patientenschulungen zeichnen sich aus durch Interdisziplinarität und Krankheits- bzw. Problemspezifität. 5) Evidenzbasierte Patienten- bzw. Verbraucher-Informationen und Einbeziehung der Bürger in Entscheidungen zu Gesundheits- und Krankheitsfragen sind tragende Komponenten von «Health Education». 6) Zukünftige Herausforderung ist die Weiterentwicklung von «Health Education» im Sinne kritischer Gesundheitsbildung («Critical Health Literacy»). 7) Gesundheitsfachberufe, Gesundheitspädagogen, -soziologen und -psychologen benötigen Grundlagenkompetenzen in EbM und evidenzbasierter Patienteninformation.

5.2 Definition von Gesundheitserziehung in der Medizin

In der größten medizinischen Datenbank Medline/PubMed (www.ncbi.nlm.nih.gov/) werden mit dem Begriff «Health Education» unter anderem die Kategorien «Dental Health Education», «Sex Education», «Consumer Health Information» und «Patient Education» subsumiert. Die Themenfelder beziehen sich auf alle Altersgruppen und Bevölkerungsschichten, Gesunde und Kranke und umfassen Publikationen zur Familienplanung, Gesundheitsförderung, Gesundheitsbildung, Prävention, Patientenschulung, Patienteninformation, Patientenpartizipation und Kommunikation. «Health Education» ist in diesem umfassenden Sinne bedeutender und integraler Bestandteil medizinischen Handelns.

5.3 Ärztliche Beratungspflicht zu gesundheitsbewusstem Verhalten

Ärzte sind gesetzlich in verschiedene Aktivitäten von «Health Education» eingebunden. Ein aktuelles Beispiel ist das zum 1. April 2007 in Deutschland in Kraft getretene GKV-Wettbewerbsstärkungsgesetz (Gemeinsamer Bundesausschuss 2007). Demnach sollen die Bürger gegenüber der Versichertengemeinschaft zu gesundheitsbewusstem, eigenverantwortlichem und therapiegerechtem Verhalten verpflichtet werden. Das Gesetz sah ursprünglich vor, gesetzlich Krankenversicherte zur Teilnahme an bestimmten Gesundenuntersuchungen zu verpflichten. Der Gemeinsame Bundesausschuss (G-BA) kam jedoch nach Prüfung der wissenschaftlichen Grundlagen zu dem Schluss, dass selbst für wirksame Krebsfrüherkennungsprogramme ein Zwang zur Teilnahme nicht vertretbar wäre. Ein nicht vernachlässigbarer Anteil der gesunden Bevölkerung erleidet nämlich durch diese Untersuchungen ausschließlich Schaden. Die Teilnahmepflicht wurde zu einer Beratungspflicht abgeschwächt. Diese betrifft zunächst die Früherkennung von Brustkrebs, Darmkrebs und Gebärmutterhalskrebs. Andere Gesundenuntersuchungen sollen geprüft werden. Wird die Beratung nicht in Anspruch genommen, verlieren die Versicherten im Krankheitsfall die finanziellen Vorteile für chronisch Erkrankte. Die Beratung soll durch jene Ärztinnen und Ärzte («Leistungsanbieter») erfolgen, die die Untersuchungen durchführen. Inhalt und Art der Beratung sind nicht festgelegt. Somit hat der Gesetzgeber der Ärzteschaft in der «Gesundheitserziehung» der Bevölkerung eine weitere Rolle zugeteilt.

5.4 Evidenzbasierte Medizin als Standard ärztlichen Handelns

Seit Anfang der 90er Jahre hat mit der Einführung der EbM ein Paradigmenwechsel stattgefunden (Sackett et al. 2000). Das traditionell Erfahrungs- und Experten-orientierte Handeln der Ärzte soll auf einer wissenschaftlichen Basis verankert werden. Patienten sollen sich verstärkt an Entscheidungen beteiligen. All zu oft hatten Erfahrungen getäuscht und Experten geirrt. Zudem unterstützt der weltweite Zugang der Bürger zu medizinischen Informationen über das Internet deren berechtigte Bestrebungen, vermehrt in Entscheidungen zu Gesundheits- und Krankheitsfragen eingebunden zu werden. EbM ist derzeit die Standardmethode in der Medizin und gilt daher auch für den Bereich «Health Education». Das bedeutet, dass vor Implementierung einzelner Maßnahmen von Health Education Nachweise zur Wirksamkeit und Unbedenklichkeit durch prospektive (randomisiert-) kontrollierte Studien mit relevanten Zielparametern erbracht werden müssen.

Die Arroganz der präventiven Medizin

Health Education richtet sich oftmals primär an Gesunde. Nicht nur die Art und Weise der Adressierung im Sinne pädagogischer oder psychologischer Verfahren sind von Bedeutung, sondern vor allem auch die medizinisch-gesundheitlichen Ziele und die zu transportierenden Inhalte. Was gesund und was gesundheitsbewusstes Verhalten ist, musste schon oftmals korrigiert werden (Skrabanek 1986; Sackett 2002). Aktuelle Beispiele für Maßnahmen, die Gesundheit erhalten sollten, jedoch letztlich mehr Schaden als Nutzen brachten, sind die Behandlung mit Sexualhormonen oder Vitaminpräparaten. Sackett spricht von *The Arrogance of Preventive Medicine* (Sackett 2002). Für den Bereich der Sekundär- und Tertiärprävention ist die Liste von Negativbeispielen bereits unüberschaubar lang geworden. Trugschlüsse und Irrungen betreffen jedoch nicht nur die Medizin, sondern auch andere Disziplinen, wie Rehabilitations-, Pflege-, Sozial-, Politik- oder Erziehungswissenschaften (Mühlhauser, Meyer 2006). Auch hier können gut gemeinte Interventionen, sei es zur Gesundheitserhaltung, -förderung oder -wiederherstellung oder zur Krankheitsprävention mehr Schaden als Nutzen stiften, entweder, weil sie die gesetzten Ziele nicht erreichen und auf diese Weise ungerechtfertigt Ressourcen binden oder weil unerwünschte Nebenwirkungen oder nicht abschätzbare Tertiäreffekte (Kollateralschäden) überwiegen. Die wissenschaftliche Überprüfung auch von Interventionen zu «Health Education» in prospektiven kontrollierten Studien anhand relevanter Zielparameter ist daher unverzichtbar, egal ob diese durch Ärzte oder andere Professionen erfolgen. Dies entspricht auch den Forderungen der *Campbell Collaboration*, die sich, ähnlich wie die *Cochrane Collaboration* für den medizinischen Bereich, um Standards für die wissenschaftliche Qualität von Untersuchungen zu pädagogischen und sozialpolitischen Interventionen bemüht (www.campbellcollaboration.org).

Disease Mongering – das Erfinden von Krankheiten

Zunehmend werden natürliche Alterungsprozesse, sowie somatische, psychische oder soziale Befindlichkeitsstörungen oder Verhaltensvariationen wie Unlustgefühle, Motivationsmangel, Traurigkeit, soziale Kontaktarmut oder Überaktivität zu behandlungsbedürftigen Krankheiten erklärt, ein Phänomen, das als «Disease Mongering» bezeichnet wird (Moynihan, Heath, Henry 2002). Die Grenzen zur nicht behandlungsbedürftigen Normalität werden kontinuierlich eingeengt. Beispielsweise werden durch die Absenkung der Normalwerte für Blutzucker, Blutdruck und Blutfettwerte immer größere Teile der beschwerdefreien Bevölkerung Adressaten medizinischer Interventionen. Demenzgefährdete sollen mit Spezialtestverfahren frühzeitig identifiziert und unter Betreuung gestellt werden, auch wenn sie sich noch völlig gesund und leistungsfähig fühlen. Die Angst vor Krankheiten wird geschürt. Dies ist nicht nur lukrativ für jene, die am Aufspüren und an den Behandlungen dieser vermeintlichen Krankheiten verdienen, sondern auch für Wirtschaftsbereiche wie Prävention und Gesundheitsförderung (Angell 2004). Jüngstes Beispiel sind Aufklärungskampagnen in Schulen, die Mädchen zur Impfung gegen Infektionen mit Humanen Papilloma Viren (HPV) motivieren sollen. Bedrohung vor einer seltenen Krebsart wird aufgebaut und gleichzeitig eine unzureichend untersuchte Maßnahme mit zweifelhaften und irreführenden Versprechungen angepriesen. Akteure sind eine Allianz aus Pharmaindustrie, Ärzten und Lehrern, die medizinische Expertenempfehlungen nicht kritisch hinterfragen wollen oder können. Gefördert wird diese Pathologisierung der Bevölkerung durch die aktuelle Vergütungssystematik medizinischer Leistungen im deutschen Gesundheitssystem. Je mehr diagnostiziert und behandelt wird, umso hoher der Verdienst. Stattdessen müsste EbM-orientiertes und auf Patienten zentriertes Handeln belohnt werden.

Mangelndes Wissenschaftsverständnis der Akteure

Obwohl EbM ein fundiertes Wissenschaftsverständnis ermöglicht und eine sachgerechte Anwendung von EbM ein solches voraussetzt, ist die Umsetzung der EbM bisher unzureichend. Das Wissenschaftsverständnis unter Medizinern und assoziierten Disziplinen ist oftmals mangelhaft mit teilweise verheerenden Folgen für die Bürger (Skrabanek 1986; Sackett 2002; Mühlhauser, Meyer 2006; Moynihan, Heath, Henry 2002; Angell 2004; Fahey, Griffiths, Peters 1995). Gerd Gigerenzer, Direktor des Max-Planck-Instituts für Bildungsforschung in Berlin hat, wie andere Wissenschaftler auch, wiederholt auf die «Inummeracy» in unserer Gesellschaft aufmerksam gemacht (Gigerenzer, Edwards 2003). Selbst Fachärzte sind nicht in der Lage, Ergebnisse von diagnostischen Tests, die sie selbst an ihren Patienten durchgeführt haben oder durchführen lassen, richtig zu interpretieren. Beispielsweise glauben zwei Drittel der Gynäkologen, dass ein positiver Befund einer Screening-Mammographie bedeutet, dass Brustkrebs mit einer Wahrscheinlichkeit von 80-90 % vorliegt. Tatsächlich haben nur 5 bis 10 von 100 positiv getesteten Frauen Brustkrebs (Gigerenzer, Wegwarth 2008). Zusätzlich wird der Nutzen von medizinischen Maßnahmen oft überschätzt und sogar Fachexperten erliegen massiven Trugschlüssen bei der Interpretation von wissenschaftlichen Studienergebnissen. So haben wir in einer eigenen Untersuchung mit Diabetesexperten gezeigt, dass die weit verbreitete Aussage, dass durch sog. Lebensstiländerungen (gesunde Ernährung, vermehrte körperliche Aktivität) das Auftreten von Diabetes mellitus um bis zu 60 % verhindert werden kann, in höchstem Maße irreführend ist (**Abb. 1**). Die tatsächlichen Veränderungen des

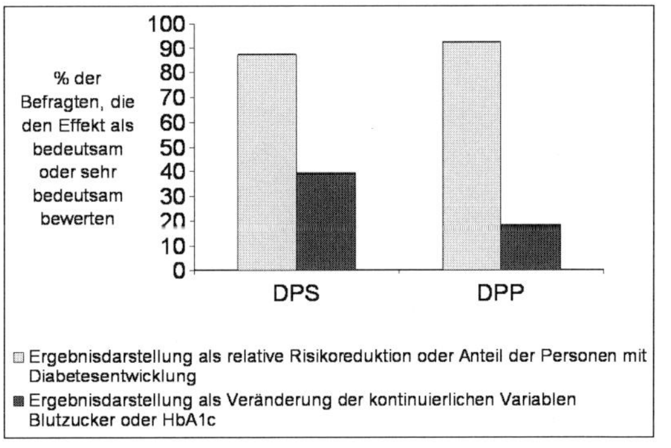

Abbildung 1: Einfluss der Art der Ergebnispräsentation von zwei randomisiert-kontrollierten Studien (DPS = Finnische Diabetespräventionsstudie, DPP = Diabetespräventionsprogramm) als Änderung von Kategorien (Diabetesdiagnosen) oder Änderung von kontinuierlichen Variablen (Blutzucker bzw. HbA1c-Wert). Befragung von etwa 300 Diabetesexperten (Mühlhauser et al. 2006).

Stoffwechsels sind minimal und werden bei angemessener Datenpräsentation durch dieselben Diabetesexperten überwiegend als klinisch gar nicht oder wenig bedeutsam eingestuft (Mühlhauser, Kasper, Meyer 2006).

Kritiklose Übernahme von Aussagen medizinischer Experten durch Akteure anderer Disziplinen, wie Psychologen, Pädagogen, Soziologen oder Politiker, kann eine fehlende Wissenschaftsbasierung im Bereich *Health Education* perpetuieren.

5.5 Ethische Leitlinien zum Informationsprozess

Der Anspruch auf vollständige und ausgewogene Information von Gesunden und Kranken auf Basis der wissenschaftlichen Evidenz ist in den europäischen Patientenrechten als ethische Norm dokumentiert. Die britische Ärzteschaft hat bereits 1998 in ethischen Leitlinien des *General Medical Council* klare Vorgaben definiert, wie der Prozess der Entscheidungsfindung zwischen Arzt und Patient bzw. Klient gestaltet werden soll und welche Informationen, wie und wann präsentiert, den Zielgruppen zustehen (General Medical Council 1998). Dieser «ethische Imperativ» ist von besonderer Bedeutung, wenn es um Interventionen an Gesunden geht (Koch, Mühlhauser 2008; Mühlhauser, Steckelberg 2005). Wie dies konkret in die Gestaltung von Patienten- bzw. Verbraucher-Informationen einfließen sollte, ist aus Übersichtsarbeiten zu entnehmen (Steckelberg et al. 2005; Trevena et al.2006). **Tabelle 1** zeigt hierzu eine Zusammenstellung. Aktuell erfüllen nur ausnahmsweise Patienten- bzw. Verbraucher-Informationen diese Kriterien (Coulter et al. 2006; Mühlhauser, Höldke 2002; Kurzenhäuser 2003; Jorgensen, Gotzsche 2004; Meyer, Steckelberg, Mühlhauser 2007; Mühlhauser, Oser 2008; Mühlhauser, Filz 2008; Feldman-Stewart et al. 2006).

Tabelle 1: Auswahl von Kriterien zur Gestaltung des Informationsprozesses von Patienten bzw. Verbrauchern zu diagnostischen, therapeutischen oder präventiven Maßnahmen (vgl. General Medical Council 1998; Koch, Mühlhauser 2008, Mühlhauser, Steckelberg 2005; Steckelberg et al. 2005; Trevena et al. 2006)

Vor einer geplanten Intervention muss informiert werden über:
- Ziel der Maßnahme
- Prognose bei Nichtintervention

Für alle Optionen, einschließlich Verzicht auf Intervention, objektive Daten bezüglich patientenrelevanter Zielparameter, jeweils mit Angaben zu:
- bei präventiven oder therapeutischen Interventionen: Wahrscheinlichkeiten für Erfolg, Misserfolg und unerwünschte Wirkungen der Maßnahmen
- bei diagnostischen Eingriffen zusätzlich: Wahrscheinlichkeiten für falsch negative und falsch positive Ergebnisse; Aussagekraft eines positiven/negativen Testergebnisses
- medizinische, psychosoziale und finanzielle Folgen der Maßnahmen
- Planung des weiteren Vorgehens
- Beratungs- und Unterstützungsangebote
- Die Informationen müssen evidenzbasiert sein.
- Die Informationen müssen verständlich sein.

Bei der Darstellung von Risiken müssen folgende Aspekte berücksichtigt werden:
- Nutzung von natürlichen Häufigkeiten
- Bei Darstellung mehrerer Risiken sind die Vergleichsgruppen konstant zu halten.
- Nutzung absoluter Differenzen statt relativer Veränderungen
- Vergleich mit anderen Risiken
- Angabe von Unsicherheitsbereichen
- Darstellung von Gewinn und Verlust
- Ergänzung durch grafische Darstellungen
- Verzicht auf verzerrende Skalen

Angaben bezüglich Metainformationen:
- Verfasser der Broschüre
- Informationsquellen
- Aktualität der Information
- Interessenkonflikte, z.B. finanzieller Art, müssen offen gelegt werden.

Für die Entscheidung muss ausreichend Zeit sein.
Die Möglichkeit, dass die Maßnahme abgelehnt wird, darf kein Grund sein, die Information vorzuenthalten.

5.6 Von Compliance/Adhärenz zu Patienten-Empowerment und Selbsttherapie

Patientenschulung (Patient Education) ist ein wesentlicher Aspekt von medizinischer Health Education. Erfolgreiche Programme zeichnen sich unter anderem durch ihren interdisziplinären Ansatz aus. Beteiligte sind neben den Patienten und Ärzten z.B. zu Beratern weitergebildete Gesundheitsfachberufe sowie Pädagogen und Psychologen zur Entwicklung von Curricula und Begleitung der Teammitglieder (Mühlhauser 2005; Coulter, Ellins 2007). Patientenwissen und Selbstmanagement führen umso eher zu Verbesserungen von Therapieergebnissen, je mehr der Behandlungserfolg von diesen Faktoren abhängt. Der insulinpflichtige Typ 1 Diabetes und das schwere Asthma bronchiale sind klassische Beispiele hierfür (Mühlhauser 2005; Mühlhauser, Lenz 2008). Beide Krankheiten zeichnen sich durch starke Fluktuation aus, der Krankheitsverlauf kann durch die Patienten selbst kontrolliert werden (Blutzucker bzw. Peak Flow), für beide steht eine wirksame Behandlung zur Verfügung. Diese muss jedoch häufig und unmittelbar aufgrund der Ergebnisse der Selbstkontrolle angepasst werden (Insulin bzw. Betamimetika, Kortison oder andere Therapien). Einbeziehung der Patienten in die Festlegung von Therapiezielen und Schulung der Patienten mit dem Ziel einer weit reichenden Übertragung von Kontrolle und Durchführung der Therapie auf die Betroffenen führen zu erheblicher Verbesserung von Behandlungsergebnissen (Coulter, Ellins 2007; Mühlhauser, Lenz 2008). Voraussetzungen sind, dass die Schulungsinhalte relevant und evidenzbasiert sind und eigenständiges Handeln ermöglichen. Die Evaluation muss die Komplexität von Patientenschulungsprogrammenberücksichtigen (Mühlhauser, Berger 2002; Campbell et al. 2000; Lenz et al. 2007).

5.7 Beispiele für Best Practice medizinischer Health Education

Als Beispiel für ein erfolgreiches Konzept von *Empowerment* und Selbsttherapie erfolgt hierzu in **Tabelle 2** eine Gegenüberstellung des sog. Düsseldorf Programms und des «Diabetes Control and Complications Trial (DCCT)» zur intensivierten Insulintherapie bei Typ 1 Diabetes. Das Düsseldorf-Programm wurde wiederholte Male ausführlich beschrieben, die Evidenz im Sinne der Evaluation einer komplexen Intervention wurde über die Jahre von 1978 bis 2007 gesammelt und publiziert (Mühlhauser, Berger 2002; Lenz et. al 2007). Das DCCT ist eine multizentrische Studie aus den USA und Kanada mit dem primären Ziel, die Auswirkungen einer intensivierten Insulintherapie auf diabetische Spätkomplikationen zu untersuchen (The DCCT Research Group, 1993).

Tabelle 2: Charakteristika des Behandlungs- und Schulungsprogramms zur intensivierten Insulintherapie von Patienten mit Typ 1 Diabetes. Vergleich Düsseldorf Programm und DCCT (übernommen aus Mühlhauser, Lenz 2008):

	Düsseldorf Programm	DCCT
Intervention		
Therapieziel	Durch Patienten selbst bestimmt	Durch Arzt definiert
Therapie	Freie Diät	Diätpläne
Vorgaben/Anpassung der Insulindosis	Überwiegend durch die Patienten selbst	Überwiegend durch das Behandlungsteam
Schulung	Curriculum, 5 Tage, Gruppenschulung	Individuell
Langzeitkontrolle	Größtmögliche Loslösung von medizinischen Institutionen	Häufige Kontakte mit dem Behandlungsteam
Ergebnisse		
Blutzuckereinstellung	Verbessert	Verbessert
Schwere Unterzuckerungen	Gleich oder Abnahme	3x höheres Risiko in der intensiviert behandelten Gruppe
Lebensqualität	Verbesserung	Keine Verbesserung

Tabelle 3: Typische Aussagen von Patienten mit Typ 1 Diabetes nach Teilnahme am Behandlungs- und Schulungsprogramm für Patienten mit Typ 1 Diabetes zur intensivierten Insulintherapie DAFNE (DAFNE Study Group 2002, übernommen aus Mühlhauser, Lenz 2008)

The British experience in diabetes education. The Dose Adjustment for Normal Eating (DAFNE) project. BMJ 2002 Participants' Comments: «...ability to eat with the family whenever I want to (pizza after cinema).» «... taken away the guilt...» «For the first time in 25 years I was able to holiday abroad with a sense of freedom.» «I am now doing a new job which ... I could never have managed before the DAFNE Trial.» «It's given me the real reason for doing blood tests!» «How have I managed to survive before this week?» «Spread the word. It really can make a difference! Thanks! Why didn't someone think of this earlier!»

In England wurde das Düsseldorf Programm nochmals in einem RCT untersucht, wobei ein Hauptergebnisparameter die Lebensqualität war (DAFNE Study Group, 2002). Typische Aussagen der Patienten nach Teilnahme an der Schulung sind in **Tabelle 3** zusammengefasst. Das Programm wurde inzwischen als mögliche Standardtherapie des britischen National Institute for Clinical Excellence (NICE) (Amiel 2005) und zur Implementierung in Australien als «European Approach» empfohlen (McIntyre 2006).
Auch bei Hypertonie und Typ 2 Diabetes sind Patientenschulungen wirksam (Mühlhauser, Berger 2002; Lenz et al. 2007). Beide Entitäten zeichnen sich jedoch im Gegensatz zu den zuvor genannten Beispielen Typ 1 Diabetes und schweres Asthma dadurch aus, dass es sich, zumindest anfangs, lediglich um Risikokonstellationen ohne Beschwerden handelt. Therapeutische Interventionen können das Befinden sogar verschlechtern. Die Behandlung soll langfristig erfolgen. Ein für Patienten relevanter Nutzen, wie die Reduktion von Herzinfarkten, ist nicht garantiert. Die Risikofaktorenbehandlung führt lediglich zu einer Verschiebung der Wahrscheinlichkeiten für unerwünschte Ereignisse (Mühlhauser, Berger 2000). Der Grad der Überzeugung und die Motivation der Betroffenen, empfohlene Behandlungen zu befolgen, sind hier von Bedeutung. Information und Schulung der Patienten im Selbstmanagement verbessern Intermediärergebnisse (Mühlhauser, Berger 2002; Lenz et al. 2007). Nicht-medikamentöse Maßnahmen werden eher durchgeführt. Es werden weniger Medikamente verordnet, die Medikamente werden eher eingenommen, die Blutzucker- bzw. Blutdruckkontrolle ist besser. Ähnlich erfolgreich sind Schulungsprogramme zur Selbsttherapie mit blutgerinnungshemmenden Medikamenten zur Prävention von Schlaganfällen (Sawicki 1999).

Krankheitsunspezifische Programme sind kaum erfolgreich

Krankheitsunspezifische Schulungsprogramme zur Gesundheitserziehung von Bürgern und Patienten, die zudem vorrangig auf Compliance oder Adherence zielen, haben keine oder geringe Wirkung auf Behandlungsergebnisse. Ein Beispiel sind die «Expert Patient»-Programme (Griffiths et al. 2007). Obwohl diese primär durch Pädagogen entwickelt und durchgeführt werden, konnten die Ziele dieser Programme nicht erreicht werden. Auch bei Krankheiten, für die Behandlungen wenig wirksam sind und Patienten auf den Behandlungserfolg kaum Einfluss nehmen können, führen traditionelle Schulungsprogramme zu keiner wesentlichen Verbesserung der Behandlungsergebnisse. Ein Beispiel hierfür sind Schulungsprogramme für Patienten mit Gelenkerkrankungen (Griffiths et al. 2007; Warsi et al. 2004).

Von Motivation zur informierten Entscheidung

Selbst in den erfolgreichen Schulungsprogrammen zu Empowerment und Selbsttherapie war bisher nicht explizit vorgesehen, dass die Patienten über Nutzen, fehlenden Nutzen und möglichen Schaden unterschiedlicher diagnostischer oder therapeutischer Optionen informiert und in die entsprechenden Entscheidungsprozesse einbezogen wurden. Die EbM fordert jedoch ausdrücklich die Einbeziehung der Betroffenen in medizinische Entscheidungen im Sinne eines «Shared Decision Making» bzw. einer «Evidence-based Patient/Consumer Choice» (Sackett et al.

2000; General Medical Council 1998; Koch, Mühlhauser 2008). Hierzu müssen evidenzbasierte Patienten- bzw. Verbraucher-Informationen (EBPI) verfügbar gemacht werden. Die Relevanz von EBPI für die Betroffenen ergibt sich aus dem Zusammenspiel und den Wechselwirkungen von Information und Autonomie (Charles, Gafni, Whelan 1997). Das Konzept der «Evidence-based Patient/Consumer Choice» enthält diese beiden Komponenten (Kasper, Kuch, Heesen 2003). Die umfassende Information der Patienten bzw. Gesunden über Nutzen und Schaden von medizinischen oder gesundheitsorientierten Maßnahmen soll ihnen ermöglichen, die Auswahl einer der verfügbaren Optionen, einschließlich der Nicht-Intervention, (mit-) zu bestimmen. Ziel der EBPI ist im Sinne der EbM die Unterstützung der individuellen Entscheidungsfindung im Einklang mit den persönlichen Werten der Betroffenen. Besondere Bedeutung haben «Evidence-based Patient/ Consumer Choice» und «Shared Decision Making» für medizinische Interventionen, deren Nutzen gering, unsicher oder mit relevanten Nebenwirkungen verbunden ist (Sackett et al. 2000; General Medical Council 1998; Koch, Mühlhauser 2008; Mühlhauser 2007). Die Nicht-Inanspruchnahme von diagnostischen, präventiven oder therapeutischen Maßnahmen ist hierbei ausdrücklich vorgesehen. Diese Form der Miteinbeziehung von Patienten bzw. Bürgern geht weit über traditionelle Konzepte von Health Education hinaus. Beispiele für medizinische Bereiche, für die solche Verfahren Relevanz haben, sind Präventionsmaßnahmen, Behandlung von Risikofaktoren, Vorsorge- und Früherkennungsuntersuchungen, aber auch Therapien von malignen (Krebs-)Erkrankungen (Keidan 2007; Tenter 2007) oder anderen chronischen Erkrankungen wie Multiple Sklerose (Hamann, et al. 2007; Kasper et al. 2008; Köpke et al. 2008). Die Umsetzung dieser Konzepte ist trotz Forderung von Patienten und Bürgern bisher nur ansatzweise erfolgt (Coulter et al. 2006; Mühlhauser, Höldke 2002; Kurzenhäuser 2003; Jorgensen, Gotzsche 2004; Meyer, Steckelberg, Mühlhauser 2007; Mühlhauser, Oser 2008; Mühlhauser, Filz 2008; Feldman-Stewart et al. 2006).

5.8 Von Gesundheitserziehung zur kritischen Gesundheitsbildung

Patienten und Bürger haben ein Recht zu verstehen, welche präventiven, diagnostischen und therapeutischen Maßnahmen ihnen angetragen werden (General Medical Council 1998; Koch, Mühlhauser 2008). Sie fordern und übernehmen zunehmend Verantwortung bei diagnostischen und therapeutischen Entscheidungen. Wichtige Kompetenzen hierfür fehlen. Die Bürger sind auf eine kritische Auseinandersetzung und Bewertung diagnostischer, präventiver und therapeutischer Verfahren nicht vorbereitet (Beispiele: Gigerenzer, Edwards 2003; Gigerenzer, Wegwarth 2008; Domenighetti et al. 2003; Woloshin, Schwartz, Welch 2007). Eine Kompetenzsteigerung, die auf Autonomie und informierte Entscheidung abzielt, müsste schon früh ein kritisches Verständnis von Wissenschaft und im Besonderen von Gesundheitswissenschaft und Medizin fördern. Ein Grundverständnis der Bedeutung der Wissenschaftsbasierung von Informationen zu Gesundheits- und Krankheitsfragen ist unverzichtbar. Diese Kompetenzen im Sinne einer «Critical Health Literacy» sind bisher kaum Bestandteil von Health Education.

Die Steigerung von «Health Literacy» wird international als ein wesentliches Ziel für das 21. Jahrhundert formuliert (Nutbeam 2000). Bisherige Programme, die im Rahmen der WHO Kampagne «Health Promoting Schools» europaweit in Schulen eingeführt wurden, sind in ihrem Ansatz jedoch paternalistisch geblieben. Das WHO Projekt setzt ausschließlich auf Compliance zu vorgegebenen Zielen, die nicht zu hinterfragen sind (European Network of Health Promoting Schools 2004).

Der Erwerb von Kompetenzen, die das Maß an Selbstbestimmung über die Gesundheit erhöhen, setzt eine Verknüpfung von «Health Literacy» mit dem Konzept der EbM voraus. Kurse, die beide Aspekte berücksichtigen, wurden als Teil der Etablierung von EbM lediglich im Bereich der Aus- und Weiterbildung für Ärzte angeboten (Shaneyfelt et al. 2006). Nur vereinzelte Projekte in den USA und Großbritannien haben versucht, Patienten und Verbrauchervertreter in «Critical Health Literacy» zu schulen (Milne,

Oliver 1996; Dickersin et al. 2001). Kürzliche Initiativen der WHO lassen jedoch erkennen, dass «Critical Health Literacy» nun auch auf dieser Ebene als höchst relevant erkannt wurde (McIntyre 2008). Für Deutschland liegen bisher kaum Publikationen zur «Health Literacy» von Bürgern/Schülern vor. An der Universität Hamburg wurden erstmals im deutschsprachigen Raum Schulungen in wissenschaftlicher Kompetenz für Patienten und Verbrauchervertreter durchgeführt und weiter entwickelt (Berger et al. 2008). Zudem wurden hier Kurse in «EbM/Evidence-based Health Care» für Gesundheitsfachberufe entwickelt, durchgeführt und evaluiert und auch die Zielgruppe der Lehrer an Berufsbildenden Schulen einbezogen (Meyer et al. 2007; Taubert, Meyer, Köpke 2005). Ein Pilotprojekt, «ebm@school», für Schüler der 11. Jahrgangsstufe allgemeinbildender Schulen wurde erfolgreich abgeschlossen (Steckelberg et al. 2008; Steckelberg et al. 2007). Für diese Gruppe von Schülern wurde ein aus 6 Modulen bestehendes Training entwickelt, mit dem Ziel, eine Kompetenzsteigerung im Bereich der «Critical Health Literacy» zu erreichen. Gleichzeitig wurde ein Testinstrument zur Evaluation entwickelt und in einem ersten Feldtest überprüft (Steckelberg et al. 2007). In einem nächsten Schritt soll eine Evaluation der Intervention in Bezug auf den Kompetenzgewinn im Bereich der «Critical Health Literacy» erfolgen. Das «ebm@school»-Curriculum ist mit Blick auf eine besondere Nachhaltigkeit konzipiert. Es vermittelt Kernkompetenzen für den Umgang mit Gesundheitsinformationen, die sich in stetiger Veränderung befinden. Diese Kompetenzen sind auch Voraussetzung dafür, um zwischen medizinisch relevanten Fragen und auf Gewinn ausgerichteten Kampagnen kommerzieller Anbieter unterscheiden zu können. Letztlich soll damit das bestehende Machtgefälle zwischen Nutzern und Anbietern im Gesundheitssystem abgebaut werden.

5.9 Zukünftige Rolle von Gesundheitsfachberufen

Gesundheitsfachberufe haben immer schon eine wichtige Rolle im Bereich der medizinischen «Health Literacy» eingenommen. Vor allem bei der Durchführung von Patientenschulungen und der langzeitigen Begleitung dieser Patienten nehmen sie Schlüsselfunktionen ein (Mühlhauser 2005; Lenz et al. 2007). Festlegung von Therapiezielen, Interpretation von relevanten klinischen Parametern und Durchführung und Anpassung der Behandlung sind bereits Bereiche, in denen sie bei erfolgreichen Programmen definierte Funktionen einnehmen. Einbeziehung in die Planung von klinischen Studien oder Interpretation von Studienergebnissen waren bisher jedoch nicht vorgesehen. Eine Folge davon ist das nahezu vollständige Fehlen von Kompetenzen eines medizinischen bzw. gesundheitswissenschaftlichen Wissenschaftsverständnisses. Eine kritische Analyse von Informationen ist somit kaum möglich. Gesundheitsfachberufe sind auf diese Weise, ebenso wie bisher die übrigen Bürger, von Expertenaussagen abhängig.

Mit den Entwicklungen, die mit der EbM assoziiert sind, wie dem «Shared Decision Making» und dem «Informed Patient/Consumer Choice», ergeben sich jedoch neue Aufgabenbereiche für die Gesundheitsfachberufe. Dazu zählen die Erstellung, Implementierung und Evaluation von Patienten-/Verbraucherinformationen sowie die entsprechende begleitende Beratung bzw. Schulung von Betroffenen. Hierzu ist neben einer pädagogischen Ausbildung eine Grundausbildung in wissenschaftlichen Kompetenzen im Sinne von «EbM/Evidence-based Health Care» und der Erstellung von Informationen und Schulungseinheiten nach Kriterien für EBPI notwendig. In dem kürzlich an der Universität Hamburg etablierten Studiengang für Gesundheitsfachberufe sollen diese Kompetenzen vermittelt werden (BA Patientenschulung und -beratung).

Literatur

Amiel, S.A. (2005). Type 1 diabetes: treatment without tears? Diabetologia, 48, 1963-1964.

Angell, M. (2004). The truth about the drug companies. New York, Toronto: Random House.

Berger, B., Steckelberg, A., Meyer, G., Kasper, J., Mühlhauser, I. (2008). Empowerment of patient and consumer representatives through training in basics of evidence-based medicine: a pilot study. Unpublished Manuscript.

Campbell, M., Fitzpatrick, R., Haines, A. et al. (2000). Framework for design and evaluation of complex interventions to improve health. BMJ, 321, 694-696.

Charles, C., Gafni, A., Whelan, T. (1997). Shared decision-making in the medical encounter: what does it mean? (or it takes at least two to tango). Soc Sci Med, 44, 681-692.

Coulter, A., Ellins, J. (2007). Effectiveness of strategies for informing, educating, and involving patients. BMJ, 335, 24-27.

Coulter, A., Ellins, J., Swain, D., Clarke, A., Heron, P., Rasul, F., Magee, H., Sheldon, H. (2006). Assessing the quality of information to support people in making decisions about their health and healthcare. Oxford: Picker Institute Europe.

DAFNE Study Group (2002). Training in flexible, intensive insulin management to enable dietary freedom in people with type 1 diabetes: dose adjustment for normal eating (DAFNE) randomised controlled trial. BMJ, 325, 746 online.

Dickersin, K., Braun, L., Mead, M., Millikan, R., Wu, A.M., Pietenpol, J. et al. (2001). Development and implementation of a science training course for breast cancer activists: Project LEAD (leadership, education and advocacy development). Health Expect, 4, 213-220.

Domenighetti, F., D'Avanzo, B., Egger, M., Berrino, F., Perneger, T., Mosconi, P., Zwahlen, M. (2003). Women's perception of the benefits of mammography screening: population-based survey in four countries. Internat J Epidemiol, 32, 816-821.

European Network of Health Promoting Schools (2004). The European Network of Health Promoting Schools – the alliance of education and health. (www.euro.who.int/document/e62361.pdf).

Fahey, T., Griffiths, S., Peters, T.J. (1995). Evidence based purchasing: understanding results of clinical trials and systematic reviews. BMJ, 311, 1056-1059.

Feldman-Stewart, D., Brennenstuhl, S., McIssac, K., Austoker, J., Charvet, A., Hewitson, P., Sepucha, K.R., Whelan, T. (2006). A systematic review of information in decision aids. Health Expectations, 2006, 10, 46-61.

Gemeinsamer Bundesausschuss (2007). Richtlinie zur Umsetzung der Regelungen in § 62 für schwerwiegend chronisch Erkrankte («Chroniker-Richtlinie»). Bundesanzeiger, 198, 7821.

General Medical Council (1998). Protecting patients, guiding doctors. Seeking patients' consent: the ethical considerations. London (www.gmc-uk.org).

Gigerenzer, G., Edwards, A. (2003). Simple tools for understanding risks. From innumeracy to insight. BMJ, 327, 741-744.

Gigerenzer, G., Wegwarth, O. (2008). Krebsfrüherkennung: Transparenz, Evidenz und informiertes Entscheiden? Nicht publiziertes Manuskript.

Griffiths, C., Foster, G., Ramsay, J., Eldridge, S., Taylor, S. (2007). How effective are expert patient (lay led) education programmes for chronic disease? BMJ, 334, 1254-1256.

Hamann, J., Neuner, B., Kasper, J., Vodermaier, A., Loh, A., Deinzer, A., Heesen, C., Kissling, W., Busch, R., Schmieder, R., Spies, C., Caspari, C., Härter, M. (2007). Participation preferences of patients with acute and chronic conditions. Health Expect, 10(4), 358-363.

Jorgensen, K.J., Gotzsche, P.C. (2004). Presentation on websites of possible benefits and harms from screening for breast cancer: cross sectional study. BMJ, 328: 148 (online version).

Kasper, J., Köpke, S., Mühlhauser, I., Nübling, M., Heesen, C. (2008). Informed shared decision making about immunotherapy for patients with multiple sclerosis (ISDIMS): a randomised controlled trial. European Journal of Neurology, im Druck.

Kasper, J., Kuch, C., Heesen, C. (2003). Shared decision-making als Interaktionsstil: eine konstruktivistische Perspektive. In: Scheibler, F., Pfaff, H. (Hrsg.). Shared Decision Making. Der Patient als Partner im medizinischen Entscheidungsprozess. Weinheim, München: Juventa, 34-45.

Keidan, J. (2007). Sucked into the Herceptin maelstrom. BMJ, 334, 18.

Koch, K., Mühlhauser, I., für den Fachbereich Patienteninformation des Deutschen Netzwerkes evidenzbasierte Medizin (2008). Kriterien zur Erstellung von Patienteninformationen zu Krebsfrüherkennungsuntersuchungen. (www.ebm-netzwerk.de/).

Köpke, S., Kasper, J., Mühlhauser, I., Nübling, M., Heesen, C. (2008). Patient education programme to enhance decision autonomy in mutiple sclerosis relapse management: a randomised controlled trial. Mutiple Sclerosis, im Druck.

Kurzenhäuser, S. (2003). Welche Informationen vermitteln deutsche Gesundheitsbroschüren über die Screening-Mammographie? Z Arztl Fortbild Qualitatssich, 97, 53-57.

Lenz, M., Steckelberg, A., Richter, B., Mühlhauser, I. (2007). Meta-analysis does not allow appraisal of complex interventions in diabetes and hypertension self-management: a methodological review. Diabetologia, 50, 1375-1383.

McIntyre, H.D. (2006). DAFNE (Dose Adjustment for Normal Eating): structured education in insulin replacement therapy for type 1 diabetes. Med J Australia, 184, 317-318.

McIntyre, P. (2008). Europe must tackle health illiteracy to avoid a health «underclass». Cancer World, July/August, 52-56.

Meyer, G., Kopke, S., Lenz, M., Kasper, J., Mühlhauser, I. (2007). Evidence-based medicine for diabetes educators: a pilot study. Diabet Med, 24(8), 901-905.

Meyer, G., Steckelberg, A., Mühlhauser, I. (2007). Analysis of consumer information brochures on osteoporosis prevention and treatment. GMS Ger Med Sci, 5, Doc01.

Milne, R., Oliver, S. (1996). Evidence based consumer health information: developing teaching in critical appraisal skills. International Journal for Quality in Health Care, 8(5), 439-445.

Moynihan, R., Heath, I., Henry, D. (2002). Selling sickness: the pharmaceutical industry and disease mongering. BMJ, 324, 886-891.

Mühlhauser, I. (2005). Evidence-based patient education in diabetes and beyond – application to other chronic diseases. From obedience training to informed decision making. In: Porta, M. (ed.). Embedding education in diabetes practice. Frontiers in Diabetes. 132-146. Basel: Karger.

Mühlhauser, I. (2007). Ist Vorbeugen besser als Heilen? Z. ärztl. Fortbild. Qual. Gesundhwes. (ZEFQ), 101, 293–299.

Mühlhauser, I., Berger, M. (2000). Evidence-based patient information in diabetes. Diab Medicine, 17, 823-829.

Mühlhauser, I., Berger, M. (2002). Patient education – evaluation of a complex intervention. Diabetologia, 45, 1723-1733.

Mühlhauser, I., Filz, M. (2008). Screening auf Zervixkarzinom. Informationen zur Beratung von Frauen. arznei-telegramm, 39 (3), 29-38.

Mühlhauser, I., Höldke, B. (2002). Information zum Mammographiescreening – vom Trugschluss zur Ent-Täuschung. Radiologe, 42, 299-304.

Mühlhauser, I., Kasper, J., Meyer, G. (2006). Understanding of diabetes prevention studies: questionnaire survey of professionals in diabetes care. Diabetologia, 49, 1742-1746.

Mühlhauser, I., Lenz, M. (2008). Verbesserung der Therapieergebnisse durch Patientenwissen? Z Evid Fortbild Qual Gesundh wesen (ZEFQ), 102, 223–230.

Mühlhauser, I., Meyer, G. (2006). Evidence based medicine: Widersprüche zwischen Surrogatergebnissen und klinischen Endpunkten. Psychother Psych Med, 56, 193-201.

Mühlhauser, I., Oser, F. (2008). Does WIKIPEDIA provide evidence based health care information? A content analysis. Z Evid Fortbild Qual Gesundhwesen, im Druck.

Mühlhauser, I., Steckelberg, A. (2005). Aufklärung über Krebsfrüherkennung am Beispiel Mammographie- und Darmkrebs-Screening. Z Allg Med, 81, 523-527.

Nutbeam, D. (2000). Health literacy as a public health goal: a challenge for contemporary health education and communication strategies into the 21st century. Health Promot Int., 15, 259-67.

Sackett, D.L. (2002). The arrogance of preventive medicine. CMAJ, 167, 263-264.

Sackett, D.L., Sharon, E.S., Richardson, W.S., Rosenberg, W., Haynes, R. (2000). How to practice and teach evidence-based medicine. Oxford: Churchill Livingstone.

Sawicki, P.T., for the Working Group for the Study of Patient Self-Management of Oral Anticoagulation (1999). A structured teaching and self-management program for patients receiving oral anticoagulation. A randomized controlled trial. JAMA, 281, 145-150.

Shaneyfelt, T., Baum, K.D., Bell, D., Feldstein, D., Houston, T.K., Kaatz, S. et al. (2006). Instruments for evaluating education in evidence-based practice: a systematic review. JAMA, 296(9), 1116-1127.

Skrabanek, P. (1986). Preventive medicine and morality. Lancet, 1 (8473), 143-144.

Steckelberg, A., Berger, B., Köpke, S., Heesen, C., Mühlhauser, I. (2005). Kriterien für evidenzbasierte Patienteninformationen. Z Arztl Fortbild Qualitatssich, 99, 343-351.

Steckelberg, A., Hülfenhaus, C., Kasper, J., Mühlhauser, I. (2008). Ebm@school – a curriculum of critical health literacy for secondary school students: results of a pilot study. Internat J Public Health, im Druck.

Steckelberg, A., Hülfenhaus, C., Kasper, J., Rost, J., Mühlhauser, I. (2007). How to measure critical health competences: development and validation of the Critical Health Competence Test (CHC Test). Adv in Health Sci Educ, DOI 10.1007/s10459-007-9083-1.

Taubert, K., Meyer, G., Köpke, S. (2005). Journal club for nurses: finding connection to science. Plege Z, 58, 556-558.

Tenter, B. (2007). Gesundheitswesen: Behandlungsleitlinien und wissenschaftliche Studien. Deutscher Bundestag, Petitionsausschuss. (http://itc.napier.ac.uk/e-Petition/bundestag/).

The DCCT Research Group (1993). The effect of intensive treatment of diabetes on the development and progression of long-term complications in insulin-dependent diabetes mellitus. N Engl J Med, 329, 977-986.

Trevena, L.J., Davey, H.M., Barratt, A., Butow, P., Caldwell, P. (2006). A systematic review on communicating with patients about evidence. J Eval Clin Pract, 6, 12 (1), 13-23.

Warsi, A., Wang, P.S., LaValley, M.P., Avorn, J., Solomon, D.H. (2004). Self-management education programs in chronic disease. Arch Intern Med, 164, 1641-1649.

Woloshin, S., Schwartz, L.M., Welch, G. (2007). The effectiveness of a primer to help people understand risk. Ann Intern Med, 146, 256-65.

6 Psychologie und Gesundheitserziehung

Alexa Franke

6.1 Einleitung

Ein Kapitel zu «Psychologie und Gesundheitserziehung» könnte bedeuten, nahezu alle Bereiche der Psychologie in ihrem Bezug zur Gesundheitserziehung darzustellen. Es gibt vermutlich keine psychologische Disziplin, die nicht in irgendeiner Weise mit Gesundheitserziehung zu tun hat bzw. deren Erkenntnisse nicht in gesundheitserzieherische Praxis einmünden könnten:

- Entwicklungspsychologie ist wichtig, um gesundheitserzieherische Maßnahmen entwicklungsphasenspezifisch angemessen zu planen und durchzuführen, insbesondere bei Kindern, Jugendlichen und alten Menschen.
- Themen der allgemeinen Psychologie wie Lernen, Gedächtnis und Motivation sind Grundlagen für alle gesundheitserzieherischen Maßnahmen.
- Sozialpsychologie, Arbeits- und Organisationspsychologie sind unverzichtbar, weil Gesundheitserziehung nicht im stillen Kämmerlein vor sich geht, sondern nur funktioniert, wenn die sozialen Bedingungen berücksichtigt werden.

Ich könnte fortfahren mit pädagogischer Psychologie, Kommunikationspsychologie, Psychodiagnostik – aber angesichts des zur Verfügung stehenden Raums konzentriere ich mich auf die Theorien, die mit direktem Bezug zu gesundheitlichem Verhalten entwickelt wurden. Die meisten dieser Theorien haben ihren Ursprung in der klinischen Psychologie und Psychotherapieforschung, also den Disziplinen, die sich damit beschäftigen, wie psychische und psychosomatische Störungen entstehen und verändert werden können. Weitere Ansätze entstammen der Gesundheitspsychologie, einer vergleichsweise jüngeren Disziplin, die sich damit beschäftigt, wie Gesundheit erhalten und gefördert werden und Krankheit möglichst verhindert werden kann (Faltermaier 2005; Knoll, Scholz, Rieckmann 2005).

Bei der Entwicklung der im Folgenden dargestellten Theorien wurde der möglichen Anwendung in der Gesundheitsförderung und -erziehung sehr unterschiedliches Gewicht beigemessen. Die Reihenfolge in diesem Kapitel geht von primär grundlagenorientierten Ansätzen hin zu solchen, die in direktem Bezug zur Praxis entstanden sind.

6.2 Stress – Modelle

Der Begriff «Stress» wurde im wissenschaftlichen Bereich erstmalig in den «Psychological Abstracts» des Jahres 1944 verwendet. Ursprünglich wurde er vor allem in den Ingenieurwissenschaften benutzt, um Beanspruchungen von Maschinen zu beschreiben. Der Mediziner Hans Selye (1907-1982) führte ihn dann in die Physiologie ein als Begriff für die Reize, auf die der Körper nicht unmittelbar reagieren kann und die deshalb Spannung erzeugen. Selye konnte zeigen, dass es ein typisches Muster – das Allgemeine Adaptationssyndrom (AAS) – gibt, mit dem der

Körper solche Spannungszustände beantwortet (Selye 1956/76).

Stressreize und Life-events

Andere Forscher wandten sich nicht der Stressreaktion zu, sondern sie versuchten herauszufinden, ob es typische Stressreize gibt, die zu gesundheitlichen Beeinträchtigungen führen können. Untersucht wurden vor allem sog. Life-events, worunter lebensverändernde Ereignisse verstanden wurden, die eine Anpassung erfordern. Je aufwändiger die Notwendigkeit der Adaptation, umso größer wurde auch das potenzielle gesundheitliche Risiko angenommen – weitgehend unabhängig davon, ob es sich um ein positives oder negatives Ereignis handelt. Tod eines Angehörigen, der Verlust des Arbeitsplatzes oder eine Gefängnisstrafe galten so wie Heirat, bestandenes Examen oder Geburt eines Kindes als Stressor, da sie bei den Betroffenen eine emotionale Erregung auslösen, die Veränderungen in physiologischen Prozessen bedingt und schließlich zu Erkrankungen führen kann (Holmes, Rahe 1967). Spätere Forschung konnte die postulierten Zusammenhänge jedoch nicht überzeugend bestätigen (Jones, Bright 2001).

Persönlichkeit und Stress

Eine weitere Forschungsrichtung versuchte Persönlichkeitszüge zu identifizieren, die den Umgang mit Stress beeinflussen und auf diesem Wege Einfluss auf die Krankheitsentstehung haben. Das bekannteste Konzept dieser Richtung ist das «Typ-A-Verhaltensmuster» (Friedman, Rosenman 1959), das aus klinischen Beobachtungen an Herzkranken resultiert. Diesen Beobachtungen zufolge zeichnen sich Personen mit Herzerkrankungen, insbesondere Herzinfarkt, häufig durch überhöhten Ehrgeiz, verbissenes Arbeitsverhalten, permanenten Zeitdruck und Ungeduld aus, sie sind ständig in Kampfbereitschaft und auf der Überholspur. Nach heutigem Wissensstand stehen vor allem häufige negative, feindliche Emotionen mit dem Auftreten von Herzerkrankungen in Verbindung. Doch trotz intensiver Forschungstätigkeit ist immer noch nicht klar in welcher Weise gerade dieses Verhaltensmuster die riskanten körperlichen Reaktionen auslöst und noch weniger, unter welchen Bedingungen eine Person gerade dieses Verhalten erlernt und aufrecht erhält, obwohl es ihrer Gesundheit schadet.

Bewertung und Bewältigung von Stress

Der wesentliche Beitrag der Psychologie zur Stressforschung besteht darin, Stress als interaktiven Prozess zwischen einer Person und ihrer Umgebung zu untersuchen. Die wichtigste Forschergruppe dieser Richtung waren Richard S. Lazarus und seine Arbeitsgruppe in Berkeley, deren Ansatz unter dem Begriff der «Coping-Theorie» bekannt wurde (Lazarus, Folkman 1984). Stress existiert für Lazarus nicht per se, sondern Stress ist das, was von einer Person als solcher bewertet wird – und diese Bewertung ist entscheidend davon abhängig, wie die Person ihre Mittel zur Bewältigung, zum Coping, einschätzt:

«Psychologischer Stress bezieht sich auf eine Beziehung mit der Umwelt, die vom Individuum im Hinblick auf sein Wohlergehen als bedeutsam bewertet wird, aber zugleich Anforderungen an das Individuum stellt, die dessen Bewältigungsmöglichkeiten beanspruchen oder überfordern.» (Lazarus, Folkman 1984, S. 63; Übersetzung A.F.).

Nach dieser Definition kann somit jede Situation einen Stressor darstellen, wenn die mit der Situation konfrontierte Person die Situation in irgendeiner Weise als herausfordernd erlebt und nicht unmittelbar weiß, wie sie mit ihr umgehen soll. Die Unsicherheit über die möglichen Bewältigungsmöglichkeiten ist das entscheidende Kriterium, ob ein Reiz oder eine Situation als Stressor erlebt werden oder nicht.

Dieser Grundannahme entsprechend hat sich Lazarus' Arbeitsgruppe vor allem mit dem Prozess der Reizverarbeitung beschäftigt. Sie unterteilt diesen in zwei Phasen: Bewertung (engl.: appraisal) und Bewältigung (coping).

In der Bewertungsphase überprüft die Person den Reiz daraufhin, ob er für sie (a) irrelevant ist, (b) positiv bewertet werden kann oder aber (c) ihre unmittelbaren Bewältigungsmöglichkeiten überfordert und somit stresshaft ist. Stresshafte Reize werden sodann daraufhin überprüft, ob sie (a) bereits einen Schaden oder Verlust angerichtet haben, ob (b) eine Beeinträchtigung droht oder ob es sich (c) um eine positive, möglicherweise interessante und lohnende

Herausforderung handelt. Anschließend kommt es zu einer Abschätzung der Ressourcen, die zur Bewältigung zur Verfügung stehen.

Der Bewältigung werden alle kognitiven und verhaltensmäßigen Anstrengungen zugerechnet, die die Person unternimmt, um mit dem Stressor umzugehen. Unterschieden werden hierbei Strategien des (a) problembezogenen, instrumentellen Coping und des (b) emotionsbezogenen Coping. Dem instrumentellen Coping werden all die Bemühungen zugeordnet, die auf eine Veränderung der Situation abzielen, wohingegen emotionsbezogenes Coping primär darauf ausgerichtet ist mit den eigenen Gefühlen in der Situation klar zu kommen.

Bedeutung der Stressforschung für die Gesundheitserziehung

Die Stressforschung hat sich nicht intensiv mit der Frage beschäftigt, wie ihre Ergebnisse in der Gesundheitsförderung oder -erziehung angewendet werden können. Die Gesundheitserziehung hat vor allem die Ergebnisse der Copingforschung aufgegriffen. Zu lernen wie man mit Stress so umgeht, dass er keine gesundheitsschädigenden Auswirkungen hat, ist ein überaus wichtiges Ziel der Gesundheitserziehung. Viele Menschen begründen eigenes gesundheitsschädliches Verhalten damit, dass es Stress abbaut: Rauchen, wenn man unter Druck steht, Schokolade, wenn man sich geärgert hat, Alkohol um Spannung abzubauen. Hier ist es Aufgabe der Gesundheitserziehung, Menschen gesündere Möglichkeiten der Stressbewältigung zu vermitteln. Es existieren zahlreiche Programme zum Stressabbau und konstruktivem Umgang mit Stress, und sie werden sowohl im Buchhandel als auch in Volkshochschulen, von den Krankenkassen, den Rentenversicherungsträgern oder der Bundeszentrale für gesundheitliche Aufklärung angeboten (Kaluza 2006; Kaluza, Lohaus 2006).

Meines Erachtens verdienen es aber auch andere Ansätze der Stressforschung, systematischer als es bisher geschehen ist, auf ihre Anwendbarkeit in der Gesundheitserziehung überprüft zu werden. So halte ich es z.B. trotz der eher schwachen empirischen Bestätigung für den Life-event-Ansatz in der Praxis für angebracht, lebensverändernde Ereignisse nicht zu ignorieren. Manches gesundheitsschädliche Verhalten hat im Zusammenhang mit einem schwerwiegenden Ereignis begonnen: Rauchen beim Schulwechsel um in der neuen Klasse «cool» auszusehen, Einnahme von Appetitzüglern vor der Hochzeit um als Braut ein schmales langes Kleid tragen zu können oder Alkoholkonsum nach der Trennung um die Traurigkeit zu ertragen. In gleichem Maße können solche gravierenden Ereignisse aber natürlich auch für Interventionen genutzt werden: Schwangerschaft kann der Beginn des rauchfreien Lebens sein, der Eintritt ins Rentenalter kann den Beginn neuer sportlicher Aktivitäten markieren.

6.3 Salutogenetische Modelle

Der gemeinsame Nenner aller salutogenetischen Modelle besteht in dem Bemühen, herauszufinden, was Menschen gesund erhält. Und dies auch angesichts ungünstiger körperlicher und sozialer Startbedingungen ins Leben und/oder einer von schädigenden und potenziell krankmachenden Faktoren angefüllten Umgebung.

Ihren Namen verdanken sie Aaron Antonovsky (1923-1994), einem amerikanisch-israelischen Medizinsoziologen, der den Begriff «Salutogenese» als Gegenbegriff zu dem der Pathogenese prägte: Während Pathogenese sich primär der Erforschung krankmachender Verläufe widmet, untersucht Salutogenese den Verlauf gesundmachender und gesunderhaltender Prozesse. Seit den 1970er Jahren sind einige solcher Konzepte erarbeitet worden, so z.B.:

- Widerstandsfähigkeit (Hardiness) (Kobasa 1979, 1982)
- Selbstwirksamkeit (Self efficacy) (Bandura 1977, 1982)
- Optimismus (Optimism) (Scheier, Carver 1985)
- Resilienz (Resilience) (Werner 1999; Werner, Smith 2001)

Ich stelle im Folgenden das Modell von Antonovsky vor. Obwohl er selbst nicht Psychologe war, hat sein Modell doch vor allem in der Psychologie Fuß gefasst und ist hier weiter erforscht worden. Antonovskys Salutogenese-Modell ließ sich in wesentlichen Aspekten empirisch bestätigen; insbesondere der Zusammenhang zwischen dem zentralen Konstrukt «Kohärenzgefühl» und Parametern körperlicher und psychischer Gesundheit konnte in vielen Studien nachgewiesen werden (Eriksson 2007).

Das Salutogenese-Modell

Antonovsky entwickelte das Salutogenese-Modell in der Tradition der interaktiven Stressforschung (1979, 1987/97). Doch anders als die klassische Stressforschung konzentrierte er sich nicht auf den Zusammenhang von Stress und Krankheitsrisiko, sondern er fragte, wie es Menschen angesichts von Stressoren gelingt, möglichst gesund zu bleiben.

Nach Antonovsky sind Gesundheit und Krankheit nicht sich ausschließende Gegensätze, sondern Pole eines gemeinsamen Kontinuums, auf dem man sich mehr in die eine oder die andere Richtung bewegen kann. Krankheiten sind nicht Abweichungen von einer als Gesundheit definierten Normalität, sondern sie sind normaler Bestandteil des Lebens. Entgegen vielen anderen Gesundheitskonzepten, die Gesundheit als homöostatischen, d.h. durch Gleichgewicht gekennzeichneten Zustand beschreiben (Franke 2006), unterliegt menschliches Leben nach Antonovsky der Heterostase, dem Ungleichgewicht. Er definiert den menschlichen Organismus als System, das wie alle Systeme der Entropie, d.h. der Tendenz zu Auflösung und Zerfall, unterliegt und dem ständig Energie zugeführt werden muss, damit es nicht chaotisch wird: Menschen bleiben nicht von selbst in einem gesunden Gleichgewicht, das nur von gelegentlichen Störungen unterbrochen wird, sondern sie sind einer Flut von Stimuli ausgesetzt, die fortdauernd Anpassungsleistungen und aktive Bewältigung erfordern. Und hier spielen Stressoren eine wichtige Rolle.

Antonovsky definiert Stressoren – ähnlich wie dies für die oben erwähnten interaktiven Copingansätze dargestellt wurde – als Anforderungen, auf die der Organismus keine direkt verfügbaren adaptiven Reaktionen hat. Aber aus salutogenetischer Sicht sind Stressoren nicht per se schädlich, vielmehr kann der erfolgreiche Umgang mit ihnen sogar gesundheitsfördernde Konsequenzen haben.

Die Faktoren, die entscheiden, ob ein konstruktiver Umgang mit den Stressoren gelingt, nennt Antonovsky «Generalisierte Widerstandsressourcen» (generalized resistence resources, GRRs). Sie sind sowohl in der Gesellschaft als auch im Individuum und in dessen Umfeld zu finden: Auf Seiten der Gesellschaft zählen dazu politischer und sozialer Frieden, ökonomische Stabilität, funktionierende gesellschaftliche Netze, auf der persönlichen Seite kognitive Ressourcen wie Wissen, Intelligenz und Problemlösefähigkeit, psychische Faktoren wie Ich-Stabilität und Selbstvertrauen, ökonomische Sicherheit, ein sicherer Arbeitsplatz, gute soziale Beziehungen usw. Stehen einer Person ausreichend internale und externale Widerstandsressourcen zur Verfügung, so können die Stressoren ihr gesundheitsschädigendes Potenzial nicht entfalten, da die Person immer wieder die Erfahrung macht, dass sie ihnen nicht hilflos ausgeliefert ist. Sie wird im Gegenteil davon überzeugt sein, dass sie versteht, was um sie herum passiert und was von ihr verlangt wird, dass sie das Leben meistern wird und dass nichts sie wirklich aus der Bahn wirft.

Diese Überzeugung nennt Antonovsky «Sense of Coherence», und ihr Ausmaß determiniert die Platzierung auf dem Gesundheits-Krankheits-Kontinuum, ist also für ein Mehr oder Weniger an Gesundheit verantwortlich. Je ausgeprägter das Kohärenzgefühl, umso höher die Wahrscheinlichkeit, dass eine Person sich gesund erhält.

Das Kohärenzgefühl setzt sich aus drei Teilkomponenten zusammen, die als Verstehbarkeit (comprehensibility), Handhabbarkeit (manageability) und Bedeutsamkeit (meaningfulness) bezeichnet werden: Verstehbarkeit ist das Ausmaß, in dem eine Person interne und externe Stimuli als kognitiv sinnhaft wahrnimmt, als geordnete, konsistente, strukturierte und klare Information und nicht als Rauschen – chaotisch, ungeordnet, willkürlich, zufällig und unerklärlich. Handhabbarkeit kennzeichnet inwieweit jemand geeignete Ressourcen zur Verfügung hat, um den Anforderungen der Stressoren zu begegnen. Ein hohes Maß an Handhabbarkeit bewirkt, dass Menschen sich durch Ereignisse nicht in die Opferrolle gedrängt oder vom Leben ungerecht behandelt fühlen. Bedeutsamkeit repräsentiert das Ausmaß, in dem eine Person das Leben als sinnvoll empfindet und in welchem sie erlebt, dass wenigstens einige der ihr gestellten Probleme und Anforderungen es wert sind, dass sie sich für sie einsetzt und sich ihnen verpflichtet. Menschen mit einem hohen Ausmaß an Bedeutsamkeit erleben Aufgaben und Anforderungen mehr als Herausforderung denn als Last und Bürde.

Das Kohärenzgefühl ist nach Antonovsky die entscheidende Variable, die den Umgang mit Reizen bestimmt. In dem interaktionalen Prozess zwischen Reiz und Person hat die Person mit einem hohen Kohärenzgefühl in allen Phasen mehr Möglichkeiten: Personen mit einem starken Kohärenzgefühl definieren Reize eher als Nicht-Stressoren, bewerten als Stressoren definierte Reize eher als positive Herausforderung oder als irrelevant denn als bedrohlich, nehmen stresshafte Situationen eher geordnet und differenziert wahr und gehen davon aus, dass ihre Ressourcen ausreichen, um mit der Anforderung fertig zu werden. Sie können in Ruhe aus ihrem großen Repertoire an Strategien die geeigneten auswählen und flexibel diejenigen einsetzen, die die Spannung reduzieren. Ihre größere Sicherheit im Umgang mit Stressoren und ihr Vertrauen darauf, dass sie die Situation schon bewältigen werden, ermöglichen ihnen auch, die eingesetzten Strategien kontinuierlich auf ihre Effektivität hin zu überprüfen. Für Personen mit einem niedrigen Kohärenzgefühl hingegen stellen mehr Reize einen Stressor dar, den sie dann auch mit höherer Wahrscheinlichkeit häufiger als bedrohlich und seltener als interessante Herausforderung erleben. Die durch den Stressor verursachte Situation können sie weniger differenziert einschätzen, und sie geraten leichter in emotionale Verwirrung. Angesichts nur geringer Ressourcen stehen ihnen nur wenige spannungsreduzierende Strategien zur Verfügung, und sie tendieren (notgedrungen) dazu, diese wenigen Strategien rigide einzusetzen und starr an dem einmal eingeschlagenen Lösungsversuch festzuhalten (Bengel, Strittmatter, Willmann 2001; Franke 2006).

Bedeutung des Salutogenesmodells für die Gesundheitserziehung

Das Salutogenese-Modell hat als Idee Eingang in viele Bereiche der gesundheitlichen Versorgung gefunden. Es hat vor allem zu einer Ressourcenorientierung beigetragen, weg von der vorwiegenden Konzentration auf Risiken und Pathogene. Ein systematischer Einsatz der Theorie Antonovskys in der Gesundheitsförderung steht allerdings noch aus (Grabert 2007; Schüffel et al. 1998; Wydler, Kolip, Abel 2000).

6.4 Kognitive Modelle

Kognitive Modelle wurden seit etwa der Mitte des 20. Jahrhunderts entwickelt. Sie alle gehen davon aus, dass kognitive Variablen wie Wissen, Überzeugungen, Einstellungen, Motivationen einen entscheidenden Einfluss auf das Gesundheitsverhalten haben und versuchen zu erklären, welche Bedingungen gegeben sein müssen, damit Menschen ihr Verhalten gesundheitsförderlich ausrichten. Ich stelle hier zwei bekannte Modelle dieser Gruppe vor.

Modell gesundheitlicher Überzeugungen

Das Modell gesundheitlicher Überzeugungen (Health Belief Model) wurde von Rosenstock (1966) formuliert und später von Becker weiterentwickelt (Becker 1974; Janz, Becker 1984). Das ursprüngliche Ziel war herauszufinden wie Menschen bewegt werden können an Vorsorgeuntersuchungen teilzunehmen und ärztliche Maßnahmen zu befolgen. Dabei gingen die Autoren von der Überzeugung aus, dass Menschen rational denken und handeln und dass sie den Wunsch haben, Krankheiten zu vermeiden bzw. wieder gesund zu werden. Zeige man ihnen auf, inwieweit ihr aktuelles Verhalten negative und eine Verhaltensänderung positive gesundheitliche Konsequenzen habe, so könne dies zu einer Verhaltensänderung führen.

Den Kern des Modells bilden Kosten-Nutzen-Überlegungen: Eine Verhaltensänderung wird demzufolge nur stattfinden, wenn der zu erwartende gesundheitliche Nutzen die Aufwendungen und Unannehmlichkeiten, die die Veränderung mit sich bringt, übersteigt.

Als entscheidende Kosten-Nutzen-Faktoren betrachtet das Modell dabei auf der einen Seite die wahrgenommene Gesundheitsbedrohung, auf der anderen Seite die erwartete gesundheitliche Verbesserung: Je höher der Grad der wahrgenommenen Gesundheitsbedrohung einerseits und das Maß des erwarteten Nutzens der Verhaltensänderung auf der anderen Seite, umso wahrscheinlicher ist, dass eine Person ihr Verhalten ändern bzw. sich gesundheitsförderlich verhalten wird (**Abb. 1**).

Die wahrgenommene Gesundheitsbedrohung wird dem Modell zufolge durch zwei Aspekte bestimmt: Dadurch, wie anfällig sich jemand für eine bestimmte Erkrankung fühlt und dadurch, für wie ernsthaft die Person diese Erkrankung ansieht: Eine Frau z.B., deren Großmutter, Mutter und ältere Schwester an Brustkrebs erkrankt sind, wird ihre eigene Anfälligkeit für eine Brustkrebserkrankung aufgrund der genetischen Belastung als sehr hoch einschätzen. Gleichzeitig hat sie durch den Verlauf der Erkrankung bei ihren Verwandten erlebt, wie schwer diese Erkrankung verläuft und mit welchen Schmerzen und Komplikationen sie verbunden sein kann. Diese Frau wird die Gesundheitsbedrohung durch ein Mamma-Karzinom als sehr hoch einschätzen, wohingegen ihre Freundin, in deren Familie kein Familienmitglied diese Erkrankung hatte und die auch sonst keine Erfahrungen mit der Erkrankung machen konnte, ihre eigene Gesundheitsbedrohung eher als niedrig einschätzen wird.

Der erwartete Nutzen wird dadurch bestimmt, wie hoch der mögliche Nutzen einer Handlung bewertet wird sowie dadurch, welche Komplikationen bzw. Barrieren dem entgegenstehen. Hat die Frau mit dem hohen Brustkrebsrisiko wahrgenommen, dass ihre Mutter regelmäßig zu den Vorsorgeuntersuchungen gegangen ist, die Knoten in der Brust aber dennoch nicht rechtzeitig entdeckt wurden, so ist die Wahrscheinlichkeit, dass sie an Vorsorgeuntersuchungen teilnehmen wird, trotz der als massiv erlebten Gesundheitsbedrohung sehr gering, und dies umso mehr dann, wenn die entsprechende Untersuchung für sie mit erheblichen Schwierigkeiten verbunden wäre: sie etwa in ein weit entlegenes Brust-Zentrum fahren, hierfür von der Arbeit fern bleiben, eine

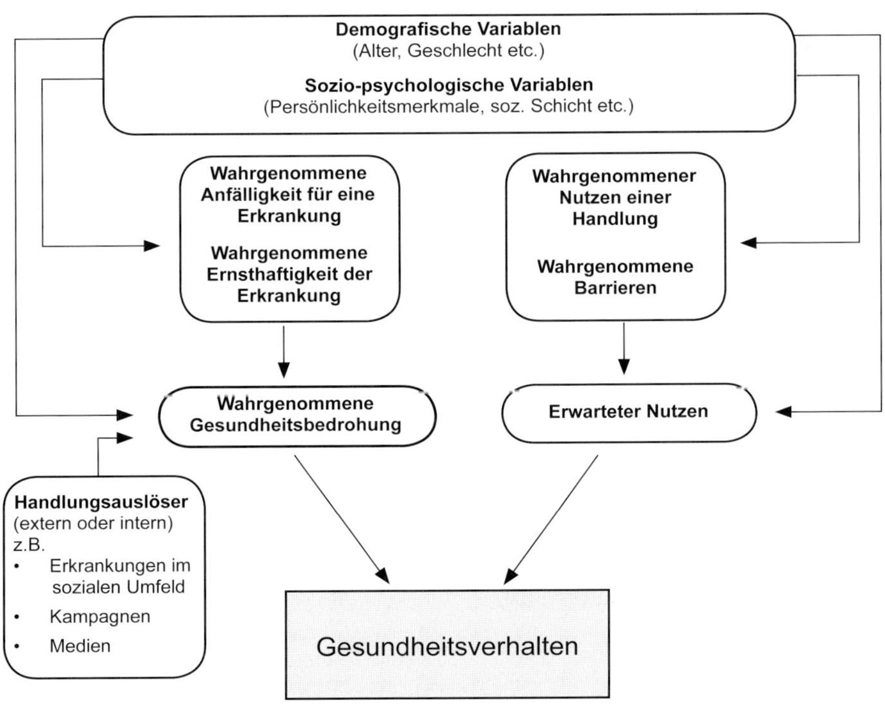

Abbildung 1: Modell gesundheitlicher Überzeugungen

Betreuung für die Kinder organisieren müsste usw.

Das Ausmaß der Bedrohung und des erwarteten Nutzens wird nach den Annahmen des Modells durch soziodemografische Faktoren und sozialpsychologische Variablen modifiziert. So ist beispielsweise die Bereitschaft, sich um die eigene Gesundheit zu kümmern, in der sozialen Oberschicht höher als in unteren sozialen Schichten, bei Frauen höher als bei Männern (siehe dazu auch Beitrag von Dippelhofer-Stiem in diesem Band). Außerdem räumt das Modell «Handlungsanstößen» große Bedeutung bei. Hierunter werden Ereignisse verstanden, die eine Person darauf aufmerksam machen, dass auch sie gesundheitlich bedroht sein könnte: Liest die Frau, die ihr Krebsrisiko bisher als sehr gering einschätzte, in der Zeitung von einer neuen Untersuchung, der zufolge sich die Zahl der an Brustkrebs erkrankten Frauen insbesondere in ihrer Altersgruppe und hier insbesondere bei denen erhöht hat, die wie sie regelmäßig ein bestimmtes Hormonpräparat genommen haben, so kann dies ein Handlungsanstoß für eine Reflexion der eigenen Gesundheitsbedrohung sein.

Theorie des rationalen Handelns und Theorie des geplanten Verhaltens

Die Theorie des rationalen Handelns (Theory of Reasoned Action) von Ajzen und Fishbein (1980) wurde 1991 von Ajzen zur Theorie des geplanten Verhaltens (Theory of Planned Behaviour) ausgebaut. Beide Theorien versuchen zu erklären, welche Variablen das Verhalten von Menschen steuern, und sie sehen wesentliche Bestimmungsstücke in der Einstellung einer Person zu einem Verhalten und in ihrer subjektiven Einschätzung der sozialen Normen. **Abbildung 2** zeigt die Theorie des rationalen Handelns und in den dunkel unterlegten Feldern die Erweiterung zur Theorie des geplanten Verhaltens:

Als wesentliche Determinante für das Verhalten einer Person gilt die Verhaltensintention, also die Absicht das Verhalten auszuführen. Diese ist zum einen durch die Einstellung der Person

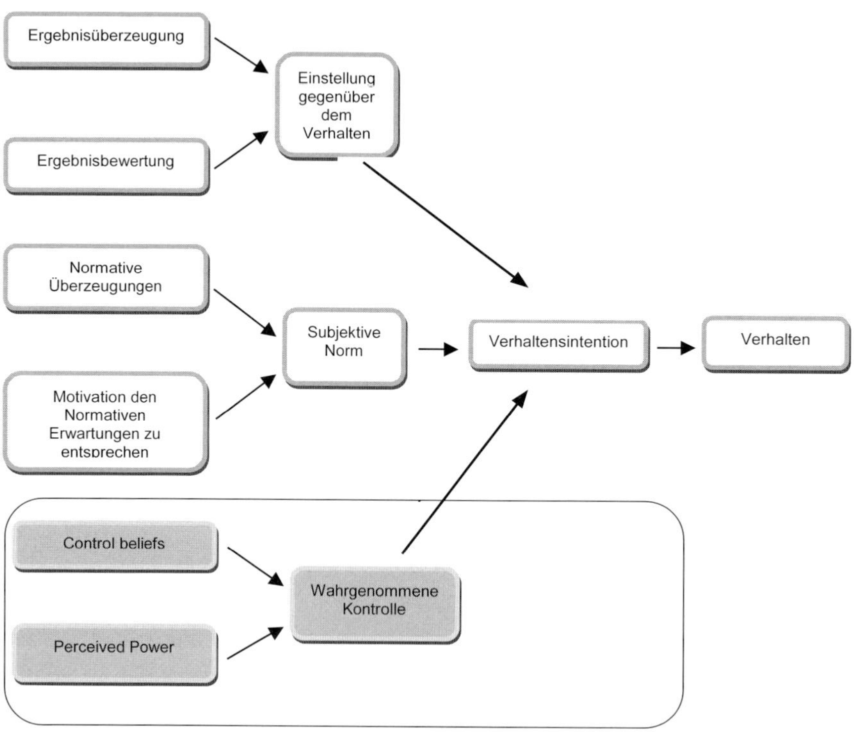

Abbildung 2: Theorie des rationalen Handelns und Theorie des geplanten Verhaltens

hinsichtlich der Ausübung dieses Verhaltens beeinflusst und zum zweiten durch die mit dem Verhalten verbundene subjektive Bewertung der sozialen Norm. Die Einstellung wiederum wird davon beeinflusst, welche Annahmen man darüber hat, was das Verhalten bewirken wird und davon, wie man diese möglichen Ergebnisse bewertet. Je mehr somit eine Person glaubt, dass ein bestimmtes Verhalten zu einem positiven Ergebnis führt und je positiver sie das Ergebnis für sich bewertet, umso positiver wird die Einstellung gegenüber diesem Verhalten sein. Zusätzlich wird die Verhaltensintention durch die sog. subjektive Norm beeinflusst. Hierunter wird die Interpretation einer Person verstanden, die diese von den Erwartungen anderer (wichtiger) Personen hat: Die subjektive Norm wird sich umso stärker auf die Verhaltensintention auswirken, je mehr eine Person denkt, dass andere ein bestimmtes Verhalten von ihr erwarten und je mehr sie bereit ist, diesen Erwartungen zu entsprechen. Glaubt sie, dass es den anderen egal ist, wie sie sich verhält und/oder ist ihr egal, ob sie den vermeintlichen Erwartungen entspricht oder nicht, so wird dies die Intention, das Verhalten zu realisieren, nicht stärken.

In die Theorie des geplanten Verhaltens geht als weitere unabhängige Variable die wahrgenommene Verhaltenskontrolle ein: Je mehr eine Person zu der Überzeugung kommt, dass sie Kontrolle über das fragliche Verhalten hat, umso mehr wird sich dies auf die Intention auswirken und damit ein bestimmtes Verhalten begünstigen. Das Ausmaß der wahrgenommenen Verhaltenskontrolle hängt nach Ajzen von zwei Faktoren ab: «control beliefs» und «perceived power». Diese beiden Begriffe sind terminologisch unscharf und weichen von der üblichen Sprachregelung ab: Unter «control beliefs» wird verstanden, welche Ressourcen und Barrieren eine Person für sich sieht, um Kontrolle ausüben zu können, und «perceived power» kennzeichnet, für wie potent sie diese Kontrollmöglichkeiten einschätzt. (In der deutschen Literatur werden diese Begriffe sehr unterschiedlich übersetzt und entsprechend auch interpretiert).

Bedeutung kognitiver Modelle für die Gesundheitserziehung

Die kognitiven Modelle haben in der Gesundheitsförderung große Popularität erreicht, und sie wurden zur Erklärung und Veränderung zahlreicher Verhaltensweisen wie Rauchen, Bewegung, Alkohol- und Tabakkonsum, Krebsvorsorge, HIV-Prävention oder Sonnenschutzverhalten herangezogen. Der empirischen Überprüfung hält die Begeisterung allerdings nicht Stand:

So konnte die zentrale Annahme des Modells der gesundheitlichen Überzeugungen, dass die wahrgenommene Gesundheitsbedrohung und der durch eine Verhaltensänderung zu erwartende Nutzen reichen, um gesundheitsförderliches Verhalten zu realisieren, nicht bestätigt werden (Harrison, Mullen, Green 1992). Doch auch die Berücksichtigung der Intention reicht offenbar nicht aus: Metaanalysen zur Theorie des geplanten Verhaltens zeigen, dass diese gut geeignet ist, die Intention hervorzusagen – leider nicht das Zielverhalten (Sheeran 2002).

Beide Modelle eignen sich somit nicht, zufrieden stellend eines der Hauptprobleme der Gesundheitserziehung zu lösen, nämlich das, wie man Menschen bewegen kann, sich auch so zu verhalten, wie es ihrer eigenen Überzeugung zufolge gut wäre und wie sie es auch durchaus möchten. Sie messen der Ratio große Bedeutung bei, vernachlässigen jedoch die emotionale Seite, also das, was Menschen mit dem Satz: «Vom Verstand her seh' ich's ja ein, aber...» ausdrücken. Um den Vorhersagewert zu erhöhen, müssten emotionale Komponenten in den kognitiven Modellen sehr viel stärker berücksichtigt werden.

Ein weiterer Mangel der kognitiven Modelle liegt in der mangelnden Berücksichtigung der Tatsache, dass die Gewichtung der unabhängigen Variablen je nach Person sehr variieren kann. Eine Frau, der ihre schlanke Figur wichtig ist, kann hundert gute rationale Gründe haben, warum es gut wäre mit dem Rauchen aufzuhören und zudem die Sicherheit, dass ihre gesamte soziale Umwelt es wunderbar fände, wenn sie nicht mehr rauchen würde – wenn sie Angst hat, durch die Aufgabe des Rauchens fünf Kilo zuzunehmen und sie dies auch schon bei früheren Versuchen erlebt hat, so wird sie weiterrauchen – allen guten einhundert Gegenargumenten zum Trotz.

Die Theorie des geplanten Verhaltens hat zudem dadurch eine begrenzte Reichweite, dass sie grundsätzlich nur für Verhalten geeignet ist, bei dem die soziale Wertung eine Rolle spielt – und dies ist keineswegs bei allen aus gesundheitlicher Sicht gewünschten Verhaltensweisen der Fall (siehe auch Beitrag von Dippelhofer-Stiem in diesem Band). Für die soziale Anerkennung vieler Männer etwa wird es wichtiger sein, dass sie beruflich leistungsfähig sind, im Verein beim Biertrinken mithalten und dem Nachbarn beim Umzug helfen können, als dass sie regelmäßig ein Entspannungstraining machen, sich täglich zweimal die Zähne putzen und fünf Portionen Obst essen. Und braungebrannt aus dem Urlaub zurück zu kommen, bringt immer noch mehr Anerkennung im Kollegenkreis, als gesund sonnengeschützt – aber weiß.

6.5 Stadienmodelle

Stadienmodelle wollen den Prozess der Veränderung beschreiben. Sie haben nicht den Anspruch zu erklären, warum und unter welchen Bedingungen Verhalten entsteht und sich verändert. Dabei gehen Stadienmodelle davon aus, dass Verhaltensänderung nicht ein Ereignis darstellt, sondern dass sie sich in einem Prozess vollzieht – der unter Umständen lange dauern und in dem es auch zu Stagnation und Rückfällen kommen kann (siehe auch Beitrag Weiglhofer in diesem Band). Begründer der Stadienmodelle waren Prochaska und DiClemente (1983), deren ursprüngliches Projekt darin bestanden hatte, eine vergleichende Analyse der Wirkvariablen in den verschiedenen psychotherapeutischen Konzepten durchzuführen. Dabei kamen sie zu dem Schluss, dass die Mehrzahl der Psychotherapieschulen einen wesentlichen Faktor des Veränderungsprozesses schlicht übersah: die Zeit. Sie entwickelten daraufhin ein Modell, in dem fünf (später sechs) Phasen des Veränderungsprozesses unterschieden werden. Jede dieser Phasen gilt als von den anderen Phasen qualitativ abgrenzbar, was bedeutet, dass sich die Menschen in dieser Phase in Motivation, Kognitionen und Verhalten ähnlich sind und sich diesbezüglich von den Personen in allen anderen Stadien des Prozesses unterscheiden.

Transtheoretisches Modell der Phasen der Verhaltensänderung

Prochaska und DiClemente nennen ihr Modell transtheoretisch, weil es Komponenten verschiedenster Modelle einbezieht. Kernstück sind jedoch die sechs Phasen, die eine Person durchlaufen muss, um erfolgreich eine Änderung ihres Verhaltens durchzuführen. Diese sind in der folgenden **Tabelle 1** aufgelistet. Da sich in den verschiedenen deutschen Übersetzungen keine einheitliche Begrifflichkeit ausgebildet hat, werden jeweils der Originalbegriff sowie in der Literatur häufig auftauchende Übersetzungen genannt.

Prochaska, DiClemente und Norcross (1992) vertreten die Auffassung, dass alle Menschen in einem Veränderungsprozess diese sechs Phasen durchlaufen. Zusätzlich nehmen sie an, dass Selbstwirksamkeitserwartungen, Entscheidungsbalance und Versuchung durch das alte Verhalten oder alte Anreize wie Schokolade, Zigaretten, Drogen sowie kognitiv-affektive und verhaltensorientierte Prozesse Einfluss auf den Veränderungsprozess haben. Das von ihnen genannte Spektrum ist dabei sehr weit und umfasst Bewusstseinserweiterung, Neubewertung der eigenen Person und der Umwelt, emotionale Relevanz und soziale Befreiung als kognitiv-affektive, Kontingenzmanagement, hilfreiche Beziehungen, Gegenkonditionierung, Selbstbefreiung und Stimuluskontrolle als verhaltensorientierte Prozessvariablen (Prochaska, Redding, Evers 2002). Diese Prozessvariablen wirken sich, je nachdem auf welcher Stufe des Prozesses sich eine Person befindet, unterschiedlich aus bzw. sind von unterschiedlicher Bedeutung. So steigt etwa die Selbstwirksamkeitserwartung kontinuierlich an, während die Versuchung, durch dem Zielverhalten konträre Faktoren nach und nach abnimmt: Je länger eine Person nicht mehr raucht, um so mehr ist sie davon überzeugt, dass sie für den Rest ihres Lebens auf Tabak verzichten können wird, und in immer weniger Situationen wird sie den Wunsch verspüren, doch eine Zigarette zu rauchen.

Tabelle 1: Transtheoretisches Phasenmodell nach Prochaska und DiClemente (1983)

Phase	Prozess
precontemplation (Absichtslosigkeit/ Präkontemplation/ Erstbetrachtung)	Die Person hat kein Problembewusstsein, keine Absicht zur Veränderung. Für problembezogene Informationen ist sie wenig empfänglich.
contemplation (Absichtsbildung/ Kontemplation/ Erwägung)	Die Person wägt Vor- und Nachteile einer Verhaltensänderung ab und hält diese innerhalb der nächsten sechs Monate für möglich. Eine klare Absicht liegt noch nicht vor.
preparation (Vorbereitung/ Präparation)	Die Person festigt ihre Absicht, ihr Verhalten zu ändern und macht Pläne, wie sie es tun will. Eventuell unternimmt sie auch schon einige Versuche in die Richtung.
action (Handlung/ Aufnahme/ Durchführung)	Die Person verhält sich so, wie sie es sich vorgenommen hat. Nach dem Modell umfasst diese Phase die ersten sechs Monate, in denen das Zielverhalten ausgeführt wird.
maintenance (Aufrechterhaltung/ Beibehaltung)	Die Person führt das neue Verhalten länger als sechs Monate regelmäßig durch, das neue Verhalten braucht weniger Anstrengung als zu Beginn. Die Wahrscheinlichkeit eines Rückfalls ist gering.
termination (Stabilisierung/ Termination)	Das Zielverhalten ist stabil und zur Gewohnheit geworden, es erfordert keine Anstrengung. Ein Rückfall in das frühere Risikoverhalten ist unwahrscheinlich. Diese Phase umfasst fünf Jahre mit dem «neuen» Verhalten.

Die von Prochaska et al. definierten Zeiteinheiten sind vielfach als zu statisch kritisiert worden. In weiteren Stadienmodellen (Schwarzer 1992; Weinstein, Sandman 1992) wurde versucht, hier psychologische Kriterien anzusetzen.

Bedeutung von Stadienmodellen für die Gesundheitserziehung

Auch wenn Stadienmodelle nur Beschreibungsmodelle sind, so haben sie doch in der Praxis sehr viel Anerkennung gefunden. Sie sind z.B. in der Arbeit mit Drogenabhängigen sehr hilfreich, wenn es gilt, den schwierigen Prozess des Ausstiegs zu begleiten und den Betroffenen in den verschiedenen Stadien des Prozesses ihr eigenes Verhalten und Erleben verständlich zu machen.

Literatur

Ajzen, I. (1991). The theory of planned behavior. Organisational behavior and human decision processes, 50, 179-21.

Ajzen, I., Fishbein, M. (1980). Understanding attitudes and predicting social behavior. Englewood Cliffs: Prentice Hall.

Antonovsky, A. (1979). Health, stress and coping. San Francisco: Jossey Bass.

Antonovsky, A. (1987). Unraveling the mystery of health. How people manage stress and stay well. San Francisco: Jossey-Bass.

Bandura, A. (1977). Self-efficacy: Toward a unifying theory of behavioral change. Psychological Review, 84, 191-215.

Bandura, A. (1982). Self-efficacy mechanism in human agency. American Psychologist, 37, 122-147.

Becker, M.H. (1974). The health belief model and personal health behavior. Thorofare: Slack.

Bengel, J., Strittmatter, R., Willmann, H. (2001). Was erhält Menschen gesund? Antonovskys Modell der Salutogenese – Diskussionsstand und Stellenwert. Köln: Bundeszentrale für gesundheitliche Aufklärung.

Erikkson, M. (2007). Unraveling the mystery of salutogenesis. Helsinki: Folkhälsan Research Centre.

Faltermaier, T. (2005). Gesundheitspsychologie. Stuttgart: Kohlhammer.

Franke, A. (2006). Modelle von Gesundheit und Krankheit. Bern: Huber.

Grabert, A. (2007). Salutogenese und Bewältigung psychischer Erkrankung. Einsatz des Kohärenzgefühls in der Sozialen Arbeit. Lage: Jacobs.

Harrison, J.A., Mullen, P.D., Green, L.W. (1992). A meta-analysis of studies of the health belief model with adults. Health Education Research, 7, 107-116.

Holmes, T.H., Rahe, R.H. (1967). The social readjustment scale. Journal of psychosomatic Research, 11, 213-218.

Janz, N.K., Becker, M.H. (1984). The Health Belief Model: A decade later. Health Education Quaterly, 11, 1-47.

Jones, F., Bright, J. (eds). Stress: Myth, theory and research. Harlow: Prentice Hall.

Kaluza, G. (2006). Psychologische Gesundheitsförderung und Prävention im Erwachsenenalter. Eine Sammlung empirisch evaluierter Interventionsprogramme. Ztsch. Gesundheitspsychologie, 14(4), 171-196.

Kaluza, G., Lohaus, A. (2006). Psychologische Gesundheitsförderung im Kindes- und Jugendalter. Eine Sammlung empirisch evaluierter Interventionsprogramme. Ztschr. Gesundheitspsychologie, 14(3), 119-134.

Knoll, N., Scholz, U., Rieckmann, N. (2005). Einführung in die Gesundheitspsychologie. München: Ernst Reinhardt.

Kobasa, S.C. (1979). Stressful life events, personality, and health. Journal of Personality and Social Psychology, 37, 1-11.

Kobasa, S.C. (1982). The hardy personality: Toward a social psychology of stress and health. In: Sanders, G.S., Suls, J. (eds.). Social Psychology of health and illness. Hillsdale, NJ: Erlbaum, 3-32

Lazarus, R.S., Folkman, S. (1984). Stress, Appraisal, and Coping. New York: Springer.

Prochaska, J.O., DiClemente, C.C. (1983). Stages and processes of self-change of smoking: Toward an integrative model of change. Journal of Consulting and Clinical Psychology, 51, 390-395.

Prochaska, J.O., DiClemente, C., Norcross, J.C. (1992). In search of how people change. American Psychologist, 47, 1102-1114.

Prochaska, J.O., Redding, V.A., Evers, K.E. (2002). The Transtheoretical Model and Stages of Change. In: Glanz, K., Rimer, B.K., Lewis, F.M. (eds.). Health behavior and health education: theory, research, and practice. San Francisco: Wiley, 99-120.

Rosenstock, I.M. (1966). Why people use health services. Milbank Memorial Fund Quarterly, 44, 94-95.

Scheier, M.F., Carver, C.S. (1985). Optimism, coping, and health: Assessment and implications of generalized outcome expectancies. Health Psychology, 4, 219-247.

Schüffel, W., Brucks, U., Johnen, R., Köllner, V., Lamprecht, F., Schnyder, U. (Hrsg.) (1998). Handbuch der Salutogenese. Konzept und Praxis. Wiesbaden: Ullstein & Mosby.

Schwarzer, R. (1992). Self-efficacy in the adoption and maintenance of health behaviors: Theoretical approaches and a new model. In: Schwarzer, R. (eds.). Self-efficacy: Thought control of action. Washington: Hemisphere, 217-242.

Selye, H. (1956/1976). The Stress of Life. New York: Mc Graw Hill.

Sheeran, P. (2002). Intention-behaviour relations: A conceptual and empirical review. In: Hewstone, M., Stroebe, W. (eds). European review of social psychology. Chichester: Wiley, 1-36.

Weinstein, N.D., Sandman, P.M. (1992). A model of the precaution adoption process: Evidence from home radon testing. Health Psychology, 11, 170-180.

Werner, E. (1999). Entwicklung zwischen Risiko und Resilienz. In: Opp, G., Fingerle, M., Freytag, A. (Hrsg). Was Kinder stärkt. Erziehung zwischen Risiko und Resilienz. München: Reinhardt, 25-36.

Werner, E., Smith, R.S. (1992). Overcoming the odds: High risk children from birth to adulthood. Ithaca NY: Cornell University Press.

Wydler, H., Kolip, P., Abel, T. (Hrsg) (2000). Salutogenese und Kohärenzgefühl. Grundlagen, Empirie und Praxis eines gesundheitswissenschaftlichen Konzepts. Weinheim: Juventa.

7 Gesundheitswissenschaften und Gesundheitserziehung

Thomas Elkeles und Wichard Puls

7.1 Einführung

Der Titel unseres Beitrags macht bereits deutlich, dass die Begriffe «Gesundheitswissenschaften» und «Gesundheitserziehung» von uns – als, gemäß der in diesem Band uns von den Herausgebern zugewiesenen Rolle, Vertretern der Gesundheitswissenschaft – in der Weise in einen Zusammenhang gebracht werden, dass die Gesundheitswissenschaften einen wissenschaftlichen Rahmen für Gesundheitserziehung anbieten können, was wir im zweiten Teil des Beitrags anhand des Anwendungsgebietes der Suchtprävention im betrieblichen Kontext beispielhaft anhand konkreten Materials veranschaulichen wollen. Damit können wir weitergehende Begriffsbestimmungen, -verortungen und -systematiken (Wulfhorst 2006), die ansonsten das gesamte Kapitel füllen könnten, auf ein Minimum reduzieren. Ohne ein solches Minimum kommen jedoch auch wir im Zusammenhang von Gesundheitswissenschaften und der verhaltens- bzw. verhältnisbezogenen Prävention und Gesundheitsförderung nicht aus.

«Mit dem Begriff «Gesundheitswissenschaften» werden diejenigen Wissenschaften bezeichnet, die sich – aus jeweils unterschiedlicher Perspektive – mit Gesundheit beschäftigen, wie insbesondere Gesundheitssoziologie, Gesundheitspsychologie, Gesundheitspädagogik, Gesundheitsökonomie. Man könnte vereinfacht sagen: alles, was mit Gesundheit zu tun hat, und alle Begriffe, die das Wort Gesundheit beinhalten, sind Themen der Gesundheitswissenschaften. Werden diese und weitere Disziplinen – wie z.B. die Sozialmedizin und die Umweltmedizin – gezielt auf die Verbesserung der Gesundheit und der Gesundheitsversorgung der Bevölkerung angewandt, dann sprechen wir von «Public Health». [...] In dem vorliegenden Buch benutzen wir den Begriff Gesundheitswissenschaft bewusst im Singular, weil wir nicht die einzelnen Wissenschaften (wie Gesundheitssoziologie, Gesundheitsökonomie etc.) darstellen wollen, sondern versucht haben, ihre wichtigsten Elemente zu einer Wissenschaft von der Gesundheit zu integrieren» (Waller 2006, S. 7). Der Unterschied zwischen Gesundheitswissenschaft(en) und Public Health liegt nach Waller also im einerseits Grundlagenwissenschafts- und andererseits Anwendungsbezug (angewandte Wissenschaft/Politikbezug). Im Übrigen werden von Waller (2006) im Kap. 8 als «Methoden und Maßnahmen der Gesundheitsförderung und Prävention» beschrieben:

- Gesundheitsaufklärung und -beratung
- Gesundheitserziehung und -bildung
- Gesundheitsarbeit
- Gesundheitsselbsthilfe
- Gesundheitstraining
- Präventivmedizin.

Eine weitere Definition führt aus:

«Public Health ist Theorie und Praxis der auf Gruppen bzw. Bevölkerungen bezogenen Maßnahmen und Strategien zur Verminderung von Erkrankungs- und Sterbewahrscheinlichkeiten durch Senkung von Gesundheitsbelastungen und Stärkung bzw.

Vermehrung von Gesundheitsressourcen mittels überwiegend nichtmedizinischer Interventionen» (Rosenbrock 2001, S 754).

Diese bevölkerungsbezogene Perspektive von Gesundheit und Krankheit solle ihre Nutzung sowohl in der Prävention wie in der Krankenversorgung erfahren (Badura 1994); Public Health ist also zu eng begriffen, wenn sie mit der Anwendung in Prävention und Gesundheitsförderung gleichgesetzt würde. Wichtigste Verursachungsanteile der hinter den individuellen Krankheitsfällen stehenden epidemiologisch fassbaren Risikostrukturen, Verursachungszusammenhängen und Bewältigungsmöglichkeiten liegen in Lebens-, Arbeits- und Umweltverhältnissen und dem dadurch geprägten Verhalten. Maßnahmen seien daher primär nicht individuell, sondern politisch zu gestalten und hätten von daher Schwerpunkte auf der Prävention und der verbesserten Versorgung für chronisch Kranke. Bei «New Public Health» sei der Schwerpunkt auf Ansätze verlagert, in denen neben der Senkung pathogener Faktoren gleichberechtigt die Förderung salutogener Faktoren berücksichtigt wird. Und geradezu konstitutiv für «New Public Health»: Die alte paternalistische Orientierung auf individuelle Vorsorge, Betreuung und Erziehung soll, wo immer möglich, von Strategien zielgruppen- und lebensweltspezifischer Aktivierung und Mobilisierung abgelöst werden (Ottawa-Charta, Stärkung des «psychosozialen» Immunsystems, Sense of coherence u.a.). Ein gelungenes Beispiel für die Anwendung von «New Public Health» in Deutschland sei die AIDS-Präventionspolitik mit ihrem «Modell der verhältnisgestützten Verhaltensprävention» (Rosenbrock 2001).

7.2 Zur Entwicklung von Prävention und Gesundheitsförderung

Prävention und Gesundheitsförderung haben in der Geschichte unterschiedliche Konjunkturen gehabt (Elkeles 2006). Für alle verschiedenen Begriffe, Ziele und Inhalte von Prävention und Gesundheitsförderung gilt, dass sie von jeweiligen gesellschaftlichen Vorstellungen geprägt und entsprechend definiert waren und sind, soweit man überhaupt von expliziten Definitionen hierbei sprechen kann. Historisch war auch Gesundheit seltener ein Wert an sich, als dass sie anderen Zielen dienen sollte (siehe dazu auch Beitrag von Dippelhofer-Stiem in diesem Band).

Wie der Begriff der «Prophylaxe» (lateinisch pro für zuvor, vor; griechisch φψλαττειν behüten, beschützen; Wache/Schutz/Vorbeugung; Elkeles et al. 1991) ist der Begriff «Prävention» (lateinisch: praevenire zuvorkommen) auf die Vermeidung eines unerwünschten Ereignisses oder einer unerwünschten Erscheinung ausgerichtet (z.B. von Kriminalität oder auch von Krankheit).

Ein kurzer historischer Blick auf verschiedene Phasen von Prävention/Gesundheitsförderung, bei dem wir uns auf die Zeit seit dem Beginn einer staatlichen Verfasstheit in Mitteleuropa beschränken, soll die oben angesprochene Bindung des Zieles Gesundheit an andere Zwecke, an die jeweiligen Ursachenattributionen für Krankheit und Gesundheit, die daraus folgenden Annahmen über die Interventionsfähigkeit und die ebenfalls daraus folgende Rolle (jeweils) verschiedener Akteure deutlich machen. Labisch und Woelk (2006) stellen diese Zusammenhänge unter die Klammer, der soziale Wandel bestimme Zeitpunkt, Art und Ergebnis der Interaktion zwischen Gesundheitswissenschaften und sozialen Akteuren.

Gesundheit als Staatsaufgabe

Eine erste Konzeption zum Beginn einer mitteleuropäischen staatlichen Verfasstheit (Gesundheit als Staatsaufgabe in der Frühen Neuzeit, Stollberg 1994) ist das von Johann Peter Frank (1779-1827) ausgearbeitete «System einer vollständigen medizinischen Polizey». Wie auch andere derartige frühere (und heutige?) Public-Health-Ansätze zu Prävention/Gesundheitsförderung wurde es nur ansatzweise realisiert und blieb weitgehend programmatische Vorstellung. Wir würden heute den Begriff einer «medizinischen Polizey» am ehesten mit einer Medizinalverwaltung übersetzen, deren Aufgabenspektrum nach Frank sich richten sollte auf Fortpflanzung, Kinderkrankheiten und Schulwesen, Hygiene von Nahrung, Kleidung und Wohnung, Wasserversorgung, Abfallentsorgung, Unfallvorsorge, Bevölkerungsstatistik,

Militärmedizin, Geschlechtskrankheiten, Hospitäler und Epidemien. Insgesamt bemühte sich die «medizinische Polizey» um den Gesundheitszustand ganzer Populationen, um Prävention, um Planung von Gesundheitseinrichtungen, um Politik und Ökonomie des Gesundheitswesens und war nicht nur krankheitsorientiert, sondern durchaus um eine Optimierung der Gesundheit bemüht. Ziel war jedoch nicht die Gestaltung einer «autonomen Lebenspraxis», sondern eine gesündere Lebenspraxis zwecks Vermehrung der Bevölkerung. Damit handelt es sich insgesamt um eine obrigkeitliche soziale Kontrolle und die Stärkung des Machtstaates und damit das Programm eines absolutistischen Staates (Stollberg 1994).

Gesundheit und sozialer Wandel

Weitere Phasen, in denen Prävention/Gesundheitsförderung ausgesprochene Konjunktur hatte, und zwar jeweils im Zusammenhang mit sozialem Wandel, sind (Labisch, Woelk 2006):

- die hygienische Assanierung der Städte als Bestandteil der bürgerlich-liberalen Bewegung im restaurativ-konservativen Staat (1. Phase der Industrialisierung)
- die sich anschließende Förderung und der Ausbau der Bakteriologie (darunter Militär- und Tropenmedizin) durch das Deutsche Reich und Preußen; zum Gesamtkontext zählen Labisch und Woelk (2006) auch die Bismarcksche Sozialpolitik (gesellschaftspolitische Kanalisierung der individualisierten Risiken Krankheit, Unfall und Alter), beide «Gesundheitsprogramme» seien damit Bestandteile der inneren und äußeren Reichsgründung
- die kommunale Gesundheitsfürsorge der 20er Jahre des vergangenen Jahrhunderts als Bestandteil der Politik der kommunalen Spitzenverbände, die Kommunen in der Weimarer Republik als «dritte Kraft» neben Reich und Ländern zu etablieren und
- die Perversion der Gesundheit von einem sozialen Gut zu einer sozialen Kategorie im Nationalsozialismus, welche durch den neu geschaffenen staatlichen öffentlichen Gesundheitsdienst verwaltungsmäßig umgesetzt wurde.

Gesundheitsgerichtete Konzepte hingegen, die keinen (mächtigen) sozialen Handlungsträger fanden, blieben meist auf der Ebene der Programmatik stecken und verloren anschließend wieder an Einfluss und Bedeutung. So ist die mit dem Namen von Rudolf Virchow verbundene «Medizinische Reform» (1848/49) als Bestandteil der bürgerlich-liberalen Bewegung mit Einsetzen der Restauration an inneren und äußeren Widersprüchen und Kontroversen zugrunde gegangen, und die Erfolge der Bakteriologie rückten den Einfluss der Umwelt und der Lebensumstände auf die Gesundheit (zunächst) wieder in den Hintergrund (Labisch, Woelk 2006).

Individuenbezogene Konzepte und soziale Prävention

Eine weitere Erkenntnis aus ebenfalls historischen Untersuchungen durch den britischen Sozialmediziner Thomas McKeown bezieht sich auf die prinzipielle Wirksamkeit der beiden grundsätzlich möglichen Typen von Präventionskonzepten: einerseits «individuenbezogene Konzepte der Beratung, Belehrung, Behandlung und Belieferung» und andererseits die «soziale Prävention (commmunitybezogen)» (Kühn 1993, S. 45).

Ausgehend von der Frage, woher das Bevölkerungswachstum sich erkläre, untersuchte McKeown (1982) drei Gruppen von Einflussfaktoren auf die Verbesserung der Gesundheit zwischen dem 18. und 20. Jahrhundert: ernährungsbedingte Faktoren (landwirtschaftlich-technische Revolution), umweltbedingte Faktoren (Wasser- und Nahrungshygiene) sowie verhaltensbedingte Faktoren (Veränderung des Reproduktionsverhaltens). Er kam zu der Schlussfolgerung, dass als Hauptursache für die Zunahme der Bevölkerung vor allem die erhöhte landwirtschaftliche Produktion und eine bessere Ernährung gelten müsse. Damit war die berühmte «McKeown-These» geboren, die er der Auffassung entgegensetzte, die Pockenschutzimpfung und die Verbreiterung und Verbesserung von medizinischer Versorgung, d.h. individuelle präventive und therapeutische medizinische Maßnahmen, hätten zur Abnahme der Sterblichkeit und zum Bevölkerungswachstum geführt.

McKeown arbeitete seine These schließlich dahingehend aus, dass sich die Verbesserung der Gesundheit in diesen vergangenen drei Jahrhunderten in erster Linie in einer Verminderung der Sterblichkeit an Infektionskrankheiten ausdrücke, wozu die medizinische Behandlung keinen nennenswerten Beitrag leistete. Denn das Sinken der Todesrate, z.B. bei der «Armutskrankheit» Tuberkulose, habe lange vor der Entdeckung des Tuberkelbazillus und vor der Entdeckung spezifischer medizinischer Maßnahmen eingesetzt, und der Einfluss medizinischer Behandlung sei hierbei drittrangig und finde erst spät in der Geschichte einer Krankheit statt.

Daraus folgerte McKeown in der Einleitung zu seinem Buch insgesamt:

«Medizinische Forschung und medizinische Dienste sind fehlgeleitet; was die Gesellschaft für das Gesundheitswesen ausgibt, stellt eine Fehlinvestition dar, da bei der Mittelverteilung von falschen Annahmen über die Grundlagen menschlicher Gesundheit ausgegangen wird. Man betrachtet den Körper als Maschine, die vor allem durch direkte Eingriffe in ihre internen Vorgänge vor Krankheit und ihren Folgen geschützt werden könne. Diese Betrachtungsweise führte dazu, dass Umwelteinflüssen und persönlichem Verhalten – den wichtigsten gesundheitsrelevanten Faktoren – mit Gleichgültigkeit begegnet wurde. Auch zog sie eine relative Vernachlässigung der Mehrheit der Kranken nach sich, deren Probleme für klinische Interventionen, die im Zentrum des medizinischen Interesses stehen, keine Anwendungsmöglichkeiten bieten» (McKeown 1982, S. 22).

Als Determinanten der Gesundheit resümiert McKeown (ebd.) entsprechend ihrer zeitlichen Abfolge und auch der Rangordnung ihrer Wirksamkeit: Verbesserung der Ernährung, Hygienemaßnahmen (bei über Wasser und Ernährung übertragbaren Krankheiten), verhaltensbedingte Einflüsse (Reproduktionsverhalten) und behandlungsbedingte Einflüsse. Hinsichtlich der verbliebenen Krankheiten systematisiert McKeown verschiedene Gruppen von Krankheiten hinsichtlich ihrer Intervenierbarkeit, darunter die Gruppe «zu verhindernder Krankheiten, die mit Armut verbunden sind»; hierbei sei kaum zu bezweifeln, dass «die Verschiedenheiten im Gesundheitszustand weitgehend auf die direkten und indirekten Auswirkungen der Armut zurückzuführen sind [...]» (McKeown, S. 128).

Die Gesundheitswissenschaften nutzen die McKeown-These als eine Art Lehrsatz auch für die heutigen Gesundheitsprobleme. Kritisch zu McKeowns eigenen Ausführungen hierzu ist jedoch auch ausgeführt worden, McKeown habe sein Blickfeld sehr stark auf die physisch-biologische Umwelt eingeengt und soziale Faktoren für das psychische und körperliche Wohlbefinden wie auch die politischen und ökonomischen Rahmenbedingungen in Industriestaaten vernachlässigt (Labisch 1984). Andererseits ist McKeown wohl kaum für verhältnisunabhängige Verhaltensprävention/Gesundheitserziehung in Beschlag zu nehmen, sondern eher als Vorläufer des «Modells der verhältnisgestützten Verhaltensprävention» (Rosenbrock 2001).

Prävention und Risikoorientierung

Aktuelle Präventionsdefinitionen basieren ebenfalls auf Vorstellungen über Ursachen, deren Interventionsmöglichkeiten und Leitvorstellungen zur Rolle von sozialen Akteuren. Zunächst ist eine Einteilung nach dem Zeitpunkt der Intervention in primäre, sekundäre und tertiäre Prävention üblich. Mit der sekundären und tertiären Prävention entfallen zwei der so eingeteilten Phasen auf Kranke und die – in der Prävention allerdings deutlich überschätzten – Handlungsmöglichkeiten von medizinischer Prävention. Stand die Zeit nach dem zweiten Weltkrieg unter dem Zeichen einer individuell-kurativen Ausrichtung des Gesundheitssystems der Bundesrepublik Deutschland, was vor allem auf die Diskreditierung einer öffentlichen Gesundheit durch den Nationalsozialismus zurückzuführen ist, erhielt die Prävention erst in den 70er Jahren des letzten Jahrhunderts in Gestalt der sekundären Prävention wieder einen Aufschwung, ohne allerdings die prinzipielle individuelle Kurativorientierung zu überschreiten. Gleichzeitig wurden in verschiedenen europäischen Ländern (z.B. Deutschland, Finnland, Italien) Modellprojekte der primären Prävention vor allem im Bereich der Herz-Kreislaufkrankheiten durchgeführt, mit denen der Nachweis der Senkung von Morbidität und Mortalität durch vorwiegend risikofaktorenorientierte Maßnahmen der Verhaltensprävention nach US-amerikanischem Vorbild erbracht werden sollte und teilweise auch erbracht wurde (Kreuter et al. 1995; Schnabel 2007).

Mit der Entstehung der in der Geschichte ebenfalls nicht neuen «Gesundheitsbewegung» in den 70er Jahren des vergangenen Jahrhunderts wurde die Kritik an der vorherrschenden Medizin und auch an der risikofaktorenorientierten Primärprävention breitenwirksam formuliert und organisiert. Mit der Alma-Ata-Deklaration der Weltgesundheitsorganisation (WHO) von 1978 geschah eine erste vorsichtige Lösung vom medizinischen Erklärungs- und Behandlungsmonopol in der Prävention («health workers», «community workers»). Mit der Grundlegung in der Ottawa-Erklärung der WHO von 1986 erhielt dann die in Abgrenzung zur risikofaktorenorientierten Verhaltensprävention konzipierte und am Lebensweisenkonzept orientierte Gesundheitsförderung (Badura et al. 1995) ihre programmatische Grundlage und mit der «Salutogenese» des israelisch-amerikanischen Medizinsoziologen Antonovsky später auch eine zusätzliche «theoretische Unterfütterung» (siehe dazu auch Beitrag von Franke in diesem Band).

Gesundheitsförderung und Salutogenese

Als innovative Elemente der Ottawa-Charta lassen sich nach Franzkowiak und Sabo (1998) festhalten:

- gemeinschaftliche Orientierung als Voraussetzung sozialer Unterstützungsnetze, Selbsthilfe und Selbstorganisation mit dem Ziel gesundheitlicher Autonomie und Kontrolle; die Unterstützung gesundheitsbezogener Gemeinschaftsaktionen wird somit weiterer Kern der neuen Prävention
- die traditionelle Gesundheitserziehung wird in eine neue professionelle Philosophie unter dem neuem Leitbegriff «Entwicklung persönlicher Kompetenzen» integriert
- eine Absicherung durch gesundheitsförderliche Gesamtpolitik erstreckt sich weit über den Gesundheitssektor hinaus.

Kickbusch (2003) hält es daher für berechtigt, von der Gesundheitsförderung als «dritter Public Health-Revolution» (ebd., S. 182) zu sprechen: Die erste habe im Kampf gegen die Infektionskrankheiten bestanden, die zweite in der Bekämpfung von Risikofaktoren durch individuelle Verhaltensänderungen, während die dritte, vor dem Hintergrund einer zu Beginn des 21. Jahrhunderts signifikant erhöhten Lebenserwartung, nun eine grundsätzliche Neuorientierung von Public Health ermögliche: Das Verständnis von Gesundheit als einer Ressource für erhöhte Lebensqualität (Kickbusch 2006).

Es ist der sozialemanzipatorische, auf den Prinzipien der Betroffenheit, Freiwilligkeit, Selbsthilfe und Solidarität beruhende Charakter der Gesundheitsförderung nach Ottawa, der diese anschlussfähig für das – explizit nicht direkt in der Ottawa-Charta enthaltene – Ziel von «Prävention und Gesundheitsförderung bei der Schaffung gesundheitlicher Chancengleichheit» macht.

Gesundheitsförderung und Settingansatz

Ein für dessen Umsetzung besonders geeigneter Ansatz, der seit Mitte der 80er Jahre vom WHO-Regionalbüro in Kopenhagen entwickelte Setting-Ansatz, wird von Kickbusch (2003) zudem als «Verbindung der fünf Handlungsmaximen der Ottawa-Charta» bezeichnet, indem dieser eine «Ausrichtung an alltäglichen Lebensbereichen gemäß der Maxime «Gesundheit wird im Alltagskontext hergestellt» (in der Schule, am Arbeitsplatz etc.)» darstellt (ebd., S. 187). Mit diesem, auch als «Strategie» (ebd., S. 187) bezeichneten Ansatz, könne der Aspekt des Empowerment (zwecks Erreichung von mehr Partizipation) besonders günstig berücksichtigt werden, der als ein Kriterium und Schlüsselkategorie dafür angesehen werden sollte, ob Gesundheitsförderung wirklich vorliegt (ebd., Schnabel 2007).

Chancen und Grenzen von Prävention und Gesundheitsförderung sollen im Folgenden exemplarisch am Beispiel der Suchtprävention im Betrieb näher skizziert werden. Dabei geht es uns weniger um die inhaltlichen Aspekte des Trainings, sondern wir wollen exemplarisch illustrieren, wie sich aus gesundheitswissenschaftlichen Theorien und Konzepten konkrete Maßnahmen für die Gesundheitserziehung ableiten lassen und auf diese Weise die bisher entwickelten abstrakten Überlegungen auf der Ebene konkreter Intervention diskutieren.

7.3 Suchtprobleme im Betrieb

Im Schnitt vergehen etwa 6 Jahre, bis ein Alkoholabhängiger eine effektive Behandlung aufnimmt (Lindemeyer 1999). Es ist bei Alkoholabhängigkeit häufig der Fall, dass der Erkrankte während dieser Zeit noch arbeitet und prinzipiell im betrieblichen Kontext hinsichtlich seiner Erkrankung angesprochen werden könnte. Die Daten des Frühwarnsystems der BRD (Keup 1993) geben für ca. 70 % der Alkoholkranken als letzten Status Arbeiter, Angestellter oder Beamter an, d.h. diese Personengruppe wäre prinzipiell durch Suchtberatungsstellen in Betrieben erreichbar.

Allerdings ist eine selektive Ansprache dieser gefährdeten Personen im Rahmen des betrieblichen Kontextes eine komplexe und nur zum Teil lösbare Aufgabe (Schanz et al. 1995). Mit Recht hat man deshalb die Alkoholprävention als einen «Sonderfall in der betrieblichen Gesundheitsförderung» bezeichnet (Rummel, Rainer, Fuchs 1998, S. 291), weil hier das Ziel der Interventionen vom Umgang mit bereits erkrankten Mitarbeitern über die Schulung von Führungskräften und sozialen Ansprechpartnern bis hin zur allgemeinen Organisationsentwicklung reichen sollte, d.h. die Interventionen sollten auch schon dann erfolgen, wenn sich noch kein stabiles Missbrauchsmuster ausgebildet hat.

«Übergreifendes Ziel nahezu aller seit diesem Zeitraum [Ende der 80er Jahre] entstandenen betrieblichen Alkohol- und Suchtpräventionsprogramme war und ist es, mit Alkoholkonsum verbundene Probleme wie Leistungsminderung, Arbeitspflichtverletzung, Fehlzeiten, Unfälle, Reibungsverluste durch innerbetriebliche Auseinandersetzung um Einzelfälle offensiv anzugehen und einer Lösung zuzuführen. Gleichzeitig werden Präventionsprogramme als Bestandteil betrieblicher Fürsorge für Mitarbeiter mit psychosozialen Problemen verstanden. Durch aktive Hilfestellung und Präventivmaßnahmen sollen die Mitarbeiter vor gesundheitlichen Schäden bewahrt werden. Konzeptionell werden damit nicht mehr nur Alkoholkranke, sondern letztlich alle Mitarbeiter angesprochen» (Fuchs et al. 1998, S. 14f.).

Wie kann eine derartige Ausweitung der Zielgruppe der Präventionsprogramme praktisch realisiert werden? Ziel der hier herangezogenen Studie ist die Überprüfung der Hypothese, dass sich das betriebliche Interventionsprogramm von Siegrist (1996) in Verbindung mit spezifischen Komponenten des Gruppenprogramms von Schelp et al. (1992) zur Stressreduzierung und damit indirekt auch zur Reduzierung des Konsums von Alkohol eignet. Dem Interventionskonzept liegen die Annahmen zugrunde, dass ein für unterschiedliche Erkrankungen (koronare Herzerkrankungen, Alkoholmissbrauch etc.) gemeinsames psychosoziales Risikoprofil existiert, das die Grundlage für ein Verhaltenstraining bieten könnte und dass ferner der Zugang zu diesen Risikogruppen über allgemeine Fragen der Stressbewältigung leichter zu finden ist als über konkrete Interventionen zum Problem des Alkoholkonsums. Die theoretischen Grundlagen dieses Konzeptes sollen im Folgenden kurz skizziert werden.

Theoretische Grundlage des Programms: das Modell beruflicher Gratifikationskrisen

Als spezifischer Bezugsrahmen zur Beschreibung von Stressprozessen im Zuge der Arbeitstätigkeit bietet sich das von Siegrist (1996) vorgelegte Konzept der «Gratifikationskrisen» an (siehe dazu auch Beitrag Windemuth und Wetzstein in diesem Band). Zentral für dieses Modell ist die Hypothese, dass Stress als Mitursache von Herz-Kreislauferkrankungen angesehen werden kann. Es wird davon ausgegangen, dass der menschliche Organismus in Situationen, welche wiederkehrende Verausgabung, gepaart mit ungewissen Kontroll- und Erfolgschancen nahe legen, in besonderem Maße mit dem autonomen Nervensystem reagiert. Wenn sich diese Erfahrungen chronifizieren, dann steigt – vermittelt über die autonome Aktivierung – die Wahrscheinlichkeit von Erkrankungen. Das Modell rückt also vor allem das Ungleichgewicht zwischen Verausgabung und Belohnung in der Erwerbsarbeit abhängig Beschäftigter in das Zentrum der Analyse. Erfahrungen wiederholter hoher Verausgabungen am Arbeitsplatz bei vergleichsweise niedriger Belohnung werden dabei als «Erfahrung beruflicher Gratifikationskrisen» verstanden (Siegrist 1996; 2008).

Die Validität des Modells zur Erklärung von diversen Erkrankungen konnte in den letzten Jahren zunehmend weiter erhärtet werden (Siegrist 2008). Der Einfluss der Gratifikationskrisen auf verhaltensbezogene Risiken ist demgegenüber nur in geringerem Umfang untersucht worden. Im Rahmen von empirischen Studien gelang allerdings der Nachweis, dass zwischen dem Ausmaß der Distanzierungsunfähigkeit und der Motivation zum Konsum von Alkohol bei einer Population von Verwaltungsangestellten ein Zusammenhang besteht (Puls 1992; 1995). Zur Überprüfung der Übertragbarkeit des Gratifikationskrisenkonzeptes in die Suchtforschung wurde ferner in drei Betrieben der Metall verarbeitenden Industrie eine schriftliche Befragung zum Zusammenhang zwischen Arbeitsplatzunsicherheit und dem Konsum von Alkohol durchgeführt (n = 660) (Puls, Wienold, Blank 1998). Im Rahmen einer pfadanalytischen Auswertung ließ sich dabei ein Einfluss von beruflichen Gratifikationskrisen auf den Alkoholkonsum aufzeigen. Inzwischen konnte dieser Zusammenhang auch in prospektiven Studien abgesichert werden (Siegrist 2008).

Die Forschungsgruppe um Siegrist hat auf der Grundlage ihrer theoretischen und empirischen Analysen exemplarisch ein Interventionsprogramm bzw. Stressbewältigungsprogramm entwickelt. Die Ansatzpunkte des von der Arbeitsgruppe um Siegrist entwickelten spezifischen Trainingsprogramms zur Stressbewältigung werden von den Autoren folgendermaßen präzisiert: «Es zielt insbesondere auf den Abbau unrealistischer Kontrollbestrebungen, auf die Verbesserung der Fähigkeit, zwischenmenschlichen Rückhalt zu suchen und zu geben, auf einen bewussteren Umgang mit Gefühlen, insbesondere mit Ärger und schließlich, das gesamte Programm durchziehend, die Verbesserung der Entspannungsfähigkeit.» (Siegrist, Silberhorn 1998, S. XVIIIf).

Für ein suchtspezifisches Modul innerhalb eines Stressbewältigungstrainings existieren mehrere Möglichkeiten. Eine Möglichkeit besteht darin, das Modul «Sucht» und das Modul «Perfektionismus» aus dem Konzept zur rational-emotiven Therapie als Gruppentraining gegen Stress von Schelp, Gravemeier und Maluck (1997) heranzuziehen. Es ist eines der wenigen Stressbewältigungsprogramme, das sich explizit auch auf die Prävention von Suchterkrankungen bezieht. Bei dem Konzept von Schelp, Gravemeier und Maluck (1997) wird der Ansatz der rational-emotiven Therapie auf Gruppen übertragen und verstärkt für präventive Interventionen nutzbar gemacht. Auch für dieses Training liegen erste Hinweise hinsichtlich der Effizienz vor (ebd.). Speziell zur Prävention von Suchtproblemen wird versucht, die der Sucht zugrunde liegenden Kognitionen, d.h. die absoluten Forderungen, Katastrophisierungen und die niedrige Frustrationstoleranz im Sinne unangemessener Bewertungen zu beeinflussen (ebd.). Diese Merkmale sollen Prädispositionen für Suchterkrankungen darstellen (Beck et al. 1997). Ein Versuch, das Programm von Siegrist und Silberhorn (1998) mit den Trainingskomponenten von Schelp, Gravemeier und Maluck (1997) zu integrieren, die vermutlich hinsichtlich einer Substanzabhängigkeit präventiv wirken können, soll hier dargestellt werden (Wiegard et al. 2000). Ferner wurden im Rahmen dieses Programms die Erwartungen an den Konsum von Alkohol problematisiert (Petry 1996).

Inhaltliche Beschreibung des Trainingsprogramms und empirische Befunde zur Wirksamkeit

Das Trainingsprogramm versteht sich ausdrücklich als präventives Programm, das für Teilnehmer ohne manifeste Abhängigkeiten gedacht ist. Für Teilnehmer mit Kontrollverlust, körperlichen Entzugserscheinungen und Abstinenzunfähigkeit ist es nicht geeignet, da in erster Linie die kognitiv-emotionale Steuerung der Suchtmittelwirkung behandelt wird. Das bei Abhängigkeit bestehende «Craving» sowie der damit zusammenhängende Kontrollverlust bei Abhängigen lässt sich nur schwer kognitiv-emotional steuern und bedarf

Tabelle 1: Darstellung des Stressbewältigungsprogramms zur Minderung beruflicher Belastungen und zur Reduktion des Alkoholkonsums

Sitzung / Thema	Ziel	Methode
1 »Implementation der Teilnehmer als Gruppe«	1. Kennenlernen der Gruppenteilnehmer und Festlegen der Gruppenregeln 2. Einführung in das Konzept des Stressbewältigungsprogramms 3. Einführung in die Muskelentspannung	zu 1) ggf. Paargespräche, Kennenlern-«Spiele«, persönliches Vorstellen der Teilnehmer, mündliche oder schriftliche Erhebung der Erwartungen und Befürchtungen der Gruppenteilnahme, gemeinsames Festlegen von Gruppenregeln (Vertraulichkeit, Anspracheform,...), ggf. auch schriftliche Vorgaben zu 2) Einführung eines theoretischen Modells zur Stressentstehung zu 3) Einführung durch theoretischen Vortrag, An-/Entspannungsübung nur der ersten beiden Muskelgruppen, Erhebung von Schwierigkeiten bei den Entspannungsversuchen
2 »Arbeitsbelastungen«	1. Selbstbeobachtung und Selbstverbalisation der Teilnehmer fördern 2. Training des Entspannungsverfahrens	zu 1) Sammeln von typischen Arbeitsbelastungen, Differenzierung zwischen »objektiven«, unveränderbaren und veränderbaren Belastungen; Verbalisation der subjektiven Bewertungen einer Situation durch die Teilnehmer zu 2) Übungen zur Muskelentspannung mit 16 Muskelgruppen
3 »Auswirkungen von Stress«	1. Selbstbeobachtung der Stressreaktionen der Teilnehmer fördern 2. Training des Entspannungsverfahrens	zu 1) Differenzieren und Klassifizieren der Stressreaktionen in gedankliche, emotionale und verhaltensmäßige Komponenten. Übungen zum Einfluss von Gedanken und Bewertungen auf das Stresserleben. zu 2) Übungen zur Muskelentspannung mit 16 Muskelgruppen
4 »Bewältigungsstrategien«	1. Erweiterung von Bewältigungsmöglichkeiten auf der Verhaltensebene, Erkennen von günstigen und ungünstigen Bewältigungsmöglichkeiten 2. Training des Entspannungsverfahrens	zu 1) Differenzieren der Konsequenzen von Bewältigungsstrategien, Übungen zur Anwendung von günstigen Strategien durch Rollenspiele, Demonstrationsübung zu 2) Übungen zur Muskelentspannung mit sieben Muskelgruppen
5 »Suchtverhalten erkennen«	1. Selbstbeobachtung zum Suchtverhalten, Erkennen des Suchtverhaltens als ungünstige Bewältigungsmöglichkeit 2. Training des Entspannungsverfahrens	zu 1) Imaginationsübung, Gruppengespräche, Übungen zum Verzicht auf ein Suchtmittel und Verhaltensänderung durch Einsatz günstiger Bewältigungsstrategien zu 2) Übungen zur Muskelentspannung mit sieben Muskelgruppen
6 »Suchtverhalten ändern«	1. Verhaltensänderungen im Suchtverhalten verstärken, motivieren. Differenzieren zwischen reaktionsorientierten und problemorientierten Bewältigungsstrategien 2. Training des Entspannungsverfahrens	zu 1) Auswertung der Übung zur Verhaltensänderung im Gruppengespräch, Vortrag zu reaktionsorientierten und problemorientierten Bewältigungsstrategien zu 2) Übungen zur Muskelentspannung mit sieben Muskelgruppen, Einführung des Ruhewortes
7 »Ärger«	1. Klassifikation von Ärgerreaktionen und Auslösern 2. Training des Entspannungsverfahrens	zu 1) Selbstbeobachtung zu Ärgersituationen und Reaktionen, Übung von Strategien zum Ärgerabbau im Rollenspiel zu 2) Übungen zur Muskelentspannung mit vier Muskelgruppen
8 »Selbstbehauptung / Kritik«	1. Merkmale der Selbstbehauptung erkennen, Regeln zum Äußern von Kritik erlernen 2. Training des Entspannungsverfahrens	zu 1) Kurzvortrag und Imaginationsübung, Übungen zu Kritik äußern und Anerkennung aussprechen zu 2) Übungen zur Muskelentspannung mit vier Muskelgruppen, Übung des Ruhewortes

9 »Kontrollbestre-bungen«	1. Erkennen von Kontrollbestrebungen im (Arbeits-) Alltag, Selbstbeobachtung zu Kontrollbestrebungen und Verhaltensimplikationen 2. Training des Entspannungsverfahrens	zu 1) Kurzvortrag zur Definition von Kontrollbestrebungen, Übungen zum Abbau von Kontrollbestrebungen zu 2) Übungen zur Muskelentspannung mit vier Muskelgruppen, Übung des Ruhewortes
10 »Perfektionis-mus«	1. Erkennen von perfektionistischen Ansprüchen 2. Training des Entspannungsverfahrens	zu 1) Kurzvortrag zur Definition von Perfektionismus, Übungen zur Selbstbeobachtung von perfektionistischen Ansprüchen, Übungen zum Abbau von Kontrollbestrebungen zu 2) Übungen zur Muskelentspannung mit vier Muskelgruppen, Übung der mentalen Entspannung
11 »Wirkungserwar-tung an psycho-trope Substan-zen«	1. Erkennen der Wirkungserwartung als gedankliche Bewertung – Aufdecken gelernter Verhaltensmuster, die zu diesen Erwartungen führen (z. B. Entlastung von Kontrollbestrebungen) 2. Training des Entspannungsverfahrens	zu 1) Kurzvortrag zur Wirkungserwartung, Selbstbeobachtung zu kurzfristig entlastenden Verhaltensweisen durch Konsum von psychotropen Substanzen. Konfrontation mit langfristigen Konsequenzen, Gruppengespräch zum Einsatz von Alkohol zu 2) Übungen zur mentalen Muskelentspannung, Einführung der Ampelübung
12 »Bilanzieren von Veränderungen durch das Training, Ausblick zu weiteren Veränderungs-wünschen«	1. Erheben bisheriger Veränderungsprozesse, Erheben von Veränderungswünschen 2. Training des Entspannungsverfahrens	zu 1) Gruppengespräch, schriftliche Rückmeldung zum Training, Informationen zu Selbsthilfetrainings, Literaturliste zu 2) Mentale Muskelentspannung auf Basis des «Ruhewortes» mit Ampelübung

einer Suchttherapie, die nicht Gegenstand des Trainingsprogramms ist (Schuhler, Baumeister 1999). Die im Programm behandelten Variablen sind das subjektiv empfundene Ausmaß von Stress, zusammen mit der Einschätzung der eigenen Bewältigungsmöglichkeiten und die Erwartung an die Suchtmittelwirkung (siehe dazu auch Beitrag von Franke in diesem Band). Die Spezifika dieses Trainings sind in **Tabelle 1** dargestellt.

Eine zentrale Frage kann darin gesehen werden, ob es möglich ist, durch derartige Maßnahmen Personen anzusprechen, die einen riskanten Alkoholkonsum ausüben. Im Rahmen einer RCT-Studie wurde diese Frage untersucht (eine ausführliche Darstellung findet sich bei Puls, Inhester, Wienold 2002). Bei ungefähr 27 % der Teilnehmer kann man von einem riskanten Konsum (mehr als 40 g pro Tag) sprechen (zu den Grenzwerten: Bühringer et al. 2000). Bei den Frauen ist der Anteil noch höher und liegt bei etwa 50 % der Interventionsgruppe (mehr als 20g pro Tag). Obwohl die Information über das Training den Aspekt der Stressbewältigung betonte und den Aspekt der Suchtprävention nur am Rande thematisierte, so war es offenbar trotzdem möglich, Personen mit riskantem Konsum für das Training zu gewinnen.

Die freiwillige Teilnahme führt allerdings zu einer Selbstselektion der Studiengruppe, wobei sich in diesem Fall bevorzugt Personen meldeten, die relativ hohe Werte im Bereich Kontrollambitionen aufweisen ($M = 13{,}46$; $SD = 4{,}64$). Der Summenscore ist in der internationalen Forschung vielfach angewandt worden. Es lagen Vergleichswerte der WOLF-Studie ($M = 10{,}71$; $SD = 4{,}48$) vor (Peter at al. 1998). T-Tests lassen erkennen, dass die Personen der Stichprobe dieser Evaluationsstudie gegenüber der Vergleichsstichprobe höhere Kontrollambitionen besitzen ($p < 0.01$).

Die wichtigsten Ergebnisse der Studie hinsichtlich der Beeinflussung der beruflichen Kontrollbestrebungen und Verhaltensweisen bezogen auf den Alkoholkonsum sind in **Tabelle 2** dargestellt. In der Interventionsgruppe (IG) ist eine signifikante Reduzierung der beruflichen

Tabelle 2 Effekte der Intervention: Berufliche Kontrollbestrebungen (Gesamtskala Distanzierungsunfähigkeit und Subskalen) und Index zum konsumierten Alkohol[1]

	Gruppe[2]	t_0		t_2			
		Mittelwert	SD	Mittelwert	SD	T-Wert	Signifikanz[3]
Berufliche Kontrollbestrebungen							
Gesamtskala	KG	13,06	4,47	12,81	4,76	,558	
	IG	14,18	4,54	11,94	5,20	3,814	***
Bedürfnis nach Anerkennung	KG	3,89	1,31	3,79	1,34	,742	
	IG	4,26	1,17	3,50	1,40	4,340	***
Wettbewerbshaltung	KG	1,62	1,33	1,83	1,34	-1,184	
	IG	1,94	1,22	1,86	1,26	,378	
Verarbeitung von Zeitdruck	KG	3,72	1,93	3,58	1,71	,574	
	IG	3,70	1,87	3,20	2,01	1,884	
Distanzierungsunfähigkeit	KG	3,83	1,98	3,60	2,04	,966	
	IG	4,28	2,05	3,38	2,24	3,538	**
Alkoholkonsum in Gramm							
täglicher Alkoholkonsum	KG	19,49	22,96	18,61	20,19	,320	
	IG	26,43	24,70	19,16	21,02	2,099	*
täglicher Alkoholkonsum (Bier)	KG	10,71	16,07	7,32	9,65	1,544	
	IG	15,94	20,71	11,00	16,38	2,139	*
täglicher Alkoholkonsum (Wein)	KG	7,02	13,34	9,89	14,27	-1,748	
	IG	6,85	15,61	5,77	12,74	,776	
täglicher Alkoholkonsum (Spirituosen)	KG	1,11	3,15	2,22	5,05	-1,656	
	IG	3,64	9,87	2,38	6,93	,725	

Anmerkungen:

1 Design: Es wurde ein 2 x 3 Versuchsplan zugrunde gelegt (Gruppierungsfaktor: Kontrollgruppe vs. Interventionsgruppe wurden durch Randomisierung gebildet, Messwiederholungsfaktor: Messung zu Beginn der Intervention, nach der Intervention und Messung drei Monate später). Beide Gruppen erhielten zeitgleich zu den beschriebenen Messzeitpunkten die Fragebögen zur Erhebung psychologischer und soziodemographischer Variablen. Die Interventionsgruppen wurden jeweils an zwölf aufeinander folgenden Wochen im Frühjahr bzw. Sommer 1999 trainiert, die Kontrollgruppen erhielten die Trainingsinterventionen nach Abschluss der Follow-Up-Befragung im Frühjahr 2000.

2 Stichprobe: Die Durchführung der Trainings fand in drei Städten statt: Rostock, Mannheim und Münster. Die Teilnehmer wurden 1999 aus Betrieben mit industrieller Fertigung (Rostock, Mannheim), einer Verwaltung (Münster I) und einer medizinischen Einrichtung (Münster II) rekrutiert. An der Intervention (Kontroll- und Interventionsgruppe) nahmen insgesamt 124 Personen teil. Von diesen waren 36 weiblichen und 88 männlichen Geschlechts. Zur zweiten Welle ergab sich ein Dropout von 12 Personen (2 Frauen, 10 Männer), so dass die Stichprobe mit vollständigen Datensätzen zu den Zeitpunkten t_0 und t_1 112 Personen zählt. Insgesamt konnten acht Trainingsgruppen mit 63 Teilnehmern in allen Betrieben zusammengestellt werden. Die durchschnittliche Teilnehmerzahl beträgt 7,9 Teilnehmer. Insgesamt brachen zehn Teilnehmer das Training ab.

3 gepaarter t-Test für abhängige Stichproben; * = $p < .05$; ** = $p < .005$; *** = $p < .001$

Kontrollbestrebungen zu verzeichnen, während die Werte der Kontrollgruppe (KG) keine Veränderung erkennen lassen. Der signifikante Rückgang in der Interventionsgruppe ist sowohl auf der Gesamtskala wie auch auf zwei Subskalen des Konstruktes zu verzeichnen. In Ergänzung zu diesen Mittelwertsvergleichen wurde eine mehrfaktorielle Varianzanalyse mit Messwiederholung zum Gesamtscore der Kontrollambitionen durchgeführt. Hierbei waren Treatmentgruppe und Geschlecht die beiden Zwischensubjektfaktoren und die drei Messzeitpunkte (t_0, t_1 und t_2) Stufen des Innersubjektfaktors. Der Interaktionseffekt zwischen Innersubjektfaktor und dem Faktor «Treatmentgruppe» ist auf dem 5%-Niveau signifikant ($F = 6{,}502$) und klärt 6,2 % der Varianz der Variablen «Kontrollambitionen» auf.

Hinsichtlich des Alkoholkonsums lässt sich in der Interventionsgruppe ebenfalls ein Rückgang konstatieren. Eine varianzanalytische Untersuchung war hier nicht möglich, weil die Voraussetzungen (insbesondere die Normalverteilung der Daten) nicht erfüllt waren. Es wurde deshalb ein U-Test für Paardifferenzen (Alkoholkonsum zum Zeitpunkt to - Alkoholkonsum zum Zeitpunkt t_2) gerechnet, der das nichtparametrische Äquivalent für einen varianzanalytischen Test auf Interaktion zwischen einem Messwiederholungsfaktor und einem Gruppierungsfaktor darstellt. Dieser Test war ebenfalls wieder signifikant (exakte Signifikanz, 2-seitig, $p = 0.039$). Insgesamt gesehen sind die durch die Trainingsteilnahme erwarteten Veränderungen eingetreten.

Im Rahmen dieser Pilotstudie konnte gezeigt werden, dass eine spezifische Form betrieblicher Stressbewältigungstrainings, die auf dem Konzept der beruflichen Gratifikationskrise aufbaut, wenn sie um suchtpräventive Komponenten ergänzt wird, zur Reduzierung des Alkoholkonsums bei den Teilnehmern führt. Akzeptanz und Befolgung des Gruppenprogramms können trotz ungünstiger Rahmenbedingungen (in der Regel mussten die Trainings außerhalb der Arbeitszeit erfolgen) als gut eingeschätzt werden. Die Befragung während der Durchführung des Trainings ergab, dass das Training von den Teilnehmern eher positiv aufgenommen wurde. Kritisch wurden jedoch vor allem diejenigen Sitzungen gesehen, in denen der Missbrauch von psychotropen Substanzen thematisiert wurde. Allerdings waren diese Vorbehalte nicht für einen Abbruch des Trainings maßgeblich. Die Teilnahme an dem Programm führte zu den erwarteten Effekten. Die beruflichen Kontrollbestrebungen konnten deutlich reduziert werden. Auch die Absenkung des Alkoholkonsums (von 26 auf 19 Gramm) ist statistisch signifikant.

7.4 Schlussbetrachtung

Insgesamt betrachtet, hat die hier skizzierte Pilotstudie gezeigt, dass die verwendete spezifische Form eines Stressbewältigungstrainings in Verbindung mit suchtpräventiven Komponenten einerseits durchführbar und andererseits in dem Sinne wirksam ist, dass berufliche Kontrollbestrebungen und Alkoholkonsum reduziert werden. Die theoretische Ausrichtung auf der Grundlage gesundheitswissenschaftlicher Forschung erlaubt eine gezieltere Intervention, die möglicherweise die Wirksamkeit der Maßnahmen steigert. Das von der Arbeitsgruppe um Siegrist zur Prävention von Herz-Kreislauferkrankungen entwickelte Training eignet sich – nach einigen Modifikationen – zur Reduzierung des Alkoholkonsums bei den Teilnehmern.

Allerdings dürfte auch deutlich geworden sein, dass Gesundheitserziehung mehr leisten muss als die Bereitstellung von wie immer auch gearteten Kursprogrammen. Mit diesen allein wird sich der Gesundheitszustand der Zielgruppen nicht entscheidend verbessern lassen. Generell gilt für angebots-/nachfrageorientierte Ansätze, dass diese eine selbstselektive Programmbeteiligung aufweisen, d.h. Menschen mit besonderen Interventionsbedarfen sind unter den Teilnehmer(innen) i.d.R unterrepräsentiert bzw. an dieser Intervention haben verstärkt Personen mit Kontrollambitionen teilgenommen. Bedarfsorientierte Ansätze müssten zwar spezifische Bedarfe ermitteln und hierauf gerichtete zielgerichtete Interventionen entwickeln, um diese in irgendeiner Form «zuweisen» zu können, so lange dies nicht realisiert ist, kommen meist relativ starke Selbstselektionen zustande.

Andererseits ist eine Verhältnisprävention bei dem von uns gewählten Beispiel kaum sinnvoll zu realisieren, da die Bedingungsfaktoren einer Suchterkrankung einer empirischen Analyse nur in begrenztem Maße zugänglich sind. Deshalb bleibt unklar, welche Aspekte der Lebenswelt verändert werden müssen (Puls 2003). Sinnvoll wäre vermutlich ein Training der Vorgesetzten im Umgang mit suchtgefährdeten Personen, da die individuellen Reaktionen bzw. der Konsum von psychoaktiven Substanzen als Folge des Belastungserlebens nur begrenzt antizipierbar sind (Puls 2009). Bauch (2008) hat darauf hingewiesen, dass im Setting-Ansatz in der Regel viel Verhältnisprävention versteckt ist, «[...] weil nämlich in weiten Bereichen indirekte Verhältnisprävention praktiziert wird: Die Umwelt des Klienten wird dadurch verändert, dass Bezugspersonen geschult und über Verhältnisprävention in die Setting-Stategie einbezogen werden» (Bauch 2008, S. 9). Damit ist die Zielrichtung beschrieben, die betriebliche Suchtpräventionsprogramme verfolgen, allerdings um den Preis einer eindeutigen Lokalisierbarkeit im Bereich der Verhaltens- oder Verhältnisprävention. Verhaltens- und Verhältnisprävention sind deshalb nicht als Antipoden darzustellen, sondern die Verhaltensprävention ist eher eine sinnvolle und notwendige Ergänzung der indirekten Verhältnisprävention, die z.B. auch die Schulung von Vorgesetzen einschließen kann (Puls im Druck; Bauch 2008).

Allerdings haben wir hier bewusst eine Problematik gewählt, die die These von Bauch nachhaltig unterstützt. In der Regel wird man davon auszugehen haben, dass Freiwilligkeit und Zustimmungsbereitschaft der Menschen eine der Grundvoraussetzungen von gesundheitsförderlichen Interventionen sein müssen (Mergner et al. 1990). Prävention und Gesundheitsförderung können deshalb sicherlich einen wichtigen Beitrag zur Schaffung gesundheitlicher Chancengleichheit leisten. Der Beitrag einzelner Maßnahmen sollte andererseits nicht überschätzt werden: Langjährig gewachsene soziale Problemlagen lassen sich kaum kurzfristig durch einzelne Maßnahmen «beseitigen». Allerdings wird dies auch bei der hier diskutierten gesundheitswissenschaftlichen Theorie nicht behauptet, sondern sie mündet letztlich ein in eine eher allgemeine Analyse gesundheitlicher Ungleichheit (Elkeles 2008; Siegrist 2008) und transzendiert damit auch die hier skizzierte Verwendbarkeit im Bereich der Gesundheitserziehung.

Literatur

Badura, B. (1994). Public Health: Aufgabenstellungen, Paradigmen, Entwicklungsbedarf. In: Schaeffer, D., Moers, M., Rosenbrock, R. (Hrsg.). Public Heaalth und Pflege. Zwei neue gesungdheitswissenschaftliche Disziplinen. Berlin: edition sigma, 55-71.

Badura, B. (1995). Public Health. In: Badura, B., Elkeles, T., Grieger, B., Huber, E., Kammerer, W. (Hrsg.). Zukunftsaufgabe Gesundheitsförderung. 4. Aufl., Frankfurt: Mabuse-Verlag.

Bauch, J. (2008). Verhaltensprävention als Verhältnisprävention. Prävention – Zeitschrift für Gesundheitsförderung, 31, 1, 7-9.

Beck, A.T., Wright, F.D., Newman, C.F., Liese, B.S. (1997). Kognitive Therapie der Sucht. Weinheim: Psychologie Verlags Union.

Bühringer, G., Augustin, R., Bergmann, E., Bloomfield, K., Funk, W., Junge, B., Kraus, L., Merfert-Diete, C., Rumpf, H.-J., Simon, R., Töppich, J. (2000). Alkoholkonsum und alkoholbezogene Störungen in Deutschland. Baden-Baden: Nomos Verlagsgesellschaft.

Elkeles, T. (2006). Chancen und Grenzen von Prävention und Gesundheitsförderung bei der Schaffung gesundheitlicher Chancengleichheit. In: Diakonisches Werk der Evangelischen Kirche in Deutschland e.V. (Hrsg.). Gesundheitliche Chancengleichheit durch Gesundheitsförderung. Reihe Diakonie Texte 06.2006. Stuttgart, 22-31.

Elkeles, T. (2008). Gesundheitliche Ungleichheit am Beispiel von Arbeitslosigkeit und Gesundheit – Befunde, Erklärungen und Interventionsansätze. In: Bauer, U., Bittlingmayer, U.H., Richter, M. (Hrsg.). Health Inequalities. Determinanten und Mechanismen gesundheitlicher Ungleichheit. Bern: Hans Huber, 87-107.

Elkeles, T., Niehoff, J.-U., Schneider, F., Rosenbrock, R. (Hrsg.) (1991). Prävention und Prophylaxe. Theorie und Praxis eines gesundheitspolitischen Grundmotivs in zwei deutschen Staaten 1949-1990. Berlin: edition sigma.

Franzkowiak, P., Sabo, P. (Hrsg.) (1998). Dokumente der Gesundheitsförderung. 2. Aufl., Schwabenheim a.d.Selz: Fachverlag Peter Sabo, 11-38.

Fuchs, R., Rainer, L., Rummel, M., Schönherr, U. (1998). Betriebliche Suchtprävention: Ein Arbeitsfeld in der Diskussion. In: Fuchs, R., Rainer, L., Rummel, M. (Hrsg.). Betriebliche Suchtprävention. Göttingen: Hogrefe, 13-29.

Grawe, K., Donati, R., Bernauer, F. (1994). Psychotherapie im Wandel. Von der Konfession zur Profession. Göttingen: Hogrefe.

Kaba-Schönstein, L. (2003). Gesundheitsförderung V: Die Entwicklung in Deutschland ab Mitte der 1980er Jahre. In: Bundeszentrale für gesundheitliche Aufklärung (Hrsg.). Leitbegriffe der Gesundheitsförderung. 4. Aufl., Schwabenheim: Fachverlag Peter Sabo, 96-104.

Keup, W. (1993). Missbrauchsmuster bei Abhängigkeit von Alkohol, Medikamenten und Drogen. Frühwarnsystem-Daten für die Bundesrepublik Deutschland 1976-1990. Freiburg im Breisgau: Lambertus.

Kickbusch, I. (2003). Gesundheitsförderung. In: Schwartz, F.W., Badura, B., Busse, R., Leidl, R., Raspe, H., Siegrist, J., Walter, U. (Hrsg.). Das Public Health-Buch. Gesundheit und Gesundheitswesen. 2., völlig neu bearbeitete und erweiterte. Aufl., München/Jena: Urban & Fischer, 181-189.

Kickbusch, I. (2006). Die Gesundheitsgesellschaft: Megatrends der Gesundheit und deren Konsequenzen für Politik und Gesellschaft. Gamburg: Verlag für Gesundheitsförderung.

Kreuter, H., Klaes, L., Hoffmeister, H., Laaser, U. (1995). Prävention von Herzkreislaufkrankheiten. Ergebnisse und Konsequenzen der Deutschen Herz-Kreislauf-Präventionsstudie. Weinheim/München: Juventa.

Kühn, H. (1993). Healthismus. Eine Analyse der Präventionspolitik und Gesundheitsförderung in den U.S.A. Berlin: edition sigma.

Labisch, A. (1984). «Von der medizinischen Versorgung zur Gesundheitssicherung». Bemerkungen zu Thomas McKeowns Buch «Die Bedeutung der Medizin». Soziale Sicherheit, 33, 341-348.

Labisch, A. (1999). «Gesundheit» im Wandel der Zeiten. Zur Geschichte und Theorie des Problems «Medizin in der Gesellschaft». In: Homfeldt, H.G., Laaser, U., Prümel-Philippsen, U., Robertz-Großmann, B. (Hrsg.). Gesundheit: Soziale Differenz – Strategien – Wissenschaftliche Disziplinen. Neuwied und Krittel: Luchterhand, 1-49.

Labisch, A., Tennstedt, F. (1991). Prävention und Prophylaxe als Handlungsfelder der Gesundheitspolitik im Deutschen Reich (1871-1945). In: Elkeles, T., Niehoff, J.-U., Schneider, F., Rosenbrock, R. (Hrsg.). Prävention und Prophylaxe. Theorie und Praxis eines gesundheitspolitischen Grundmotivs in zwei deutschen Staaten 1949-1990. Berlin: edition sigma.

Labisch, A., Woelk, W. (2006). Geschichte der Gesundheitswissenschaften. In: Hurrelmann, K., Laaser, U., Razum, O. (Hrsg.). Handbuch Gesundheitswissenschaft. 4. Aufl., Weinheim/München: Juventa, 49-91.

Lindenmeyer, J. (1999). Alkoholabhängigkeit. Göttingen; Bern; Toronto; Seattle: Hogrefe.

McKeown, T. (1982). Die Bedeutung der Medizin. Traum, Trugbild oder Nemesis? Frankfurt am Main: Suhrkamp.

Mergner, U., Mönkeberg-Tun, E., Ziegeler, G. (1990). Gesundheit und Interesse. Zur Fremdbestimmung von Selbstbestimmung im Umgang mit Gesundheit. Psychosozial, 13, (Nr. 42, Schwerpunktheft «Gesundheit als gesellschaftlicher Zwang?»), 7-20.

Peter, R., Alfredsson, L., Hammar, N., Siegrist, J., Theorell, T., Westerholm, P. (1998). High effort, low reward, and cardiovascular risk factors in employed Swedish men and women: baseline results from the WOLF study. Journal of Epidemiology and Community Health, 52, 540-547.

Petry, J. (1996). Alkoholismustherapie. 3. Aufl., Beltz: Psychologie Verlags Union.

Petry, J. (1998). Kognitive Verhaltenstherapie bei Alkoholismus. In: Petry, J. (Hrsg.). Alkoholismus. Kulturhistorische, psychosoziale und psychotherapeutische Aspekte. Geesthacht: Neuland, 128-151.

Puls, W. (1992). Stressbewältigung am Arbeitsplatz und die Motivation zum Alkoholkonsum: Ein eindeutiger Zusammenhang? Sucht, 38, 371-385.

Puls, W. (1995). Kontrollambitionen am Arbeitsplatz und die Motivation zum Alkoholkonsum: Eine schriftliche Befragung in drei öffentlichen Verwaltungen. SPM Sozial- und Präventivmedizin, 40, 309-317.

Puls, W. (2003). Arbeitsbedingungen, Stress und der Konsum von Alkohol. Opladen: Leske + Budrich.

Puls, W. (2009). Die Nutzung von betrieblichen Suchtpräventionsprogrammen durch die Beschäftigten. In: Mozygemba, K., Mümken, S., Krause, U., Zündel, M., Rehm, M., Höfling-Engels, N., Lüdecke, D., Qurban, B. (Hrsg.). Nutzerorientierung – ein Fremdwort in der Gesundheitssicherung? Bern: Huber.

Puls, W., Wienold, H., Blank, T. (1998). Die Einwirkung von Gratifikationskrisen am Arbeitsplatz auf den Konsum von Alkohol: Eine schriftliche Befragung in Betrieben der metallverarbeitenden Industrie. Sucht, 44, 3, 183-199.

Puls, W., Inhester, M.-L., Wienold, H. (2002). Stressbewältigungstrainings als Komponente betrieblicher Suchtprävention. Sucht, 4, 271-283.

Rosenbrock, R. (2001). Was ist New Public Health? Bundesgesundheitsblatt, 44, 753-762.

Rosenbrock, R. (2004). Prävention und Gesundheitsförderung. Gesundheitswissenschaftliche Perspektiven. In: Elsner, G., Gerlinger, T., Stegmüller, K. (Hrsg.). Markt versus Solidarität. Gesundheitspolitik im deregulierten Kapitalismus. Hamburg: VSA-Verlag, 11-24.

Rummel, M., Rainer, L., Fuchs, R. (1998). Alkoholprävention – ein Sonderfall in der betrieblichen Gesundheitsförderung. In: Bamberg, E., Ducki, A., Metz, A.M. (Hrsg.). Handbuch Betriebliche Gesundheitsförderung. Arbeits- und organisationspsychlogische Methoden und Konzepte. Göttingen: Hogrefe, 291-300.

Schanz, G., Gretz, C., Hanisch, D., Justus, A. (1995). Alkohol in der Arbeitswelt. Fakten – Hintergründe – Maßnamen. München: Beck.

Schelp, T., Gravemeier, R., Maluck, D. (1997). Rational-emotive Therapie als Gruppentraining gegen Stress: Seminarkonzepte und Materialien. Bern: Huber.

Schnabel, P.-E. (2007). Gesundheit fördern und Krankheiten prävenieren. Besonderheiten, Leistungen und Potentiale aktueller Konzepte vorbeugenden Versorgungshandelns. Weinheim/München: Juventa.

Schuhler, P., Baumeister, H. (1999). Kognitive Verhaltenstherapie bei Alkohol- und Medikamentenmissbrauch. Weinheim: Psychologie Verlags Union.

Siegrist, J. (1996). Soziale Krisen und Gesundheit: Eine Theorie der Gesundheitsförderung am Beispiel von Herz-Kreislauf-Risiken im Erwerbsleben. Göttingen: Hogrefe.

Siegrist, J. (2008). Soziale Anerkennung und gesundheitliche Ungleichheit. In: Bauer, U., Bittlingmayer, U., Richter, M. (Hrsg.). Health Inequalities. Determinanten und Mechanismen gesundheitlicher Ungleichheit. Wiesbaden: Verlag für Sozialwissenschaften, 220-235.

Siegrist, J. (2005). Medizinische Soziologie. 6. Aufl., München: Elsevier.

Siegrist, K., Silberhorn, T. (1998). Stressabbau in Organisationen – ein Manual zum Stressmanagement. Münster: Lit-Verlag.

Stollberg, G. (1994). Aspekte einer Geschichte von Public-Health-Konzepten in Deutschland. In: Schaeffer, D., Moers, M., Rosenbrock, R. (Hrsg.). Public Health und Pflege. Zwei neue gesundheitswissenschaftliche Disziplinen. Berlin: edition sigma, 29-42.

Waller, H. (2006). Gesundheitswissenschaft. Eine Einführung in Grundlagen und Praxis. 4. Aufl., Stuttgart: Kohlhammer.

Wiegard, U., Tauscher, N., Inhester, M.-L., Puls, W., Wienold, H. (2000). «Gelassen bei der Arbeit» – Ein Trainingskurs zur Bewältigung von Stress am Arbeitsplatz (Aktuelle Beiträge zur Soziologie, Nr. 1). (Im PDF-Format zugänglich unter http://edok01.tib.uni-hannover.de/edoks/e01fb02/346519276.pdf.). Westfälische Wilhelms-Universität Münster, Institut für Soziologie.

Wulfhorst, B. (2006). Gesundheitserziehung und Patientenschulung. In: Hurrelmann, K., Laaser, U., Razum, O. (Hrsg.). Handbuch Gesundheitswissenschaft. 4. Aufl., Weinheim/München: Juventa, 819-844.

8 Evidenzbasierte Gesundheitserziehung

Thomas Kliche

8.1 Einführung

Prävention und Gesundheitsförderung (PGF) führen in Deutschland, bemessen an ihrer potentiellen Leistungsfähigkeit, seit Jahrzehnten ein Schattendasein; viele erwiesenermaßen wirksame Maßnahmen sind kaum bekannt und wenig umgesetzt. Dafür gibt es mehrere Gründe. Für wirkungsvolle Prävention sind oft politische Rahmenentscheidungen erforderlich, z.B. in der Steuergesetzgebung zur Lungenkrebsprävention (Bornhäuser et al. 2002) oder in Städtebau und Bildungswesen zur Übergewichts-, Diabetes- und Herz-Kreislauf-Prävention (Kliche, Mann 2008). Professions- und abrechnungsrechtliche Interessenlagen begünstigten traditionell oft kurative Lösungsansätze (Lux, Walter 2008). Unternehmen haben systematisch Gesetzgebung und Wissenschaft beeinflusst. So hat etwa die Tabakindustrie lange Jahre verdeckt Drittmittelforschung finanziert, um von seriösen Befunden abzulenken oder sie in Zweifel zu ziehen (Ludwig 2005). Schwachstellen der PGF selbst – vor allem lückenhafte Verlaufsdokumentation, Qualitätssicherung und Evaluation – erschweren zudem die Bestimmung der wirksamsten Interventionen, ihre Anpassung an Arbeitsfelder, Zielgruppen und Indikationen und die Sicherstellung ihrer vollständigen und bestmöglichen Umsetzung, also Programmintegrität und Implementationsgüte (Kliche et al. 2006; Kliche, Mann 2008).

Folgen Auswahl, Gestaltung und Umsetzung von PGF indes nicht dem Wissensstand über die Wirksamkeit von Maßnahmen, so drohen erhebliche Verschwendung, wissenschaftliche und praktische Desorientierung und Demotivation aller Akteure (Hearnshaw et al. 2001): Fragwürdige Programme und Projekte nehmen dann den wirkungsvollen Gelder, Sichtbarkeit, Vertrauen und Zugänge zu den Zielgruppen weg, und die Evaluationen würfeln hochwertige Interventionen mit anderen zusammen.

Die Aufgabe: Wirksamkeit und Effizienz der Prävention verbessern

Zur Weiterentwicklung von PGF benötigen wir genauere Kenntnisse über die Wirksamkeit (efficacy), die Breitenwirksamkeit oder Effektivität (effectiveness) und die Wirtschaftlichkeit (efficiency) der Maßnahmen. Diese drei Beurteilungsmaßstäbe müssen aus mehreren Gründen getrennt werden: Wirksamkeitsnachweise entstehen oft in Modellprojekten mit günstiger Ausstattung, während in der Flächenumsetzung, z.B. auf Gemeindeebene, unzulängliche Rahmenbedingungen wie Personalschlüssel und -fluktuation und unklare Zuständigkeiten die Wirksamkeit mindern (August et al. 2006). Breite Brauchbarkeit, also gängige Praxis, muss auch nicht mit einem günstigen Kosten-Nutzen-Verhältnis einhergehen (Kliche, Mann 2008). Schließlich erzielt nicht alles, was auf Individualebene stärker wirkt, auch auf Populationsebene bessere Gesundheitseffekte, weil intensive individuelle Behandlungen auf lange Sicht häufig teurer sind als breite gestreute, niedrigschwellige und niedrig dosierte Präventionsmaßnahmen (Bühler, Kröger 2006).

Weit verbreitete und anhaltend gute Gesundheit dank hoher Wirksamkeit, Breitenwirksamkeit und Wirtschaftlichkeit der Versorgung bilden also das Hauptziel von PGF und von Gesundheitserziehung als deren Teilgebiet. Dieses Ziel zu erreichen, verspricht der Ansatz der evidenzbasierten Medizin, entwickelt von der Cochrane-Collaboration (www.cochrane.org). Den Kern ihres Ansatzes bilden Wirkungsnachweise für Interventionen auf der Grundlage des internationalen Forschungsstands, die «Evidenzbasierung». In den Sozial- und Erziehungswissenschaften vertritt die Campbell-Collaboration die Forderung nach Evidenzbasierung (www.campbellcollaboration.org).

International stellt Evidenzbasierung in PGF mittlerweile einen Standard dar, z.B. im Qualitätssicherungsinstrument EQUIHP, entwickelt von 20 EU-Staaten unter Koordination der International Union of Health Promotion and Education (GEP, NIGZ, VIG 2005). In der Bundesrepublik werden hingegen noch immer Vorbehalte gegen die Übertragbarkeit von Evidenzbasierung auf PGF diskutiert.

8.2 Evidenzbasierung: Der Grundgedanke

Evidenz bezeichnet das gesammelte und gesichtete professionelle Wissen über die Wirksamkeit möglicher Lösungen für eine fachliche Aufgabenstellung. In PGF lautet diese Aufgabe: Verbesserung der Gesundheit und der mit ihr verbundenen Ressourcen, Kompetenzen und Motivationen. «Evidenzbasierung» ist also eine Eigenschaft von Vorgehensweisen (Interventionen) – von Maßnahmen, Methoden, Trainingsprogrammen, Projekten, Teilschritten, Vorkehrungen – zur Umsetzung oder Anforderungen an die Ausstattung von Einrichtungen, damit Gesundheitswirkungen eintreten (Greenhalgh 2003; Khan et al. 2004; Kunz et al. 2007; Ollenschläger et al. 2007; Portwich 2005; Windeler 2008). «Evidenzbasierung» wird daher häufig vereinfacht als «wissenschaftlicher Nachweis der Behandlungswirksamkeit» übersetzt.

Das Wissen über diese Vorgehensweisen soll für eine konkrete fachliche Aufgabe nützlich sein. Dadurch zerfällt «Evidenz» in eine Fülle einzelner Fragestellungen. Denn in der Praxis muss das Vorgehen zu den Voraussetzungen passen, um Wirkungen zu entfalten. Die wichtigsten Rahmenbedingungen sind:

- Zielsetzung (z.B. allgemeine Gesundheitsförderung, Stressbewältigung, Diabetes- oder Lungenkrebsprävention)
- Zielgruppen (z.B. Alters- und Gender-Gruppen)
- Arbeitsfeld (z.B. Kita, Betrieb, Erwachsenenbildung).

Evidenzbasierung hat somit immer zwei Seiten (Windeler 2008):

- die Sammlung und Sichtung von Daten, die die bisherigen Erfahrungen zusammenfassen, also die «externe Evidenz» der fachlichen Informationsquellen
- die Anwendung auf den praktischen Einzelfall, also das Wissen der Handelnden über die Sachlage und ihre Hintergründe, die Formulierung der Fragestellung und die Auswahl und Umsetzung der bestmöglichen Lösung für die gegebene Aufgabe.

Auf dieser Grundlage können einige Missverständnisse von Evidenzsicherung beiseite gelegt werden (Kliche et al. 2006; Trojan 2006): Evidenz bedeutet wissensgeleitetes professionelles Handeln. Praxisanforderungen bestimmen Fragestellung, Auswahl passender Lösungsmöglichkeiten und Umsetzung: «Derjenige handelt 'evidenzbasiert', der sich aktiv um die vorliegende Evidenz kümmert, dieses Kümmern transparent macht und sein Handeln erkennbar daran ausrichtet» (Windeler 2008, S. 419). Evidenz soll das bestmögliche Wissen als Handlungsgrundlage erschließen. Anforderungen an die empirische Beweisführung hängen also von Aufgabe und Datenlage ab: «Grundlage aktuellen Handelns kann nicht die theoretisch bestmögliche, sondern muss die momentan bestrealisierte [...] Evidenz sein» (Windeler 2008, Seite 419). Evidenz bildet also einen Raum kontinuierlicher kollektiver Lernprozesse.

8.3 Methodische Schritte zur Evidenz

Im Kern der externen Evidenz steht die kritische Zusammenschau des fachlichen Kenntnisstandes anhand von Reviews, d.h. systematischen Zusammenfassungen aller aussagefähigen Befunde. Reviews werden anhand international weitgehend einheitlicher Methodenvorschriften gefertigt (Khan et al. 2004). In Medizin, Versorgungsforschung, Psychologie und Gesundheitswissenschaft haben derzeit die von der Cochrane-Collaboration vorgeschlagenen Verfahrensvorschriften eine führende Stellung. Ein Review entsteht in fünf Schritten (Greenhalgh 2003; Khan et al. 2004; Kunz et al. 2007; Ollenschläger et al. 2007):

Fragestellung

Festzulegen ist zunächst, was der Review beurteilen soll. Da viele Interventionen auf mehreren unterschiedlichen Ebenen wirken, ist es für PGF prinzipiell sinnvoll, diese alle einzubeziehen:

- das Vorgehen (z.B. Inhalte und Module oder Teilschritte von Gesundheitstrainings): Wie wirkt Intervention A?
- die Zielgruppe (z.B. SchülerInnen der Sekundarstufe I oder II, Erwachsene, Eltern von Kindern mit drohender Internetabhängigkeit): Welche Maßnahmen sind für Gruppe B besonders wirksam?
- die Zielsetzungen bzw. beabsichtigten Wirkungen (z.B. Wissensgewinne, geringere Drogenaffinität, späteres Raucheinstiegsalter, Verbesserung von Selbstmanagement und Lebenskompetenzen, Fertigkeiten zur Stressbewältigung, gesundheitsgerechtes Ernährungsverhalten): Wie erreicht man Wirkung C?

Die Fragestellung kann einfacher gefasst werden, indem die Wirksamkeit einer Klasse von Vorgehensweisen (z.B. Stressbewältigungskurse, gleich ob Yoga, Autogenes Training, Progressive Muskelentspannung usw.) unter allen Bedingungen und für alle möglichen Zielgruppen untersucht wird. Die erforderlichen Rahmenbedingungen (z.B. Gruppengröße, Einsatzfeld, erforderliche Qualifikationen der Durchführenden, benötigte Ausstattung) sind meist indirekt durch das Vorgehen und die Zielgruppe eingegrenzt, können aber auch direkt zum Thema gemacht werden. Der betrachtete Zeithorizont hängt von Zielsetzungen und Datenlage ab: Gesundheitserziehung kann langfristige Effekte erzielen. Geeignete Vorschulprogramme erleichtern z.B. den Einstieg in das Bildungswesen mit deutlichen Effektstärken (d = .52) und erhöhen dadurch das emotionale Wohlbefinden der Kinder und ihrer Familien bis in die Sekundarstufe II (d = .30) (Nelson, Westhues 2003). Es sind jedoch bislang keine Beispiele für «sleeper-Effekte» veröffentlicht, wo eine kurzfristig wirkungslose Intervention nach Jahren plötzlich günstige Effekte hervorgebracht hätte; Effektmessungen nach 6-24 Monaten sind daher die Regel. In der Medizin setzt sich zunehmend durch, solche Festlegungen vorab als «research protocol» zu veröffentlichen, um durch hohe Transparenz der Reviews mögliche Blindstellen zu begrenzen.

Datensammlung

Eine systematische Literaturrecherche stellt alle Forschungsarbeiten zur Fragestellung zusammen. Diese werden stichwortgeleitet aus den internationalen Datenbanken gezogen – MEDLINE, Cochrane Library, Psyclit, Psyndex, CINAHL, BioMedCentral u.a. (Liste für PGF z.B. bei Trojan 2006). Aus den ermittelten Abstracts werden einschlägige Arbeiten herausgesucht, bestellt und gelesen. Suche und Auswahl werden nachvollziehbar protokolliert (daher «systematischer» Review).

Beurteilung der Aussagekraft

Der Erkenntniswert einer Studie für die Fragestellung hängt vom Forschungsplan ab. Die sichersten Ergebnisse werden als höchste Evidenzklasse eingestuft, die mit dem geringsten Beweiswert als niedrigste. Im Gesundheitswesen hat sich international eine von den Arbeiten der Cochrane Collaboration geprägte «Evidenzhierarchie» durchgesetzt (Greenhalgh 2003; Khan et al. 2004; Kunz et al. 2007; Ollenschläger et al. 2007; Windeler 2008). Sie beschreibt die Verlässlichkeit des einbezogenen Wissens. Die evidenzbasierte Medizin fordert als «Goldstandard» den Wirksamkeitsnachweis durch Randomized Controlled Trials (RCT); das sind – soweit möglich, doppelt verblindete – Kontrollversuche, in denen die ProbandInnen zufällig entweder der beurteilten Vorgehensweise (z.B. neuer Behandlung) oder einer anderen (z.B. konventioneller Behandlung) zugewiesen wurden. Die verglichenen Vorgehensweisen sollen jeweils optimal dosiert werden. Liegen keine einschlägigen Studien höchster methodischer Güte vor, wird die jeweils beste verfügbare Evidenz herangezogen, also das Bild auf den methodisch schlechter gesicherten Stufen betrachtet. Dafür gibt es verschiedene Klassifikationen (z.B. **Tab. 1**, nach SIGN 2008), und zusätzlich Klassifikationen für die Verpflichtungskraft der abgeleiteten Empfehlungen – etwa zur Erstellung von Behandlungsleitlinien (AWMF+ÄZQ 2001; Khan et al. 2004; Windeler 2008).

Zusammenfassung der Daten

Die Verdichtung der oft unübersichtlichen, mitunter widersprüchlichen Einzelstudien kann auf zwei Wegen erfolgen: dem statistischen einer Metaanalyse und dem berichtenden Überblick eines «narrativen» Reviews.

Eine Metaanalyse rechnet die statistischen Werte der einzelnen Studien oder Reviews zu neuen Gesamtwerten zusammen, sie bildet also übergreifende Stichproben und Behandlungswirkungen (Greenhalgh 2003; Khan et al. 2004; Kunz et al. 2007; Ollenschläger et al. 2007; Rustenbach 2003). Ziel ist dabei, die Effektgröße oder Effektstärke des beurteilten Vorgehens zu belegen. Während die Signifikanz der gemessenen Veränderungen Werte gegen Zufallsbewegungen absichert, gibt die Effektgröße darüber Auskunft, wie stark die Veränderungen in Anbetracht der Wertestreuung sind. Gängige Effektmaße sind das Relative Risiko (RR), die Odds Ratio (OR), die Absolute und die Relative Risikoreduktion (ARR/RRR) durch die untersuchte Behandlung, die Number Needed to Treat (NNT) in der Medizin, Standard-d (Delta), Eta-Quadrat sowie Korrelations- oder Determinationskoeffizienten in Psychologie und Sozialwissenschaften (Bortz, Döring 2002; Windeler 2008). Als gesundheitsökonomische Vergleichsgrößen setzen sich zunehmend Life Years Gained (LYG) und Quality-adjusted Life Years (QALY) durch, die z.B. für Tabakprävention bei Jugendlichen mit unter 20.000 Euro günstig sind (Rasch, Greiner 2008). Um Metaanalysen zu ermöglichen, müssen die Einzelstudien bestimmte Veröffentlichungskonventionen beachten, vor allem genaue Angaben über gemessene Ergebnisdimensionen, Teilgruppenumfang, Mittelwerte, Streuungen, Signifikanz und Effektgröße. Auf diese Weise entsteht aus Einzelbefunden ein breites Gesamtbild, das unterschiedliche Teilgruppen, Ort und Umsetzungsbedingungen umfasst und bei hinreichend großen Einzelstichproben sogar vergleichen kann.

Ein narrativer Review verdichtet die Ergebnisse im Gegensatz zur Metaanalyse nicht

Tabelle 1: Beispiel einer Evidenzhierarchie (SIGN)

Güte	Studienart
1**	Hochwertige Metaanalysen, Systematische Reviews von RCTs oder RCTs mit sehr kleinem Verzerrungsrisiko
1*	Gut durchgeführte Metaanalysen, Systematische Reviews von RCTs oder RCTs mit sehr kleinem Verzerrungsrisiko
1 –	Metaanalysen, Systematische Reviews von RCTs oder RCTs mit sehr kleinem Verzerrungsrisiko
2**	Hochwertige systematische Reviews von Fall-Kontroll- oder Kohortenstudien, Fall-Kontroll- oder Kohortenstudien mit sehr kleinem Risiko für Verzerrungen oder Zufallsbefunde und hoher Wahrscheinlichkeit kausaler Zusammenhänge
2 *	Gut durchgeführte systematische Reviews von Fall-Kontroll- oder Kohortenstudien, Fall-Kontroll- oder Kohortenstudien mit sehr kleinem Risiko für Verzerrungen oder Zufallsbefunde und hoher Wahrscheinlichkeit kausaler Zusammenhänge
2 –	Fall-Kontroll- oder Kohortenstudien mit hohem Risiko für Verzerrungen, Zufallsbefunde oder nichtkausale Zusammenhänge
3	Fallberichte, Fallserien u.a. nicht analytisch angelegte Studien
4	Expertenmeinung

quantitativ, sondern qualitativ. Er stellt die einzelnen Studienergebnisse in einer übersichtlichen Tabelle nebeneinander (Jahr, untersuchte Teilgruppen und Ergebnisdimensionen, Forschungsplan, Stichprobengröße, Hauptergebnisse u.a.). Die Befunde werden dann einzeln gewürdigt und zu einem Gesamtbild zusammengefasst. Dieses Vorgehen ist besonders für unübersichtliche Forschungslagen mit heterogenen Interventionen, Rahmenbedingungen und Evaluationsdesigns geeignet (Cook 2008).

Leitlinien und die Interpretation des Gesamtbildes

Am Ende sollen evidenzbasierte Anleitungen zum praktischen Vorgehen stehen. In Form von Behandlungsleitlinien bieten sie PraktikerInnen Empfehlungen, welche Methode unter bestimmten Voraussetzungen besonders aussichtsreich ist. Da die Anwendbarkeit einer Leitlinie immer vom Einzelfall abhängt, bildet sie keine verpflichtende Vorschrift. Zudem stellt die Ableitung von Folgerungen den am schwersten in Regeln fassbaren Schritt dar. Folgerungen können nämlich abgeleitet werden z.B. aus Studien mit absolut großen Effektstärken, oder aus den Studien mit den relativ größten gemessenen Effektstärken, oder aus der Mehrheit der Studien (z.B. SIGN 2008). In der medizinischen Versorgung, wo Kunstfehler mit erheblichen Schädigungen der Betroffenen einhergehen, wurden deshalb international ähnliche Regeln zur Entwicklung von Behandlungsleitlinien aufgestellt (Turner et al. 2008). Dazu gehören namentlich Transparenz der Erstellung, Einbindung aller relevanten Fachgebiete und regelmäßige Aktualisierung; zur Prüfung solcher Merkmale dient ein eigenes Instrument (Beyer et al. 2005).

Für Gesundheitserziehung gibt es bislang keine fertigen, leicht übertragbaren Leitlinien. Ihre Entwicklung wird in den kommenden Jahren umfassende evidenzbezogene Bestandsaufnahmen erfordern. Die medizinischen Regelwerke (AWMF+ÄZQ 2001) sind nicht einschlägig, denn sie setzen eine große, arbeitsteilige Profession voraus. Leitlinien werden in der Gesundheitserziehung demgegenüber schwer zu verankern sein, da die Fachkräfte in diesem Feld bislang kein übergreifendes professionelles Selbstverständnis und keine autoritativ handlungsfähigen Fachgesellschaften oder Kammern entwickelt haben (siehe dazu auch Beiträge von Frauenknecht, Baumgarten und Blättner in diesem Band). Dennoch können für wichtige Teilbereiche der PGF schon solide evidenzbegründete Empfehlungen aufgestellt werden, z.B. für die Suchtprävention (Bühler, Kröger 2006).

8.4 Schwierigkeiten und Lösungen der Evidenzsicherung

Der «Goldstandard» des RCT wurde für den Wirksamkeitserweis von Medikamenten entwickelt; für PGF bedarf er gegenstandsbedingter Anpassungen (Bödeker, Kreis 2006; Klemperer 2008; Kliche et al. 2006; McQueen, Jones 2007). Heute können viele damit verbundene Probleme ausgeräumt, die anderen nur mehr anhand von Evidenz kompetent diskutiert werden.

Sachgerechte Forschungspläne

RCT-Designs sind für PGF nicht sinnvoll, wo Kontrollgruppen nicht zu finden oder sachgemäß zu definieren sind oder schon die Erhebung in der Kontrollgruppe, z.B. eine ausführliche schulweite Befragung, einen feldverändernden Eingriff darstellt. Derzeit sind zwei Strategien zu beobachten, um die Methodenhierarchie der Evidenzbasierten Medizin für PGF anzupassen: Eine Richtung befürwortet die innere Umwertung von Forschungsplänen, die für PGF besonders wichtig und verbreitet sind. Empfehlungen sind hier namentlich die Aufwertung von (a) qualitativen Designs, (b) Beobachtungsstudien, also Prä-Post-Messungen ohne Kontrollgruppen, (c) Risikoadjustierung oder Verankerungsdesigns, also die Nutzung von Daten repräsentativer Alters- und Gender-Normwerte als Vergleichsgrundlage (Kliche et al. 2006). Die andere Richtung schlägt eine Pluralisierung der Evidenzhierarchie vor. So beurteilt das Deutsche Netzwerk für Versorgungsforschung je nach Fragestellung unterschiedliche Forschungspläne als aussagefähig. Für Wirksamkeitsnachweise kann an RCT festgehalten werden, für die Erforschung von Implementationshürden wird hingegen qualitativen Studien die größte Validität zugeschrieben. Liegen verschiedenartige Forschungspläne vor, so können sie verglichen werden, um ggf. Verzerrungen bestimmter Ansätze aufzudecken, wie die Campbell-Methodengruppe vorschlägt (Shadish, Myers 2004).

Externe Validität

Die Breitenwirksamkeit von Gesundheitserziehung leidet oft unter mangelhafter Umsetzungsgüte, weil die Voraussetzungen für verschiedene Vorgehensweisen unklar sind und wenig auf die Programmintegrität (vollständige Implementation) geachtet wird. In der Folge weisen selbst evaluierte Programme erhebliche Effektvarianz auf (für Schule z.B. Lister-Sharp et al. 1999). Folglich müssen Einsatzbedingungen, Implementation, Dosis und Umsetzungsqualität erfasst werden, damit Reviews sie analysieren können (Rothwell 2006; Wang, Moss, Hiller 2006). Dann können auch Umsetzungshürden identifiziert werden, z.B. durch qualitative Begleitforschung.

Kulturelle Unterschiede

Ein Sonderproblem der externen Validität bilden sub- und interkulturelle Besonderheiten, die bestimmte Arbeitsansätze schwer übertragbar machen, weil sie z.B. Körperbilder, Risikoverhalten oder schichtspezifische Konsummuster berühren. Allerdings werden solche Unterschiede in Gender, Altersgruppen, Einrichtungsarten (z.B. Schulformen) und Minoritäten in der Evidenzsichtung bislang ohnehin schon berücksichtigt, wenn die Datenlagen es gestatten (Foxcroft et al. 2003). So zeigt eine Metaanalyse von 34 amerikanischen Frühförderungsprogrammen eine nachhaltig besonders hohe Wirksamkeit bei afroamerikanischen Kindern und ihren Familien (Nelson, Westhues 2003). Erst breite Evidenz liefert die Grundlagen zur differenzierten Erforschung solcher Unterschiede.

Veröffentlichungslage

Früher wurde befürchtet, PraktikerInnen bevorzugten Graue Literatur (Arbeits- oder Internetpapiere), die ausgewerteten Studien seien also unvollständig. Dank PGF-spezifischer Datenbanken hat sich die Zugänglichkeit solcher Studien indessen stark verbessert (Rychetnik, Wise 2004). Wo zudem Graue Literatur systematisch mit anderen Studien verglichen wurde, ergaben sich keine Unterschiede (McGrath et al. 2006). Schwerer wiegt der Einwand, viele Studien seien von einseitig interessierten Akteuren gelenkt. Tatsächlich weisen Analysen der bei der staatlichen Aufsicht registrierten Studien über Antidepressiva in den USA nach, dass fast nur für die finanzierende Pharma-Industrie günstige Ergebnisse veröffentlicht wurden, ungünstige hingegen kaum (Turner et al. 2008). Gerade die Prüfung der Evidenz macht solche Einseitigkeiten jedoch kenntlich, und die Methodenregeln der Evidenzbasierung stärken ForscherInnen und PraktikerInnen den Rücken, die auf möglichst objektive Publikationen hinarbeiten.

Gesundheitsökonomie

Die vielversprechenden Ergebnisse über die Rentabilität von PGF sind nur ein erster Anfang. Denn nur wenige Studien teilen die Kosten der Programme mit, und nicht alle verwenden Standardinstrumente (z.B. SF-36), auf die langfristige Kosten-Nutzen-Rechnungen gestützt werden können (Vijgen et al. 2008). Auch die Erfassung ehrenamtlicher, informeller Arbeit in Einrichtungen ist häufig schwierig.

8.5 Ist Evidenzbasierung auf Gesundheitserziehung anwendbar?

Je kürzer und je einfacher eine Intervention ist und je klarer ihr Vorgehen feststeht, desto leichter können Studien zu ihrer Wirksamkeit erstellt und verglichen werden (Bödeker, Kreis 2006). Gut durch RCT prüfbar sind z.B. Informationsmedien (Hill, Abraham 2008). Schulungs- und Trainingsprogramme in der Gesundheitserziehung können zudem gut manualisiert werden, denn sie sollen auf ähnliche Lernsettings und Zielgruppen übertragbar sein. Diese sowie die erforderlichen Umsetzungsbedingungen lassen sich angeben, um auch andernorts gute Gesundheitsgewinne zu erzielen (Brandes et al. 2008).

Systemische Interventionen wie betriebliche Gesundheitsförderung sind hingegen schwerer standardisierbar (Rosenbrock 2004). Ein großer Teil der Vorbehalte gegen evidenzgestützte PGF bezieht sich deshalb auf komplexe Projekte, deren Vorgehen für örtliche Bedingungen maßgeschneidert wird, die über längere Zeit auf vielen Ebenen Wechselwirkungen erzeugen und die sich im Laufe der Durchführung noch verändern (Bödeker, Kreis 2006). Doch auch Psychologie und Medizin kennen komplexe Ausgangslagen, Behandlungen und Verläufe. Ihrer wissenschaftlichen Aufhellung dienen drei Strategien:

- Bis genauere Daten vorliegen, wird angenommen, dass sich verschiedene Bedingungen nach dem Zufallsprinzip gegenseitig ausgleichen, wenn genügend viele Standorte in die Studien einbezogen sind
- Größere, differenzierte Datenlagen gestatten später, den Einfluss von Risikofaktoren – etwa Komorbidität, Schweregrad der Erkrankung, Gender- und Altersgruppen, Einrichtungsmerkmale – zu untersuchen. Zur Kontrolle solcher konfundierender Variablen («Confounder») dienen vor allem mehrfaktorielle Varianzanalyse, multiple Regression, Strukturgleichungsmodelle und Mehrebenenanalyse (Farin et al. 2004)
- Evaluationen müssen die untersuchte Intervention genau beschreiben (Audrey et al. 2006; Dooris 2006).

Selbst komplexe Interventionen in vielgliedrigen Einrichtungen unterschiedlicher Organisationskultur weisen ähnliche, standardisierbare Vorgehensschritte auf (Walter 2007). Daher lassen sich Typen präventiven Vorgehens klassifizieren (z.B. Fischer et al. 2007) und empirisch vergleichen.

Daneben trifft Evidenzbasierung auf praktische Einführungsbarrieren (Armstrong et al. 2007; Springett, Owens, Callaghan 2007), besonders Zeitmangel, Vorbehalte gegen praxisferne Wissenschaft, mangelnde Methodenkenntnisse, Angst vor externer Kontrolle und Steuerung oder Ausrichtung an der Zufriedenheit von Primärklienten – z.B. Geldgebern, Schul- oder Unternehmensleitungen – statt an Gesundheitswirkungen der Zielgruppen. Die Nutzung von Evidenz sollte deshalb durch systematische Hilfen gefördert werden, z.B. durch Fortbildungen oder klare Angaben der Programme über Kosten und Personalbedarf. Methodisch ist der Ansatz der Evidenzbasierung für Gesundheitserziehung jedenfalls gut geeignet.

8.6 Was kann Evidenzbasierung zur Gesundheitserziehung beitragen?

Konsequente Evidenzbasierung verspricht der PGF wichtige Vorteile (Kliche et al. 2006; Trojan 2006):

Wirkungsnachweise

Sie erfassen – so zeigt das z.B. gut entwickelte Gebiet der Prävention von Herz-Kreislauf-Erkrankungen (Walter 2005) – das ganze Spektrum der Arbeitsformen in PGF: Screenings von Risikogruppen und -faktoren, Gesundheitserziehung (Trainings) zur Modifikation von Ernährungs-, Bewegungs- und Stressbewältigungsverhalten, Nikotin- und Alkoholkonsum, Aufbau sozialer Unterstützung, individuelle Beratung, Multiplikatorenschulung, Umgestaltung von Lebenswelten, massenmediale Aufklärungskampagnen und gesellschaftliche Bündnisse. Evidenzbasierung verschafft PGF belastbare Wirksamkeitsbelege, die sie langfristig stärken.

Kosten-Nutzen-Nachweise

Hochwertige Gesundheitserziehung arbeitet über etwa 1 - 5 Jahre kostendeckend und kann sogar Einsparungen erzielen (Walter 2005; Walter, Drupp, Schwartz 2002). Für viele Indikationen wären durch Gesundheitserziehung erhebliche Mortalitätsrückgänge zu erwarten; in der Bundesrepublik könnten Ernährungsumstellungen z.B. Krebs-Neuerkrankungen um 20-30% verringern – 100.000 Fälle jährlich (Linseisen, Becker 2002). Die Betriebliche Gesundheitsförderung (BGF), inzwischen Beispiel eines Feldes mit umfassender Evidenz, belegt die Rentabilität von Gesundheitstrainings in Betrieben für Unternehmen, Sozialversicherungsträger und Gesellschaft (Goetzel, Ozminkowski 2008; Sockoll, Kramer, Bödeker 2008). Gesundheitstrainings wirken in BGF unabhängig von übergreifenden (also oft schwer realisierbaren) gesundheitsgerechten Umstrukturierungen der Organisation, zudem verlässlicher, zielspezifischer und rascher (Bamberg, Busch 2006). Geeignete Programme können erkrankungsbedingte Kosten um ein Drittel verringern, die Beschäftigen entwickeln gesundheitsgerechtere Verhaltensweisen (Kreis, Bödeker 2004). Sie bringen «returns on investment» zwischen 1:2,3 für verminderte Krankheitskosten und 1:10,1 für rückläufige krankheitsbedingte Arbeitsunfähigkeit (ebd.); die Rendite kann sogar 1:15,6 erreichen (Aldana et al. 2005).

Bestimmung wirkungsvoller Ansätze

Die Wirkung von Vorgehensweisen lässt sich anhand einheitlicher Effektmaße auf verschiedenen Zielebenen vergleichen. So ist interaktive (partizipative) schulische Drogenprävention wirkungsvoller als frontaler, instruktiv-direktiver Gesundheitsunterricht; erstere bringt Prävalenzrückgänge um 21%, letzterer nur um 4% (Tobler et al. 2000).

Schwachstellenanalyse

Der Vergleich von Vorgehensweisen weist auf deren Verbesserungsbedarf hin. Alkoholprävention bei Jugendlichen z.B. ist erheblich wirkungsvoller, wenn familienstärkende Module integriert sind (Foxcroft et al. 2003), sie sollten in schulische oder gesundheitskommunikative Programme einbezogen werden.

Verbessertes Zusammenwirken

Gesundheitserziehung wirkt zwar oft gut, aber nur für wenige. So nutzten nur etwa 2% der deutschen Raucher Entwöhnungskurse, knapp 10% Substitutionsbehandlungen (John 2002). Die Kombination verhaltens- und verhältnispräventiver Maßnahmen kann hingegen Rahmenbedingungen und Motivation deutlich ändern und der Gesundheitserziehung günstigere Bedingungen verschaffen. Mit einer Kombination von Verhaltens- und Verhältnisprävention verringerten die USA den Tabakkonsum in 20 Jahren um ungefähr ein Drittel, parallel auch die damit verbundene altersstandardisierte Mortalität durch Herzkrankheiten (Bornhäuser et al. 2002). Evidenz unterstützt die gezielte Verzahnung von Gesundheitserziehung mit Verhältnisprävention.

8.7 Wie kann Gesundheitserziehung von Evidenzbasierung profitieren?

Konsequent genutzt, kann Evidenz also Qualität, Wirksamkeit und Ansehen von PGF steigern, Unterversorgung abbauen und die professionelle Handlungsfähigkeit und Autorität der Fachkräfte steigern, weil immer bessere Erkenntnisse in die Praxis gelangen, dort weiter verbessert und in ihrer Wirksamkeit geprüft werden. Damit das gelingt, sind mehrere Handlungsansätze zu empfehlen (Jackson, Waters 2005; Kliche et al. 2006):

- Klarheit von Vorgehen, Arbeitsfeld und Ausgangsbedingungen: Sie sollten gut dokumentiert und in Veröffentlichung und Projektdarstellungen genauer beschrieben werden
- Eine eigenständige Evidenzbeurteilung weiterentwickeln: Wichtig sind für PGF qualitative Forschungspläne, Beobachtungsstudien sowie Verankerungs-Designs
- Evidenzgestützte Qualitätsentwicklung der Programme und Maßnahmen. Diese bietet z.B. das Informationssystem *QIP* («Qualität in der Prävention»: www.uke.de/extern/qip/). Es erfasst mit differenzierten Fragebögen Ausgangslage, Ziele und Arbeitsfeld sowie darauf bezogene Merkmale des Vorgehens, die laut Evidenz für die Wirksamkeit von PGF entscheidend sind. Dazu gehören Konzept, Berücksichtigung der Feldbedingungen, zielgruppengerechte Streuwege und Vermittlungsformen, Projektmanagement, Erfolgsbeobachtung und nachhaltige Weiterentwicklung der eigenen Arbeit.

Kurz, Evidenzbasierung kann die Wirksamkeit, Breitenwirksamkeit und Wirtschaftlichkeit der Gesundheitserziehung gezielt verbessern. Sie bietet eine produktive Grundlage der weiteren Professionalisierung von Gesundheitserziehung. Aus diesen Gründen ist in den kommenden Jahren mit ihrer Verbreitung und Weiterentwicklung zu rechnen.

Literatur

Aldana, S.G., Merrill, R.M., Price, K., Hardy, A., Hager, R. (2005). Financial impact of a comprehensive multisite workplace health promotion program. Preventive Medicine, 40 (2), 131-137.

Armstrong, R., Waters, E., Crockett, B., Keleher, H. (2007). The nature of evidence resources and knowledge translation for health promotion practitioners. Health Promot. Int., 22 (3), 254-260.

Audrey, S., Holliday, J., Parry-Langdon, N., Campbell, R. (2006). Meeting the challenges of implementing process evaluation within randomized controlled trials: the example of ASSIST (A Stop Smoking in Schools Trial). Health Educ Res, 21 (3), 366-377.

August, G., Bloomquist, M., Lee, S., Realmuto, G., Hektner, J. (2006). Can Evidence-Based Prevention Programs be sustained in Community Practice Settings? The Early Risers' Advanced-Stage Effectiveness Trial. Prevention Science, 7 (2), 151-165.

AWMF+ÄZQ (2001). Das Leitlinien-Manual von AWMF und ÄZQ. Z ärztl Fortbild Qual.sich, 95(Supp. I), 1-65.

Bamberg, E., Busch, C. (2006). Stressbezogene Interventionen in der Arbeitswelt. Zeitschrift für Arbeits- und Organisationspsychologie A&O, 50 (4), 215-226.

Beyer, M., Geraedts, M., Gerlach, F.M., Gülich, M., Jäckel, W.H., Kopp, I., Lelgemann, M., Ollenschläger, G., Selbmann, H.K., Thole, H., Windeler, J. (2005). Deutsches Instrument zur methodischen Leitlinien-Bewertung (DELBI). Fassung 2005/2006. In: Arbeitsgemeinschaft der Wissenschaftlichen Medizinischen Fachgesellschaften (AWMF), Ärztliches Zentrum für Qualität in der Medizin (ÄZQ), Gemeinsames Institut von Bundesärztekammer und Kassenärztlicher Bundesvereinigung (Hrsg.). Redaktion: Kopp, I., Thole, H., Selbmann, H.K., Ollenschläger, G. Verfügbar unter: http://www.delbi.de/ [20.7.2006].

Bödeker, W., Kreis, J. (Hrsg.). (2006). Evidenzbasierung in Gesundheitsförderung und Prävention. Bremerhaven: Wirtschaftsverlag NW.

Bornhäuser, A., Pätschke-Langer, M., Adams, M., Batra, A., Becker, N., Bölsckei, L., Brenner, H., Bromen, K., Drings, P., Hanewinkel, R., Haustein, K.-O., Helmert, U., Horn, W.-R., Hüllinghorst, R., Hurrelmann, K., Jöckel, K.-H., John, U., Junge, B., Keil, U., Kröger, C., Kunstmann, W., Lang, P., Lehmann, F., Lindiger, P., Mann, K., Maschewsky-Schneider, U., Prümel-Philippsen, U., Rosenbrock, R., Schmitt, B., von Laffert, G., Welteke, R., Wichmann, H.E., Wiebel, F. (2002). Gesundheit fördern – Tabakkonsum verringern: Handlungsempfehlungen für eine wirksame Tabakkontrollpolitik in Deutschland. Heidelberg: Deutsches Krebsforschungszentrum.

Bortz, J., Döring, N. (2002). Forschungsmethoden und Evaluation für Sozialwissenschaftler. 3., überarbeitete Aufl. Berlin, Heidelberg: Springer Verlag.

Brandes, I., Bönisch, A., de Vries, U., Krauth, C., Ehlebracht-König, I., Petermann, F. (2008). Implementierung von Patientenschulungsprogrammen aus gesundheitsökonomischer Perspektive. In: Buschmann-Steinhage, R., Haaf, H.-G., Koch, D.U., Fleming, A., Wenzel, L.-V., Mrugalla, M., Rosendahl, A. (Hrsg.). 17. Rehabilitationswissenschaftliches Kolloquium: «Evidenzbasierte Rehabilitation – zwischen Standardisierung und Individualisierung». Tagungsband. Berlin, Bremen: DRV Bund, DRV Oldenburg-Bremen, 195-197.

Bühler, A., Kröger, C. (2006). Expertise zur Prävention des Substanzmissbrauchs. Köln: BZgA – Bundeszentrale für gesundheitliche Aufklärung.

Cook, D. (2008). Narrowing the focus and broadening horizons: complementary roles for systematic and nonsystematic reviews. Advances in Health Sciences Education, 13 (4), 391-395.

Dooris, M. (2006). Healthy settings: challenges to generating evidence of effectiveness. Health Promot. Int., 21 (1), 55-65.

Farin, E., Glattacker, M., Follert, P., Kuhl, H.-C., Klein, K., Jäckel, W.H. (2004). Einrichtungsvergleiche in der medizinischen Rehabilitation. Zeitschrift für ärztliche Fortbildung und Qualität im Gesundheitswesen, 98 (8), 655-662.

Fischer, G.C., Glaeske, G., Kuhlmey, A., Schrappe, M., Rosenbrock, R., Scriba, P.C., Wille, E. (2007). Sachverständigenrat zur Begutachtung der Entwicklung im Gesundheitswesen. Kooperation und Verantwortung. Voraussetzungen einer zielorientierten Gesundheitsversorgung. Gutachten 2007. Verfügbar unter: http://www.svr-gesundheit.de/Startseite/Langfassung.pdf [10.07.2007].

Foxcroft, D.R., Ireland, D., Lister-Sharp, D.J., Lowe, G., Breen, R. (2003). Primary prevention for alcohol missuse in young people. Review. The Cochrane Library. Issue 4. Chichester: John Wiley.

GEP, NIGZVIG. (2005). European Quality Instrument for Health Promotion (EQUIHP). Verfügbar unter: http://ws5.e-vision.nl/systeem3/images/Annexe%2010%20EQUIHP.pdf [10.5.2008].

Goetzel, R.Z., Ozminkowski, R.J. (2008). The health and cost benefits of Work Site Health-Promotion Programs. Annual Review of Public Health, 29 (1), 303-323.

Greenhalgh, T. (2003). Einführung in die Evidence-Based Medicine. Kritische Beurteilung klinischer Studien als Basis einer rationalen Medizin. Bern: Huber.

Hearnshaw, H.M., Harker, R.M., Cheater, F.M., Baker, R.H., Grimshaw, G.M. (2001). Expert consensus on the desirable characteristics of review criteria for improvement of health care quality. Qual Saf Health Care, 10 (3), 173-178.

Hill, C.A., Abraham, C. (2008). School-based, randomised controlled trial of an evidence-based condom promotion leaflet. Psychology & Health, 23 (1), 41-56.

Jackson, N., Waters, E. (2005). The guidelines for Systematic Reviews in Health Promotion and Public Health Taskforce: criteria for the systematic review of health promotion and public health interventions. Health Promotion International, 20 (4), 367-374.

John, U. (2002). Suchtmittelassoziierte Gesundheitsstörungen – Tabakrauchen und Alkoholkonsum. DMW, 127 (3), 69-70.

Khan, K.S., Kunz, R., Klejnen, J., Antes, G. (2004). Systematische Übersichten und Meta-Analysen. Ein Handbuch für Ärzte in Klinik und Praxis sowie Experten im Gesundheitswesen. Berlin etc.: Springer.

Klemperer, D. (2008). Evidenzbasierte Medizin. Ein Überblick. Dr. med. Mabuse, 33 (175), 24-27.

Kliche, T., Koch, U., Lehmann, H., Töppich, J. (2006). Evidenzbasierte Prävention und Gesundheitsförderung. Bundesgesundheitsblatt – Gesundheitsforschung – Gesundheitsschutz, 49 (2), 141-150.

Kliche, T., Mann, R. (2008). Die Qualität der Versorgungsangebote für adipöse Kinder und Jugendliche. Bundesgesundheitsblatt – Gesundheitsforschung – Gesundheitsschutz, 51 (6), 646-656.

Kreis, J., Bödeker, W. (2004). Health-related and economic benefits of workplace health promotion and prevention. Summary of the scientific evidence. IGA-Report 3e. Essen: BKK BV and HVBG – BKK Bundesverband und Hauptverband der gewerblichen Berufsgenossenschaften.

Kunz, R., Ollenschläger, G., Raspe, H., Jonitz, G., Donner-Banzhoff, N. (Hrsg.). (2007). Lehrbuch Evidenzbasierte Medizin in Klinik und Praxis. 2 Aufl. Köln: Dt. Ärzte-Verlag.

Linseisen, J., Becker, N. (2002). Primäre Krebsprävention mit Ernährung. Empfehlungen und präventives Potential. DMW, 127 (9), 425-426.

Lister-Sharp, D., Chapman, S., Stewart-Brown, S., Sowden, A. (1999). Health promoting schools and health promotion in schools: two systematic reviews. Southampton: National Coordinating Centre for Health Technology Assessment NCCHTA.

Ludwig, U. (2005). Medizin. Geheime Gesandte. DER SPIEGEL 23/2005 – 6.6.2005. Verfügbar unter: http://www.spiegel.de/spiegel/0,1518,359026,00.html [8.6.2005].

Lux, R., Walter, U. (2008). Erste Warnungen vor den Gefahren des Tabakkonsums. Medizinisch-wissenschaftliche Kenntnisse und Vorschläge zur Prävention in der zweiten Hälfte des 19. sowie ersten Hälfte des 20. Jahrhunderts. DOI 10.1007/s10354-007-0449-z. Wiener Medizinische Wochenschrift, 158 (1-2), 49-61.

McGrath, Y., Sumnall, H., Edmonds, K., McVeigh, J., Bellis, M. (2006). Review of grey literature on drug prevention among young people. National Institute for Health and Clinical Excellence (NICE), commissioned by the Health Development Agency (HDA). Verfügbar unter: http://www.nice.org.uk/niceMedia/pdf/grey_lit_v6FINAL.pdf [3.5.2008].

McQueen, D.V., Jones, C.M. (2007). Evidence and theory: continuing debates on evidence and effectiveness. In: McQueen, D., Jones, C. (Hrsg.). Global Perspectives on health promotion effectiveness. New York: Springer, 281-303.

Nelson, G., Westhues, A. (2003). A meta-analysis of longitudinal research on Preschool Prevention Programs for Children. Prevention & Treatment. http://journals.apa.org/prevention/volume6/tocdec18-03.html, 6 (31), 1-32.

Ollenschläger, G., Bucher, H.C., Donner-Banzhoff, N., Forster, J., Gaebel, W., Kunz, R., Müller, O.-A., Neugebauer, E.A.M., Steurer, J. (2007). Kompendium evidenzbasierte Medizin. Bern: Huber.

Portwich, P. (2005). Evidence-based medicine – Methode, Kritik und Nutzen für eine professionalisierte Handlungspraxis in der Medizin. Gesundheitswesen, 67 (5), 319-324.

Rasch, A., Greiner, W. (2008). Cost-effectiveness of smoking prevention measures in adolescents. Journal of Public Health, 16(1), 3-11.

Rosenbrock, R. (2004). Evidenzbasierung und Qualitätssicherung in der gesundheitsbezogenen Primärprävention. Zeitschrift für Evaluation, 3(1), 71-80.

Rothwell, P.M. (2006). Externe Validität randomisierter kontrollierter Studien: «Auf wen sind die Ergebnisse dieser Studie anwendbar?» DOI 10.1078/1431-7621-00456. Zeitschrift für ärztliche Fortbildung und Qualität im Gesundheitswesen, 100 (4), 303-317.

Rustenbach, S.J. (2003). Metaanalyse. Eine anwendungsorientierte Einführung. Bern: Hans Huber.

Rychetnik, L., Wise, M. (2004). Advocating evidence-based health promotion: reflections and a way forward. Health Promot. Int., 19 (2), 247-257.

Shadish, W., Myers, D. (2004). Campbell Collaboration Research Design Policy Brief. Prepared for the Campbell Collaboration Steering Committee. http://www.duke.edu/web/c2method/Res DesPolicyBrief.pdf. Verfügbar unter: http://www.duke.edu/web/c2method/Res Des PolicyBrief.pdf].

SIGN (2008). Scottish Intercollegiate Guidelines Network (SIGN). SIGN 50. A guideline developer's handbook. Edinburgh: SIGN. Verfügbar unter: http://www.sign.ac.uk/pdf/sign50.pdf [15.12.2008].

Sockoll, I., Kramer, I., Bödeker, W. (2008). Wirksamkeit und Nutzen betrieblicher Gesundheitsförderung und Prävention. Zusammenstellung der wissenschaftlichen Evidenz 2000 bis 2006. IGA-Report 13. Essen, Dresden, Bonn, Siegburg: BKK Bundesverband, BGAG – Institut Arbeit und Gesundheit der Deutschen Gesetzlichen Unfallversicherung, AOK-Bundesverband, Arbeiter-Ersatzkassen-Verband.

Springett, J., Owens, C., Callaghan, J. (2007). The challenge of combining ‹lay› knowledge with ‹evidence-based› practice in health promotion: Fag Ends Smoking Cessation Service. Critical Public Health, 17 (3), 243-256.

Tobler, N.S., Roona, M.R., Ochshorn, P., Marshall, D.G., Streke, A.V., Stackpole, K.M. (2000). Lessons learned/school-based adolescent drug prevention programs: 1998 meta analysis. Journal of Primary Prevention, 20 (4), 261-274, 275-336.

Trojan, A. (2006). Zu Chancen und Grenzen der Evidenzbasierung komplexer Interventionen. In: Bödeker, W., Kreis, J. (Hrsg.). Evidenzbasierung in Gesundheitsförderung und Prävention. Bremerhaven: Wirtschaftsverlag NW, 73-110.

Turner, E.H., Matthews, A.M., Linardatos, E., Tell, R.A., Rosenthal, R. (2008). Selective publication of antidepressant trials and its influence on apparent efficacy. N Engl J Med, 358 (3), 252-260.

Turner, T., Misso, M., Harris, C., Green, S. (2008). Development of evidence-based clinical practice guidelines (CPGs): comparing approaches. doi:10.1186/1748-5908-3-45. Implementation Science, (3:45), 1-21. Verfügbar unter: http://www.implementationscience.com/content/pdf/1748-5908-3-45.pdf [28.10.2008].

Vijgen, S.M.C., van Baal, P.H.M., Hoogenveen, R.T., de Wit, G.A., Feenstra, T.L. (2008). Cost-effectiveness analyses of health promotion programs: a case study of smoking prevention and cessation among Dutch students. Health Educ Res, 23 (2), 310-318.

Walter, U. (2007). Qualitätsentwicklung durch Standardisierung – am Beispiel des Betrieblichen Gesundheitsmanagements. Dissertation zur Erlangung des «Doctor of Public Health». Bielefeld: Universität Bielefeld.

Walter, U. (Hrsg.) (2005). KKH Kaufmännische Krankenkasse & MHH Medizinische Hochschule Hannover, Abteilung für Sozialepidemiologie, Sozialmedizin und Gesundheitssystemforschung: Weißbuch Prävention! HERZgesund? Jahresreport der KKH 2004. Hannover: KKH Kaufmännische Krankenkasse & MHH Medizinische Hochschule Hannover.

Walter, U., Drupp, M., Schwartz, F. (2002). Prävention durch Krankenkassen. Zielgruppen, Zugangswege, Wirksamkeit und Wirtschaftlichkeit. Weinheim: Juventa.

Wang, S., Moss, J.R., Hiller, J.E. (2006). Applicability and transferability of interventions in evidence-based public health. Health Promot. Int., 21 (1), 76-83.

Windeler, J. (2008). Methodische Grundlagen einer evidenzbasierten Medizin. Gesundheitswesen, 70 (7), 418-430.

2 Gesundheitserziehung in Settings

9 Gesundheitserziehung in der Familie

Detlef Krüger und Angela Schröder

The true measure of a nation's standing is how well it attends to its children – their health and safety, their material security, their education and socialization, and their sense of being loved, valued, and included in the families and societies into which they are born.
UNICEF (2007)

9.1 Einleitung

Eine große Mehrzahl von Menschen verbringt im Erwachsenenalter die meisten Lebensjahre in der Familie. Man kann davon ausgehen, dass Familien einen Raum zur Befriedigung menschlicher Grundbedürfnisse eröffnen und einen Schutzfaktor für Gesundheitsrisiken sowie ein Potenzial für Gesundheitsressourcen darstellen.

In der Epoche der Moderne hat die Familie zahlreiche strukturelle und funktionelle Wandlungen erfahren, trotzdem sind beispielsweise Tendenzen der Kontinuität von Rollenerwartungen an Familienmitglieder oder von Erziehungsformen mit relativ dauerndem Bestand zu erkennen. Hinsichtlich der Entwicklung von Familienformen zeigt sich in Deutschland trotz des Anstiegs von Ehescheidungsquoten, Trennungen, alternativen Familienmodellen und Alleinerziehenden eine Stabilität der Form der «bürgerlichen» Ehe, wenn 75 Prozent von Kindern unter 18 Jahren in Eltern-Familien mit formaler Eheschließung leben (Nave-Herz 2007). Vorherrschendes Muster für das Aufwachsen von Kindern ist also nach wie vor die Kernfamilie als Zwei-Eltern-Familie in rechtlich-formaler Ehegemeinschaft. Der Modernisierungsschub, den Beck für die Entwicklung westlicher Gesellschaften als «Risikogesellschaften» konstatiert (Beck 1986), fällt insofern für den Wandel von Familienformen in Deutschland eher verhalten aus.

Die Familie ist die wesentliche Sozialisationsinstanz, in der die Persönlichkeit und die Verhaltensweisen von Kindern geformt werden (Bowlby 2005, Tschöpe-Scheffler 2003). Mit der sozial-strukturellen Kategorie des Settings kann die Familie als Subsystem betrachtet werden, in dem Eltern und Kinder in unterschiedlichen Lebensstadien sich verhalten und verändern (Bronfenbrenner 1977). Das Setting Familie kann in soziologischer Begriffsbildung nach Parsons durch eine bestimmte Rollenstruktur mit einer spezifischen funktionalen Binnendifferenzierung – z.B. Mutterrolle, Vaterrolle, Ehefrau, Ehemann, Tochterrolle etc. – beschrieben werden (Parsons 1964). Das soziologische Paradigma der Rollentheorie erscheint im Kontext der Familie geeignet, in familialen Interaktionen diejenigen Einflüsse (z.B. durch Erziehung) auf Gesundheit und Krankheit zu untersuchen, die nicht unmittelbar makroseitig durch den gesellschaftlichen Bezug (z.B. durch den sozio-ökonomischen Status) oder mikroseitig durch individuelle Prägung (z.B. durch genetische Disposition) erklärt werden können.

In der Familie werden Vorstellungen von Gesundheit und Krankheit kommuniziert und subjektive Konzepte von Gesundheit in Handlungen – z.B. in Erziehungsprozessen – vermittelt. Im Setting der Familie finden vielfältige Prozesse funktionaler und intentionaler Gesundheitserziehung statt, die in verschiedenen Entwicklungsstadien von Familien unterschiedlich gewichtet sind und im Rahmen der Entwicklungsaufgaben ihrer Mitglieder variieren (Havighurst 1948). Die gesundheitliche Entwicklung von Kindern und die praktizierten Lebensstile der Partner in einer Familie sind eng mit der Bedeutung von Gesundheit und mit motivationalen Präferenzen verbunden.

Bei einer Orientierung an dem gesundheitswissenschaftlichen bio-psycho-sozialen Modell von Gesundheit (Faltermaier 2005) wird Gesundheit im Erleben und Verhalten mit der Umwelt in den verschiedenen Lebensphasen immer wieder vom Individuum mit Bedürfnissen, Motiven und Zielen quasi als Balance reguliert. Die Familie ist dabei neben dem Arbeitsbereich der wesentliche Raum, in dem ein Gleichgewicht hergestellt werden kann oder ein Gleichgewichtszustand verlassen wird. Eine gesundheitsförderliche Familienentwicklung setzt notwendig eine gute Eltern-Kind Beziehung auf der einen und eine gute Partnerschaftsbeziehung der Eltern auf der anderen Seite voraus (Cowan, Cowan 1994; Fthenakis et al. 2002). Wachstum und Reifung der Familienmitglieder in Rahmen der familialen Sozialisation können darüber hinaus durch gezielte Erziehungsprozesse im Hinblick auf eine gute körperliche und psychische Gesundheit als Rollenlernen unterstützt werden (Schnabel 2001). Im Rahmen der spezifischen Rollenzuweisungen in der Familie leisten Frauen in der Rolle als Mutter und in der Rolle als Partnerin den wesentlichen Anteil an der Gesundheitserziehung (Graham 1984). Gesundheitskommunikation und Gesundheitshandeln im Familienalltag werden im Wesentlichen durch Frauen moderiert.

9.2 Einflüsse der Familie auf die Gesundheit

Gute Gesundheit und Wohlbefinden eines Menschen in einer bestimmten Lebensphase werden stark durch sein vergangenes und gegenwärtiges Gesundheitsverhalten bestimmt. Daneben spielen die genetische Basis und Umweltbedingungen eine bedeutende Rolle für die gesundheitliche Entwicklung im Lebensablauf. Da sich der Gesundheitsbegriff auf die Dimensionen körperliche, mentale und seelische Gesundheit bezieht, und sich Gesundheit über die verschiedenen Lebensstadien eines Menschen positiv oder negativ entwickelt, gestaltet sich die Analyse der Voraussetzungen und Bedingungen guter Gesundheit als sehr komplexe Aufgabe.

Die meisten Menschen sind zweimal in ihrem Leben in Familienstrukturen eingebunden – in der Kindheit als Heranwachsende in der Herkunftsfamilie und als Erwachsene in selbst gegründeten Familien als Partner und Eltern. In der Kindheit machen Menschen die ersten Erfahrungen mit gesundheitlichen Bedingungen des Lebens und Eltern prägen durch Erziehung und eigenes (Gesundheits-) Vorbildhandeln das Gesundheitsverhalten ihrer Kinder mit. Durch Erwachsene wird die Gesundheit im Familienalltag durch vielfältige Interaktionen in den verschiedenen Rollen von Partnerschaft und Elternschaft beeinflusst. Gesundheitserziehung und Veränderungen im Gesundheitsverhalten finden insofern ein Leben lang statt und Familienbedingungen spielen eine bedeutende Rolle. Die Lebensqualität und Lebenserwartung von Menschen wird dabei neben den sozioökonomischen und Umweltbedingungen durch die Qualität der Beziehungen innerhalb der Familie mitbestimmt (Ross et al. 1990). Das familiale Sozialgefüge gestaltet in vielfältiger Weise die Sozialisationsprozesse von Kindern und Erwachsenen. Die familienbezogenen Einflüsse auf den Gesundheitsstatus und gesundheitsrelevante Verhaltensmuster ihrer Mitglieder entfalten sich im Rahmen von Beziehungen und personaler Interaktion.

Partnerschaftsprozesse und Kindheitsentwicklung

Der Einfluss der familialen Interaktion auf die Gesundheit der Familienmitglieder hat vor allem zwei wesentliche Betrachtungsebenen: Partnerschaftsprozesse einerseits und Kindheitsentwicklung andererseits. Gemeinsame Basis der Entwicklung gesundheitsförderlicher Familienbeziehungen sind auch Lernprozesse im Rahmen von impliziter und expliziter Gesundheitserziehung und ein daraus resultierendes Gesundheitshandeln, das ein gesundes Wachstum der Familie (in der Partnerschafts- und Kinderbeziehung) fördert.

Im Rahmen der Rollenstruktur in der Familie sind es Mütter und Frauen, die in ihren jeweiligen Rollen in der Familie vor allem für den Bereich «Familiengesundheit» verantwortlich sind. Diese gesellschaftsspezifische Rollenzuweisung in der Familie ist unabhängig von der Dimension der Erwerbstätigkeit der Frau bzw. Hausfrauenrolle im Familiensystem (Graham 1984). Gesundheitserziehung in der Familie liegt weitgehend in den Händen von Frauen: Familiale Gesundheitsarbeit wird von Müttern, Ehefrauen/Lebenspartnerinnen erbracht. Gesundheitsarbeit gehört zur Alltagsroutine und ist in der Regel Bestandteil des weiblichen Lebenszusammenhangs in der Familie (siehe **Tab. 1**).

Auf welche Weise formt sich diese geschlechtsspezifische Rollenzuweisung und wie spiegelt sie sich in der weiblichen Geschlechtsidentität wieder? Neben dem biologischen Tatbestand von «Mutter» und «Vater» in der Reproduktion der menschlichen Gattung werden Eltern im Rahmen gesellschaftlicher Normen genderspezifische Rollen zugewiesen. Mittels Geschlechtsrollenstereotypen werden der Mutter- und Vaterrolle Eigenschaften, Fähigkeiten und Gefühle zugeschrieben und in vielfältigen Bewertungs- und Handlungsmustern in der Primär-, Sekundär- und Tertiärsozialisation eingeübt (Beck-Gernsheim 1989). Innerhalb des Familiensystems lässt sich dann mit zugeschriebenen Rollen vor allem die geschlechtsspezifische Arbeitsteilung der «Hausarbeit» begründen (Nave-Herz 2007).

Trotz des Wandels von gesellschaftlichen Werten und Normen in den vergangenen Jahrzehnten – manifestiert beispielsweise in der gestiegenen Erwerbstätigkeit von Müttern oder in Zuschreibungen einer neuen Vaterrolle – haben sich die genderspezifischen Handlungsmuster im familialen Innenbereich der Arbeitsteilung nicht wesentlich verändert. So liegt zufolge der LBS-Familien-Studie die Hauptzuständigkeit in der Familie für alle rund um das Kleinkind anfallenden Aufgaben mit etwa 75 Prozent bei Müttern (Fthenakis et al. 2002). Nach repräsentativen Daten für Deutschland übernahmen Frauen im Jahr 2000 doppelt so viel Hausarbeit wie Männer (BFSFJ 2006). Berufstätige Frauen in Familien mit Kindern leisten im Durchschnitt täglich etwa 6 Stunden familienbezogene Arbeit gegenüber etwa 3 Stunden von Männern (Statistisches Bundesamt 2004). In vielen Studien ist diesbezüglich untersucht worden, inwieweit das Berufsleben Effekte auf die Familienrolle bzw. das Familienleben auf

Tabelle 1: Gesundheitsarbeit von Frauen in der Familie

	Mutterschaft	Partnerschaft
Gesundheitsvorsorge	• Verantwortung für gesunde Entwicklung des Kindes – Stillen/Ernährung – Körperpflege/Hygiene – Bewegung – Medizinische Versorgung • Pflege bei Krankheit des Kindes	• Gesunde Ernährung • Mediation zum professionellen Gesundheitssystem
Gesundheitserziehung	• Empathische Kommunikation • Kompetenzstärkung • Einüben von Compliance (z.B. Sauberkeitserziehung) • Verhütung von Unfällen • Entwicklung eines positiven Gesundheitsverhaltens	• Beziehungsarbeit • Gesundheitskommunikation • Life-Style-Veränderungen des Partners anregen • Kommunikation über Empfängnisverhütung und Sexualität
Familiale Gesundheitsförderung	• Vorbildfunktion im Gesundheitsverhalten • Vorbildfunktion in der Partnerbeziehung • Kommunikationsverhalten	• Entwicklung der Partnerbeziehung • Kommunikationsverhalten • Herstellung gesunder häuslicher Bedingungen

die Berufsrolle ausüben. Man spricht in diesem Zusammenhang von Spillover-Effekten, die in beiden Richtungen und sowohl positiv (Enhancement-Role-Hypothese) als auch negativ (Conflict-Role-Hypothese) wirken können (Frone et al. 1992; Greenhaus, Powell 2006). Vorliegende Untersuchungsergebnisse führen zu der Hypothese, dass Frauen aufgrund ihrer Geschlechterrolle in der Familie bei Vorliegen von negativen Spillover-Effekten des Berufsbereiches stärker von Stresssymptomen und Depressionen betroffen sind als Männer (Frone 2000). Es wird angenommen, dass Frauen deshalb stärker von Konfliktrollen durch Spillover-Effekte an der Schnittstelle Beruf-Familie betroffen sind, weil sie gegenüber Männern ein größeres Zeitbudget für Hausarbeit und Kinderversorgung aufbringen.

Geschlechtsspezifische Rollen und Gesundheitsarbeit in der Familie

Das traditionelle Rollenarrangement der «bürgerlichen» Ehe – mit dem Mann als Ernährer der Familie und mit der Frau in der Rolle der für den familialen Innenbereich hauptsächlich Zuständigen – erweist sich über die ganze Zeit der Moderne bis heute als überaus stabil. Ähnlich wie Anthony Giddens aus diesem Rollenarrangement die «Pflege der Liebe» zur ausschließlichen Aufgabe der Frauen in der Ehe ableitet (Giddens 1993), kann die Verbindung von Mutterschaft und Weiblichkeit die Gesundheitsarbeit der Frauen in der Familie begründen. Eine schlüssige Erklärung dafür liefert Nancy Chodorow, die die Reproduktion der geschlechtsspezifischen Rollen in jeder Generation mit der Tatsache erklärt, dass Frauen universell verantwortlich für die Fürsorge von Kleinkindern sind – das «[…] Muttern der Frauen ist ein institutionalisiertes Element des Familienlebens und der geschlechtsspezifischen Arbeitsteilung und reproduziert sich zyklisch selbst» (Chodorow 1985, S.55). Mütter sind für Kleinkinder die primäre Bezugsperson, die pflegt und erzieht. Die frühkindliche Entwicklung wird durch die soziale und emotionale Beziehung zwischen Mutter und Kind geprägt. Da die grundlegende Einstellung von Müttern und ihre Handlungsmuster gegenüber einem Mädchen anders sind als die gegenüber einem Jungen bilden sich Geschlechtsunterschiede in der Persönlichkeitsentwicklung aus. Mädchen erleben sich, indem sie sich als weiblich identifizieren, «[…] als ihren Müttern gleichend und verschmelzen somit das Erlebnis der Bindung mit dem Prozess der Identitätsbildung […] », während Jungen, «[…] indem sie sich als männlich definieren, ihre Mütter von sich selbst abtrennen und damit ihre primäre Liebe und ihr Gefühl der empathischen Verbundenheit beschneiden» (Gilligan 1982, S.16). Im Zuge der Geschlechtsidentitätsbildung in den ersten Lebensjahren eines Kindes entwickeln Mädchen, so Chodorow, eine stärkere Fähigkeit, die Bedürfnisse oder Gefühle eines anderen als ihre eigenen zu erleben. Die psychologische Grundlage für die spätere Mütterlichkeit von Frauen sieht Chodorow also in der frühen, spezifischen Bindung zwischen Mutter und Tochter. Weibliche Geschlechtsidentität schließt insofern stärker die Perspektive von Verantwortung und gegenseitiger Fürsorge in Beziehungen mit ein (Gilligan 1982). Infolge dieser Identitätsstruktur erhält auch die Gesundheitserziehung im weiblichen Lebenszusammenhang der Familie ein besonderes Gewicht.

9.3 Familiengesundheit und Elternschaft

Im Laufe von Partnerschaften gibt es spezifische Übergänge im Zusammenleben als Familie. Mit der Geburt eines Kindes beginnt eine neue Phase der «Familienkarriere», wobei Eltern mit neuen Anforderungen und neuen Rollen konfrontiert werden. Insbesondere die Ersteltemschaft kann für die Partner als «kritisches Lebensereignis» angesehen werden (Reichle 2002). Paare mit kleinen Kindern werden im Sinne normativer Erwartungen vor folgende Aufgaben gestellt:

- Anpassung des Paarsystems an die Betreuung und Erziehung eigener Kinder
- Gestaltung von Partner- und Elternrollen
- Aufbau einer funktionsfähigen Elternallianz (Schneewind 1999).

Auf Basis einer Vielzahl von Studienergebnissen der Familienforschung kann davon ausgegangen werden, dass insbesondere die Partner-

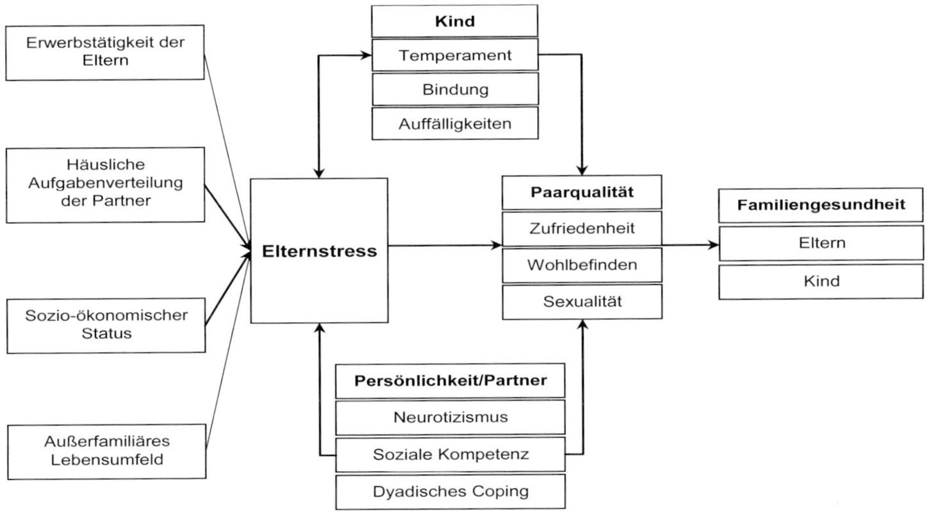

Abbildung 1: Zusammenhänge zwischen Elternstress, Paarqualität und Familiengesundheit

schaftszufriedenheit in der Familie das Gelingen oder Misslingen der angesprochenen Aufgaben beeinflusst (Engl, Thurmaier 2002). Weltweit zeigen Längsschnittuntersuchungen, dass die Partnerschaftszufriedenheit nach der Geburt des ersten Kindes beeinträchtigt ist und sich in den Folgejahren weiter verschlechtert (Cowan, Cowan 1994; Gottman, Levenson 1999; Schütz, Wiesner 2000; Fthenakis et al. 2002).

Jede neue Lebensphase birgt Potenziale und Risiken in Partnerschaften. Die Paarsituation der Erstelternschaft enthält Unsicherheiten und große Herausforderungen, die nach wissenschaftlichen Erkenntnissen zu Stresserleben innerhalb der jungen Familie führt. Dies äußert sich innerhalb der Partnerschaft häufig in Auseinandersetzungen, Missverständnissen und Konflikten (Bodenmann 2000; Heinrichs et al. 2008). Ungelöste Konfliktsituationen in der triadischen Beziehungsstruktur zwischen Mutter, Vater und Kind nehmen Einfluss auf die körperliche und seelische Gesundheit des Kindes und der ganzen Familie (Gordis et al. 1997). Die Folgen von Stress in dieser Phase sind Partnerschaftsprobleme und Bindungsdefizite zwischen Kind und Eltern.

Zufriedenheit in der Partnerschaft hängt mit der Erfüllung von Grundbedürfnissen zusammen (Gottman, Silver 2000) und dabei kommt dem Kommunikations- und Problemlöseverhalten als Determinante der Paarqualität eine besondere Bedeutung zu (Gottman, Levenson 1999; Whitchurch, Dickson 1999). Mangelnde Kompetenzen und Überforderungen in den Familienaufgaben führen zu Stressbelastungen und Interaktionsstörungen in der Paarbeziehung. Als Folge kommt es zu Unzufriedenheit mit der Partnerschaft und Defiziten bei der Erfüllung der Aufgaben in der Familie und der Elternschaft. Insgesamt kommt es zu einer Verschlechterung der Situation im Hinblick auf die Familiengesundheit (siehe **Abb. 1**).

Begleiterscheinungen mangelnder Bedürfnisbefriedigung und Störungen der Gesundheit gehen in den Jahren der Familienphase junger Elternschaft mit unangemessener Aufgabenbewältigung einher. Neben kurzfristigen Folgen familiärer Konflikte wirkt sich ein kumuliertes Stresserleben für alle späteren Lebensphasen der Familienmitglieder gesundheitlich negativ aus (Smith, Jenkins 1991; Bodenmann 2003). Für Kinder wird eine soziale Vererbung des Risikos gestörter Beziehungen angenommen (Diekman, Engelhardt 1995).

Als Basis für Gesundheit, Wohlbefinden und Lebenszufriedenheit – quasi als Potenzial für die Entwicklung eines Menschen – ist die Kindheit für alle weiteren Entwicklungsstufen prägend (Werner, Smith 2001). In Längsschnittuntersuchungen hat sich gezeigt, dass ungünstige Bindungserfahrungen im Kleinkindalter, die Entwicklung eines geringen Selbstvertrauens und eines schlechten Selbstwertgefühls in der Kindheit als Störungen der psychischen Gesundheit in alle nachfolgenden Lebensphasen weiter getragen werden (Grossmann, Grossmann 2006). Für die Entwicklung einer stabilen psychischen Gesundheit eines Kindes kommt der Qualität der frühen Bindungserfahrungen mit den Eltern und dem Wirken verschiedener Kontextfaktoren im Familiensystem als moderierende bzw. mediierende Einflüsse (Bronfenbrenner 2005) – z.B. Bildungsstand der Eltern, Geschwisterfolge, Kinderkrankheiten, Elternkonflikte – ein besonderes Gewicht zu.

Der Gesundheitszustand von Kindern wird darüber hinaus sowohl durch die gesellschaftlichen Bedingungen als auch durch die sozialen und ökonomischen Lebensverhältnisse der Familie entscheidend geprägt. So beeinflussen die gesellschaftlichen Umbrüche und veränderten Lebensverhältnisse des 21. Jahrhunderts in unterschiedlichster Weise die individuelle und gesundheitliche Entwicklung der Heranwachsenden in der heutigen Kindheit (Thornton 2001). Veränderte materielle Lebensbedingungen und eine gute medizinische Versorgung haben zu einem Rückgang von Infektionskrankheiten sowie Säuglings- und Kindersterblichkeit geführt. Demgegenüber hat sich das Krankheitsspektrum von Kindern gewandelt von akuten zu chronischen und von somatischen zu psychischen Erkrankungen. Als ursächlich dafür werden veränderte Lebens- und Umweltgewohnheiten angesehen (Klein-Heßling 2006).

Von besonderer Bedeutung für die kindliche Entwicklung sind diesbezüglich die Auflösung sozialer Bindungen im Familienleben, die wachsende Bedeutung der Freizeit, das Vordringen der Medien, die Intensivierung der Leistungsanforderungen und die Zunahme von kulturellen und sozialen Spannungsfeldern im Alltag (Zinnecker, Silbereisen 1996). Daneben führen gesellschaftliche Individualisierungsprozesse zu einer tendenziellen Herauslösung des Individuums aus historisch vorgegebenen Sozialformen (Klasse, Schicht, Milieu, Familie, Nachbarschaft). Dies bedeutet auf der einen Seite den Gewinn an individuellen Entfaltungsmöglichkeiten, zieht aber auf der anderen Seite den Verlust von traditionellen Sicherheiten (soziale Bindungen, Normen, Werte, Konventionen) nach sich (Stange 2006).

9.4 Gesundheitsentwicklung und Gesundheitserziehung in der frühen Kindheit

Im Stadium der frühen Kindheit erweist sich die Mutter-Kind-Dyade als das zentrale Moment für eine «normale» oder eher eine problembehaftete Entwicklungsperspektive für die verschiedenen Dimensionen von Gesundheit. Nähe, Bindung und Kontakt sind für einen Säugling die wesentlichen Stützen für seine kognitive und emotionale Entwicklung im ersten Lebensjahr (Erikson 1973; Winnicott 1984). In diesen Beziehungen entwickelt das Kind ein «Urvertrauen» in soziale Interaktionen und dabei entsteht die eigene Persönlichkeit und Identität des Kindes. Dieses Gefühl des Urvertrauens ist für Erikson eine wesentliche Komponente für die seelische Gesundheitsentwicklung eines Kindes und ermöglicht ihm sukzessiv den Aufbau eines gesunden Selbstwertgefühls. Die Bezugspersonen in der Familie sollen dabei dem Kind das Gefühl von Geborgenheit vermitteln, indem sie ihm viel Aufmerksamkeit schenken und ihm liebevolle Zuwendung geben.

Aus der Sicht der Gesundheitswissenschaft lässt sich der Aufbau einer positiven Beziehungsstruktur zwischen Mutter und Kind, Vater und Kind sowie weiteren konstanten Bezugspersonen und Kind in den ersten beiden Lebensjahren als bedeutungsvolle Gesundheitsförderung für das Kind im Setting Familie charakterisieren. Ein Kleinkind braucht die Bindungsperson, um seine akuten Bedürfnisse zu befriedigen. Für die Gesundheit eines Menschen hat die Bedürfnisbefriedigung einen hohen Stellenwert (Becker 2006). Die Befriedigung von Bedürfnissen als Zielerreichung der psychischen Aktivität ist mit positiven Emotionen (z.B. Freude, Glück) verbunden, während ein Verfehlen von Zielen von negativen Gefühlen (z.B. Ärger, Traurigkeit) begleitet ist (ebd.).

Bedürfnisbefriedigung und psychische Gesundheit

Als relevante Grundbedürfnisse haben sich in der wissenschaftlichen Diskussion herauskristallisiert: ein Bedürfnis nach Orientierung und Kontrolle, ein Bedürfnis nach Lustgewinn/Unlustvermeidung, ein Bedürfnis nach Bindung und ein Bedürfnis nach Selbstwerterhöhung (Maslow 1981; Epstein 1979; Grawe 2004). Im Laufe der psychischen Entwicklung eines Menschen bilden sich zielgerichtete motivationale Schemata – quasi als Ordnungsmuster der psychischen Aktivität – heraus, die das Erleben und Verhalten unmittelbar bestimmen. Die Grundbedürfnisse modulieren dabei Ziele, Wünsche und Sollvorgaben für die motivationalen Schemata, die durch Annäherungs- und Vermeidungsstrategien das Erleben und Verhalten zum Zweck der Bedürfnisbefriedigung beeinflussen (Grawe 2004). «Bedürfnisse nehmen also nicht in abstrakter Form auf das psychische Geschehen Einfluss, sondern über motivationale Schemata, deren Zielkomponenten von allem Anfang durch bestimmte Bezüge zur Umgebung definiert sind, die lebensgeschichtlich erfahren werden» (Grawe 2000, S.339).

Nach Bowlby hat das Kleinkind das angeborene Bedürfnis, die Nähe zu einer vertrauten Person zu suchen, um Geborgenheit und Schutz bei der Bindungsperson zu finden: fühlt es sich «[...] müde, krank, unsicher oder allein, so werden Bindungsverhaltensmuster wie Schreien, Lächeln, Anklammern und Nachfolgen aktiviert, welche die Nähe zur vertrauten Person wieder herstellen sollen» (Bowlby 2005, S.7). Eine gesunde Erziehung im Hinblick auf eine positive Entwicklung der seelischen Gesundheit eines Kleinkindes hat vor allem die Herstellung einer «sicheren» Bindung in der Mutter-Kind-Dyade und in der Vater-Kind-Dyade zum Inhalt (Winnicott 1984). Dabei spielen die Kommunikations- und Handlungsmuster der Eltern bezüglich der affektiven Ausdrucksbereitschaft des Kleinkindes – Überraschung, Freude, Ärger, Traurigkeit, Furcht und Ekel – als Lernprozesse in der dyadischen Interaktion eine herausragende Rolle. In diesen Lernprozessen werden Kindern vor allem Normen vermittelt, «[...] welche Emotionen in welchen Situationen in welcher Weise ausgedrückt werden sollen oder dürfen» (Grawe 2000, S.285). Das Kind lernt in der Interaktion seine Gefühle kennen und mittels der erzieherischen Funktion der Bindungspersonen hat es die Chance sukzessive eine Emotionskontrolle zu entwickeln. Kleinkinder speichern die emotionalen Erfahrungen aus diesen Lernprozessen im persönlichen Gedächtnis nicht nur als emotionale Reaktionsbereitschaften sondern daneben auch die durch Beobachtungslernen erfahrenen auslösenden Bedingungen ab (Grawe 2000).

Die unterschiedlichen Formen der ersten Beziehungen des Kindes zu seinen Eltern und Bezugspersonen werden in der Wissenschaft durchaus kontrovers diskutiert (Bronfenbrenner 1974). Zwei wesentliche Argumente sprechen aber für eine Besonderheit der Mutter-Kind-Dyade gegenüber anderen «Beziehungsstrukturen» des Säuglings. Einmal ist durch die Schwangerschaft, die Geburt und das Stillen in den ersten Lebensmonaten die Beziehungsstruktur zwischen Mutter und Kind ganz wesentlich neben der sozialen Interaktion biologisch mitgeprägt, d.h. es kommt ein einzigartiges qualitatives Moment der Intimität in der Beziehung zwischen Mutter und Kind zum Tragen. Zweitens belegen alle Untersuchungen, die die quantitative Seite der Fürsorge für das Kind im ersten Lebensjahr betrachten, die weitaus größeren Anteile der Mütter gegenüber den Vätern (z.B. Fthenakis et al. 2002; Peuckert 2008).

Gesundheit als Voraussetzung für die Bewältigung von Entwicklungsaufgaben

Eine gute körperliche und psychische Gesundheit ist eine wesentliche Voraussetzung für die erfolgreiche Bewältigung von Anforderungen eines Kindes im Rahmen seiner Entwicklungsaufgaben in bestimmten Lebensabschnitten (Havighurst 1948; Erikson 1973). Das Modell der Enwicklungsaufgaben geht davon aus, dass die Form der Bewältigung der Aufgaben in einem Lebensabschnitt Auswirkungen auf Bewältigungsprozesse in nachfolgenden Lebensphasen hat (vgl. **Tab. 2**).

Für die körperliche und psycho-mentale Ge-

Tabelle 2: Entwicklungsaufgaben des Kindes (eigene Darstellung, Havighurst 1948; Erikson 1973; Bronfenbrenner 1977)

Alter	Wesentliche Entwicklungsaufgaben des Kindes	Erziehungs- und Förderungsaufgaben der Eltern
0-1 Jahre	• Dyadische Interaktion • Urvertrauen • Körperwahrnehmung	• Bonding • Fürsorglichkeit • Visuelle und kommunikative Stimulation
1-2 Jahre	• Laufen Lernen • Objekt- und Personenpermanenz • Körperregulation • Emotionsregulation	• Spielerische Interaktion • Sauberkeitserziehung • Kommunizieren zur Förderung von Verstehen • Sensibilität für die kindlichen Entwicklungsbedürfnisse
3-5 Jahre	• Autonomieentwicklung • Erwerb der Muttersprache • Aufbau der Geschlechtsidentität • Entwicklung des Selbstwertgefühls • Entwicklung von Phantasie/ Spielkompetenz	• Unterstützung beim Problemlösen • Intellektuelle Stimulation • Selbstwertstärkender Erziehungsstil • Vorbildfunktion in der Paarbeziehung • Gesundheitserziehung zur Förderung des Gesundheitsverhaltens
6-12 Jahre	• Ausbau kognitiver Strukturen • Erlernen körperlicher Geschicklichkeit • Entwicklung von Empathie und moralischem Urteilsvermögen • Aufbau sozialer und emotionaler Kompetenzen • Freundschaftsaufbau mit Peers • Stabilisierung der Geschlechtsidentität	• Elternrolle als «Türöffner» für außerfamiliale Erfahrungswelten • Unterstützung bei der Bewältigung von Organisationsaufgaben (in Familie und Schule) • Förderung der sozialen Kompetenz • Stabilisierung eines positiven Gesundheitsverhaltens
13-17 Jahre	• Übernahme der Geschlechtsrolle • Stabilisierung der Körperidentität • Aufbau reiferer Beziehungen • Entwicklung der Unabhängigkeit von Eltern • Aufbau eines Wertesystems • Veränderung von Bedürfnisstrukturen (u.a. Intimität, Sexualität)	• Unterstützung bei der Rollen- und Identitätsfindung • Förderung von neuen Kontakten • Bereitschaft zum «Loslassen» des Kindes • Schrittweiser Übergang von Erziehung zur Selbsterziehung

sundheit des Kindes im ersten und zweiten Lebensjahr haben Entwicklungsschübe der Fortbewegung und Wahrnehmung ein entscheidendes Gewicht (Keller 1997). Über Bewegung und Sinneswahrnehmung lernt das Kind seine Umwelt zu (be)greifen. Im ersten Lebensjahr ertastet das Kind seine Umwelt – es begreift die Welt mit Händen, Mund und seinen Füßen. Die Erziehungspraxis in der Familie hinsichtlich dieser sensomotorischen Entwicklungsschritte hat für die Gesundheit des Kindes eine hohe Bedeutung. Eine Gesundheitserziehung im Hinblick auf die Förderung einer guten psycho-mentalen Gesundeit für ein Kind heißt für Eltern, Entwicklungsschritte eher zuzulassen als zu bremsen, sodass das Kind seinen «Forscherdrang» möglichst frei entfalten kann. Beim Spielen und bei der Körperpflege sollen Eltern den Hörsinn und Sehsinn ihres Kindes anregen. Jede Form der anregenden Kommunikation und Interaktion zwischen Eltern und Kind ist eine wesentliche Grundlage für die spätere sprachliche Entwicklung des Kindes. Neben den genetischen Strukturen sind die frühen Formen der Interaktion zwischen Mutter und Kind bzw. Vater und Kind in dem komplexen Prozess von Handeln-Begreifen-Sprechen-Denken als Grundlage für die Intelligenzentwicklung des Kindes zu sehen (Piaget 1983). Die genannten Formen der Unterstützung und Erziehung seitens der Eltern für die körperliche, mentale und seelische Entwicklung des Kindes in den ersten beiden Lebensjahren sind im Wesentlichen als Gesundheitsförderung zu verstehen. In einer gelungenen Gesundheitserziehung werden Eltern insofern vor die Aufgabe gestellt, im Kontext einer «sicheren» Bindung, auf der einen Seite eine Sensibilität für die Bedürnisse des Kindes und für seine seelischen Vulnerabilitäten zu entwickeln und auf der anderen Seite durch aktive Erziehung einen Einfluss auf die Emotionskontrolle – als wichtige Entwicklungsaufgabe des Kleinkindes – zu nehmen.

9.5 Gesundheitsentwicklung und Gesundheitserziehung in der späteren Kindheit

Wie zahlreiche Studien nachgewiesen haben, ermöglicht eine positive Gesundheitsentwicklung im Kindesalter einen nachhaltigen Effekt auf die kognitive und soziale Kompetenz als Jugendlicher und Erwachsener sowie auf den Gesundheitsstatus in späteren Lebensphasen (Baltes, Schaie 1973; Baumrind, Black 1967; Glantz, Johnson 1999). Ein schlechter Gesundheitsstatus in der Kindheit hat nicht nur kurzfristige negative Konsequenzen für das Wohlbefinden von Kindern, sondern kann lebenslange Auswirkungen auf Gesundheit, Lebensqualität und Krankheiten im Erwachsenenalter haben (Ritter 1989; Chapman et al. 2004). Die Bewältigung normativer Enwicklungsaufgaben prägt die Persönlichkeitsentwicklung und psychosoziale Gesundheit von Kindern. Inwiefern sich eine gesunde Entwicklung im Sinne der Ausbildung sozialer Kompetenzen, positiven Selbstwertgefühls und Selbstwirksamkeitserlebens sowie des Erlebens von Bedürfnisbefriedigung vollziehen kann, hängt neben den individuellen Voraussetzungen entscheidend von den familiären und gesellschaftlichen Lebensbedingungen des Kindes ab. Belege dafür liefern auch die Ergebnisse der im Rahmen des Kinder- und Jugendgesundheitssurveys (KiGGS) durchgeführten BELLA-Studie, nach der bei 21,9 % der Kinder und Jugendlichen im Alter von 7-17 Jahren Hinweise für psychische Auffälligkeiten vorliegen. Betrachtet man die spezifischen psychischen Auffälligkeiten, so waren die untersuchten Kinder und Jugendlichen am häufigsten von Ängsten (10,0 %), Störungen des Sozialverhaltens (7,6 %) und Depressionen (5,4 %) betroffen, wobei die Prävalenz mit dem Lebensalter zunimmt. Als bedeutsame Risikofaktoren erwiesen sich ein ungünstiges Familienklima und ein niedriger Sozialstatus. Bei gleichzeitigem Auftreten mehrerer Risikofaktoren steigt die Häufigkeit psychischer Auffälligkeiten stark an (Ravens-Sieberer et al. 2007a). Die betroffenen Kinder und Jugendlichen weisen zudem eine eingeschränkte gesundheitsbezogene Lebensqualität auf (Ravens-Sieberer et al. 2007b). Eine nachhaltige Verschlechterung in der Gesundheitsentwicklung und im Wohlbefinden von Kindern kann als eine Kumulation benachteiligender Faktoren an Unterstützung und an internen Ressourcen für die Bewältigung von Entwicklungsaufgaben betrachtet werden.

Insofern müssen psychosoziale Aspekte der kindlichen Entwicklung mit dem Ziel einer Verbesserung der gesundheitlichen Lage stärker in Maßnahmen der Gesundheitserziehung und Gesundheitsförderung in der Familie einbezogen werden. Unter Gesundheitserziehung in der Familie sollen Maßnahmen der Erziehung und Bildung zur Ressourcenstärkung und zur Beeinflussung gesundheitsrelevanten Verhaltens verstanden werden: «Gesundheitserziehung bezeichnet alle Strategien der Stärkung der Persönlichkeit durch Wissens- und Kompetenzvermittlung, um die Selbstorganisation des Gesundheitsverhaltens und die Gestaltung gesundheitsrelevanter Umweltbedingungen zu ermöglichen» (Hurrelmann 2000, S.103, siehe auch Beitrag von Wulfhorst und Hurrelmann in diesem Band).

Ein Ansatzpunkt ist, dass Kinder frühzeitig lernen sollen, wie man lernt und dieses nicht nur zum Wissenserwerb, sondern auch (oder gerade) um in Problemsituationen wirksame Lösungswege zu erarbeiten. Die häufig erwähnten Schwerpunkte der Stärkung individueller kindlicher Kompetenzen, vor allem Selbstvertrauen (*self-confidence*) und Selbstwirksamkeit (*self-efficacy*), stehen nicht nur in einer Wechselwirkung zur Lernkompetenz sondern auch vor allem zur Persönlichkeitsentwicklung.

Sozial-kognitive Lerntheorie

Das theoretische Fundament für die kognitive und psychische Ressourcensteigerung im Rahmen der Kindheitsentwicklung liefert die sozial-kognitive Lerntheorie, die maßgeblich von Albert Bandura ausgearbeitet wurde (Bandura 1979). Im Zentrum der Überlegungen von Bandura steht das Konstrukt der Selbstwirksamkeit (siehe auch Beitrag von Franke in diesem Band). Selbstwirksamkeitserwartungen sind nach Bandura die subjektiven Überzeugungen über interne Ressourcen zu verfügen, um in einer bestimmten Situation die gewünschte Handlung ausführen zu können. Das Konstrukt der Selbstwirksamkeit ist innerhalb des Ansatzes der sozialen Lerntheorie die zentrale Komponente der Handlungsregulation. Nach Bandura werden Lernprozesse durch die Auseinandersetzung des Individuums mit seiner Umwelt gestaltet. Dabei sammelt der Mensch Erfahrungen, die sich in Wissensstrukturen und kognitiven Modellen niederschlagen. Im Zuge von Lernvorgängen verändern sich die kognitiven Modelle durch Anpassungen und synthetische Verknüpfung von Wissen, sodass durch Lernen Kompetenzen entwickelt werden, die das Verhalten und Handeln regulieren. Kognitive Modelle bestimmen, welche Bedeutung Situationen zugemessen wird, welche emotionale Wirkung Ereignisse haben und wie die Wirksamkeit von Handlungen bewertet wird. Bandura geht von einer reziproken Interdependenz von Verhalten, Persönlichkeit und Umwelt aus, wobei die Effektstärken der Beziehungen zwischen den drei Determinanten situationsspezifisch und entwicklungsbezogen variieren. Im Rahmen der Handlungsregulation strukturieren Selbstwirksamkeitserwartungen nach Bandura die Entscheidung über Handlungen, die zu investierende Anstrengung in der Handlungsausführung und die Ausdauer im Zielerreichungsprozess.

Die sozial-kognitive Lerntheorie liefert einen Ansatz, durch Lernprozesse das Gesundheitsverhalten von Kindern positiv zu entwickeln und Kompetenzen erfolgreichen Gesundheitshandelns aufzubauen: «Successful models of personal change rely on guided mastery experiences in managing problem situations as the principal vehicle of change. [...] The effectiveness of such programs depends partly on their success in instilling and strengthening a sense of personal efficacy to manage one's health habits» (Bandura 1997, S.177).

Bei Erziehungsmaßnahmen auf Basis von Persönlichkeitsentwicklung werden Fähigkeiten, Potenziale und Ressourcen des Kindes aufgegriffen und es wird versucht, diese zu stärken und auszubauen. Schutzfaktoren zu verbessern, kann z.B. bedeuten, die Selbsthilfefähigkeiten des Kindes zu stärken, indem seine Kompetenzen für den Umgang mit schwierigen Situationen direkt (Stärkung von protektiven Ressourcen auf individueller Ebene) oder indirekt (Stärkung der Erziehungskompetenz von Eltern und anderen Erziehungspersonen auf der Beziehungsebene) gefördert werden (Brooks, Goldstein 2007). Positive Bewältigungserfahrungen stärken das Kind in seiner Persönlichkeit. Gemachte Lernerfahrungen entwickeln die personalen Ressourcen stetig weiter, wie beispielsweise das Selbstwertgefühl, Selbstwirksamkeitsüberzeugungen oder Problemlösefähigkeiten.

Erziehungsrolle der Eltern

Durch eine fördernde und unterstützende Erziehung der Eltern können Kinder eine vermehrte Offenheit gegenüber neuen Erfahrungen entwickeln (Hurrelmann, Unverzagt 2008). Die Erziehungspraxis von Eltern hat eine besondere Bedeutung hinsichtlich der Stärkung psychischer Gesundheit von Kindern und der Unterstützung bei der Bewältigung der Entwicklungsaufgaben in den unterschiedlichen Phasen der Kindheitsentwicklung. Auf der Basis eines positiven Bindungsaufbaus in der Eltern-Kind-Beziehung in den ersten Lebensjahren können Erziehungsprozesse im Vorschul- und Grundschulalter umso erfolgreicher gelingen (Moore et al. 2001). In diesen Entwicklungsschritten beinhaltet die Erziehungsrolle von Eltern vor allem eine Einwirkung auf Kinder, dass sie sich zu eigenständigen, kompetenten und sozialen Individuen entwickeln können (Schneewind 2008). Dabei spielt auch mit zunehmendem Alter der Kinder die Funktion der Eltern als Mediatoren für außerfamiliale Erfahrungswelten zu fungieren, in denen sich Kinder neue Handlungsspielräume erschließen können, eine wesentliche Rolle.

Bio-ökologisches Entwicklungsmodell

In diesem Zusammenhang müsste sich sowohl die Kindheitsforschung als auch die

Unterstützungspraxis von Eltern, Erziehern und Lehrern in der Förderung von Kindern am bioökologischen Entwicklungsmodell von Urie Bronfenbrenner orientieren (Bronfenbrenner 2005). Nach diesem Modellansatz hängt die psycho-soziale und kognitive Entwicklung von Kindern entscheidend von den Beziehungs- und Kommunikationsstrukturen zwischen der Familie und den Settings ab, in denen Kinder mit zunehmenden Alter Erfahrungen außerhalb der Familie machen:

«Thus the capacity of a setting [...] to function effectively as a context for development is seen to depend on the existence and nature of social connections between settings, including joint participation, communication, and the existence of information in each setting about the other» (Bronfenbrenner 2005, S.52).

Wenn beispielsweise hinsichtlich einer Verbesserung des Gesundheitsverhaltens bei Kindern und Jugendlichen durch Gesundheitserziehung in der Familie und in der Schule häufig wenig Erfolge zu verzeichnen sind, könnte eine wesentliche Ursache dieses Ergebnisses in der defizitären Interaktion dieser Settings liegen.

Im Grundschulalter haben Eltern und Lehrer die Aufgabe, ein möglichst positives Gesundheitsverhalten von Kindern zu stabilisieren. Wie Kinder die schulische Situation wahrnehmen, beeinflusst nicht nur den Lernerfolg, sondern auch ihr Wohlbefinden (Ma 2000). Von besonderer Bedeutung sind dabei die Unterrichtsqualität, die Lehrerunterstützung, das Klassenklima und die Partizipationsmöglichkeiten (Bilz et al. 2004; Richter 2005). Kinder aus sozial schwächeren Familien profitieren nachweislich in geringerem Maße von den Ressourcen und Fördermöglichkeiten in den Bildungseinrichtungen.

Einen weiteren Einfluss auf die gesundheitliche Entwicklung von Kindern haben ihre sozialen Kontakte zu Gleichaltrigen. Die sozialen Kontakte von Kindern unterliegen zwar anfangs überwiegend der elterlichen Kontrolle, doch mit zunehmendem Alter bestimmen sie selbst, mit wem sie ihre Freizeit verbringen. Der Kontakt und Austausch mit Gleichaltrigen ermöglicht ihnen die Schaffung eines umfassenden Bezugs- und Vertrauenssystems, das ihre Interessen, Kompetenzen und Einstellungen prägt. Durch die Gleichaltrigengruppe können familiäre Einflüsse überlagert oder sogar substituiert werden (Hurrelmann 1985).

Verhaltensroutinen und körperliche Erkrankungen

Viele körperliche Erkrankungen und Beschwerden im mittleren und höheren Lebensalter können auf Verhaltensroutinen zurückgeführt werden, die bereits in jungen Jahren ausgebildet werden (Lampert, Richter 2006). Während im Kindesalter diesbezüglich vor allem das Ernährungs- und Bewegungsverhalten von Bedeutung ist, steht im Jugendalter der Gebrauch psychoaktiver Substanzen wie Tabak, Alkohol und illegale Drogen im Vordergrund (Richter, Settertobulte 2003).

Das Ernährungsverhalten wird in der Kindheit entscheidend durch die Eltern und die Familie geprägt. Eltern können durch die Auswahl der Lebensmittel, deren Zubereitung und Verfügbarkeit sowie durch gemeinsame Mahlzeiten die Ernährungsroutinen von Kindern maßgeblich beeinflussen (Alexy 2003). Darüber hinaus dienen sie als Vorbilder für ein gesundes Ernährungsverhalten, wobei dem mütterlichen Einfluss auf die kindliche Ernährung eine besondere Bedeutung zukommt.

Körperliche Bewegung zählt neben einer gesunden Ernährungsweise zu den wesentlichen Voraussetzungen für eine gesunde Entwicklung der körperlichen Gesundheit von Kindern. Sie wirkt sich nicht nur positiv auf die organische und motorische Entwicklung aus, sondern auch auf das psychosoziale Wohlbefinden, die Persönlichkeitsentwicklung und das Erlernen sozialer Kompetenzen (Lampert et al. 2007). Es wird vermutet, dass bereits in jungen Jahren die Grundlagen für einen aktiven Lebensstil und die Gesundheitschancen gelegt werden (Malina 1996; Telama et al. 1997). Unter den Bedingungen des städtischen Wohnens und der zunehmenden Attraktivität bewegungsarmer Freizeitaktivitäten erleben Kinder heute einen bewegungsarmen Alltag. Der wachsende Bewegungsmangel schlägt sich bei vielen Kindern in Form von Haltungsschäden, Übergewicht sowie Mängeln in der Kondition und motorischen Koordination nieder (Lenzen et al. 1996).

Nicht nur in der Freizeitgestaltung von Kindern spielen die Medien eine wesentliche Rolle. Kinder nutzen in ihrer familiären und außerhäuslichen Lebenswelt eine Vielzahl von Medien, die neben der Freizeitgestaltung auch ihre Wirklichkeitsgestaltung, Identitätsbildung und nicht zuletzt das schulische Lernen prägen. Die Medien stellen neben dem Elternhaus, der Schule und der Gleichaltrigengruppe eine wichtige Sozialisationsinstanz dar. Sie tragen wesentlich dazu bei, dass sich Deutungs- und Handlungsmuster von Kindern unabhängiger von Erwachsenen entwickeln und der Einfluss medialer Vorbilder gegenüber dem direkter Bezugspersonen wächst (Sander 2002). Trotz zunehmender Computer- und Internetnutzung gehört für Kinder das *Fernsehen* zu dem am meisten genutzten Medium in ihrem Alltag (Meixner, Jerusalem 2006). So besitzt jedes vierte der unter sechsjährigen Kinder ein eigenes Fernsehgerät (Eckhardt et al. 2002). Übermäßiger Fernsehkonsum wirkt sich nachweislich negativ auf die Schulleistungen, die Entwicklung der Sprach- und Lesekompetenz (Ennemoser et al. 2003), das Ernährungs- und Bewegungsverhalten (Gortmaker et al. 1996; Robinson 1999; Pate et al. 1996; Fouts, Vaughan 2002; Lowry et al. 2002) sowie den Konsum von Alkohol und Nikotin (Gidwani et al. 2002) aus. Insofern kommt dem Verhalten der Eltern bezüglich der Absprachen mit ihren Kindern über den täglichen Fernsehkonsum eine sehr wesentliche gesundheitserzieherische Rolle zu. Eltern sollten dabei nicht nur die negativen Auswirkungen übermäßigen Fernsehkonsums auf die gesundheitliche Entwicklung mit ihren Kindern diskutieren, sondern ihnen auch immer wieder Alternativen der aktiven Freizeitgestaltung aufzeigen oder mitgestalten und sie durch Vorbildhandeln zu kreativer und bewegungsförderlicher Freizeitgestaltung motivieren.

Mit zunehmendem Schulalter bekommt für Jungen die Peer-Group eine größere Bedeutung (Brodbeck et al. 1998). «Cool-Sein» in sozialen Zusammenhängen wird ein wesentlicher Faktor zur Selbstwertsteigerung bei Jungen. Mädchen hingegen tendieren häufig eher zur «besten Freundin» bzw. zu sozialen Kontakten in kleinen Gruppen. Peer-Group bzw. Freunde/Freundinnen werden in der Pubertät zunehmend wichtiger für die Identitätsbildung und können auf das Gesundheitsverhalten einen positiven oder negativen Einfluss ausüben.

Familie und Peer-Group als komplementäre Sozialisationsinstanzen

Mit dem Heranwachsen entwickelt sich auch das Körperselbstbild, das insbesondere in der Pubertät einen ganz wesentlichen Einfluss auf die psychische Gesundheit von Jugendlichen ausübt (Oerter, Dreher 2008). Hier zeigt sich insbesondere ein Geschlechtsunterschied zwischen weiblichen und männlichen Jugendlichen, wobei Mädchen mit zunehmendem Alter unzufriedener mit ihrem Körperselbstbild werden und Jungen eine wachsende Zufriedenheit zeigen. Der medienwirksame Einfluss des Schönheitsideals der Schlankheit steht in einem direkten Zusammenhang mit der negativen Bewertung von Mädchen zu ihrem Körperselbstbild (Mrazek 1983). Immer häufiger ist bei weiblichen Jugendlichen und jungen Frauen insofern eine übertriebene Selbstbewertung durch Körperfigur und Gewicht als Reflex auf Körperideale vieler untergewichtiger Models und Schauspielerinnen in Mode, Film und Fernsehen anzutreffen.

In der Adoleszenzphase wirken in der Regel Familie und Peer-Group als komplementäre Sozialisationsinstanzen (Oerter, Dreher 2008). Bei vielen Entwicklungsaufgaben für Jugendliche hat die Familie eine entscheidende Bedeutung: bei der Übernahme der weiblichen/männlichen Geschlechtsrolle, bei der Werteentwicklung eigenen Handelns, bei der Entwicklung von Zukunftsperspektiven, bei der Berufsorientierung. Bei allen genannten Entwicklungsaufgaben können Familienkontexte als unterstützende oder hemmende Bedingungen für die Aufgabenbewältigung in der Adoleszenz wirken. Bei alledem spielt das Wertesystem der Eltern bei der Formulierung von Zielen in der Interaktion mit ihren Kindern weiterhin eine entscheidende Rolle, wobei dennoch reziproke Lernprozesse im Rahmen der Aufgabenbewältigung der Jugendlichen ein wesentliches Merkmal erfolgreicher Kommunikation zwischen Eltern und Kindern in der Adoleszenz sein dürfte (Peterson,

Hann 1999). Eine Kontinuität der Kommunikationsbeziehungen zwischen Eltern und Kindern in der Umbruchphase der körperlichen und psychosexuellen Entwicklung ist eine notwendige Voraussetzung für eine Gesundheitserziehung in dieser Phase, auch vor dem Hintergrund der Entwicklung des Sexualverhaltens in der Adoleszenz.

Eine wesentliche Entwicklungsaufgabe in der Adoleszenz ist es, die Unabhängigkeit von Eltern zu gewinnen – also der Prozess der Loslösung von den Eltern. Diese Ablösung von den Eltern kann gut oder schlecht glücken. Für eine gelingende Anpassung der Eltern-Kind-Interaktion im Zuge des wachsenden Selbständigkeitsbedürfnisses des Kindes sind folgende Bedingungen ausschlaggebend: das Fehlen von Dauerkonflikten, Fairness im Aushandeln von Regelungen, argumentationsorientierter Erziehungsstil, aktive Unterstützung bei Problemen, Festlegung von Bereichen von Unabhängigkeit (Oerter, Dreher 2008). Ein wechselseitiges Vertrauen im Loslösungsprozess von den Eltern und eine Übereinstimmung zwischen dem elterlichen Bild des Kindes und dem eigenen Bild von sich als Person kann insgesamt als gute Prognose für eine positive Zukunftsgestaltung im Übergang zum Erwachsenenalter betrachtet werden.

9.6 Familiengesundheit und Partnerschaft

Statistisch betrachtet ist Verheiratetsein gesundheitsförderlich (Mastekaasa 1994). Verschiedene meta-analytische Studien konnten mit hoher Effektstärke zeigen, dass Verheiratete ein besseres Wohlbefinden angeben. Verglichen mit Verheirateten haben Nicht-Verheiratete höhere Anteile bezüglich Depression, psychischer Stress-Symptome und chronischer Beschwerden sowie Krankheitstagen und eines subjektiv bewerteten schlechteren Gesundheitszustandes (Ross et al. 1990; Seligman 2003). Geschiedene und verwitwete Personen haben gegenüber Verheirateten höhere Todesraten beispielsweise bezüglich Herz-Kreislauf-Erkrankungen, Lungenentzündungen, vielen Krebserkrankungen, Leberzirrhose, Autounfällen, Gewaltverbrechen und Selbstmordversuchen (Ross et al. 1990). Der Unterschied zwischen Verheirateten und Nicht-Verheirateten ist insbesondere in den Bereichen groß, in denen verhaltensbezogene Komponenten ursächlich mit gesundheitlichen Folgen zusammenhängen. Betrachtet man Verheiratetsein als Schutzfaktor, profitieren Männer stärker als Frauen von der Ehe sowohl hinsichtlich des o.g. Krankheitsspektrums als auch bezüglich des Wohlbefindens und der Lebenszufriedenheit (Glenn, Weaver 1988). Eine wesentliche Erklärung dafür ist, dass Frauen einen gesünderen Lebensstil in der Familie zum Tragen bringen – z.B. in den Bereichen Ernährung, Risikoverhaltensweisen und Freizeit – und Frauen häufiger das Bestreben haben, das Gesundheitsverhalten ihrer Partner zu kontrollieren (Schütz, Wiesner 2000). Daneben erhalten Ehemänner mehr emotionale Unterstützung in der Partnerschaft als Ehefrauen. Hinsichtlich des Wohlbefindens und der Lebenszufriedenheit zeigen zahlreiche Untersuchungen, dass nach 4-6 Jahren Ehedauer Frauen eine subjektiv geringere Paarzufriedenheit empfinden als Männer (Gottman, Levinson 1999). Die gesundheitlichen Risiken verminderter Paarzufriedenheit sind vor allem in Ressourcendefiziten der Partner in ihrer Beziehung zu verorten (siehe **Abb. 2**).

Schutzfaktor Ehe

Im Wesentlichen werden drei Gründe für den «Schutzfaktor» Ehe angegeben: Zusammenleben mit einem Partner/Partnerin, emotionale Unterstützung und finanzielle Sicherheit. Partnerschaftliches Zusammenleben in der Ehe bedeutet im Rahmen der Beziehung Vergewisserung, Fürsorge, Ratgeben und vielfältige Hilfe in emotionaler und praktisch-instrumenteller Hinsicht. Gelungene Partnerschaft ermöglicht Gefühle vom Partner geliebt, umsorgt, anerkannt und als Person geschätzt zu werden. Bei Alltagsproblemen und Krisen kann auf eine vertrauensvolle Kommunikationsebene mit dem Partner zurückgegriffen werden: Partnerschaft als Puffer von Belastungen.

Der Partnerschaft kommt eine herausragende Bedeutung zu. So belegt in Meinungsumfragen und Untersuchungen eine glückliche Partner-

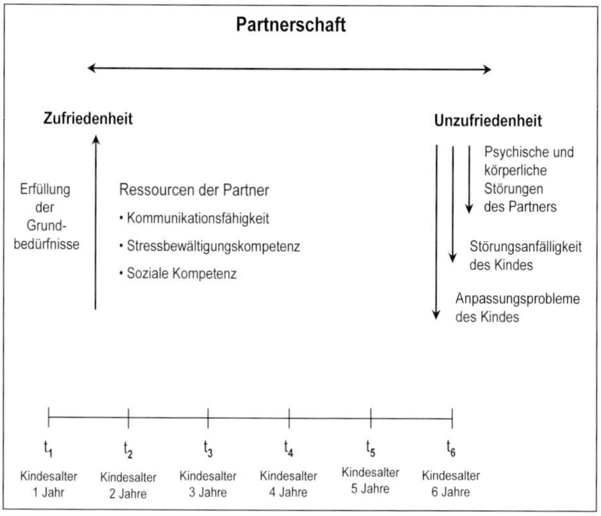

Abbildung 2: Gesundheitliche Risiken als Folge von Ressourcendefiziten in der Partnerschaft

schaft in der Bedürfnishierarchie regelmäßig erste Plätze (Diener et al. 2000). Rollentheoretisch betrachtet sind an Verheiratete spezifische Erwartungen gerichtet, ein risikoreiches Gesundheitsverhalten zu vermindern, insbesondere unterliegen Eltern einer stärkeren Kontrolle des sozialen Umfeldes (Schütz, Wiesner 2000). In der Paarbeziehung sind es in vielen Lebensbereichen Frauen, die ihre Partner auf gesundheitsförderliches Verhalten hinweisen bzw. durch Handeln im häuslichen Bereich hinsichtlich Ernährung oder Risiken Normen für gesundes Verhalten in der Familie setzen. Die Form der Gesundheitskommunikation in der Familie kann sich in einem breiten Spektrum von intentionaler Gesundheitserziehung und sukzessiven Änderungen des Lebensstils im Rahmen von Prozessen der Tertiärsozialisation bewegen. In Paarbeziehungen mit einer gut funktionierenden Partnerschaft bewirkt die emotionale Unterstützung des Partners oder der Partnerin in Stress- und Krisensituationen eine Belastungsminderung und stellt insofern eine familiale Gesundheitsressource dar: «[...] die Ergebnisse unser Untersuchung und ihre Interpretation lassen diesbezüglich folgende zusammenfassende Bewertung zu: Gesunde, wenig belastete Paare zeichnen sich besonders durch Kommunikation, wechselseitigen Austausch und Verständnis aus. Belastungsepisoden in der Partnerschaft lassen sich vom Einzelnen positiv, das heißt zielführend und gesunderhaltend, bewältigen, wenn der Partner oder die Partnerin unterstützend wahrgenommen wird» (Schütz, Wiesner 2000, S.218).

Hinsichtlich des Gesundheitsstatus geht eine nicht zufrieden stellende Paarbeziehung mit einer höheren Prävalenzrate für psychische und körperliche Störungen der Partner einher (z.B. Gove et al. 1983; Kiecolt-Glaser et al. 1993; McLeod 1994; Halford, Bouma 1997). In mehreren meta-analytischen Studien konnten Zusammenhänge zwischen Determinanten der Paarbeziehung in der Ehe und Krankheitsverläufen über die Lebensspanne der Partnerschaft aufgezeigt werden (Ross et al. 1990; Kiecolt-Glaser, Newton 2001; siehe auch **Abb. 3**). Kiecolt-Glaser konnte beispielsweise aufzeigen, dass kritische Lebensereignisse in Ehebeziehungen mit Verschlechterungen der Immunfunktion verbunden sind (Kiecolt-Glaser et al. 1987).

In zahlreichen Studien haben sich vielfältige gesundheitliche Problembereiche in der Familie bei niedriger Paarqualität gezeigt (siehe **Tab. 3**).

Kommunikationsfähigkeit und Stressbewältigungskompetenzen sind als interne Ressourcen der Partner wesentlich, um die wech-

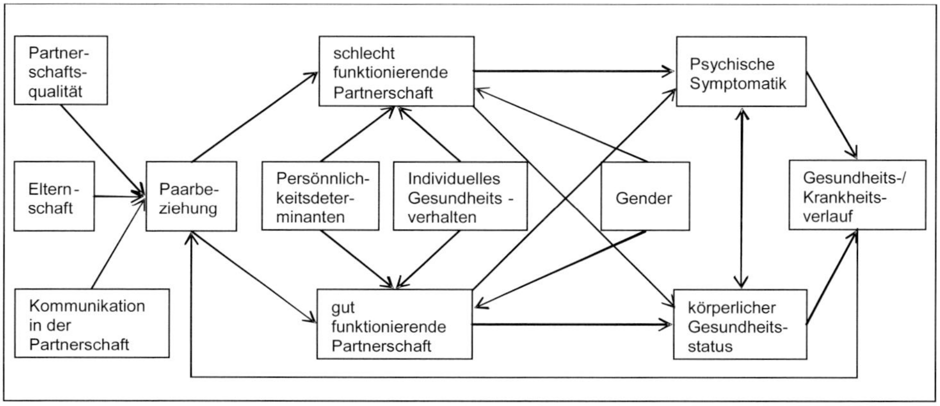

Abbildung 3: Zusammenhang zwischen Paarbeziehung, Gesundheitsstatus und Gesundheitsverläufen in der Ehe (in Anlehnung Kiecolt-Glaser, Newton 2001, S.473)

selseitigen Anforderungen beim Konflikt- und Problemlösen zu erfüllen. Dauerhaft wirkende Stressoren in der Partnerschaft können zu Auffälligkeiten in der hormonellen Stressreaktion als auch zu kardiovaskulären Symptomen führen (Saßmann et al. 2000). Daneben können Partnerschaftsprobleme das Gesundheitsverhalten negativ beeinflussen und Partnerschaftsunzufriedenheit erhöht vor allem für Frauen das Depressionsrisiko (Assh, Byers 1996). Generell zeigt sich bei geringer Paarzufriedenheit der Eltern eine höhere Störungsanfälligkeit der Kinder (z.B. Fincham, Osborne 1993).

Einfluss der Partnerschaftsqualität auf die emotionale und kognitive Entwicklung von Kindern

In verschiedenen Untersuchungen hat sich gezeigt, dass für die emotionale und kognitive Entwicklung von Kindern die Partnerschaftsqualität der Eltern eine besondere Rolle spielt (Katz, Gottman 1993; Cowan & Cowan 1994; Gordis et al. 1997). Eine geringe Partnerschaftsqualität, Beziehungsprobleme und häufiger Streit der Eltern sind auch häufig mit einer defizitären Erziehungskompetenz verbunden (Bodenmann 1999). Mangelnde soziale Kompetenzen von Eltern wirken sich häu-

Tabelle 3: Gesundheitliche Problembereiche in der Elternschaft bei niedriger Paarqualität

Problembereich	Betroffenheit	Autoren/Quelle
Kurzfristige Wirkungen:		
Psychiatrische Störungen	Partner	Halford, Bouma 1997
Angststörungen	Partner	McLeod 1994
Depression	Partner: Frauen	Assh, Byers 1996
Immunfunktion	Partner	Kiecolt-Glaser et al. 1993
Anpassungsprobleme	Kind	Gordis et al. 1997
Mittelfristige Wirkungen:		
Körperliche Symptome	Partner	Schmaling, Sher 1997
Psychische Störungen	Partner	Markman, Hahlweg 1993
Anpassungsprobleme	Kind	Smith, Jenkins 1991
Langfristige Wirkungen:		
Psychische Störungen	Kind	Diekmann, Engelhardt 1995

fig sowohl negativ auf die Entwicklung von Kindern aus als auch auf die Trennung der Ehe. Für Kinder sind konflikthafte Beziehungen der Eltern häufig mit Beeinträchtigungen der psychischen Gesundheit und Anpassungsproblemen verbunden (Emery 1982). Insofern sind die Konflikte in der Familiendynamik vor der Trennung von Eltern für die Belastungsseite von Kindern höher zu bewerten als der isolierte Faktor der Scheidung (Block 1993).

Ein kritisches Ereignis für die Partnerschaftszufriedenheit ist die Übernahme der Elternrolle nach der Geburt des ersten Kindes (Wright et al. 1986; Gottman, Levenson 1999). Der Übergang von einer dyadischen zu einer triadischen Beziehungsstruktur in der Familie ist mit vielfältigen Stressbelastungen in der Partnerschaft verbunden (Fthenakis et al. 2002). Darüber hinaus reduziert sich mit dem Wandel der Aufgaben- und Beziehungsstruktur in der Bewältigung des Familienalltags auch die sexuelle Zufriedenheit in der Partnerschaft (von Sydow 1999). Zur Vorbeugung sexueller Probleme und partnerschaftlicher Konflikte ist eine themenspezifische Kommunikation zwischen den Partnern hinsichtlich eines Verständnisses für den Zusammenhang von sexuellen und psychischen Problemen angezeigt (Moeller 2006; Clement 2007). In langjährigen Partnerschaften fällt Frauen im Bereich der sexuellen Kommunikation die Rolle der Stichwortgeberin zu. Für einen Zusammenhang zwischen der Kommunikationskompetenz von Frauen und der sexuellen Paarzufriedenheit liegen beispielsweise Hinweise aus Längsschnittstudien vor (Larson et al. 1998).

In einer Vielzahl von Untersuchungen zeigt sich, dass der Partner in einer zufrieden stellenden Paarbeziehung als die wesentliche Ressource im Bereich der sozialen Unterstützung fungiert (z.B. Cutrona 1996). Als relevante Prädiktoren für die Instabilität von Paarbeziehungen haben sich insbesondere zwei Faktoren herauskristallisiert: psychische Labilität und Kompetenzdefizite hinsichtlich Kommunikation, Konfliktlösung und Stressbewältigung (Gottman 1994).

Zur Verbesserung der Paarqualität und zur Förderung familialer Gesundheit sind in der Paar- und Familienforschung verhaltenstherapeutische Programme zur Prävention von Partnerschaftskrisen entwickelt, erprobt und evaluiert worden (Markman, Hahlweg 1993; Heinrichs et al. 2008). Der zentrale Ansatz dieser Präventionsprogramme liegt in der Förderung von Kommunikations- und Problemlösekompetenzen in Stresssituationen des Familien- und Ehealltags. Die Inhalte dieser Präventionsangebote fokussieren überwiegend auf die Inhalte Kommunikations- und Problemlösetraining, Empathie, Erwartungen an die Partnerschaft, Intimität und Alltagsstress. Im Rahmen von Interventionsprogrammen für Paare mit einem Fokus auf Stresspräventionstraining konnten positive Effekte für die Entwicklung der Paarbeziehung ermittelt werden (Bodenmann 2003). In diesem Zusammenhang wurde von Bodenmann mit dem Konstrukt des dyadischen Copings, als Aktivierung gemeinsamer Bewältigungsressourcen von Paaren, ein systemischer Stress-Coping-Ansatz formuliert (Bodenmann 2003).

Sozialer Status und psychische Gesundheit bei Kindern

Nach Artikel 6 des Grundgesetzes haben Eltern die Aufgabe, die Pflege und Erziehung ihrer Kinder zu übernehmen. Viele Eltern benötigen dabei eine Unterstützung im Hinblick auf eine Stärkung ihrer Erziehungskompetenzen (BFSFJ 2006). Seit Jahren zeigen Datenerhebungen zunehmende Gesundheitsprobleme bei Kindern und Jugendlichen (vgl. oben). Neben einer wachsenden Tendenz zu chronischen Erkrankungen werden psychosoziale und psychosomatische Auffälligkeiten, wie z.B. Kopfschmerzen, Schlafstörungen, Nervosität oder Verhaltensprobleme als vorrangige Problemfelder identifiziert (Hurrelmann et al. 2003b). Die Lebenswelt der Kinder verändert sich rasant und konfrontiert diese mit immer neuen Herausforderungen. Armut, Gewalt, steigende Trennungs- und Scheidungsraten und damit einhergehende familiäre Veränderungen (Alleinerziehende, Patchworkfamilien) und Instabilität gehören zum Alltag einer steigenden Anzahl der Kinder. Diese sozialen Belastungen, besonders ein niedriger sozioökonomischer Status, gehen laut mehrerer Studien signifikant mit einem schlechteren Gesundheitsstatus einher (Hurrelmann et al. 2003a; Ravens-Sieberer et al. 2007b). Insbesondere wird ein signifikanter Zusammenhang zwischen niedrigem sozialen Status und psychischer Gesundheit beschrieben (Ravens-Sieberer et al. 2007a). So haben beispielsweise laut WHO-Jugendgesundheitssurvey nur 20% der befragten Schüler eine hohe generalisierte Selbstwirksamkeit, der überwiegende Teil berichtet von einer durchschnittlichen Selbstwirksamkeitserwartung. Eine niedrig empfundene Selbstwirksamkeit ging mit verringertem psychischen Wohlbefinden und einer geringeren Lebenszufriedenheit einher. Bei knapp 20% der Jugendlichen zeigten sich deutlich oder grenzwertig psychische Auffälligkeiten bezüglich emotionaler Probleme, Hyperaktivität oder Probleme mit Gleichaltrigen (Hurrelmann et al. 2003b).

Stärkung elterlicher Kompetenzen
Soziale Belastungen in Familien erhöhen sehr häufig das Konfliktpotenzial in den Familienbeziehungen und überfordern Eltern dann auch in der Bewältigung ihrer Erziehungsaufgaben. Gezielte Präventionsprogramme zur Stärkung elterlicher Kompetenzen sind hier als eine Chance für eine familiale Gesundheitsförderung zu betrachten. Auf der Grundlage evidenzbasierter Interventionsstudien in den USA konnte der Nachweis einer positiven Beeinflussung der Entwicklung der psychischen Gesundheit von Kindern durch Programme zur Stärkung der elterlichen Erziehungskompetenz erbracht werden (Wissenschaftlicher Beirat für Familienfragen 2005). In Deutschland haben im vergangenen Jahrzehnt insbesondere die beiden evidenzbasierten Elterntrainingsprogramme «Triple P» (Markie-Dadds et al. 2002) und «STEP» (Kühn, Petcov 2007) Verbreitung gefunden.

In Abhängigkeit von familialen Bedarfslagen auf Erziehungsunterstützung zur Förderung der gesundheitlichen Entwicklung von Kindern unterscheidet man Maßnahmen der universellen, induzierten und selektiven Prävention. Programme der universellen Prävention sind primärpräventiv angelegt und sollen Eltern helfen, eigene Problemlösungsmöglichkeiten im Erziehungsverhalten zu entwickeln und Erziehungspraktiken in Selbstreflexion zu überdenken (Tschöpe-Scheffler 2003). Maßnahmen zur induzierten Prävention sind Unterstützungsangebote für Eltern, deren Kinder durch eine verhaltensauffällige Entwicklung Erziehungsprobleme bereiten. Selektive Präventionsangebote richten sich an Eltern mit familialen Risikokonstellationen (z.B. psychische Risikofaktoren der Eltern, Ehekonflikten, Scheidung). Kurse zur Eltern- und Familienbildung werden in Deutschland in großer Zahl angeboten – ca. 200.000 Veranstaltungen jährlich (Heinrichs et al. 2008). Dabei zeigt sich allerdings, dass diese Angebote von Eltern mit erheblichen Erziehungsdefiziten kaum genutzt werden (Tschöpe-Scheffler 2003). Es stellt sich bei der Inanspruchnahme der elterlichen Unterstützungsangebote ein ähnliches Bild wie bei der Nutzung der (freiwilligen) Kinderfrüherkennungsuntersuchungen (U1-U9) dar. Auch die Inanspruchnahme der U-Untersuchungen ist durch einen sozialen Gradienten charakterisiert, wobei die Teilnahmeraten bei niedrigem Sozialstatus am geringsten ausfallen (Kamtsiuris et al. 2007). Insofern kann davon ausgegangen werden, dass die Public-Health-Wirkung der Präventionsangebote zur Stärkung der elterlichen Erziehungskompetenzen in Deutschland bislang nur als sehr gering einzustufen ist.

9.7 Settingübergreifende Gesundheitserziehung und soziale Entwicklung

Die ökonomische Entwicklung im Zuge der Globalisierung des wirtschaftlichen Geschehens hat seit den 1990er Jahren in westlichen Industriegesellschaften zu einem sich ausweitenden Unterschied in den Lebensbedingungen von Familien und Kindern geführt. In Deutschland haben eine lang andauernde Arbeitslosigkeit, eine Zunahme prekärer Arbeitsverhältnisse und eine kontinuierlich fallende Lohnquote die soziale Lage vieler Familien verschlechtert. Diese Entwicklung spiegelt sich beispielsweise empirisch in Zahlen von Armut wider: in der Hälfte der deutschen Bundesländer liegt der Anteil von Familien mit Kindern unter 18 Jahren in Einkommensarmut zwischen 15 Prozent

(Hamburg) und 21 Prozent (Sachsen-Anhalt) (Bertram 2006). Das höchste Armutsrisiko tragen Kinder aus kinderreichen Familien, Kinder Alleinerziehender und Kinder mit Migrationshintergrund (Lampert et al. 2005).

Die Benachteiligung im Hinblick auf die soziale Lage einer Familie hat einen erheblichen Einfluss auf die gesundheitliche Entwicklung im Kindesalter (Shonkoff, Phillips 2000; Lampert, Richter 2006; Marmot, Wilkinson 2006). Kinder aus Familien mit einem niedrigen sozio-ökonomischen Status weisen häufig Entwicklungsverzögerungen auf, sind häufiger von Unfällen betroffen und haben schlechtere Startchancen in Schule und Beruf. Daneben haben sie oftmals einen schlechteren Gesundheitszustand und zeigen ein ungünstigeres Gesundheitsverhalten (Jungbauer-Gans, Kriwy 2004; Klocke, Lampert 2005; Richter 2005).

Die Ursachen gesundheitlicher Ungleichheit bei Kindern sind mehrdimensional und stellen ein komplexes Beziehungsgefüge dar. Eine Darstellung der Einflussgrößen und Wirkungszusammenhänge wird durch das von Lampert und Schenk (2004) entwickelte Mehrebenenmodell zur Systematisierung bisheriger Erklärungsansätze der gesundheitlichen Ungleichheit in der heranwachsenden Generation ermöglicht (siehe **Abb. 4**).

Anhand des Modells wird differenziert zwischen sozialen Strukturen und gesellschaftlichen Problemen auf der Makroebene, Lebenskontexten und Versorgungsbereichen auf der Mesoebene sowie der Persönlichkeit und dem individuellen Verhalten auf der Mikroebene. Gesundheitliche Ungleichheit stellt das zu erklärende gesellschaftliche Problem auf der Makroebene dar. Auf der Mesoebene wirkt sich die Familienherkunft der Heranwachsenden unmittelbar auf ihre Lebensbedingungen und Teilhabechancen sowie auf ihre Persönlichkeitsentwicklung und ihr Gesundheitsverhalten auf der Mikroebene aus.

In Untersuchungen konnte belegt werden, dass es hinsichtlich des kindlichen Ernährungsverhaltens soziale Unterschiede gibt (Lampert, Richter 2006). So zeigten die Ergebnisse der Kieler Adipositaspräventionsstudie (KOPS) beispielsweise, dass Kinder aus Familien mit niedrigem Sozialstatus häufiger Weißbrot, Knabbergebäck und Softdrinks konsumierten und dagegen seltener gesunde Nahrungsmittel wie Vollkornbrot oder Obst zu sich nahmen (Langnäse 2002). Es liegen empirische Hinweise vor, dass eine gesunde Ernährungsweise in der Familie mit höherem Bildungsstand der Mütter wahrscheinlicher ist (Schröder et al. 2009). Auch das Bewegungsverhalten von Kindern variiert in Abhängigkeit vom sozialen Status der Familie.

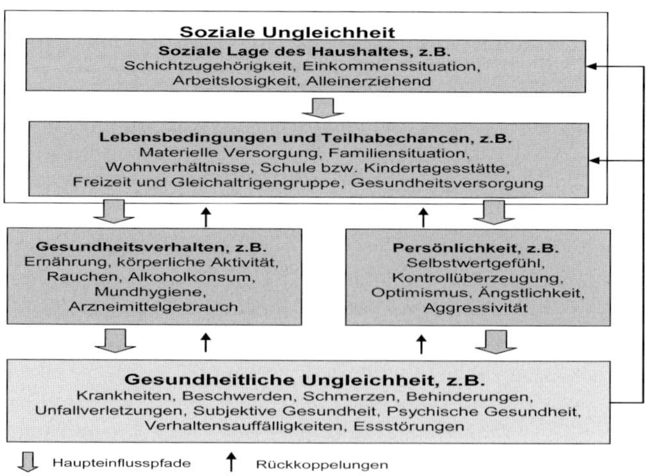

Abbildung 4: Mehrebenenmodell zur Systematisierung bisheriger Erklärungsansätze der gesundheitlichen Ungleichheit in der heranwachsenden Generation (nach Lampert, Schenk 2004)

Anhand der Ergebnisse der KiGGS-Studie konnte gezeigt werden, dass bei Kindern und Jugendlichen Sport und Bewegung generell weit verbreitet sind. Der Anteil inaktiver Kinder ist allerdings in Familien mit niedrigem Sozialstatus am höchsten und Mädchen mit niedrigem Sozialstatus und Migrationshintergrund zeigen die deutlichsten Aktivitätsdefizite (Lampert et al. 2007b).

Darüber hinaus weisen Kinder und Jugendliche aus sozial schwachen Familien auch erhöhte Werte hinsichtlich psychischer Auffälligkeiten auf (Rabens-Sieberer et al. 2007b). Dabei verschlechtert sich mit zunehmendem Alter die Gesundheitssituation von Kindern aus Familien mit niedrigem sozio-ökonomischen Status gegenüber Kindern aus Familien mit höherem Sozialstatus (Hurrelmann et al. 2003a).

Maßnahmen zur Gesundheitserziehung außerhalb der Familie

Wenn heute nach den aktuellen Daten des Kinder- und Jugendgesundheitssurveys des Robert-Koch-Instituts etwa 18 Prozent der Kinder mit 11 Jahren übergewichtig sind, mit 14 Jahren etwa die Hälfte rauchen und mehr als 20 Prozent der Kinder und Jugendlichen psychische Auffälligkeiten zeigen, ist die Gesundheitserziehung im Kindesalter sowohl in der Familie als auch in den Settings Kita und Schule offensichtlich nur eingeschränkt wirksam. Gerade unter dem Gesichtspunkt, dass Kinder aus benachteiligten Familien mit einem niedrigen Sozialstatus schlechtere Gesundheitsindikatoren und erhebliche Defizite im Wohlbefinden und im Selbstwert gegenüber Kindern aus Familien mit einem guten Sozialstatus aufweisen, sind Maßnahmen zur Gesundheitserziehung und Gesundheitsförderung außerhalb der Familie angezeigt. Wenn in etwa 20 Prozent aller Familien in Deutschland für Kinder und Jugendliche ungünstige Entwicklungsbedingungen anzutreffen sind (Hurrelmann 2000), wird noch einmal deutlich, dass größere Anstrengungen kompensatorischer Interventionen in außerfamilialen Settings unternommen werden müssen. Dabei geht es insbesondere um psychosoziales Lernen zur Selbstwertstärkung und zur Steigerung der Selbstwirksamkeit, um auf eine positive Entwicklung der mentalen und seelischen Gesundheit von Kindern aus sozial benachteiligten Familien stärker Einfluss nehmen zu können.

Eine kompensatorische Gesundheitserziehung und Gesundheitsförderung ist nicht nur hinsichtlich der Verbesserung der Lebenschancen vieler Kinder notwendig, sondern – wie die OECD gerade in einer Studie analysiert hat (OECD 2007) – für die gesellschaftliche und ökonomische Entwicklung von fundamentaler Bedeutung. Es zeigt sich, dass vor allem eine schlechte psychische Gesundheit die Bildungschancen von Kindern wesentlich beeinträchtigt (Schröder et al. 2009). Eine positive gesellschaftliche Entwicklung als wirksame Teilnahme vieler Menschen ist ohne eine individuelle Stärkung von personalen Kompetenzen nicht möglich (Bandura 2001).

Im Lebensalltag von Kindern vollzieht sich Gesundheiterziehung mit zunehmendem Alter neben der Familie in verschiedenen anderen Settings (siehe **Abb. 5**).

Die unterstützende Funktion der über die Familie hinausgehenden Settings wird für die gesunde Entwicklung von Kindern im Rahmen der Erschließung neuer Erfahrungswelten nach Bronfenbrenner umso größer sein, je intensiver Beziehungen zwischen den Settings von den Eltern aufgebaut und gepflegt werden (Bronfenbrenner 2005). Durch ein Elternengagement in einem außerfamiliären Setting (beispielsweise durch Mitarbeit von Müttern und Vätern in Elternvereinen von Schulen) oder durch intensive Interaktionen (beispielsweise durch wechselseitige Unterstützung in der Nachbarschaft) wird Kindern die Rollenübernahme in für sie neuen Situationen in diesen Settings erleichtert.

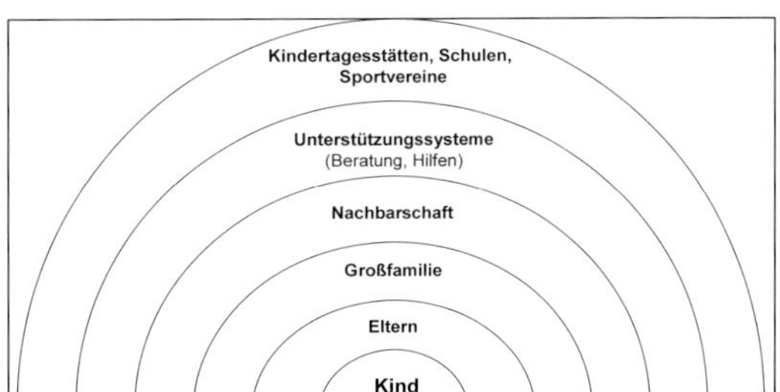

Abbildung 5: Gesundheitserziehung von Kindern in verschiedenen Settings

In der Kindheit gelten neben der Familie weitere Settings wie die Kindertageseinrichtungen und Schulen als die sozialen Lernorte, an denen Gesundheitsförderung als Persönlichkeitsentwicklung systematisch stattfinden kann (Bronfenbrenner 1974). Kitas und Schulen bieten eine gute Plattform, um Kinder aus allen sozialen Schichten mit unterschiedlichen kulturellen Hintergründen zu erreichen (siehe auch Beiträge von Zimmer und Michaelsen-Gärtner, Witteriede, Paulus in diesem Band). Diese Settings sind für die Kinder ein alltäglicher Ort, an dem davon auszugehen ist, dass die Integration von Gesundheitserziehung mit Offenheit und Neugierde von den Kindern aufgenommen wird. Hier besteht die Chance, vor dem Hintergrund bestehender Risikokonstellationen bei Kindern Ressourcen zu entdecken und diese durch Kompetenzförderung für die Bewältigung schwieriger Situationen und Erlebnisse zu nutzen. Denn gerade für Kinder mit Entwicklungsdefiziten ist es wichtig, sich selbst als aktiven Bewältiger in Problem- und Stresssituationen zu erleben sowie zu lernen, eigene Fähigkeiten realistisch einzuschätzen und statt Hilflosigkeit zu erleben, sich eigenständig Hilfe bei anderen zu holen.

Durch eine hohe Quote chronisch kranker Kinder bzw. Kindern mit psychischen Auffälligkeiten bei der Einschulung, erscheint es besonders geboten, präventive und gesundheitsfördernde Maßnahmen frühzeitig im Kindesalter in Tageseinrichtungen oder in Vorschulen zu etablieren. Eine Verknüpfung der Ansätze zur Gesundheitserziehung in Kindertagesstätten und im Primarschulbereich ermöglicht systematische Interventionen im Hinblick auf Veränderungen des Gesundheitsverhaltens und der Persönlichkeitsentwicklung über eine längere Zeitspanne. Insofern eröffnet sich eine Chance, die Nachhaltigkeit von Effekten in verschiedenen Entwicklungsstufen in der Kindheit zu überprüfen. Eine Intervention für die Altersgruppe der 4- bis 5-Jährigen erscheint besonders aussichtsreich, da in jungen Jahren das kindliche Verhalten leichter zu prägen ist als zu späteren Zeitpunkten, zu denen bereits ein «ungünstiges» Gesundheitsverhalten erlernt wurde. Zum anderen kann eine große Anzahl von Kindern aus sozial benachteiligtem Umfeld systematisch und gegebenenfalls über einen längeren Zeitraum erreicht werden. Für die Weiterentwicklung zu einem komplexen Konzept zur Persönlichkeitsentwicklung bieten sich hier darüber hinaus Zugangsmöglichkeiten nicht nur zu den Erziehern, sondern ebenfalls zu Eltern oder anderen Erziehungspersonen.

In diesem Zusammenhang besteht eine Notwendigkeit des quantitativen und qualitativen Ausbaus des vorschulischen Bereichs, der in Deutschland mit weniger als der Hälfte des durchschnittlichen Wertes aller OECD-Länder finanziert wird (Bertram 2006). Zur Zukunftsgestaltung für Kinder müssen sowohl für Erzieher als auch für Lehrkräfte in Vorschulen Weiterbildungsprogramme zur Gesundheitserziehung und Gesundheitsförderung durchgeführt werden, um Verbesserungen der gesundheitlichen Entwicklung von Kindern in diesen Settings zu erreichen. Die frühzeitige Förderung und Stärkung von Protektivfaktoren und von persönlichen Ressourcen kann zur Verbesserung der gesundheitlichen Lage von Kindern beitragen; nicht nur um einen negativen Trend aufzuhalten, sondern auch um langfristig die Lebensqualität von Kindern zu verbessern und um mit Prävention erhebliche Folgekosten durch medizinische und psychotherapeutische Behandlungen zu vermeiden.

Eine nachhaltige Gesundheitserziehung für Kinder als Zukunftsinvestition erfordert ein integriertes Konzept zwischen der Lebenswelt Familie und den anderen Lebenswelten von Kindern, vornehmlich der Kindertagesstätte, Vorschule und Schule. Im Rahmen eines Setting übergreifenden Ansatzes kindlicher Gesundheitsentwicklung ist es die Aufgabe einer integrierten Bildungs- und Gesundheitspolitik, verlässliche außerfamiliäre Umwelten mit guten Entwicklungschancen für Kinder zu schaffen (Bertram 2006). Nimmt man das bio-ökologische Konzept von Bronfenbrenner als Perspektive für eine ganzheitliche Entwicklung von Kindern in ihren verschiedenen Lebenswelten, sind Konzepte zu erarbeiten, die verlässliche Beziehungen zwischen der Familie und außerfamiliären Settings definieren und dabei die Gesundheit und das Wohlbefinden des Kindes zum Ausgangspunkt aller Überlegungen machen. Nicht nur die Politik in Deutschland ist weit entfernt, Vorstellungen und Konzepte für eine solche Perspektive zu formulieren. Auch in der Kindheitsforschung sind entwicklungspsychologische, medizinische, pädagogische, soziologische und gesundheitswissenschaftliche Forschungsansätze fragmentiert. Ein Modell für eine nachhaltige Gesundheitserziehung in der Kindheit bedarf eines bisher nicht entwickelten interdisziplinären Forschungsansatzes für eine gesunde Entwicklung in den für Kinder und Jugendliche wesentlichen Lebenswelten.

Literatur

Alexy, U. (2003). Die Ernährung von Kindern und Jugendlichen in Deutschland: Empfehlungen und Realität. In: Hamburg-Münchener Krankenkasse (Hrsg.). Präventionsstrategien für eine gesunde Kindheit. Hamburg: Hamburg-Münchener Krankenkasse, 154-171.

Assh, S.D., Byers, E.S. (1996). Understanding the co-occurrence of marital distress and depression in women. Journal of Social and Personal Relationships, 13, 537-552.

Baltes, P.B., Schaie, K.W. (1973). Life-span developmental psychology: Personality and socialization. New York: Academic Press.

Bandura, A. (1979). Sozial-kognitive Lerntheorie. Stuttgart: Klett-Cotta.

Bandura, A. (1997). Self-efficacy: The exercise of control. New York: Freeman.

Bandura, A. (2001). Social cognitive theory: An agentic perspective. Annu. Rev. Psychol., 52, 1-26.

Baumrind, D., Black, A.E. (1967). Socialization practices associatd with dimensions of competence in preschool boys and girls. Child development, 38(2), 291-327.

Beck, M. (1986). Risikogesellschaft. Der Weg in eine andere Moderne. Frankfurt a.M.: Suhrkamp.

Becker, P. (2006). Gesundheit durch Bedürfnisbefriedigung. Göttingen: Hogrefe.

Beck-Gernsheim, E. (1989). Mutterwerden – der Sprung in ein anderes Leben. Frankfurt a.M.: Fischer.

Bertram, H. (2006). Zur Lage der Kinder in Deutschland: Politik für Kinder als Zukunftsgestaltung. Innocenti Working Paper No. 2006-02. Florence: UNICEF Innocenti Research Centre.

Bilz, L., Hähne, C., Melzer, W. (2004). Die Lebenswelt Schule und ihre Auswirkungen auf die Gesundheit von Jugendlichen. In: Hurrelmann, K., Klocke, A., Melzer, W., Ravens-Sieberer, U. (Hrsg.). Jugendgesundheitssurvey – Internationale Vergleichsstudie im Auftrag der Weltgesundheitsorganisation. Weinheim: Juventa, 243-300.

Block, J. (1993). Studying personality the long way. In: Funder, D.C., Parke, R.D., Tomlinson-Keasey, C., Widaman, K. Studying lives trough time. Personality and development. Washington D.C.: American Psychological Association.

BMGS – Bundesministerium für Gesundheit und Soziale Sicherung (2005). Lebenslagen in Deutschland. Der 2. Armuts- und Gesundheitsbericht der Bundesregierung. Berlin: BMGS.

Bodenmann, G., Cina, A. (1999). Der Einfluss von Stress, individueller Belastungsbewältigung und dyadischem Coping auf die Partnerschaftsstabilität: Eine 4-Jahres-Längsschnittstudie. Zeitschrift für Klinische Psychologie, 28 (2), 130-139.

Bodenmann, G. (2000). Psychologische Risikofaktoren für Scheidung: Ein Überblick. Psychologische Rundschau, 52, 85-95.

Bodenmann, G. (2003). Die Bedeutung von Stress für die Partnerschaft. In: Grau, I., Bierhoff, H.W. (Hrsg.). Sozialpsychologie der Partnerschaft. Berlin: Springer-Verlag, 481-504.

Bohrhardt, R. (2006). Vom «broken home» zur multiplen Elternschaft. In: Bertram, H., Krüger, H., Spieß, C.K (Hrsg.). Wem gehört die Familie der Zukunft? Opladen: Verlag Barbara Budrich.

Bowlby, J. (2005). Frühe Bindung und kindliche Entwicklung. 5. Auflage. München, Basel: Ernst Reinhardt Verlag.

Brodbeck, C., Buch, J., Frank, R. (1998). Psychophysisches Wohlbefinden von Kindern. In: Amann, G., Wipplinger, R. (Hrsg.). Gesundheitsförderung – Ein multidimensionales Tätigkeitsfeld. dgvt Verlag: Tübingen, 213-234.

Brooks, R., Goldstein, S. (2007). Das Resilienz-Buch – Wie Eltern ihre Kinder fürs Leben stärken. Stuttgart: Klett-Cotta.

Bronfenbrenner, U. (1974). Wie wirksam ist kompensatorische Erziehung? Stuttgart: Klett.

Bronfenbrenner, U. (1977). Toward an experimental ecology of human development. American Psychologist, July, 513-531.

Bronfenbrenner, U. (ed.) (2005). Making human beings human. Bioecological perspectives on human development. Thousand Oaks: SAGE Publications.

BFSFJ – Bundesministerium für Familie, Senioren, Frauen und Jugend (Hrsg.) (2006). Siebter Familienbericht. Familie zwischen Flexibilität und Verlässlichkeit. Perspektiven für eine lebenslaufbezogene Familienpolitik. Stellungnahme der Bundesregierung zum Bericht der Sachverständigenkommission. Deutscher Bundestag. 16. Wahlperiode. Drucksache 16/1360.

Bundeszentrale für gesundheitliche Aufklärung (2002). Schulische Gesundheitserziehung und Gesundheitsförderung. 2. Auflage. Köln: BZgA.

Chapman, D.P., Whitfield, C.L., Felitti, V.J., Dube, S.R., Edwards, V.J., Anda, R.F. (2004). Adverse childhood experiences and the risk of depressive disorders in adulthood. Journal of Affective Disorders, 84, 217-225.

Chodorow, N. (1985). Das Erbe der Mütter. Psychoanalyse und Soziologie der Geschlechter. München: Verlag Frauenoffensive.

Clement, U. (2007). Guter Sex trotz Liebe. Wege aus der verkehrsberuhigten Zone. 4. Auflage. Berlin: Ullstein.

Cutrona, C.E. (1996). Social support in couples: marriage as a resource in times of stress. Thousand Oaks: Sage.

Cowan, C.P., Cowan, P.A. (1994). Wenn Partner Eltern werden. Der große Umbruch im Leben eines Paares. München: Piper.

Diekmann, A., Engelhardt, H. (1995). Die soziale Vererbung des Scheidungsrisikos. Zeitschrift für Soziologie, 24, 215-228.

Diener, E., Gohm, C.L., Suh, M., Oishi, S. (2000). Similarity of the relation between marital status and subjective well-being across cultures. Journal of Cross-Cultural Psychology, 31, 419-436.

Downie, R.S., Fyfe, C., Tannahill, A. (1990). Health promotion. Models and values. Oxford: Oxford University Press.

Emery, R.E. (1982). Interparental conflict and the children of discord and divorce. Psychological Bulletin, 92, 310-330.

Engl, J., Thurmaier, F. (2002). Kommunikationskompetenz in Partnerschaft und Familie. In: Rollett, B., Werneck, H. (Hrsg.). Klinische Entwicklungspsychologie der Familie. Göttingen: Hogrefe, 326-350.

Ennemoser, M., Schiffer, K., Reinsch, C., Schneider, W. (2003). Fernsehkonsum und die Entwicklung von Sprach- und Lesekompetenz im frühen Grundschulalter: Eine empirische Überprüfung der SÖS-Mainstreaming-Hypothese. Zeitschrift für Entwicklungspsychologie und Pädagogische Psychologie, 35, 12-26.

Epstein, S. (1979). The stability of behavior: on predicting most of the people much of the time. Journal of Personality and Social Psychology, 37, 1097-1126.

Erikson, E.H. (1973). Identität und Lebenszyklus. Frankfurt a.M.: Suhrkamp-Verlag.

Faltermaier, T. (2005). Gesundheitspsychologie. Stuttgart: Kohlhammer.

Fincham, F.D., Osborne, L.N. (1993). Marital conflict and children: Retrospect and prospect. Clinical Psychology Review, 13, 75-88.

Fouts, G., Vaughan, K. (2002). Locus of control, television viewing, and eating disorder symptomatology in young females. Journal of Adolescence, 25, 307-311 .

Frone, M.R., Russel, M., Cooper M.L. (1992). Antecedents and outcomes of work-family conflict: testing a model of the work-family interface. In: Journal of Applied Psychology, 77, 1, 65-78.

Frone, M.R. (2000). Work-to-family-conflict and employee psychiatric disorders. Journal of Applied Psychology, 85, 888-895.

Fthenakis, W.E., Kalicki, B., Peitz, G. (2002). Paare werden Eltern. Die Ergebnisse der LBS-Familien-Studie. Opladen: Leske + Budrich.

Giddens, A. (1993). Wandel der Intimität. Sexualität, Liebe und Erotik in modernen Gesellschaften. Frankfurt am Main: Fischer-Taschenbuch-Verlag.

Gidwani, P.P., Sobol, A., DeJong, W., Perrin, J.M.N., Gortmaker, S.L. (2002). Television viewing and initiation of smoking among youth. Pediatrics, 110, 505-509.

Gilligan, C. (1982). Die andere Stimme. Lebenskonflikte und Moral der Frau. München: Piper.

Glantz, M.D., Johnson, J.L. (ed.) (1999). Resilience and development. Positive life adaptations. New York: Kluwer Academic/Plenum Publishers.

Glenn, N.D., Weaver, C.N. (1988). The changing relationship of marital status to reported happiness. Journal of Marriage and the Family, 50, 317-324.

Gordis, E.B., Margolin, G., John, R.S. (1997). Marital aggression, observed parental hostility, and child behaviour during triadic family interaction. Journal of Family Psychology, 11, 76-89.

Gortmaker, S.L., Must, A., Sobol, A.M. (1996). Television viewing as a cause of increasing obesity among children in the United States, 1986-1990. Arch Pediatr Adolesc Med, 150, 356-362.

Gottman, J.M. (1994). What predicts divorce? Hillsdale: Erlbaum.

Gottman, J.M., Levenson, R.W. (1999). Wie stabil sind Ehebeziehungen über längere Zeit? Familiendynamik, 24, 4-13.

Gottman, J.M., Silver, N. (2000). Die 7 Geheimnisse der glücklichen Ehe. München: Ullstein.

Gove, W.R., Hughes, M., Style, C.B. (1983). Does marriage have positive effects on the psychological well-being of the individual? Journal of Health and Social Behaviour, 24, 122-131.

Graham, H. (1984). Women, health and the family. Brighton: Wheatsheaf Books.

Grawe, K. (2004). Neuropsychotherapie. Göttingen: Hogrefe.

Grawe, K. (2000). Psychologische Therapie. 2. Aufl. Göttingen: Hogrefe.

Greenhaus, J.H., Powell, G.N. (2006). When work and family are allies: a theory of work-family enrichment. Academy of Management Review, 31, 1, 72-92.

Grossmann, K., Grossmann, K.E. (2006). Bindungen – das Gefüge psychischer Sicherheit. 3. Aufl. Stuttgart: Klett-Cotta.

Halford, W.K., Bouma, R. (1997). Individual psychopathology and marital distress. In: Halford, W.K., Markman, H.J. (ed.). Clinical handbook of marriage and couples interventions. Chichester: John Wiley & Sons, 291-321.

Havighurst, R.J. (1948). Developmental tasks and education. New York: David McKay.

Heinrichs, N., Bodenmann, G., Hahlweg, K. (2008). Prävention bei Paaren und Familien. Göttingen: Hogrefe.

Hurrelmann, K. (1985). Lebensphase Jugend. Eine Einführung in die sozialwissenschaftliche Jugendforschung. Weinheim: Juventa.

Hurrelmann, K. (2000). Gesundheitssoziologie. Weinheim und München: Juventa.

Hurrelmann, K. (2002). Kindheit in der Leistungsgesellschaft. In: Deutsches Kinderhilfswerk (Hrsg.). Kinderreport Deutschland. Daten, Fakten, Hintergründe. München: kopaed, 43-62.

Hurrelmann, K., Klocke, A., Melzer, W., Ravens-Sieberer, U. (2003a). Jugendgesundheitssurvey. Internationale Vergleichsstudie im Auftrag der Weltgesundheitsorganisation WHO. Weinheim und München: Juventa.

Hurrelmann, K., Klocke, A., Melzer, W., Ravens-Sieberer; U. (2003b). WHO-Jugendgesundheitssurvey – Konzept und ausgewählte Ergebnisse für die Bundesrepublik Deutschland. www.hbsc.org/countries/downloads_countries/Germany/Artikel%20Erziehungswisenscha.pdf [Zugriff: 23.08.2008].

Hurrelmann, K., Unverzagt, G. (2008). Kinder stark machen für das Leben. Herzenswärme, Freiräume und klare Regeln. Freiburg im Breisgau: Verlag Herder.

Jungbauer-Gans, M., Kriwy, P. (2004). Soziale Benachteiligung und Gesundheit bei Kindern und Jugendlichen. Wiesbaden: VS-Verlag für Sozialwissenschaften.

Kamtsiuris, P., Bergmann, E., Schlaud, M. (2007). Inanspruchnahme medizinischer Leistungen. Ergebnisse des Kinder- und Jugendsurveys (KiGGS). Bundesgesundheitsbl Gesundheitsforsch Gesundheitsschutz, 50 (5/6), 836-850.

Katz, L.F., Gottman, J.M. (1993). Patterns of marital conflict predict children's internalizing and externalizing behaviors. Developmental Psychology, 29 (6), 940-950.

Keller, H (Hrsg.) (1997). Handbuch der Kleinkinderforschung. 2. Aufl. Bern: Huber.

Kiecolt-Glaser, J.K., Shuttleworth, E.C., Dyer, C.S., Ogrocki, P., Speicher, C.E. (1987). Chronic stress and immunity in family caregivers of Alzheimer's disease victim. Psychosomatic Medicine, 49, 523-535.

Kiecolt-Glaser, J.K., Malarkey, W.B., Chee, M., Newton, T., Cacioppo, J.T., Mao, H.Y., Glaser, R. (1993). Negative behaviour during marital conflict is associated with immunological down-regulation. Psychosomatic Medicine, 55, 395-409.

Kiecolt-Glaser, J.K., Newton, T.L. (2001). Marriage and health: his and hers. Psychological Bulletin, 127 (4), 472-503.

Klein-Heßling, J. (2006). Gesundheit im Kindes- und Jugendalter: Symptomatik, gesundheitsförderliches und gesundheitsriskantes Verhalten. In: Lohaus, A., Jerusalem, M., Klein-Heßling, J. (Hrsg.). Gesundheitsförderung im Kindes- und Jugendalter. Göttingen: Hogrefe, 13-30.

Klocke, A., Lampert, T. (2005). Armut bei Kindern und Jugendlichen. Gesundheitsberichterstattung des Bundes. Heft 4. Berlin: RKI.

Kühn, T., Petkov, R. (2007). Step. Das Elternbuch. Die ersten 6 Jahre. Weinheim: Beltz Verlag.

Lahelman, E. (2002). Psychosocial determinants of health in social epidemiology. International Journal of Epidemiology, 31, 1091-1093.

Lampert, T., Schenk, L. (2004). Gesundheitliche Konsequenzen des Aufwachsens in Armut und sozialer Benachteiligung. In: Jungbauer-Gans, M., Kriwy, P. (Hrsg.). Soziale Benachteiligung und Gesundheit bei Kindern und Jugendlichen. Wiesbaden: VS-Verlag für Sozialwissenschaften, 57-83 .

Lampert, T., Saß, A.-C., Häfelinger, M., Ziese, T. (2005). Armut, soziale Ungleichheit und Gesundheit. Expertise des Robert Koch-Instituts zum 2. Armuts- und Reichtumsbericht der Bundesregierung. Berlin: RKI.

Lampert, T., Richter, M. (2006). Gesundheitliche Ungleichheit bei Kindern und Jugendlichen. In: Richter, M., Hurrelmann, K. (Hrsg.). Gesundheitliche Ungleichheit. Grundlagen, Probleme, Perspektiven. Wiesbaden: VS-Verlag für Sozialwissenschaften, 199-220.

Lampert, T., Mensink, G.B.M., Romahn, N., Woll, A. (2007). Körperlich-sportliche Aktivität von Kindern und Jugendlichen in Deutschland. Ergebnisse des Kinder- und Jugendgesundheitssurveys (KiGGS). Bundesgesundheitsbl Gesundheitsforsch Gesundheitsschutz, 50, 634-642.

Langnäse, K., Mast, M., Müller, M.J. (2002). Social class differences in overweight of prepubertal children in northwest Germany. International Journal of Obesity, 26, 566-572.

Larson, J.H., Anderson, S.M., Holman, T.B., Niemann, B.K. (1998). A longitudinal study of the effects of premarital communication, relationship stability, and self-esteem on sexual satisfaction in the first year of marriage. Journal of Sex & Marital Therapy, 24, 193-206.

Lenzen, K.D., Lintzen, B., Schultz, G., Zimmer, B. (1996). Gesundheit lernen. Ein Projekt zur Gesundheitserziehung und Gesundheitsförderung in der Grundschule. Weinheim: Beltz.

Lowry, R., Wechsler, H., Galuska, D. (2002). Television viewing and its associations with overweight, sedentary lifestyle, and insufficient consumption of fruits and vegetables among US High School students: differences by race, ethnicity, and gender. Journal of School Health, 72, 413-421.

Ma, X. (2000). Health outcomes of elementary school students in New Brunswick. The Education Perspective. Evaluation Review, 24, No. 5, 435-456.

Malina, R.M. (1996). Tracking of physical activity and physical fitness across the lifespan. Res Quartely Exercise Sport, 67, 48-57.

Markie-Dadds, C., Sanders, M.R., Turner, K.M.T. (2003). Das Triple P Elternarbeitsbuch. Der Ratgeber zur positiven Erziehung mit praktischen Übungen. Münster: Verlag für Psychotherapie.

Markman, H.J., Hahlweg, K. (1993). The prediction and prevention of marital distress: An International perspective. Clinical Psychology Review, 13, 29-43.

Marmot, M., Wilkinson, R.G. (2006). Social Determinants of Health. 2nd ed. Oxford: Oxford University Press.

Martikainnen, P., Bartly, M., Lahelma, E. (2002). Psychosicial determinants of health in social epidemiology. International Journal of Epidemiology, 31, 1091-1093.

Maslow, A.H. (1981). Motivation und Persönlichkeit. Reinbek bei Hamburg: Rowohlt Verlag.

Mastekaasa, A. (1994). Marital status, distress, and well-being: an international comparison. J Comp Fam Stud, 25, 183-206.

McLeod, J.D. (1994). Anxiety disorders and marital quality. Journal of Abnormal Psychology, 103, 767-776.

Meixner, S., Jerusalem, M. (2006). Exzessive Mediennutzung: Internetsurfen und Fernsehen. In: Lohaus, A., Jerusalem, M., Klein-Heßling, J. (Hrsg.). Gesundheitsförderung im Kindes- und Jugendalter. Göttingen: Hogrefe, 301-324.

Moeller, M.L. (2006). Worte der Liebe. Erotische Zwiegespräche. Ein Elexier für Paare. 8. Aufl. Reinbek bei Hamburg: Rowohlt Verlag.

Moore, K.A., Evans, V.J., Brooks-Gunn, J., Roth, J. (2001). What are good child outcomes? In: Thornton, A. (ed.). The well-being of children and families. Michigan: The University of Michigan Press, 59-84.

Mrazek, J. (1983). Zufriedenheit mit dem eigenen Körper. Kölner Beiträge zur Sportwissenschaft, 12, 155-174.

Nave-Herz, R. (2007). Familie heute – Wandel der Familienstrukturen und Folgen für die Erziehung. 3. Aufl., Darmstadt: Primus-Verlag.

Neubourg, S. (2006). Wie sicher fühlen sich Mütter in der Erziehung ihrer Kinder? Zum Stand und zu Veränderungen erlebter elterlicher Kompetenzen während einer mütterspezifischen Vorsorge- und Rehabilitationsmaßnahme. Praxis Klinische Verhaltensmedizin und Rehabilitation, 72, 159-164.

OECD (2007). Understanding the social outcomes of learning. Paris: OECD.

Oerter, R., Dreher, E. (2008). Jugendalter. In: Oerter, R., Montada, L. (Hrsg). Entwicklungspsychologie. 6. Aufl. Weinheim, Basel: Beltz Verlag.

Parsons, T. (1964). Beiträge zur soziologischen Theorie. Neuwied am Rhein: Luchterhand.

Pate, R.R., Heath, G.W., Dowda, M., Trost, S.G. (1996). Association between physical activity and other health behaviours in a representative sample of US adolescents. American Journal of Public Health, 86, 1577-1581.

Peterson, G.W., Hann, D. (1999). Socializing children and parents in families. In: Sussman, M.B., Steinmetz, S.K., Peterson, G.W. Handbook of marriage and the family. 2nd ed. New York and London: Plenum Press.

Peuckert, R. (2008). Familienformen im sozialen Wandel. Wiesbaden: VS Verlag.

Piaget, J. (1983). Meine Theorie der geistigen Entwicklung. Frankfurt a.M.: Fischer.

Ravens-Sieberer, U., Wille, N., Bettge, S., Erhart, M. (2007a). Psychische Gesundheit von Kindern und Jugendlichen in Deutschland. Ergebnisse der BELLA-Studie im Kinder- und Jugendgesundheitssurvey (KiGGS). Bundesgesundheitsbl Gesundheitsforsch Gesundheitsschutz, 50, 871-878.

Ravens-Sieberer, U., Ellert, U., Erhart, M. (2007b). Gesundheitsbezogene Lebensqualität von Kindern und Jugendlichen in Deutschland. Ergebnisse des Kinder- und Jugendgesundheitssurveys (KiGGS). Bundesgesundheitsbl Gesundheitsforsch Gesundheitsschutz 50, 810-818.

Reichle, B. (2002). Entwicklungsberatung für Familien in Übergangsphasen. In: Rollett, B., Werneck, H. (Hrsg.). Klinische Entwicklungspsychologie der Familie. Göttingen: Hogrefe-Verlag, 351-364.

Richter, M. (2005). Gesundheit und Gesundheitsverhalten im Jugendalter: Der Einfluss sozialer Ungleichheit. Wiesbaden: VS-Verlag für Sozialwissenschaften.

Richter, M., Settertobulte, W. (2003). Gesundheits- und Freizeitverhalten von Jugendlichen. In: Hurrelmann, K., Klocke, A., Melzer, W., Ravens-Sieberer, U. (Hrsg.) Jugendgesundheitssurvey – Internationale Vergleichsstudie im Auftrag der Weltgesundheitsorganisation – WHO. Weinheim: Juventa, 99-157.

Ritter, M. (1989). Pathways from Childhood to Adult Life. The journal of child psychology and psychiatry, 30, 23-51.

Robinson, T.N. (1999). Reducing children's television viewing to prevent obesity: a randomized controlled trial. JAMA, 282, 1561-7.

Ross, C.E., Mirowsky, J., Goldsteen, K. (1990). The impact of the family on health: the decade in review. Journal of Marriage and the Family, 52, 159-1078.

Sander, U. (2002). Kinder und Medien. In: Deutsches Kinderhilfswerk e.V. (Hrsg.). Kinderreport Deutschland. Daten, Fakten, Hintergründe. München: kopaed, 157-164.

Saßmann, H., Braukhaus, C., Hahlweg, K. (2000). Behaviorale Ansätze der Gesundheits- und Entwicklungsförderung für Paare. In: Kaiser, P. (Hrsg.). Partnerschaft und Paartherapie. Göttingen: Hogrefe, 366-382.

Schmaling, K.B., Sher, T.G. (1997). Physical health and relationships. In: Halford, W.K., Markman, H.J. (ed.). Clinical handbook of marriage and couples interventions. Chichester: John Wiley & Sons.

Schnabel, P. (2001). Familie und Gesundheit. Weinheim, München: Juventa-Verlag.

Schneewind, K.A. (1999). Familienpsychologie. 2 Aufl. Stuttgart: Kohlhammer.

Schneewind, K.A. (2008). Familienentwicklung. In: Oerter, R., Montada, L. (Hrsg.). Entwicklungspsychologie. 6. Aufl. Weinheim, Basel: Beltz Verlag.

Schröder, A., Krüger, D., Westenhöfer, J. (2009). Primärprävention und Gesundheitsförderung im Setting Schule. Hamburg: Verlag Dr. Kovac.

Schütz, A., Wiesner, C. (2000). Partnerschaft und Gesundheitszustand. In: Kaiser, P. (Hrsg.). Partnerschaft und Paartherapie. Göttingen: Hogrefe, 193-218.

Seligman, M.E.P. (2003). Der Glücksfaktor – Warum Optimisten länger leben. Bergisch-Gladbach: Verlagsgruppe Lübbe.

Shonkoff, J.P., Phillips, D.A. (2000). From neurons to neighborhoods – the science of early childhood development. Washington, D.C.: National Academy Press.

Smith, M.A., Jenkins, J.M. (1991). The effects of marital disharmony on prepubertal children. Journal of Abnormal Child Psychology, 19, 625-644.

Stange, H. (2006). Kindheit heute. Kindheit zwischen Chance und Risiko. In: Fritz, A., Klupsch-Sahlmann, M., Ricken, G. (Hrsg.). Handbuch Kindheit und Schule. Weinheim: Beltz, 37-60.

Statistisches Bundesamt (Hrsg.) (2004). Alltag in Deutschland – Analysen zur Zeitverwendung. Forum der Bundesstatistik, Band 43.

Telama, R., Yang, X., Laasko, L., Viikari, J. (1997). Physical activity in childhood and adolescense as predictor of physical activity in young adulthood. Am J Preventive Med, 13, 317-323.

Thornton, A. (2001). The well-being of children and families. Research and data needs. Michigan: The University of Michigan Press.

Tschöpe-Scheffler, S. (2003). Elternkurse auf dem Prüfstand. Wie Erziehung wieder Freude macht. Opladen: Leske+Budrich.

von Sydow, K. (1999). Sexuality during pregnancy and after childbirth: a metacontent analysis of 59 studies. Journal of Psychosomatic Research, 47 (1), 27-49.

UNICEF (2007). Child poverty in perspective: An overview of child well-being in rich countries – Report card 7. Florence: UNICEF Innocenti Research Centre.

Werner, E.E., Smith, R.S. (2001). Journeys from childhood to midlife: Risk, resilience, and recovery. Ithaca, NY: Cornell University Press.

Whitchurch, G.G., Dickson, F.C. (1999). Family communication. In: Sussman, M.B., Steinmetz, S.K., Peterson, G.W. Handbook of marriage and the family. 2nd ed. New York and London: Plenum Press.

Winnicott, D.W. (1984). Reifungsprozesse und fördernde Umwelt. Frankfurt a.M.: Fischer.

Wissenschaftlicher Beirat für Familienfragen. (2005). Familiale Erziehungskompetenzen. Beziehungsklima und Erziehungsleistungen in der Familie als Problem und Aufgabe. Weinheim, München: Juventa.

Wright, P.J., Henggeler, S.W., Craig, L. (1986). Problems in paradise? A longitudinal examination of the transition to parenthood. Journal of Applied Developmental Psychology, 7, 277-291.

Zinnecker, J., Silbereisen, R.K. (1996). Kindheit in Deutschland. Aktueller Survey über Kinder und ihre Eltern. Weinheim: Beltz.

10 Gesundheitserziehung in Kindertagesstätten

Renate Zimmer

10.1 Einleitung

Bildungsprozesse in der frühen Kindheit rücken zunehmend in den Fokus öffentlichen und politischen Interesses. Erkenntnisse der Hirnforschung und der Entwicklungspsychologie belegen, wie wichtig gerade die ersten Lebensjahre für die menschliche Entwicklung sind (Gopnik et al. 2003; Hassenstein 2006; Hüther 2007). Dementsprechend wird auch den Institutionen, die sich neben der Familie für Erziehung und Bildung von Kindern verantwortlich fühlen, verstärkt Aufmerksamkeit geschenkt.

Die von allen Bundesländern herausgegebenen Bildungs- und Erziehungspläne für den Elementarbereich thematisieren Bildung unter dem Aspekt der Förderung grundlegender Kompetenzen und Ressourcen, die Kindern ein stabiles Fundament für ihre Entwicklung vermitteln und sie befähigen, ein Leben lang zu lernen.

Gesundheitserziehung spielt in diesem Kontext eine wesentliche Rolle. Sie ist in allen Bildungsplänen der Bundesländer fest verankert und wird meist in einem Zug mit Bewegung und Körper genannt. Der folgende Beitrag beschäftigt sich mit der Bedeutung der Gesundheitserziehung in Kindertagesstätten und beschreibt elementare Ziele und Inhalte.

10.2 Kindertagesstätten – die elementare Stufe des Bildungssystems

Kindertagesstätten sind die ersten öffentlichen Erziehungsinstitutionen, die Kinder besuchen. Ebenso wie das Elternhaus beeinflussen die hier gewonnenen Erfahrungen die Entwicklung der Kinder nachhaltig, gesundheitsrelevante Einstellungen und Verhaltensweisen werden geprägt. Der Kindergarten kann die Entwicklung der Kinder begleiten und in vielfältiger Hinsicht fördern, er kann gegebenenfalls familiär bedingte Defizite ausgleichen, gleichzeitig aber auch durch die meist noch sehr intensive Zusammenarbeit mit den Eltern und der Familie auf die Gestaltung der alltäglichen Lebensbedingungen von Kindern Einfluss nehmen. Durch die Möglichkeit der Einbeziehung der Lebenskontexte der Kinder sind Kindertagesstätten ideale Orte für frühzeitig ansetzende gesundheitsfördernde Maßnahmen.

Kindertagesstätten gehören zu den traditionsreichen Feldern deutscher Sozialpolitik. Öffentliche Einrichtungen für Kinder im vorschulischen Alter haben eine 200-jährige Geschichte, die auf vielfältige Weise mit den jeweiligen gesellschaftlichen Bedingungen verflochten war (Troschke, Gerber, Reiser 1997). Der Begriff Kindertagesstätte umschließt Kindergärten wie auch Hort und Krippe und andere Einrichtungen, in denen Kinder sich für einen Teil des Tages oder auch ganztags aufhalten. Aufgabe dieser Einrichtungen ist die Betreuung, Bildung und Erziehung eines Kindes, die Unterstützung seiner Entwicklung zu einer eigenverantwortlichen und gemeinschaftsfähigen Persönlichkeit.

Die Träger der öffentlichen Jugendhilfe sind aufgefordert, eine ausreichende Versorgung mit Kindergartenplätzen zu gewährleisten und das familienergänzende und -unterstützende Betreuungsangebot entsprechend auszubauen.

10.3 Die Bildungspläne

Die frühkindliche Erziehung und Bildung war in der Vergangenheit in Deutschland vorwiegend unterschiedlichsten kommunalen, privaten und kirchlichen Träger überlassen. Zunehmend wird seit einigen Jahren die große gemeinsame bildungspolitische Aufgabe und gesellschaftliche Verantwortung für die ersten Lebensjahre der Kinder erkannt. Mit der Herausgabe von Bildungs- bzw. Erziehungs- oder Orientierungsplänen für den Elementarbereich sollte der grundlegende Bildungsauftrag von Kindertageseinrichtungen hervorgehoben werden. Damit verbunden wurde das Ziel, klare Aussagen zu machen, wie dieser Auftrag wahrgenommen und umgesetzt werden soll. Die bildungspolitische Bedeutung der Tageseinrichtungen für Kinder sollte hervorgehoben und eine verbindliche Beschreibung ihres Bildungsauftrags vorgenommen werden. Bildungspläne können also als Instrumente zur Sicherung von Bildungsqualität betrachtet werden, wenn sie eine entsprechende Verbindlichkeit besitzen und von den in der pädagogischen Praxis Tätigen auch angenommen werden.

Inzwischen haben alle 16 Bundesländer ihre eigenen Bildungspläne erstellt. Sie unterscheiden sich bereits in der Benennung: So gibt es z.B. das Berliner Bildungsprogramm, die Bildungsempfehlungen in Rheinland-Pfalz, den Orientierungsplan für Bildung und Erziehung in Niedersachen und den Bayerischen Erziehungs- und Bildungsplan. Es sind nicht alleine Begriffe, die die Bildungspläne voneinander unterscheiden, sondern auch unterschiedliche konzeptionelle Ansätze.

Einzelne Bundesländer haben umfangreiche Programme aufgelegt, in denen der jeweilige Bildungsplan fachlich entwickelt, in der Praxis umgesetzt und erprobt und anschließend überarbeitet wird. In anderen Ländern handelt es sich lediglich um knappe Leitlinien bzw. eine kompakte Rahmung des Erziehungs- und Bildungsauftrages von Kindertageseinrichtungen. Die Bildungspläne unterscheiden sich daher sowohl in der Form, in ihrem Umfang sowie in ihren Inhalten als auch in ihrer Intention. Diese kann darauf fokussieren, eher einen fachlichen Rahmen zu bieten, oder auch die Entwicklung praxisrelevanter Aussagen aus dem jeweiligen Bildungsverständnis als Handreichung für die Erzieherinnen in den Vordergrund stellen.

Insgesamt sind die Bildungspläne jedoch nach einem vergleichbaren Muster aufgebaut: Sie definieren Bereiche bzw. Lernfelder, die weniger an Fachdisziplinen sondern mehr an Erfahrungsbereichen der Kinder orientiert sind. Nach Beschluss der deutschen Jugendministerkonferenz vom Mai 2004 sollen vorschulische Bildungspläne folgende Bildungsbereiche umfassen:

- Sprache, Schrift und Kommunikation
- Personale und soziale Entwicklung
- Mathematik, Naturwissenschaft, (Informations-) Technik
- Musische Bildung – Umgang mit Medien
- Körper, Bewegung, Gesundheit
- Natur und kulturelle Umwelten.

10.4 Gesundheit und Bewegung als ein zentraler Bildungsbereich in den Bildungsvereinbarungen der Bundesländer

In allen Bildungsplänen ist Gesundheit meist im Kontext mit Bewegung als ein eigenständiger Bildungsbereich aufgeführt, 9 von 16 Bildungsplänen verbinden die Bereiche «Körper, Bewegung, Gesundheit».

Umfang und Einordnung dieses Bildungsbereiches weisen beträchtliche Unterschiede auf. Während Niedersachsen z.B. dem Thema «Körper, Bewegung, Gesundheit» zwei Seiten (von 59) widmet, geht der bayerische Bildungs- und Erziehungsplan auf 17 Seiten (von 488) ins Detail.

In den Leitgedanken wird die Förderung der kindlichen Verantwortungsübernahme für den eigenen Körper durch gesunde Ernährung und ausreichend Bewegung betont. In den Querverbindungen zu anderen Bereichen wird Bewegung als Hauptbestandteil einer gesunden Lebensweise und Kernbereich der Gesundheitsvorsorge herausgestellt (Bayerisches Staatsministerium 2006). So sollte z.B. auch die Raumausstattung unter dem gesundheitsförderlichen Aspekt den Kindern viele Bewegungs- und Rückzugsmöglichkeiten lassen.

In Sachsen wird der Terminus «somatische Bildung» gewählt. Körper und Bewegung dienen dem Kind, sich seine Umwelt bewusst und über primäre Sinneserfahrung anzueignen. Der Körper wird als «Meldestelle» für gespürte Bedürfnisse und Reize aus der Umwelt gesehen. Die Befriedigung der Grundbedürfnisse wird als Bedingung für das Wohlbefinden und damit auch für die somatische Bildung gesehen. Eine weitere wichtige Forderung ist nach diesem Bildungsplan die Haltungsschulung durch gezielte Kräftigung der Haltungsmuskulatur, Körperbewusstsein und Förderung der Koordination (Sächsisches Staatsministerium für Soziales 2006).

Die Hamburger Bildungsempfehlungen betonen: «Gesundheitserziehung im Elementarbereich geht weit über das Training des Zähneputzens und des Händewaschens in der Kita hinaus. Sie umfasst vielfältige Bewegungsanregungen, Psychomotorik, gesunde Ernährung, Aspekte von Ruhen und Ausagieren ebenso die Sorge und den Einsatz für eine gesunde Umwelt» (Freie und Hansestadt Hamburg 2005, S. 28). Auf die Körperwahrnehmung des Kindes zu achten wird hier als ein wichtiger Bestandteil der Bildungsarbeit in der Kindertagestätte gesehen.

Die Bildungspläne machen deutlich: Gesundheit ist ein wichtiges Thema in der frühkindlichen Bildung, dabei überwiegt eine ressourcenorientierte Sichtweise, die weniger die Krankheitsrisiken der ersten Lebensjahre in den Vordergrund rückt. Vielmehr werden die Bedingungen beschrieben, unter denen Gesundheit sich entwickeln kann. Wird der Blick auf die Stärkung der Ressourcen von Kindern gelegt, mit Stress und Belastungsfaktoren (die z.T. unumgänglich sind) umzugehen, einen aktiven, gesunden Lebensstil zu entwickeln und ein positives Bild von der eigenen Person aufzubauen, dann sind es vor allem Körper- und Bewegungserfahrungen, die hierzu einen wesentlichen Beitrag liefern können.

Trotz dieser positiven Besetzung des Gesundheitsthemas muss doch die Problematik einer gesundheitlichen Fehlentwicklung im frühen Kindesalter angesprochen werden.

10.5 Gesundheitsprobleme im frühen Kindesalter

Bereits in der frühen Kindheit und im vorschulischen Alter kann – trotz eines gut funktionierenden Vorsorgesystems und ausreichender medizinischer Versorgung aller Bevölkerungsschichten – keinesfalls von einer problemlosen, unauffälligen Entwicklung ausgegangen werden.

Die Auswertung von Schuleingangsuntersuchungen und die Analyse der Daten aus Erhebungen zu Früherkennungsuntersuchungen zeigten nach einer Übersicht der Bundeszentrale für gesundheitliche Aufklärung folgende Ergebnisse (BZgA 2002):

- Auffallend viele Kinder weisen Defizite in der motorischen Entwicklung, bei körperlichen Ausdauerleistungen und hinsichtlich ihrer Koordinationsfähigkeit auf. Einhergehend mit einer verringerten körperlichen Leistungsfähigkeit werden in zunehmendem Maße Haltungsschäden festgestellt.
- Über- bzw. Untergewicht gehören ebenfalls zu den häufig festgestellten gesundheitlichen Problemen. Mit steigendem Alter nehmen auch die Formen problematischen Ernährungsverhaltens und der Fehlernährung zu.
- Betroffen sind auch die Sprachentwicklung der Kinder, ihr Hör- und Sehvermögen und die Wahrnehmungsentwicklung. Auch hier ist von einer steigenden Anzahl von Problemfällen bei Kindern im Kindergartenalter auszugehen, die die weitere Entwicklung der Kinder beeinträchtigen können.
- Im Zusammenhang mit Bewegungsbeeinträchtigungen, Wahrnehmungsstörungen und

Koordinationsschwächen sind die Häufung der Unfälle im Straßenverkehr und die Unfälle im häuslichen Umfeld und im Freizeitbereich zu sehen.
- Darüber hinaus leiden viele Kinder bereits im vorschulischen Alter unter Verhaltensauffälligkeiten und Konzentrationsstörungen.

Der vom Robert-Koch-Institut durchgeführte Kinder- und Jugendsurvey (KIGGS) liefert einen umfassenden Einblick in den Gesundheitszustand von Kindern in Deutschland. Als das häufigste Gesundheitsproblem im Kindes- und Jugendalter wurden allergische Erkrankungen (Neurodermitis, Asthma, Heuschnupfen) festgestellt (Kurth 2007). Einen wesentlichen Gesundheitsaspekt stellt auch die Verbreitung von Übergewicht und Adipositas bei Kindern dar. Übergewicht geht langfristig mit hohen gesundheitlichen Risiken einher und kann schwerwiegende Krankheiten wie Diabetes, Bluthochdruck, Störungen des Fettstoffwechsels und Erkrankungen des Muskel- und Skelettsystems zur Folge haben. Die Ergebnisse der KIGGS-Studie bestätigen den häufig vermuteten Anstieg übergewichtiger und adipöser Kinder in allen Altersgruppen. Der Anteil der Übergewichtigen beträgt bei den 3 bis 6 jährigen Kindern bereits 9% und steigt auf über 15 % bei 7 bis 10 Jährigen.

Veränderte Kindheit – Folgen für die Entwicklung

Viele der oben genannten Symptome sind auch als Folgen veränderter Lebensbedingungen von Kindern zu betrachten. Die Einschränkung der Spiel- und Bewegungsmöglichkeiten infolge einer immer stärker expandierenden Technisierung und Motorisierung, sitzende Tätigkeiten und ständig wachsender Medienkonsum sowie der Verlust an unmittelbaren körperlich-sinnlichen Erfahrungen, hat ohne Zweifel entscheidenden Anteil an den bei Kindern in den letzten Jahren gehäuft auftretenden Haltungs- und Bewegungsauffälligkeiten.

Gerade im vorschulischen Alter vollziehen sich grundlegende Entwicklungsprozesse, die die Basis der späteren Haltungs- und Leistungsfähigkeit bilden. Der heranwachsende Organismus ist jedoch auch besonders anfällig gegen Störfaktoren, bedingt durch Zivilisationseinflüsse wie z.B. Bewegungsmangel oder falsche Ernährung.

Die Reduzierung der körperlich-sinnlichen Erfahrungen und die mangelnden Verarbeitungsmöglichkeiten der auf das Kind einströmenden Reize führen zusammen mit der oft gleichzeitig einsetzenden Einschränkung seiner Bewegungsmöglichkeiten nicht selten zu weitergehenden Beeinträchtigungen der kindlichen Entwicklung. In zunehmendem Ausmaß kommt es zu Störungen in der Wahrnehmungsverarbeitung und zu Verhaltensauffälligkeiten. Kommunikative Störungen, Ängste, Aggressivität, mangelnde Konzentrationsfähigkeit und Hyperaktivität sind Symptome, die immer häufiger auftreten und bereits vor dem Schuleintritt zu Problemen der Kinder in der Auseinandersetzung mit ihrer Umwelt führen.

Die Folgen für die Entwicklung von Kindern sind in ihrer Tragweite heute noch gar nicht abzusehen. So führen Wahrnehmungsstörungen nicht selten auch zu Beeinträchtigungen der Konzentrations- und Lernfähigkeit in der Schule.

Gesundheitsförderung muss daher so früh wie möglich ansetzen: Im Kindes- und Jugendalter werden gesundheitsrelevante Einstellungen erworben und entsprechende Verhaltensweisen eingeübt. Gesundheitliche Fehlentwicklungen im frühkindlichen und vorschulischen Alter haben außerdem besonders gravierende Auswirkungen auf die Entwicklung in späteren Lebensjahren und im Erwachsenenalter.

Eine Reihe von gesundheitlichen Beeinträchtigungen und Entwicklungsauffälligkeiten in der frühen Kindheit sind als Zivilisationskrankheiten zu verstehen, sie sind präventiv beeinflussbar. Eine zentrale Rolle spielt dabei die Bewegungsförderung, denn viele der o.g. Symptome sind auf Bewegungsmangel zurückzuführen.

Der Kindergarten – ein Ort ganzheitlicher Entwicklungs- und Gesundheitsförderung

Der settingbezogene Ansatz in der Gesundheitsförderung greift nicht einzelne Problembereiche heraus, sondern wendet sich an Lebensräume und soziale Systeme, in denen Menschen einen großen Teil des Tages verbringen. Kindertagesstätten stellen ein ideales Setting dar, in dem Gesundheitsförderung unter ganzheitlichen, systemischen Gesichtspunkten verwirklicht werden kann.

Rittner (2002) weist darauf hin, dass der Kindergarten ein Setting repräsentiert, das zumindest vier wichtige Grundlagen von Interventionsstrategien erfüllt:

- er erreicht nahezu die gesamte Bevölkerung der jeweiligen Altersstufe
- er kann mit seinen Maßnahmen frühzeitig ansetzen
- er vermittelt Möglichkeiten der Zusammenarbeit mit anderen Institutionen professioneller Gesundheitsförderung
- über Kindergärten lassen sich weiterhin Beziehungen zu anderen Settings (Familie, Freizeiteinrichtungen etc.) aufbauen.

Der Kindergarten kann auch deswegen in besonderer Weise Aufgaben der Gesundheitsförderung übernehmen, als hier im Vergleich z.B. zur Schule ein größerer Spielraum für selbst gesetzte Schwerpunkte besteht. Ohne Leistungs- und Notendruck, ohne Stundentafeln und Rahmenrichtlinien kann hier in viel stärkerem Maße die situative Ausgangslage der Kinder berücksichtigt und auf ihre Bedürfnisse eingegangen werden. Ihr soziales Umfeld und ihre individuelle Problemlage können zum Ansatzpunkt für pädagogisches Handeln gemacht und in präventive Maßnahmen einbezogen werden.

Maßnahmen zur Förderung der Gesundheit von Kindern müssen dabei keine Randstellung im Rahmen des pädagogischen Konzeptes einnehmen, sie decken sich durchaus mit den Aufgaben von Bildung und Erziehung im Elementarbereich.

So wird im Kinder- und Jugendhilfegesetz ausdrücklich die Entwicklung des Kindes zu einer eigenverantwortlichen und gemeinschaftsfähigen Persönlichkeit als Ziel genannt.

Gesundheitsfördernde Maßnahmen sind auch nicht notwendigerweise an bestimmte Inhalte gebunden, am ehesten können sie jedoch dort eingelöst werden, wo Kinder selbstständig handeln, wo sie Erfahrungen der eigenen Wirksamkeit machen, für den Erfolg oder Misserfolg einer Handlung selbst verantwortlich sind, wo sie Regeln des Zusammenlebens mit anderen erlernen und Möglichkeiten konstruktiver Konfliktbewältigung erfahren (BZgA 2001; Zimmer, Dzikowski 2007).

Die pädagogischen Konzepte, die die Lebenssituation des Kindes als Ausgangspunkt für pädagogisches Handeln nehmen (situationsorientierter Ansatz, offene Kindergartenarbeit), bieten gute Anknüpfungspunkte und Voraussetzungen für die Einbeziehung gesundheitserzieherischer Überlegungen in den Kindergartenalltag (Kühne, Regel 2000; Fthenakis, Textor 2000).

So stellt der situationsorientierte Ansatz in der Kindergartenpädagogik die Lebenssituationen der Kinder und der Familie in den Vordergrund. Ausgangspunkt didaktischer Einheiten sind die alltäglichen Erfahrungen der Kinder anstelle künstlicher Lernarrangements. Kinder sollen die Fähigkeit erlangen, in Situationen ihres gegenwärtigen oder zukünftigen Lebens zunehmend selbsttätig und selbstbestimmt zu handeln.

10.6 Zugänge zur Gesundheitserziehung in Kindertagesstätten

Gesundheitserziehung mit erhobenem Zeigefinger, Belehrungen, Ratschläge und Appelle führen nachweislich nicht zu länger andauernden Wirkungen. Sie wecken nicht die Bereitschaft der Betroffenen (Kinder, Erzieherinnen, Eltern), ihr Verhalten im Sinne gesundheitsförderlicher Zielsetzungen zu verändern, z.T. schrecken sie sogar eher ab.

Um Gesundheitserziehung nachhaltig im Kindergarten und in den Familien zu implementieren, müssen Zugänge gesucht werden, die Interesse bei allen Beteiligten wecken, die zur Lösung vorhandener, erkennbarer Probleme beitragen und das persönliche Wohlbefinden spürbar steigern. Die Bildungspläne für den Elementarbereich machen deutlich, wie weit der Begriff «Gesundheit» in Kindertagesstätten gefasst werden kann. Ein solcher Zugang kann z.B. die stärkere Berücksichtigung von Bewegungsmöglichkeiten im Kindergartenalltag, die Vermittlung vielseitiger sinnlicher Erfahrungen sein. Im frühen Kindesalter ist Bewegung Ausdruck unmittelbarer Lebensfreude, gleichzeitig stellt sie jedoch auch ein bedeutsames Mittel der Entwicklungsförderung dar.

Um sich gesund entwickeln zu können brauchen Kinder eine anregungsreiche Umgebung, in der sie selber tätig werden können, die sie mit allen Sinnen erfassen und begreifen können (Zimmer 2004; 2006). In den ersten Lebensjahren werden über Bewegungs- und Wahrnehmungserfahrungen die Grundlagen für eine gesunde, harmonische Persönlichkeitsentwicklung gelegt.

10.7 Ressourcen stärken durch Bewegung

Aus salutogenetischer Perspektive kann es nicht darum gehen, jede Erkrankung zu vermeiden und Risiken ganz zu umgehen. Auch der Umgang mit Erkrankungen und Risiken bietet ein Entwicklungspotenzial, da hier ja Bewältigungsstrategien aufgebaut werden können, auf die später immer wieder zurückgegriffen werden kann.

Die Forschungsergebnisse über Risiko- und Schutzfaktoren in der kindlichen Entwicklung machen deutlich, dass Entwicklung nicht nur als Ergebnis des Wechselspiels zwischen Anlage und Umwelt gesehen werden kann, sondern als ein Prozess, in dem die produktive Verarbeitung der Realität, die Eigenständigkeit und die Eigentätigkeit des Kindes eine wichtige Rolle spielen. Zwar müssen die konkreten Umweltbedingungen, unter denen Entwicklung stattfindet, nach wie vor beachtet werden, neuerdings rücken jedoch immer mehr die Wirkungen, die vom Kind auf seine Umwelt ausgehen, ins Blickfeld.

Dabei gilt es vor allem die Schutzfaktoren zu betrachten, die dazu beitragen, dass Kinder sich auch unter belastenden und ungünstigen Lebensbedingungen gesund entwickeln und lernen, mit belastenden Situationen umzugehen. Unter diesem Aspekt gilt es also die Stärken und Ressourcen eines Kindes aufzudecken, bewusst zu machen, seine Potenziale zu entdecken und weiter auszubauen. Gesundheitswirksame Ressourcen, die über den Körper und die Bewegung aufgebaut und unterstützt werden können, erstrecken sich auf unterschiedliche Bereiche, die in der **Abbildung 1** dargestellt sind (Zimmer 2004).

Die Stärkung *physischer Gesundheitsressourcen* umfasst z.B. die Leistungsfähigkeit des Herz-Kreislaufsystems, die Kräftigung der Muskulatur, die Stärkung des Immunsystems, die Verbesserung des Energiestoffwechsels, die Stärkung des Haltungs- und Bewegungsapparates.

Die *psycho-sozialen Gesundheitsressourcen* beinhalten Unterstützung beim Aufbau eines positiven Selbstkonzeptes, Vermittlung von Selbstvertrauen auch bei schwierigen Aufgabenstellungen, den Umgang mit Erfolg und Misserfolg, das Gefühl des Angenommenseins in der Gruppe, die soziale Unterstützung.

Bewegungsangebote sollten auch dazu beitragen, dass Kinder in ihrem Alltag mehr Bewegungsgelegenheiten aufsuchen und ein Übermaß an sitzenden Tätigkeiten meiden. Freude an Bewegung kann somit zur Verminderung von Risikofaktoren wie Bewegungsmangel beitragen.

Spezielle Bewegungsangebote können zur Bewältigung von Beschwerden oder zur Bearbeitung von Fehlentwicklungen beitragen. Dazu gehören z.B. spezielle Maßnahmen für übergewichtige Kinder oder psychomotorische Angebote für Kinder mit Entwicklungsauffälligkeiten.

Durch eine Verbesserung der motorischen Kompetenzen können präventive Wirkungen

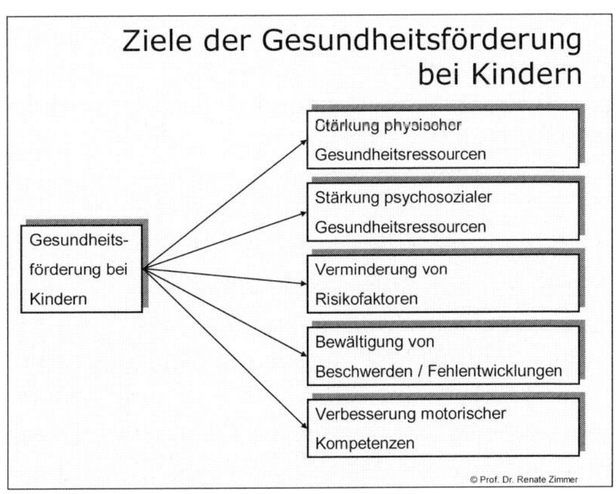

Abbildung 1: Ziele der Gesundheitsförderung bei Kindern

erzielt werden. Koordinative Fähigkeiten tragen z.B. zur Unfallprävention bei und eine Verbesserung der Reaktionsfähigkeit hilft dabei, im Straßenverkehr besser reagieren zu können.

Selbstkonzept und Selbstwertgefühl

Eine wichtige Rolle im Rahmen der psychosozialen Ressourcen nimmt das Selbstkonzept eines Kindes ein. Es ist dafür verantwortlich, wie das Kind sich selbst einschätzt, ob es Vertrauen in die eigenen Fähigkeiten hat, ob es aktiv auf andere zugeht oder sich eher abwartend verhält, ob es bei Schwierigkeiten schnell aufgibt oder sich durch sie geradezu herausgefordert fühlt.

Im Selbstkonzept spiegeln sich einerseits die Erfahrungen wider, die in der Auseinandersetzung mit der sozialen und materialen Umwelt gewonnen worden sind. Andererseits prägen aber auch die Erwartungen, die von der Umwelt an das Kind herangetragen worden sind das Selbstkonzept. Bei der Bildung des Selbstkonzeptes nehmen die über den Körper und die Bewegung gemachten Erfahrungen einen wichtigen Stellenwert ein. Durch Bewegungshandlungen lernen Kinder sich selbst kennen, sie erhalten Rückmeldung über das, was sie können, sie erfahren Erfolg und Misserfolg und erkennen, dass sie ihn selbst bewirkt haben. Sie erleben aber auch, was andere ihnen zutrauen, wie sie von ihrer sozialen Umwelt eingeschätzt werden (Zimmer 2008).

Diese Erfahrungen, Kenntnisse und Informationen münden ein in Einstellungen und Überzeugungen zur eigenen Person, die sich mit dem Begriff «Selbstkonzept» fassen lassen (Zinnecker, Silbereisen 1996).

Das Selbstkonzept wirkt sich in hohem Maße auf das menschliche Verhalten aus. Ein positives Selbstkonzept äußert sich z.B. in der Überzeugung, neuartige und schwierige Anforderungen bewältigen zu können, Probleme zu meistern, eine Situation «im Griff» zu haben. Wird eine schwierige Situation als unüberwindliches Problem oder als besondere Herausforderung erlebt? Wie werden die eigenen Möglichkeiten Probleme zu bewältigen und die eigenen Kompetenzen eingeschätzt?

Die Einschätzung der eigenen Fähigkeiten kann also zu einer «sich selbst erfüllenden Prophezeiung» werden. Besonders betroffen sind hiervon Kinder, die Bewegungsbeeinträchtigungen oder körperliche Auffälligkeiten haben (z.B. übergewichtige Kinder). Körperliche Leistungen und motorische Fähigkeiten haben bei Kindern einen hohen Stellenwert. Die Erfahrung körperlicher Unterlegenheit, Ängstlichkeit und Unsicherheit wirken sich daher schnell auf die Selbstwahrnehmung und damit auch auf das Selbstkonzept des Kindes aus, gleichzeitig beeinflussen sie den sozialen Status und die Position in der Gruppe.

Häufige Misserfolgserlebnisse bergen die Gefahr, dass – z.T. unbewusst – ein negatives Selbstkonzept aufgebaut wird. Das Kind wird sich im Lauf der Zeit noch weniger zutrauen, als es in Wirklichkeit kann. Wird es dann auch noch von den Erwachsenen oder anderen Kindern als «Tolpatsch» eingestuft, werden Leistungen und Fertigkeiten von ihm erst gar nicht erwartet, fühlt es sich auch selbst als Versager bestätigt. Einige dieser Kinder reagieren mit Resignation und Rückzug, andere wiederum versuchen, das Gefühl der eigenen Minderwertigkeit zu kompensieren, indem sie aggressiv werden und ihre motorische Unterlegenheit durch körperliche Angriffe auf andere zu verdecken suchen. Bewegungsangebote werden aus Angst vor neuen Misserfolgserlebnissen gemieden. Durch mangelnde Übung wird schließlich der Leistungsabstand zu den Gleichaltrigen noch größer, durch entsprechende Reaktionen der Gruppenmitglieder wird die Außenseiterposition erhärtet. Das Kind manövriert sich scheinbar selbst in eine ausweglose Situation – ein Kreislauf, bei dem jede neue Erfahrung die eigenen Annahmen bestätigt. So entsteht ein Teufelskreis, aus dem das Kind meist ohne Hilfe nicht mehr herauskommt.

Schutzfaktoren: Selbstwirksamkeit und Kontrollüberzeugung

Der sich abzeichnende Teufelskreis mit seinen ungünstigen Einflüssen auf die Leistungsbereitschaft und die soziale Akzeptanz des Kindes kann durch die bewusste Lenkung der Aufmerksamkeit des Kindes auf indirekt stützende Maßnahmen unterbrochen werden. Sie können quasi als «Schutzfaktoren» dienen. Sie geben Hilfe zur Selbsthilfe, vermitteln dem Kind das Gefühl, die Situation kontrollieren zu können, selbst auf das Geschehen Einfluss nehmen zu können. Als Schutzfaktoren wirken z.B. eine optimistische Einstellung, soziale Unterstützung durch die Gruppe oder durch einen Spielpartner. Am Beispiel der Selbstwirksamkeit soll im Folgenden erläutert werden, wie Schutzfaktoren als «Weg aus dem Teufelskreis» wirken können (Zimmer 2007).

Selbstwirksamkeit und Kontrollüberzeugung

Die Selbstwirksamkeit beinhaltet die subjektive Überzeugung, selbst etwas bewirken und verändern zu können. Dazu gehört die Annahme, selbst Kontrolle über die jeweilige Situation zu haben, sich kompetent zu fühlen und durch die eigenen Handlungen Einfluss auf die materiale oder soziale Umwelt nehmen zu können (Zimmer 2007, siehe dazu auch Beitrag von Franke in diesem Band).

Im Spiel erleben Kinder z.B., dass sie Ursache bestimmter Effekte sind. Im Umgang mit Spielgeräten und bei der Bewältigung von Aufgaben rufen sie eine Wirkung hervor und führen diese auf sich zurück. Das Handlungsergebnis verbinden sie mit der eigenen Anstrengung und dem eigenen Können – und so entsteht ein erstes Konzept eigener Fähigkeiten. Selbstwirksamkeitsüberzeugungen stellen die Grundlage des Selbstkonzeptes dar. Wer glaubt, die Ergebnisse seines Tuns nur wenig im Griff zu haben, wird auch nur wenig Stolz auf das Erreichte empfinden können (Erfolge werden weniger der eigenen Anstrengung und den eigenen Fähigkeiten, sondern eher Glück oder Zufall zugeschrieben).

Sie können für den Erfolg entscheidender sein als die objektiven Leistungsvoraussetzungen. Wer darauf vertraut, eine Aufgabe selbstständig bewältigen zu können, wird sich eher ein gewisses Schwierigkeitsniveau zutrauen. Daraus ergibt sich auch ein stark motivierender Effekt: Situationen, die kontrollierbar erscheinen, werden erneut aufgesucht, die eigene Kompetenzerwartung steigert das eigene Selbstwertgefühl. Umgekehrt besteht die Gefahr, dass Kinder, die glauben, keine Kontrolle über eine Situation zu haben, weniger oft Erfolg erleben und folglich in ihren negativen Erwartungen bestätigt werden. Im Gegensatz dazu werden diejenigen, die davon überzeugt sind, eine Situation unter Kontrolle zu haben, öfter Erfolg haben und ihre Überzeugungen aufs Neue bestätigen. Dies hat einen sich selbst erhaltenden Kreislauf zur Folge.

Hilfen beim Aufbau eines positiven Selbstkonzeptes

Bewegungsangebote, die bei Kindern die Förderung personaler Ressourcen unterstützen und zum Aufbau eines positiven Selbstkonzeptes beitragen wollen sollten:

- eigene Stärken erkennen helfen (in Bewegung Könnenserfahrungen vermitteln)
- Selbstwirksamkeitserfahrungen ermöglichen (sich selbst als Verursacher von Handlungen erleben, Rückführbarkeit einer erfolgreichen Übung auf die eigene Anstrengung)
- Eigenaktivität und Selbsttätigsein herausfordern (eine Aufgabe selbstständig und aus eigener Kraft geschafft haben)
- bei der Einschätzung der eigenen Fähigkeiten keine Vergleiche mit anderen, sondern individuelle Bezugsnormen setzen, so dass das Kind den eigenen, individuellen Leistungsfortschritt bewusst wahrnehmen kann.

Aus dem Vertrauen in eine verfügbare und «beherrschbare» Umwelt und aus dem Zutrauen der sozialen Umgebung (Eltern, Erzieher(in), andere Kinder) in die Fähigkeiten und Tüchtigkeit des Kindes erhält es die Chance, ein positives Selbstkonzept zu entwickeln.

10.8 Maßnahmen der Gesundheitsförderung im Kindergarten

Während für die Schule bereits eine Reihe von Konzepten zur Gesundheitsförderung vorliegen, herrscht hier für den Bereich des Kindergartens noch ein Mangel. Zurzeit besteht sogar die Gefahr, dass aufgrund der Ergebnisse der PISA-Studie eine Vorverlagerung schulischen Lernens in das Kindergartenalter gefordert wird und eine Überfrachtung des Elementarbereichs mit kognitiven Lernzielen die Folge ist. Gesundheitsförderung muss zu einem wesentlichen Bestandteil des Erziehungs- und Bildungsauftrags des Elementarbereichs deklariert werden. Sie kann auf unterschiedlichen Ebenen und in unterschiedlichen Bereichen stattfinden, dabei ist darauf zu achten, dass sie nicht losgelöst vom pädagogischen Konzept des Kindergartens gesehen wird. Folgende Maßnahmen sind daher zu fordern:

- Schaffung günstiger Rahmenbedingungen im Kindergarten (ausreichend große Räumlichkeiten, bedürfnisorientierte Gestaltung der Innen- und Außenräume, aber auch Lärmschutzmaßnahmen)
- Einbindung der Gesundheitsförderung in das pädagogische Konzept des Kindergartens
- Berücksichtigung der Bewegungs- und Ruhebedürfnisse von Kindern
- Qualifizierung der Erzieherinnen zur Einbeziehung gesundheitsfördernder Themen und Inhalte in den Kindergartenalltag (Ausbildung, Fortbildung)
- Entwicklung von Medien und Materialien für eine kindgerechte Gesundheitserziehung
- Intensivierung der Mitarbeit und der Beteiligung der Eltern (Informationsabende für Eltern, gemeinsame Aktionen für Eltern und Kinder)
- Zusammenarbeit der Institutionen, die sich für die gesunde Entwicklung von Kindern einsetzen (Erzieherinnen, Ärzte, Gesundheitsämter, psychologische Beratungsstellen etc.).

Der Erfolg von Maßnahmen der Gesundheitsförderung im Kindesalter hängt in besonderem Maße davon ab, dass geeignete Zugangswege zu Kindern und Eltern entwickelt und genutzt werden. Sie sollten sich weniger auf vorhandene Defizite richten, sondern Kinder, Erzieherinnen und Eltern in ihren Kompetenzen stärken. Die Förderung der körperlich-sinnlichen Erfahrungen stellt einen kindgemäßen Zugang dar, er ermöglicht darüber hinaus aber auch eine Stärkung körperlicher, personaler und sozialer Ressourcen.

Von zentraler inhaltlicher Bedeutung für die Gesundheitsförderung im Kindergarten gelten folgende Leitlinien (Franzkowiak 2002):

- die Förderung von Körpergefühl und Bewegungsfreude
- die Unterstützung von Selbstwirksamkeit und Sozialkompetenzen
- die Immunisierung gegenüber gesundheitsgefährdenden Anreizen in Familie und Lebenswelt sowie
- die Vermittlung altersgerechter Lebenskompetenzen.

Diese Leitlinien lassen sich beispielsweise besonders gut im Rahmen psychomotorischer Erziehung umsetzen. Psychomotorische Förderung verfolgt einerseits das Ziel, über Bewegungserlebnisse zur Stabilisierung der Persönlichkeit beizutragen, also das Vertrauen in die eigenen Fähigkeiten zu stärken. Andererseits soll das Kind jedoch auch in seinen Kompetenzen gestärkt werden, um sich erfolgreich mit sich selbst und seiner sozialen und materialen Umwelt auseinandersetzen zu können (Zimmer 2007).

Im Sinne einer umfassenden Gesundheitserziehung im Kindergarten sollten vor allem auch jene Kinder besondere Beachtung finden, die Entwicklungsdefizite aufweisen. Solche Kinder können z.B. in ihren motorischen oder sprachlichen Fähigkeiten nicht dem Altersdurchschnitt entsprechen, Auffälligkeiten oder Störungen aufweisen, unter konstitutionellen Besonderheiten (z.B. Übergewicht) leiden oder sich nur wenig zutrauen.

Bewegung stellt gerade für diese Kinder ein besonders wirksames Mittel zur Entwicklungsförderung dar. Sie bedürfen allerdings einer besonders sensiblen Betreuung. Diese sollte sich nicht in erster Linie auf die Behebung oder den Ausgleich ihrer spezifischen Schwächen richten. Vielmehr steht die Stärkung ihres Selbstwertgefühls und ihre Integration in die Gruppe als Zielsetzung im Vordergrund. Hier kann eine psychomotorische Förderung, die insbesondere auf eine Stärkung des Selbstvertrauens dieser Kinder ausgerichtet ist, zu einer Veränderung ihrer (negativen) Selbstwahrnehmung beitragen (Zimmer 2007).

10.9 Projekte, Interventions- und Evaluationsstudien zur Effektivität von Fördermaßnahmen

Obwohl die Wirksamkeit psychomotorischer Fördermaßnahmen von Praktikern eindeutig bestätigt wird, sind empirische Studien zur Überprüfung der Effektivität selten. Im Folgenden wird von einer Evaluationsstudie berichtet, die bei 136 Kindern im Alter von vier bis 13 Jahren durchgeführt wurde (Zimmer 2007).

Zur Erhebung der motorischen Entwicklung wurde bei den jüngeren Kindern (bis zum Ende des 6. Lebensjahres) der «Motoriktest für vier- bis sechsjährige Kinder – MOT 4–6» (Zimmer, Volkamer 1987), bei den älteren Kindern der «Körperkoordinationstest für Kinder – KTK» (Kiphard, Schilling 1974) eingesetzt.

Zur Erfassung des Selbstkonzeptes war eine Einschätzskala (SKE) mit insgesamt 10 Items erstellt worden, die sich auf unterschiedliche Bereiche des Selbstkonzeptes erstreckt (Zimmer 2007). Zu drei Messzeitpunkten wurde im Abstand von ca. 6 Monaten bei allen Kindern jeweils einer der beiden Motoriktests durchgeführt, zum gleichen Zeitpunkt wurde auch eine Einschätzung ihres Selbstkonzeptes vorgenommen. In der Auswertung wurden bei dem MOT 4–6 sowohl die Rohwerte (Punktzahl) des Tests als auch der Motorikquotient (MQ) berücksichtigt. Außerdem gingen neben den erwähnten Daten das Alter und das Geschlecht der Kinder in die Auswertung ein. Die Gesamtstichprobengröße betrug bei den 4 bis 6 Jährigen 72, davon waren 46 Jungen, 26 Mädchen.

In der **Tabelle 1** sind das Durchschnittsalter, die Mittelwerte des Motoriktests für 4 bis 6 jährige Kinder (MOT 4–6) und die Selbstkonzepteinschätzung zu den drei unterschiedlichen Messzeitpunkten (Abstand 6 Monate) angegeben.

Es zeigt sich ein deutlicher Anstieg über alle Messzeitpunkte, und zwar sowohl in den Mittelwerten des Motoriktests als auch bei der Selbstkonzept-Einschätzung. Die Differenzen zwischen allen Messzeitpunkten sind signifikant. Es haben sich also alle Werte – sowohl die Ergebnisse in den Motorik-Tests als auch die Einschätzung des Selbstkonzeptes – in einem begrenzten Zeitraum verbessert.

«Hüpfdötzchen – Kindergarten in Bewegung»

Als Beispiel für eine wirkungsvolle und nachhaltige Gesundheitsförderung im Kindergarten soll im Folgenden ein Projekt vorgestellt werden, das auch die Möglichkeit kommunaler Zusammenarbeit verdeutlicht.

Aus dem Arbeitskreis «Prävention im Kindes- und Jugendalter» des Kreises Neuss entstand das Projekt «Hüpfdötzchen – Kindergarten in Bewegung», das das Ziel verfolgte, mittels bewegungsbezogener Maßnahmen und Aktivitäten Bewältigungs-Potenziale im Kindesalter zu vermitteln (Rittner 2002).

In einer Befragung zur wahrgenommenen Häufigkeit von Haltungs- und Bewegungsauffälligkeiten bei Kindern stellten 92 % der befragten Leiterinnen eine Zunahme von Bewegungs- und Koordinationsproblemen bei Kindern im Kindergarten fest. Als Konsequenz aus dieser Entwicklung hielten 87,9 % der Befragten eine stärkere Bewegungsförderung im Kindergarten für sinnvoll. In der eigenen Einrichtung hielten 85,6 % solche Maßnahmen für möglich. Die Kindergartenleiterinnen waren zu 62 % bereit sich sofort an solchen Projekten zu beteiligen, weitere 30,3 % waren an einer späteren Teilnahme interessiert.

Die aus der Befragung gewonnenen Ergebnisse machen deutlich, dass das Thema Bewegung bei den Erzieherinnen einen hohen Stellenwert einnimmt. Bewegung wird als wichtiges Mittel zur Beeinflussung des Gesund-

Tabelle 1: Durchschnittsalter, Mittelwerte des MOT 4–6 und der Selbstkonzepteinschätzung (SKE) bei der 1., 2. und 3. Messung im Abstand von 6 Monaten

Mittelwerte MOT 4-6				
Messzeitpunkt	Alter [Mon]	Mot - MQ	Mot - RW	SKE
1. Messung	60,83	69,22	7,76	15,44
2. Messung	67,11	74,14	11,90	20,11
3. Messung	73,81	82,67	16,79	27,47

heitsverhaltens von Kindergartenkindern angesehen.

Die Umsetzungsphase begann mit Fortbildungsveranstaltungen für Erzieherinnen und Erzieher. Für die Eltern fanden Informationsveranstaltungen statt, des Weiteren wurden regelmäßige Praxisangebote für die Kinder im Kindergarten durchgeführt, an der auch die Erzieherinnen teilhatten.

Die Evaluation des Projektes erfolgte durch die Überprüfung der koordinativen Leistungsfähigkeit der Kinder (Durchführung eines motorischen Tests). Außerdem wurden eine Evaluation der Elterninformationsveranstaltung und eine Befragung der am Projekt beteiligten Erzieherinnen vorgenommen.

Ein zu zwei Messzeitpunkten (unmittelbar vor und nach der Interventionsphase) durchgeführter Koordinationstest (KTK; Kiphard, Schilling 1974) verdeutlichte, dass zum ersten Messzeitpunkt die koordinative Leistungsfähigkeit der 5 bis 6 Jährigen (n = 489) mit einem Mittelwert von 84,5 deutlich unter dem Normwert von 100 lag. Gemessen an der Standardisierungsstichprobe von 1974 lagen deutlich mehr Kinder im Bereich von «auffällig» (38,5 %) bzw. «gestört» (14,5 %).

Nach der Projektlaufzeit von 7 Monaten waren bei den Versuchsgruppen deutliche Verbesserungen der Koordinationsfähigkeit auf einen Testmittelwert von 94,8 zu verzeichnen. Die Auswertung der Elternfragebögen ergab, dass die Informationsveranstaltung als durchweg positiv eingeschätzt wurde. 82,2 % der befragten Eltern beurteilten die Veranstaltung als sehr informativ. Auch die am Projekt beteiligten Erzieherinnen wurden nach Beendigung der Maßnahme mit Hilfe eines Fragebogens zur Realisierung der Projektziele befragt. Insgesamt signalisierten die Ergebnisse den Erfolg der Veranstaltung: 62 % schätzten das Projekt als effektiv ein, 35 % waren etwas unschlüssig (teils – teils), lediglich 3 % sahen keine Effekte.

Nach Angaben der Erzieherinnen führten die im Projekt vermittelten Anregungen auch tatsächlich zu Veränderungen im Kindergartenalltag. So geben 74,2 % der Befragten an, in ihrer Arbeit verstärkt Elemente der Bewegungsförderung aufgegriffen zu haben. 91,7 % der Erzieherinnen möchten auch in Zukunft stärker Bewegungsaspekte in ihre Arbeit einbeziehen.

Rittner (2002) kommt zu dem Schluss, dass es gelungen ist, mit dem Projekt «Hüpfdötzchen – Kindergarten in Bewegung» über ein vergleichsweise einfaches Medium und Vorgehen der Gesundheitsförderung im Kindergarten im Kreis Neuss wichtige Impulse mit nachweisbarer Wirkung vermittelt und entsprechend implementiert zu haben. Das Projekt ist nunmehr auch Bestandteil des WHO-Netzwerkes «Regionen für Gesundheit».

«Kinder stark machen» – Suchtprävention im Kindergarten

Das bundesweite Modellprojekt «Kinder stark machen» hat den Anspruch, ursachenorientierte Vorbeugung zu leisten und die Suchtprävention als Teil der Gesundheitsförderung in den Kindergarten zu integrieren. Grundgedanke ist die Förderung der Lebenskompetenz von Kindern. Beim Kasseler Arbeitskreis «Kinder stark machen» stand Bewegung als zentrales Medium der Auseinandersetzung des Kindes mit der eigenen Person und mit der Umwelt im Vordergrund. Projektziele waren u.a. die Stärkung des Selbstwertgefühls, der Aufbau protektiver Faktoren wie die positive Einstellung zum eigenen Körper, Kommunikationsfähigkeit und Genussfähigkeit, der Umgang mit Gefühlen wie Langeweile, Angst und Wut.

Die Umsetzung erfolgte über drei Projektbestandteile: einen Informations-, einen Ermutigungs- und einen Psychomotorikteil. Informationen zum Thema Suchtprävention sollten Eltern und Erzieherinnen über Suchtverhalten informieren und eigenes Konsumverhalten hinterfragen. Mit Hilfe von Supervision und Fortbildungen wurde die Stärkung des Selbstwertgefühls der Erzieherinnen angestrebt, eigene Ängste sollten überwunden und der positive Umgang mit den Kindern gestützt werden.

Der Psychomotorikteil wendete sich an die Kinder und Erzieherinnen. Motologen führten sowohl psychomotorische Übungsstunden für Kinder als auch Fortbildungsveranstaltungen für die Erzieherinnen durch. Ziel war die Förderung der Körpererfahrung, die Vermittlung von Mut und Selbstvertrauen durch Erprobung des eigenen Körpers.

Die Projektevaluation zeigte eine signifikante Veränderung hinsichtlich der Verhaltensweisen und Einstellungen von Erzieherinnen und Eltern. Auch bei den Kindern wurden Verhaltensänderungen festgestellt: Sie waren selbstständiger und selbstbewusster, das Sozialverhalten war ausgeglichener, die Integration von Außenstehenden und «schwächeren» Kindern gelang besser (Kasseler Arbeitskreis 2002).

Weitere Ergebnisse empirischer Interventionsstudien

Rethorst (2004) führte eine Studie in Kindergärten durch, die an der Modellmaßnahme «Kinder in Bewegung» des Landes Nordrhein-Westfalen teilgenommen haben. Neben der Ermittlung der Effektivität von Bewegungsförderung auf die motorischen Leistungen der Kinder stellte sie die Frage, inwieweit Geschlecht und Alter der Kinder sich hinsichtlich der Effektivität auswirkten. An der Untersuchung nahmen 164 Kinder im Alter zwischen 3,5 und 7 Jahren teil, davon besuchten 107 Kinder die Interventionskindergärten, 57 Kinder die Kontrolleinrichtungen. Zur Überprüfung der Effekte wurde eine einjährige Längsschnittuntersuchung mit drei Messzeitpunkten am Anfang und nach je sechs Monaten durchgeführt. Als Messinstrument wurde der MOT 4–6 (Zimmer, Volkamer 1987) eingesetzt. Bei vergleichbaren Ausgangswerten zeigten die Kinder in den Interventionskindergärten zum zweiten und dritten Messzeitpunkt signifikant bessere Leistungen im MOT 4–6. Bei der näheren Analyse der Veränderungswerte vom ersten zum letzten Messzeitpunkt zeigte sich ein signifikanter Alterseffekt: Die jüngeren Kinder profitierten mehr von der Intervention als die älteren Kinder. Keine Unterschiede zeigten sich dagegen hinsichtlich des Geschlechts: Jungen wie Mädchen profitierten gleichermaßen von dem Zusatzangebot.

Einen wesentlichen Aspekt der Gesundheitserziehung nimmt die Unfallprävention ein. Kambas et al. (2004) gingen in einer Studie der Frage nach, ob eine Schulung der Bewegungskoordination bei Kindergartenkindern die Anzahl der Unfälle verringern kann. 71 Kinder einer Versuchsgruppe nahmen an einem gezielten Bewegungsangebot von 2 x 45 Minuten pro Woche teil. Ziele des Programms waren die Schulung der koordinativen Fähigkeiten und der elementaren Fertigkeiten wie Werfen, Fangen, Springen. Die parallelisierte Kontrollgruppe, die keine zusätzliche Förderung erhielt, bestand aus 75 Kindern. Zur Evaluation wurde die Leistungsfähigkeit der Kinder zu sieben Messzeitpunkten erhoben. Die letzte Messung fand vier Monate nach Ende der Intervention statt. Als Testinstrument wurde der MOT 4–6 (Zimmer, Volkamer 1987) verwendet. Per Fragebogen wurden in den Kindergärten Angaben zum Unfallgeschehen erhoben.

Die Studie ergab, dass 77 % der Unfälle im Kindergarten auf motorische Defizite zurückzuführen sind, nur 14 % gingen auf technische und 9 % auf andere Ursachen zurück. Bei den Werten im Motoriktest erreichten die Kinder der Interventionsgruppe erheblich größere Verbesserungen (7,38 Punkte) als die Kinder der Kontrollgruppe (1,04 Punkte). Diese signifikanten Verbesserungen blieben auch im Anschluss an die Intervention über drei Monate erhalten. Kinder mit schwächeren Ausgangsleistungen profitierten besonders von der Intervention. Besonders interessant war, dass die Anzahl der Unfälle sich in der Interventionsgruppe im Verlauf des Programms deutlich reduzierte, während die Unfallhäufigkeit in der Kontrollgruppe unverändert hoch blieb (Kambas et al. 2004).

Von einer psychomotorischen Bewegungsförderung können motorisch auffällige Kinder besonders profitieren. Zu diesem Ergebnis kommt eine Studie von Dordel und Welsch (1999). Acht motorisch auffällige Kinder erhielten über den Zeitraum von sechs Monaten 20 Fördereinheiten von jeweils 60 Minuten. Ziel dieser psychomotorischen Förderstunden waren die Förderung der Wahrnehmung, der Aufbau eines positiven Selbstkonzeptes und die Förderung sozialer und intellektueller Kompetenzen. Zur Beurteilung des motorischen Entwicklungsstandes wurde der MOT 4–6 herangezogen. Nach Ablauf des Förderzeitraumes konnte festgestellt werden, dass sich die Kinder in ihren MQ-Werten von 77 auf 94,5 Punkte verbessert hatten. Vor der

Intervention lagen die durchschnittlichen MQ-Werte im unterdurchschnittlichen Bereich, nach der Intervention waren sie in den Normalbereich angestiegen. Darüber hinaus wurden auch Verbesserungen in der Kontaktaufnahme, in der Stimmung und in der sozialen Interaktion (Hilfsbereitschaft, Einhalten von Regeln, usw.) festgestellt.

10.10 Schlussüberlegungen

Sowohl in bildungspolitischer als auch in gesundheitspolitischer Hinsicht kommt den Kindertagesstätten eine hohe Bedeutung zu. Dabei muss allerdings bedacht werden, dass der Erfolg der pädagogischen Arbeit auch von ihren Rahmenbedingungen abhängt. In Kindertagesstätten betrifft dies sowohl die Gruppenstärke als auch die personelle Besetzung. Hier besteht zur Zeit die Gefahr, dass sich unter dem Druck finanzieller Engpässe die Bedingungen eher verschlechtern als verbessern. Wenn Kinder in ihrem Lebensalltag schon immer größeren Belastungen ausgesetzt werden, dann sollten wenigstens für familienergänzende Erziehungs- und Betreuungseinrichtungen optimale Voraussetzungen geschaffen werden.

Mit dem Rechtsanspruch auf einen Kindergartenplatz ab dem dritten Lebensjahr und der derzeit anvisierten Erweiterung der Kindertagesplätze für Kinder unter drei Jahren kann erwartet werden, dass Maßnahmen der Gesundheitserziehung eine große Zahl von Kindern und deren Familien erreichen. Insbesondere müsste dies Kindern aus sozial benachteiligten Familien zugutekommen, denn diese sind besonderen Gesundheitsrisiken ausgesetzt. Sie ernähren sich weniger gesund, bewegen sich weniger, neigen häufiger zu Übergewicht. Der settingbezogene Ansatz einer Gesundheitserziehung im Kindergarten könnte sowohl die Kinder als auch deren Familien erreichen.

Die Risiken werden in der modernen Gesellschaft für Kinder kaum einzudämmen sein. Im Zentrum des pädagogischen Interesses müssen daher zunehmend die Potenziale und Möglichkeiten stehen, die die kindliche Entwicklung schützen und stärken. Dies ist ein positiver pädagogischer Denkansatz, der einschließt, dass Erwachsene sich um die Verbesserung der Lebensbedingungen von Kindern kümmern und für die Minderung möglicher Risikofaktoren einsetzen. Darüber hinaus ist es aber ebenso wichtig, die personalen, körperlichen und sozialen Ressourcen der Kinder zu unterstützen. Es gilt ihnen dabei behilflich zu sein, die eigenen Stärken zu entdecken, mit Schwächen umzugehen und eine positive Lebenseinstellung zu entwickeln.

Ein solches Verständnis von Gesundheitsförderung geht über Kariesprophylaxe, Vollwertkost und Entspannungstraining hinaus. Es befähigt Kinder, auch in späteren Lebensjahren mit Stressfaktoren umzugehen, Zuversicht und Optimismus zu bewahren und Belastungssituationen zu bewältigen.

Literatur

Bayerisches Staatsministerium für Arbeit und Sozialordnung, Familie und Frauen/Staatsinstitut für Frühpädagogik (Hrsg.) (2006). Der Bayerische Bildungs- und Erziehungsplan für Kinder in Tageseinrichtungen bis zur Einschulung. Weinheim.

BZgA (Hrsg.) (2001). Gesundheitsförderung im Kindergarten. Köln: BZgA.

BZgA (Hrsg.) (2002). Gesundheit von Kindern. Epidemiologische Grundlagen. Köln: BZgA.

Dordel, S., Welsch, M. (1999). Motorische Förderung im Vorschul- und Einschulungsalter. In: Haltung und Bewegung, 19, 5-21.

Franzkowiak, P. (2002). Leitfragen, Empfehlungen und Perspektiven zur Gesundheitsförderung im Kindergarten. In: «Früh übt sich ...» Gesundheitsförderung im Kindergarten. BZgA: Köln, 192.

Freie und Hansestadt Hamburg (2005). Hamburger Bildungsempfehlungen für die Bildung und Erziehung von Kindern in Kindertageseinrichtungen. Hamburg.

Fthenakis, E.F., Textor, M.P. (Hrsg.) (2000). Pädagogische Ansätze im Kindergarten. Weinheim: Beltz.

Gopnik, A., Kuhl, P., Meltzoff, A. (2003). Forschergeist in Windeln. München: Piper.

Hassenstein, B. (2006). Verhaltensbiologie des Kindes. Münster: MV-Wissenschaft.

Hüther, G. (2007). Sich zu bewegen heißt fürs Leben lernen! Die erfahrungsabhängige Verankerung sensomotorischer Repräsentanzen und Metakompetenzen während der Hirnentwicklung. In: Hunger, Zimmer (Hrsg.). Bewegung, Bildung, Gesundheit, 12-22.

Kambas, A., Antoniou, K., Xanthi, G., Heikenfeld, R., Taxildaris, K., Godulias, G. (2004). Unfallverhütung durch Schulung der Bewegungskoordination bei Kindergartenkindern. In: Deutsche Zeitschrift für Sportmedizin, 55, 44-47.

Kasseler Arbeitskreis (2002). Kinder stark machen – Suchtprävention im Kindergarten. In: «Früh übt sich...» Gesundheitsförderung im Kindergarten. Köln: BZgA, 197.

Kiphard, E.J., Schilling, F. (1974). Körperkoordinationstest für Kinder (KTK). Weinheim: Beltz.

Kühne, T., Regel, G. (Hrsg.) (2000). Bildungsansätze im offenen Kindergarten. Hamburg: EBV.

Kurth, B.M. (2007). Der Kinder- und Jugendgesundheitssurvey (KIGGS). In: Bundesgesundheitsblatt – Gesundheitsforschung – Gesundheitsschutz, 50 (5/6), 533-546.

Rethorst, S. (2004). «Kinder in Bewegung» – Welche Chancen bieten bewegungsfreundliche Kindergärten für die motorische Entwicklung im Kindesalter? In: Sportunterricht, 53, 72-78.

Rittner, V. (2002). Gesundheitsförderung im Vorschulbereich – Möglichkeiten kommunaler Zusammenarbeit. In: «Früh übt sich...» Gesundheitsförderung im Kindergarten. Köln: BZgA, 142ff.

Sächsisches Staatsministerium für Soziales (2006). Sächsischer Bildungsplan. Berlin: das netz.

Troschke, J., Gerber, U., Reiser, U. (1997). Gesundheitsförderung im Kindergarten. In: Prävention, 20, 7-10.

Zimmer, R. (2004). Kursbuch Bewegungsförderung. München: Don Bosco.

Zimmer, R. (2006). Handbuch der Sinneswahrnehmung. Grundlagen einer ganzheitlichen Erziehung. Freiburg: Herder.

Zimmer, R. (2007). Handbuch der Psychomotorik. Theorie und Praxis der psychomotorischen Förderung von Kindern. Freiburg: Herder.

Zimmer, R. (2008). Handbuch der Bewegungserziehung. Freiburg: Herder.

Zimmer, R.. Dzikowski, P. (2007). Sozialkompetenz stärken – Ein Beitrag aus dem Projekt «Bewegungs- und Gesundheitsförderung in Kindertagesstätten». In: Motorik, 30, 35-43.

Zimmer, R., Volkamer, M. (1987). Motoriktest für vier- bis sechsjährige Kinder. MOT 4-6. Weinheim: Beltz.

Zinnecker. J., Silbereisen, R.K (1996). Kindheit in Deutschland. München: Juventa.

11 Gesundheitserziehung in Schulen

Britta Michaelsen-Gärtner, Heinz Witteriede, Peter Paulus

11.1 Einleitung

Im ersten Zugriff auf den Beitragstitel «Gesundheitserziehung in Schulen» scheint sich die Aufmerksamkeit sogleich auf den Handlungsbegriff der «Erziehung» zu fokussieren, der in seiner Grundbestimmung ein gezieltes und formendes Einwirken auf Personen bezeichnet. Die Begriffspaarbildung verweist dabei unmittelbar auf die Richtung der Einflussnahme, die in dem Nomen «Gesundheit» bestimmt ist. Hier anschließend erkennt die semantische Analyse in der Präposition «in» den Hinweis auf den Ort der erzieherischen Tätigkeit, der ihr als «Schulen» gegeben ist. Es geht also zusammengefasst um ein absichtsvolles Einwirken auf Personen in Richtung Gesundheit am Ort Schule, nicht um eine unmittelbare Einflussnahme auf diese Einrichtung selbst. In dieser Hinsicht greifen andere gesundheitsbezogene Interventionsformen (siehe dazu auch Beitrag von Wulfhorst und Hurrelmann in diesem Band). Die Einordnung schulischer Gesundheitserziehung in diesen Kontext, die Darstellung ihrer spezifischen Themen und zentralen Strategien, deren Illustration anhand von Praxisbeispielen mit Effektivitätsnachweisen und schließlich die Analyse von Entwicklungsperspektiven, bezeichnet den Gegenstand dieses Beitrages.

11.2 Gesundheitserziehung im Kontext schulbezogener Gesundheitsinterventionen

In erforderlicher Weiterführung der gegebenen Eingangsbestimmungen können schulbezogene Gesundheitsinterventionen allgemein als gesundheitswissenschaftlich begründete Eingriffe definiert werden, die zum Ziel haben, individuelles Verhalten und/oder organisatorisch-gesellschaftliche Rahmenbedingungen systematisch und nachhaltig zu verändern. Dabei lassen sich grundsätzlich zwei zentrale Zielrichtungen bzw. «Eingriffslogiken» (Hurrelmann, Klotz, Haisch 2007, siehe auch Beitrag von Wulfhorst und Hurrelmann in diesem Band) unterscheiden: a) Steigerung von Gesundheit/Wohlbefinden (*Gesundheitsförderung*), b) Vermeidung von Erkrankungen (*Prävention*).

Es kann allerdings auch der weithin anerkannte Zusammenhang von Gesundheit/Wohlbefinden und Leistungsfähigkeit von Menschen primär in Rechnung gebracht werden. In diesem Fall werden die genuinen Ziele und Aufgaben der jeweiligen Einrichtung/Organisation zum konzeptionellen Ausgangspunkt der Interventionen; hier die Steigerung von Bildungs-, Erziehungs- und Schulqualität. Die Interventionen dienen dann erkennbar sowohl den spezifischen Einrichtungszielen als auch der Realisierung entsprechender Gesundheitsziele.

Ihre handlungsleitende Orientierung generiert sich insbesondere aus Erkenntnissen, Konzepten, Strategien und Methoden der Pädagogik, Psychologie, Soziologie, Sozial-

Medizin, Epidemiologie, Ökonomie, Ökologie, Prävention und Gesundheitsförderung (Witteriede 2009).

Als eine Realisierungsform schulbezogener Gesundheitsinterventionen adaptiert die schulische Gesundheitserziehung hier je nach Arbeitsthema (Stressbewältigung, Suchtprävention, Konfliktbewältigung etc., siehe unten) Methoden und Strategien und nutzt verfügbare Konzepte für ihre pädagogischen Zwecke. Analog zur grundsätzlichen Differenzierung von Bildung und Erziehung in Deutschland (Löw 2006; Marotzki, Nohl, Ortlepp 2005) kann für sie allgemein eine bewusste und planvolle Einwirkung auf Menschen zur Beeinflussung ihres gesundheitsrelevanten Verhaltens durch professionelle Fachkräfte als wesentlich angegeben werden, während sich Gesundheitsbildung insbesondere durch den Moment der Selbsttätigkeit im Prozess der Aneignung von gesundheitsrelevantem Fakten- und Orientierungswissen kennzeichnen lässt (Raithel, Dollinger, Hörmann 2007; Hörmann 2004; siehe auch Beitrag von Wulfhorst und Hurrelmann sowie Beitrag von Hörmann in diesem Band).

In historischer Perspektive ist die Gesundheitserziehung zunächst ausschließlich von der sogenannten «Zeigefinger und Abschreckungsdidaktik» (Informationsvermittlung über Risikofaktoren und potenzielle Konsequenzen) bestimmt, der ein einfach-lineares Gesundheitsbild zugrunde liegt: «Hör auf zu rauchen, sonst bekommst du Raucherbeine oder Lungenkrebs! Lass dich impfen, dann wirst du nicht krank! Ernähre dich richtig, sonst wirst du zu dick und stirbst an Herzverfettung!» etc. Diese Ausrichtung bei gleichzeitiger Vernachlässigung verhältnispräventiver Erfordernisse ist allerdings bereits Mitte der 1970er Jahre massiver Kritik ausgesetzt (Sabo 2003a). Zudem führen empirische Befunde nach und nach zur Einsicht in die begrenzte Wirksamkeit ihrer Strategien (Hurrelmann, Nordlohne 1993).

Das 1986 von der Weltgesundheitsorganisation (WHO) mit der Ottawa-Charta begründete Konzept der Gesundheitsförderung kann nicht zuletzt auch als eine Antwort auf diese Situation gesehen werden (Sabo 2003a). Gesundheit ist jetzt nicht mehr negativ, sondern ausdrücklich positiv im Sinne eines umfassenden körperlichen, seelischen und sozialen Wohlbefindens definiert, zu dessen Erlangung es notwendig ist, «[...] dass sowohl Einzelne als auch Gruppen ihre Bedürfnisse befriedigen, ihre Wünsche und Hoffnungen wahrnehmen und verwirklichen sowie ihre Umwelt meistern bzw. sie verändern können» (WHO 1986, S.1). Gesundheitsförderung zielt entsprechend darauf ab «[...] allen Menschen ein höheres Maß an Selbstbestimmung über ihre Gesundheit zu ermöglichen und sie dadurch zur Stärkung ihrer Gesundheit zu befähigen» (WHO 1986, S.1). Hier ist zum Beispiel auch die Gesundheitsbildung einzubinden, die sich ihrerseits der Gesundheitsförderung durch die Betonung von Selbstaneignung und Eigenständigkeit (siehe oben) und die entsprechende Verwendung teilnehmerorientierter, sozialer und selbstbestimmter Lernformen (Sabo 2003b) empfiehlt.

In der Charta sind mit Blick auf die Programmrealisierung drei zentrale Handlungsstrategien und fünf primäre Handlungsfelder genannt, die in der Folge auf die Arbeit in und mit Schulen übertragen wurden. **Tabelle 1** zeigt einen entsprechenden Überblick (Michaelsen-Gärtner, Witteriede 2008).

In der schulischen Gesundheitserziehung finden die skizzierten Entwicklungen in Deutschland 1992 einen Richtung weisenden Niederschlag in der Stellungnahme «Zur Situation der Gesundheitserziehung in der Schule» des Sekretariats der Ständigen Konferenz der Kultusminister der Länder (KMK 1992). Nach dieser Richtung weisenden – jedoch bisher einzigen – gemeinsamen Positionsbestimmung der 16 Bundesländer hat eine schulische Gesundheitserziehung neuerer Prägung den «[...] Auftrag zur Förderung einer gesundheitsdienlichen Lebensweise und Lebenswelt im Hinblick auf die physische, psychische und soziale Gesundheit» (KMK 1992, S.7) von Schülerinnen und Schülern. Dazu soll sie nach ihrer Auffassung:

- «Schülerinnen und Schüler befähigen, gesundheitsförderliche Entscheidungen zu treffen und so Verantwortung für sich und ihre Umwelt mit zu übernehmen,
- dazu beitragen, dass sich Schülerinnen und Schüler eigener Verhaltensweisen und

Tabelle 1 Handlungsfelder, -strategien und -ebenen der Ottawa-Charta im Horizont von Schule (nach Barkholz et al. 1998)

Handlungsfelder, -strategien und -ebenen der Ottawa-Charta und ihre Implikationen für die Schule				
	Handlungsfelder	**Handlungsstrategien**	**Handlungsebenen**	**Im Kontext von Schule**
5.	Gesundheitsförderliche Gesamtpolitik schaffen	befähigen und ermöglichen, anwaltschaftliche Vertretung	Gesellschaft / Politik	Schulische Gesundheitsförderung in den Horizont von Politik bringen
4.	Gesundheitsförderliche Lebenswelten schaffen	vermitteln und vernetzen, befähigen und ermöglichen,	Lebenswelt / Umwelt	Öffnung von Schule, Vernetzung, Nutzung öffentlicher Ressourcen
3.	Neuorientierung der Gesundheitsdienste	befähigen und ermöglichen, anwaltschaftliche Vertretung,	Organisation / Institution	Organisationsentwicklung, Schulkultur pflegen, Gesundes Schulprofil
2.	Unterstützung von Gemeinschaftsaktionen	vermitteln und vernetzen, befähigen und ermöglichen	Gruppen	Klasse, Kollegium, Elternschaft
1.	Persönliche Kompetenzen entwickeln	befähigen und ermöglichen	Personen	Persönlichkeit stärken, gesunde Lebensweise ermöglichen

Werte sowie der Verhaltensweisen und Werte anderer bewusst werden,
- Schülerinnen und Schülern Kenntnisse und Fähigkeiten vermitteln, die die Entwicklung einer gesundheitsförderlichen Lebensweise unterstützen,
- das Selbstwertgefühl von Schülerinnen und Schülern entwickeln helfen und fördern» (ebd., S.8).

Gleichwohl dieser positiv zu bewertenden Neuorientierung bleiben auch hier noch wichtige Themen der Gesundheitsförderung wie die Entwicklung gesundheitsförderlicher Organisationen, Lebenswelten und Gemeinschaftsaktionen (Verhältnisebene) und Möglichkeiten ihrer Bearbeitung in und mit Schulen offen.

Die zunächst wesentlich themenzentrierte Umsetzung von Gesundheitsförderung in deutschen Schulen zu Beginn der 1990er Jahre, wie sie in dem BLK-Modellversuch: «Gesundheitsförderung im schulischen Alltag» (Barkholz, Homfeldt 1994) begegnet, schreitet zwar bereits entsprechend voran, kann im Gesamtergebnis aber ebenfalls noch nicht hinreichend in der angemerkten Hinsicht überzeugen.

Erst durch den zwischenzeitlich von der WHO entwickelten Setting-Ansatz der «Gesundheitsfördernden Schule» (Verhaltens- und Verhältnisaspekte des Lern-, Arbeits- und Lebensraums Schule werden kombiniert bearbeitet) kommt es hier zu einem deutlichen Qualitätssprung. Der Ansatz wird in Deutschland im Rahmen von zwei BLK-Modellversuchen: «Netzwerk Gesundheitsfördernde Schulen» (Barkholz, Paulus 1998) und «OPUS: Offenes Partizipationsnetz und Schulgesundheit» (Barkholz et al. 2001) bundesweit erfolgreich erprobt.

Seit 2003 wird aber unter Verweis auf eine unzureichende Implementierungsrate des Ansatzes und der anhaltenden Diskussion um Bildungs- und Schulqualität argumentiert, dass schulische Gesundheitsförderung ihren konzeptionellen Ausgangspunkt grundsätzlich vom Bildungs- und Erziehungsauftrag von Schule nehmen muss, um langfristig erfolgreich sein zu können. Gesundheitsinterventionen sollen in der Art angeboten werden, dass sie einen Beitrag zur Steigerung der Bildungs-, Erziehungs- und Schulqualität erkennbar werden lassen und gleichzeitig die Förderung von Gesundheit auf Verhaltens- und Verhältnisebene leisten (Paulus, Witteriede 2008). Systematisch abgebildet wird dieser Ansatz in dem Konzept der «Guten gesunden Schule» (Paulus 2003, Hurrelmann, Settertobulte 2006, Brägger, Posse, Israel 2008).

In dem damit abgesteckten Feld von Realisierungsformen schulbezogener Gesundheitsinterventionen wird die Gesundheitserziehung in der Schule heute entsprechend der gesetzlichen Vorgaben der Länder im Rahmen der Lehrplanvorgaben für sich stehend ausgeführt oder in neuer Prägung systematisch in die aufgezeigten Ansätze integriert. Nachfolgend werden ihre zentralen Themen und Strategien dargestellt und diskutiert.

11.3 Themen und Strategien schulischer Gesundheitserziehung

Die in Kapitel 11.2 aufgezeigte Entwicklung und Einordnung der Gesundheitserziehung spiegelt sich weniger in einer Veränderung ihrer Inhalte als in einer veränderten Denkrichtung wider. So sind auch heute noch Themen und Handlungsfelder der traditionellen Gesundheitserziehung aktuell, wenngleich für eine umfassende Gesundheitserziehung aus heutiger Sicht weitere Schwerpunkte ergänzt werden müssen.

Während in den 50er Jahren gesundheitserzieherische Maßnahmen zumeist auf praktische Hinweise und Vorschriften zu Körperhygiene, Zahnkaries und gesunder Ernährung abzielten, standen in den 70er Jahren die Wissensvermittlung in Bezug auf die Themen Rauchen, Bewegung und Stress im Vordergrund. Zu Beginn der 80er Jahre wurde die bis dahin praktizierte gesundheitliche Aufklärung um Maßnahmen zur Abschreckung erweitert: Filme, Bilder oder Plakate von Drogentoten, Krebsgeschwüren, Raucherbeinen oder Aidskranken sollten in der Bevölkerung Angst erzeugen und so als Abschreckung für krankheitsfördernde Verhaltensweisen dienen. Mitte der 80er Jahre setzte hier im Zuge der Verabschiedung der Ottawa Charta zur Gesundheitsförderung ein grundsätzlicher Perspektivenwechsel ein, der sich ebenfalls auf die Gesundheitserziehung auswirkte. Während bis dato hauptsächlich eine an so genannten «Risikofaktoren orientierte Beeinflussung des individuellen Verhaltens» im Zentrum der gesundheitserzieherischen Bemühungen stand, fanden jetzt ergänzend die Lebensräume und sozialen Verhältnisse, in denen Menschen leben, spielen und arbeiten, Beachtung. Gleichzeitig wurde die einseitige Ausrichtung an Krankheit durch eine Gesundheitsorientierung abgelöst. Damit rückte auch die Schule als ein Ort für Gesundheitserziehung und Gesundheitsförderung stärker in das Zentrum der Aufmerksamkeit (BZgA 2006).

Anfang der 90er Jahre wurde sodann die bereits genannte Positionsbestimmung der Kultusministerkonferenz der Länder «Zur Situation der schulischen Gesundheitserziehung» verabschiedet. In diesem Bericht benennt die KMK neben einer neuen Zielsetzung (siehe oben) auch die folgenden Themenschwerpunkte schulischer Gesundheitserziehung:

- Hygiene/Zahngesundheitspflege
- Ernährungserziehung
- Sexualerziehung und AIDS-Prävention
- Suchtprävention
- Erste Hilfe
- Sport- und Bewegungserziehung (KMK 1992).

Trotz der in der Zielsetzung des Berichts anklingenden Neuausrichtung schulischer Gesundheitserziehung, zeigt diese Auflistung lediglich die Themen bisheriger Gesundheitserziehung und spiegelt damit ein eher traditionelles Verständnis wider. Nach heutigem Verständnis einer schulischen Gesundheitsförderung ist der genannte Themenkatalog nochmals mindestens um die nachfolgenden Inhalte zu erweitern:

- Stressvermeidung/Stressbewältigung
- Konflikterkennung und Konfliktbewältigung
- Prävention von umweltbedingten Erkrankungen (unter anderem Lärmschutz, Allergien, Hautkrebs)
- Förderung eines gesunden Ernährungsverhaltens
- Prävention von Infektionskrankheiten (zum Beispiel Hepatitis B)
- Vermeidung von Unfällen
- Umgang mit chronischen Krankheiten
- Prävention des Arzneimittelmissbrauchs/Dopings
- Förderung des Nichtrauchens (BZgA 2000)
- Förderung der psychischen Gesundheit, Prävention von Depression (Bundesministerium für Gesundheit 2006).

Mit der skizzierten Erweiterung ihrer Themen ordnet sich die moderne Gesundheitserziehung zunehmend in den Zusammenhang der

Gesundheitsförderung in der Schule ein. Dem sollte zukünftig auch eine vermehrte Orientierung an deren Strategien und Prinzipien folgen. Dies beinhaltet nach Auffassung der Bundeszentrale für gesundheitliche Aufklärung, dass sie:

- verhaltensbezogen an der Lebenswelt von Schülerinnen und Schülern ansetzt
- handlungsorientiert und partizipativ vorgeht
- sich an einem umfassenden Gesundheitsbegriff orientiert
- und die Menschen ganzheitlich in ihren physischen, psychischen, sozialen und ökologischen Bezügen berücksichtigt (BZgA 2006).

Ähnlich benennt Hurrelmann als wesentliche Strategien moderner Gesundheitserziehung die Förderung von Wissen und die Beeinflussung von Einstellungen und Verhaltensdispositionen, «[...] um die Fähigkeit zu vermitteln, das eigene Verhalten gesundheitsförderlich auszurichten, die gesundheitsrelevante Umwelt aktiv mitzugestalten und die eigene Gesundheit zu stabilisieren.» (2006, S.203). In diesen Sinn verfolgt die Gesundheitserziehung eine systematische Veränderung individuellen Gesundheitsverhaltens (vgl. auch Beitrag von Wulfhorst und Hurrelmann in diesem Band).

In der Übertragung auf das Handlungsfeld Schule kann die Gesundheitserziehung z.B. lehrplangebunden im Fachunterricht und fachübergreifend durchgeführt werden. Es kann jedoch nicht ausreichen, Gesundheitserziehung nur an ein bestimmtes Unterrichtsfach (wie z.B. den Biologieunterricht) abzugeben. Die Themen der Gesundheitserziehung sollten in möglichst vielen Fächern anhand verschiedener Lernbeispiele immer wieder aufgegriffen werden. So können im Mathematikunterricht beispielsweise Statistiken zu Sport- oder Verkehrsunfällen bearbeitet werden, «[...] wobei persönliche Verhaltensweisen am Abschluss der Recherchevorgänge kurz und präzis erörtert werden» (Biener 2006, S. 19).

Die folgende tabellarische Übersicht (**Tab. 2**) zeigt weitere Möglichkeiten der unmittelbaren Integration von Themen der Gesundheitserziehung in verschiedene Unterrichtsfächer.

Neben einer solchen fachübergreifenden Durchführung schulischer Gesundheitserziehung ist eine spiralcurriculare Vorgehensweise, bei der die Themen der Gesundheitserziehung über alle Schulstufen hinweg unter verschiedenen Aspekten immer wieder behandelt werden, bedeutsam und zu empfehlen (Biener 2006, siehe auch Beitrag von Weiglhofer in diesem Band). Ebenso anzuregen ist ihre systematische Integration in die eingangs genannten Formen schulischer Gesundheitsinterventionen im Sinne eines stärkeren Bezugs zur schulischen Gesundheitsförderung, Organisations- und Qualitätsentwicklung. Nachfolgend sind Praxisbeispiele schulischer Gesundheitserziehung beschrieben, für die Wirksamkeitsnachweise vorliegen.

Tabelle 2: Möglichkeiten der Integration von Themen der Gesundheitserziehung in verschiedenen Unterrichtsfächern

Unterrichtsfach	Beispiele zur Umsetzung von Gesundheitserziehung im Unterricht
Deutsch	Gesundheits- und Krankheitserfahrungen in der deutschen Literatur
Englisch	Gesundheits- und Krankheitserfahrungen in der englischen Literatur
Mathematik	Berechnung des Bodymaßindexes
Geschichte	Verständnis von Gesundheit und Krankheit (vom biomedizinischen Krankheitsmodell zum Konzept der Salutogenese)
Ethik Religion	Gesundheit als Wert, Sinnstiftung und Gesundheit
Sport	Zusammenhang von Bewegung, Entspannung und Gesundheit (Yoga, Progressive Muskelentspannung)
Kunst	Interpretation von Kunstwerken, die sich mit Gesundheit und Krankheit auseinandersetzen
Biologie	Physische und psychische Gesundheit/Krankheit (Psychosomatik)
Musik	Der Einfluss von Musik auf das Wohlbefinden, Interpretation von Musiktiteln, die sich mit Gesundheit oder Krankheit auseinandersetzen

11.4 Programmbeispiele aus der Praxis schulischer Gesundheitserziehung mit Effektivitätsnachweisen

In den vergangenen Jahren wurden verschiedene Ansätze schulischer Gesundheitserziehung entwickelt, die neben den klassischen Vorgehensweisen zunehmend auch Methoden und Strategien der Gesundheitsförderung adaptieren und geeignete Konzepte nutzen. So kommt beispielsweise auch der Förderung von Lebenskompetenzen in diesem Zusammenhang eine immer stärkere Rolle zu.

Eine kommentierte Übersicht über empirisch evaluierte deutsche Präventionsprogramme mit dem Schwerpunkt der Kompetenzentwicklung gibt die BZgA (2005). Eine ähnliche Übersicht bieten auch Kaluza und Lohaus (2006) sowie der Fachbereich Gesundheitspsychologie des BDP (2005). Die dort aufgeführten Programme behandeln – in Anlehnung an die beschriebenen Inhalte der Gesundheitserziehung – z.B. Themen wie Substanzmissbrauch, Aggressivität, Gewalt und Kriminalität, Förderung psychischer Gesundheit/Prävention von Angststörungen und Depression, Stressmanagement oder Ernährung.

Die nachfolgende **Tabelle 3** listet eine Auswahl an Programmen auf, die im Klassenverband durchgeführt werden.

Für die in der Übersicht aufgeführten Programme liegen jeweils detaillierte Evaluationsergebnisse und Effektivitätsnachweise vor. Allgemein kann hinsichtlich der Effektivität von schulischer Gesundheitserziehung aus den Ergebnissen verschiedener Forschungsarbeiten zusammengefasst werden, dass *einzelne* Aktivitäten oder Programme, die von Lehrkräften im Klassenraum durchgeführt werden, eher begrenzte nachhaltige Effekte erzielen können. Erfolg versprechender scheinen längerfristig angelegte Maßnahmen, die die ganze Schule adressieren und in umfassende Strategien der Schulentwicklung sowie der Gesundheitsförderung in Schulen (Settingansatz, z.B. Gesundheitsfördernde Schule) eingebunden sind (International Union for Health Promotion and Education 1999; Lister-Sharp et al. 1999; Evans et al. 2005; Stewart-Brown 2006; St.Leger et al. 2007; Dür 2007). Auch die inhaltliche Ausrichtung der Programme ist von Bedeutung. Zu den erfolgreichsten Programmen gehören Aktivitäten zur Förderung der psychischen Gesundheit (einschließlich Gewaltprävention) sowie gesunder Ernährung und Bewegung, die im Rahmen ganzheitlicher Ansätze umgesetzt werden (Stewart-Brown 2006). Programme, die Prävention von Drogenmissbrauch, «Safer Sex» oder Mundhygiene zum Ziel haben, sind internationalen Studien zufolge am wenigsten erfolgreich. Aus deutscher Perspektive sind Programme zur Mundhygiene bzw. Kariesprophylaxe hingegen als sehr erfolgreich zu bewerten. Ein möglicher Grund könnte sein, dass in deutschen Schulen hierfür ein gesetzlich verpflichtender Rahmen geschaffen wurde (Pieper 2005).

Aus diesen Analysen und anderen Erfahrungswerten aus der schulischen Praxis sind Handlungsempfehlungen abgeleitet worden (z.B. Evans et al. 2005; Jerusalem 2008), wie Programme gestaltet sein müssen, damit sie möglichst erfolgreich in und gemeinsam mit Schulen adaptiert und umgesetzt werden können. Nach einer Checkliste der Autoren für den Bereich der mentalen Gesundheit sollen entsprechende Programme

- theoretisch gut begründet sein
- individuen- und settingzentriert sein
- Interventionsfelder übergreifend sein
- Mehr-Komponenten-Interventionen beinhalten
- partizipations- und empowerment-orientiert sein
- ressourcen-, fertigkeits- aber auch defizit-orientiert sein
- kulturell angepasst sein
- strukturiert (manualisiert, Curricula) sein
- auf einer variablen Didaktik basieren
- durch trainierte Anleiter/innen durchgeführt werden
- Unterstützungsstrukturen vorhanden sein
- sich über mindestens 9 Monate erstrecken (kurze Interventionen sind nur bei Risikogruppen erfolgreich)
- multimodal gemessen werden
- in bestehende Versorgungsstrukturen implementiert werden.

Tabelle 3. Auswahl von Programmen mit Effektivitätsnachweisen, die im Kontext schulischer Gesundheitserziehung eingesetzt werden

Titel des Programms	Zielstellung	Zielgruppe	Programmdurch-führende	Kontakt
ALF –Allg. Lebenskompetenzen und -fertigkeiten	Suchtprävention durch Lebenskompetenz-training	Schüler/innen (5. - 6. Klasse) im Klassenverband	Lehrkräfte nach empfohlener Einführungs-fortbildung	IFT Institut für Therapieforschung München, buehler@ift.de
Berliner Programm zur Suchtprävention in der Schule	Sucht- und Drogenprävention durch Förderung von Lebens- und Bewältigungs-kompetenzen	Schüler/innen (11 - 18 J.) im Klassenverband	Klassenlehrer/innen nach Schulung	Lehrstuhl für Päd. Psychologie und Gesundheitspsych. Universität Berlin, Jerusalem@Educat. HU-Berlin.de
Be Smart – Don't Start	Primärprävention des Rauchens	Schüler/innen der 6. bis 8. Klasse im Klassenverband	Lehrkräfte, nach Einführungs- und Fortbildungs-veranstaltungen	Institut für Therapie- und Gesundheitsforschung, Kiel, besmart@ift-nord.de
Eigenständig werden	Gesundheitsförderung und Persönlichkeits-entwicklung (Gewalt und Suchtprävention)	Schüler/innen der Jahrgangstufen 1-4 im Klassenverband	Lehrkräfte, die an einer Schulung teilgenommen haben	Institut für Therapie und Gesundheitsforschung, IFT-Nord, info@eigenstaendigwerden.de
Erwachsen werden	Prävention von Missbrauch psychoaktiver Substanzen	Schüler/innen der Sekundarstufe 1 im Klassen-verband	Lehrkräfte, die an einer Schulung teilgenommen haben	Hilfswerk der Deutschen Lions e.V. www.lions-quest.de
Faustlos	Prävention von impulsivem und aggressivem Verhalten	Schüler/innen der 1.-3. Klasse im Klassenverband	Lehrkräfte nach Einführungsveranstaltung	Heidelberger Präventionzentrum, info@faustlos.de
Fit und stark im Leben	Prävention von Aggression, Sucht, Stress	Schüler/innen der Klassenstufen 1/2, 3/4, 5/6 im Klassenverband	Lehrkräfte (Fortbildung empfohlen, aber nicht verpflichtend)	Institut für Therapie und Gesundheitsforschung, IFT-Nord hanewinkel@ift-nord.de
MindMatters	Ganzheitliche Förderung der psychischen Gesundheit	Schüler/innen der Sekundarstufe 1, Lehrkräfte, nicht unterrichtendes Personal, Eltern	Lehrkräfte (Fortbildung empfohlen, aber nicht verpflichtend)	Leuphana Universität Lüneburg, Zentrum für Angewandte Gesundheitswissen-schaften mindmatters@uni-lueneburg.de
Klasse 2000	Suchtprävention, Förderung des Selbstwertes und sozialer Kompetenz	Schüler/innen der Jahrgangsstufen 1-4 im Klassenverband	Lehrkräfte und Klasse2000-Gesundheitsförderer	Verein Programm Klasse2000 e.V., Nürnberg, info@klasse2000.de
Snake	Stressbewältigung	Schüler/innen der 5. und 6. Klassen im Klassenverband	Psychologen mit vorheriger Schulung	Universität Bielefeld, Fakultät für Psychologie und Sportwissenschaft, arnold.lohaus@uni-bielefeld.de
Stark im Leben	Nikotinprävention, Magersuchtprävention, Reduktion von Risikoverhalten, Schutzmaßnahmen	Schüler/innen der 7. und 8. Klasse im Klassenverband	Lehrer und Schüler (Peer-Leader) mit vorangegangener Schulung	Pädagogische Hochschule Ludwigsburg, Hinz-Arnold@PH-Ludwigsburg.de

Zusammenfassend verweisen die skizzierten Ergebnisse auf ein höheres Wirksamkeitspotenzial ganzheitlicher Ansätze schulischer Gesundheitsförderung. Ein weitreichend elaboriertes, international hoch bewertetes Konzept stellt das auf dem Settingansatz basierende Programm der Gesundheitsfördernden Schule dar.

Die internationalen Erfahrungen mit diesem Setting-Ansatz haben zu Systematisierungen geführt, so dass heute Handlungsfelder und Prinzipien dieses Ansatzes einheitlich beschrieben werden können (Weare 2000; St. Leger 2000). Sie sind in mehreren Konzeptionen vor allem international ausgearbeitet worden, eine Übersicht bietet die **Tabelle 4**.

Die verschiedenen Konzeptionen lassen sich in einem generischen Modell des Setting-Ansatzes schulischer Gesundheitsförderung überführen. Die folgende **Tabelle 5** stellt dieses Modell dar.

Gleichwohl sich ganzheitliche Ansätze schulischer Gesundheitsförderung wie dargestellt als wirksamer erwiesen haben, wird in den letzten Jahren auch zunehmend argumentiert, dass schulische Gesundheitsförderung ihren konzeptionellen Ausgangspunkt grundsätzlich vom Bildungs- und Erziehungsauftrag von Schule nehmen sollte, um langfristig in größerer Breite erfolgreich sein zu können. Vor dem Hintergrund einer unzureichenden Implementierungsrate des Ansatzes der Gesundheitsfördernden Schule und der anhaltenden Diskussion um Bildungs- und Schulqualität sollten Gesundheitsinterventionen in der Art angeboten werden, dass sie einen Beitrag zur Steigerung der Bildungs-, Erziehungs- und Schulqualität leisten und gleichzeitig zur Förderung von Gesundheit auf Verhaltens- und Verhältnisebene beitragen. Systematisch abgebildet wird dieser Ansatz in dem Konzept der «Guten gesunden Schule» (Paulus 2003; Hurrelmann, Settertobulte 2006; Brägger, Posse, Israel 2008). «Die gute gesunde Schule ist eine Schule, die sich in ihrer Entwicklung klar den Qualitätsdimensionen der guten Schule verpflichtet hat und die bei der

Tabelle 4: Übersicht über Konzeptionen schulischer Gesundheitsförderung im Settingansatz

Konzeptionen Gesundheitsfördernder Schulen	Länder
Health Promoting School Network	AUS
Schweizerisches Netzwerk Gesundheitsfördernder Schulen / Radialprofile	CH
INDI 9 - Self evaluation tool for the Czech HPS model	CZ
Felder schulischer Gesundheitsförderung (K. Hurrelmann / E. Nordlohne)	D
Stern der Gesundheitsfördernden Schule (P. Paulus)	D
Schule & Gesundheit	D, Hessen
Audit gesunde Schule	D, Sachsen- Anhalt
European Health Promotion Indicator Development (EUHPID) (Teil des European Community Health Indicator – Projects; ECHI)	EU
European Network of Health Promoting Schools (ENHPS) /Schools for health in Europe (SHE)	WHO, EU, CE
New Health Promotion «Health Promotion Framework»	NL
SchoolBeat	NL
Health Promoting School Model	PL
Eco-Holistic Model of Health / Radial Profile	UK
School Health Status (vormals: School Health Standard)	UK
Comprehensive School Health Program	US
Coordinated School Health Program	US
Focus on Resources for Effective School Health (FRESH)	US, UN etc.
School Health Index	US
IQES Instrumente zur Qualitätsentwicklung in Schulen (einschl. Gesundheitsitems)	CH, D, Nordrhein-Westfalen, Hessen
SEIS-08 Selbstevaluation in Schulen (einschl. Gesundheitsitems)	D, mehrere Bundesländer; Bertelsmann-Stiftung

Tabelle 5: Handlungsfelder (innen) und Prinzipien (außen) der Gesundheitsfördernden Schule (in Anlehnung an Paulus, 2003)

<table>
<tr><td colspan="4">Salutogenese
Ausrichtung am Konzept der Salutogenese: Kohärenzsinn der Schulmitglieder stärken: Gefühl der Verstehbarkeit, Gefühl der Machbarkeit, Gefühl der Sinnhaftigkeit vermitteln.</td></tr>
<tr><td rowspan="3">Partizipation
Empowerment
Advokatorisches Eintreten
Die Schule entscheidet selbst darüber, welche gesundheitlichen Probleme aufgegriffen und bearbeitet werden. Im Idealfall sind alle Schulbeteiligten mit ihren gesundheitsbezogenen Wünschen und Erwartungen eingebunden. In advokatorischer Hinsicht kann der Schule die Aufgabe zufallen, im Gesundheitsinteresse der Schüler/innen Maßnahmen einzuleiten, die zum Erhalt ihrer zukünftigen Handlungsoptionen beitragen.</td><td>Lehren, Lernen
Curriculum
Gesundheit als Thema des Lehrens und Lernens und auch als gesundheitsförderliche Didaktik und Methodik des Lehrens und Lernens (z.B. ganzheitliches Lernen, mit allen Sinnen; Bewegung und Lernen,...).</td><td>Schulkultur und schulische Umwelt
Gesundheit als Prinzip der Schulkultur sowie als Prinzip baulicher Maßnahmen der Schulgestaltung (z.B. psychosoziales Klima; Schulhof als Lebens- und Freizeitraum, ...).</td><td rowspan="3">Innere/ Äußere Vernetzung
Aufbau von
Kooperationsbeziehungen und Partnerschaften sind wichtig, um Synergieeffekte generieren zu können. Damit lassen sich sowohl die verschiedenen Maßnahmen in der Schule als auch diejenigen, die die Schule mit externen Partnern durchführt, in einem übergreifenden Konzept integrieren.</td></tr>
<tr><td colspan="2">Gesundheitsfördernde Schule</td></tr>
<tr><td>Dienste,
Kooperationspartner
Einbezug außerschulischer Partner/psychosozialer bzw. medizinischer Dienste zur Stärkung schulischer Gesundheitsförderung (z.B. schulpsychologische Dienste, Gesundheitsämter, Krankenkassen).</td><td>Schulisches Gesundheitsmanagement
Entwicklung sowie Anwendung von Prinzipien und Strategien schulbetrieblicher Gesundheitsförderung.</td></tr>
<tr><td colspan="4">Ganzheitliches Konzept von Gesundheit und ihrer beeinflussenden Faktoren
Gesundheit wird in der Gesundheitsfördernden Schule umfassend - in Weiterentwicklung der Gesundheitsdefinition der WHO von 1948 - als physische, psychische, soziale, ökologische und spirituelle Balance des Wohlbefindens verstanden.
Nachhaltige Entwicklungsinitiativen für Schulentwicklung
Schulische Gesundheitsförderung soll als Impuls für die Entwicklung der Schule verstanden werden. Sie soll Teil der Schulentwicklung sein und nicht als Initiierung einzelner «Events» verstanden werden, die immer mal wieder stattfinden, oftmals aber ohne nachhaltige Wirkung in der Schule sind.</td></tr>
</table>

Verwirklichung ihres sich daraus ergebenden Erziehungs- und Bildungsauftrages gezielt Gesundheitsinterventionen einsetzt. Ziel ist die nachhaltig wirksame Steigerung der Erziehungs- und Bildungsqualität der Schule» (Paulus 2003, S.15).

11.5 Schlussbetrachtung und Perspektiven schulischer Gesundheitserziehung

Moderne schulische Gesundheitserziehung kann erfolgreich sein. Dies zeigen die Evaluationsergebnisse der aufgeführten Programmbeispiele aus der Praxis sowie die Ergebnisse der genannten Studien. Sie verweisen allerdings ebenfalls darauf, dass größere Erfolge mit einem ganzheitlichen Ansatz schulischer Gesundheitsförderung erreicht werden können. Demnach scheint es auch wenig sinnvoll, Gesundheitserziehung in der Schule lediglich ein eigenes Unterrichtsfach zuzuweisen oder anhand von isolierten, themenspezifischen Projekten/Programmen durchzuführen. Gesundheitserziehung sollte vielmehr zu einem fächerübergreifenden und fächerverbindenden Unterrichtsprinzip werden und systematisch in einen ganzheitlichen Ansatz schulischer Gesundheitsförderung integriert werden. Maßgeblich für die Erfolgschancen schulischer Gesundheitserziehung ist deren Einbettung in das übergreifende Normen- und Wertesystem der Schule, das im Leitbild und im Schulprogramm seine Verankerung erfährt sowie ihre systematische Integration in Formen ganzheitlicher schulischer Gesundheitsförderung wie dem Setting-Ansatz der Gesundheitsfördernden Schule. Neuere Erfahrungen lassen in diesem Zusammenhang den Ansatz der Guten gesunden Schule, dessen übergeordnetes Ziel darin besteht, durch Gesundheitsinterventionen die Schul- und Bildungsqualität zu verbessern und gleichzeitig die spezifischen Gesundheitsbildungsziele, die zum Bildungs- und Erziehungsauftrag der Schule gehören, effizienter zu erreichen, besonders geeignet erscheinen. Gesundheitserziehung würde damit die Lehrkräfte in ihrer eigentlichen pädagogischen Arbeit unterstützen und wäre keine zusätzliche Aufgabe mehr. Auf diese Weise würde sich die schulische Gesundheitserziehung tragfähige Perspektiven für die Zukunft erschließen.

Literatur

Barkholz, U., Gabriel, R., Jahn, H., Paulus, P. (2001). OPUS – Offenes Partizipationsnetz und Schulgesundheit. Gesundheitsförderung durch vernetztes Lernen. Abschlussbericht der Projektleitung und der wissenschaftlichen Begleitung. Berichtszeitraum 1. Juni 1997 bis 30. Juni 2000. Norderstedt: Books on Demand.

Barkholz, U., Paulus, P. (1998). Gesundheitsfördernde Schulen. Konzept, Projektergebnisse, Möglichkeiten der Beteiligung, Werbach-Gamburg: G. Conrad – Verlag für Gesundheitsförderung.

Barkholz, U., Homfeldt, H.G. (1994). Gesundheitsförderung im schulischen Alltag. Entwicklungen, Erfahrungen und Ergebnisse eines Kooperationsprojekts. Weinheim: Juventa.

Brägger, G., Posse, N., Israel, G. (Red.) (2008). Bildung und Gesundheit. Argumente für eine gute gesunde Schule. Bern: h.e.p. verlag ag.

Bundesministerium für Gesundheit (Hrsg.) (2006). 6. nationales Gesundheitsziel: Depressive Erkrankungen verhindern, früh erkennen, nachhaltig behandeln. Gesundheitsziele.de. Bericht vom 1. März 2006. Bonn: BMG.

Bundeszentrale für gesundheitliche Aufklärung (BZgA) (2006). Jugendgesundheit geht alle an! Informationen für interessierte Lehrerinnen und Lehrer zur Gesundheitsförderung in Schulen. Berghein: Druckpunkt.

Bundeszentrale für gesundheitliche Aufklärung (Hrsg.) (2005). Gesundheitsförderung durch Lebenskompetenzprogramme in Deutschland. Köln: Bundeszentrale für gesundheitliche Aufklärung.

Dür, W. (2007). Gesundheitsförderung in der Schule. Empowerment als systemtheoretisches Konzept und seine empirische Umsetzung. Bern: Huber.

Evans, D.L., Foa, E.B., Gur, R.E., Hendin, H., O'Brien, C.P., Seligman, M.E.P., Walsh, B.T. (eds.) (2005). Treating and preventing adolescent mental health disorders. What we know and what we don't know. A research agenda for improving the mental health of our youth. Oxford: Oxford University Press.

Fachbereich Gesundheitspsychologie, Sektion GUS, Berufsverband Deutscher Psychologinnen und Psychologen (2005). Maßnahmen zur Gesundheitsförderung, Prävention und Rehabilitation mit Effektivitätsnachweisen. Sammlung aus Umfragen unter Experten für Gesundheitspsychologie. http://www.bdp-gus.de/gp/texte/massnahmen1.pdf [14.10.2008].

Hörmann, G. (2004). Gesundheit und Bildung. Von der Prävention zur Gesundheitsförderung. In: Thema Jugend, 3, 11-12. Auch verfügbar unter: http://www.ph-freiburg.de/ gesundheitsp%E4dagogik/Downloads/Gesundheit_und_Bildung.pdf [23.07.2008].

Hurrelmann, K., Settertobulte, W. (2006). Schritt für Schritt. Auf dem Weg zur guten gesunden Schule. In: Landesinstitut für Schule/Qualitätsagentur, Rheinischer Gemeindeunfallversicherungsverband, Gemeindeversicherungsverband Westfalen Lippe (Hrsg.): Forum Schule. Die Perspektive wechseln. Gute gesunde Schule (Themenheft). Ausgabe 1/2006. Soest: Landesinstitut für Schule.

Hurrelmann, K., Klotz, Th., Haisch, J. (2007). Einführung: Krankheitsprävention und Gesundheitsförderung. In: Hurrelmann, K., Klotz, Th., Haisch, J. (Hrsg.). Lehrbuch Prävention und Gesundheitsförderung. Lehrbuch Gesundheitswissenschaften. 2. Aufl. Bern: Huber, 11-19.

Hurrelmann, K., Nordlohne, E. (1993). Gesundheitsförderung in der Schule – Konzeptionen, Erfahrungen und Evaluationsergebnisse. In: Pelikan, J. et al. (Hrsg.). Gesundheitsförderung durch Organisationsentwicklung. Weinheim: Juventa, 100-118.

International Union for Health Promotion and Education (ed.) (1999). The evidence of health promotion effectiveness. Part two. Evidence book. Brussels: ECSC.

Jerusalem, M. (2008). Gesundheitsförderung. In: Schneider, W., Hasselhorn, M. (Hrsg.). Handbuch der Pädagogischen Psychologie. Göttingen: Hogrefe, 452-458.

Kaluza, G., Lohaus, A. (2006). Psychologische Gesundheitsförderung im Kindes- und Jugendalter. Eine Sammlung empirisch evaluierter Interventionsprogramme. Zeitschrift für Gesundheitspsychologie, 14, 119-134.

Lister-Sharp, D., Chapman, S., Stewart-Brown, S., Sowden, A. (1999). Health promoting schools and health promotion in schools: two systematic reviews. Health Technology Assessment, 3, 22, 1-207.

Löw, M. (2006). Einführung in die Soziologie der Bildung und Erziehung. Krüger, H.-H. (Hrsg.). 2. durchges. Aufl. Opladen et al.: Budrich.

Marotzki, W., Nohl, A.-M., Ortlepp, W. (2005). Einführung in die Erziehungswissenschaft. Krüger, H.-H. (Hrsg.). Wiesbaden: Verlag für Sozialwissenschaft.

Michaelsen-Gärtner, B., Witteriede, H. (2008). Schulische Gesundheitsinterventionen und Qualitätsentwicklung: ein systematischer Überblick. Erscheint in: Paulus, P. (Hrsg.). Schule – Gesundheit – Bildung: Bestandsaufnahme und Perspektiven schulischer Gesundheitsinterventionen. Weinheim: Juventa.

Paulus, P. (2003). Schulische Gesundheitsförderung – vom Kopf auf die Füße gestellt. Von der gesundheitsfördernden Schule zur guten gesunden Schule. In: Aregger, K., Lattmann, P. (Hrsg.). Gesundheitsfördernde Schule – eine Utopie? Konzepte, Praxisbeispiel, Perspektiven Luzern: Sauerländer, 92-116.

Paulus, P., Witteriede, H. (2008). Schule – Gesundheit – Bildung. Bilanz und Perspektiven. (Projektbericht F2033. Bundesanstalt für Arbeitsschutz und Arbeitsmedizin). Dortmund, Berlin, Dresden: Bundesanstalt für Arbeitsschutz und Arbeitsmedizin. Ebenfalls verfügbar unter: http://www.baua.de/de/Publikationen/Publikaionen.html__nnn=true [15.10.2008].

Pieper, K. (2005). Epidemiologische Begleituntersuchungen zur Gruppenprophylaxe 2004. Bonn: Deutsche Arbeitsgemeinschaft für Jugendzahnpflege.

Raithel, J., Dollinger, B., Hörmann, G. (2007). Einführung Pädagogik. 2. durchgesehene und erw. Aufl. Wiesbaden: VS Verlag für Sozialwissenschaften.

Sabo, P. (2003a). Gesundheitserziehung. In: BZgA (Hrsg.). Leitbegriffe der Gesundheitsförderung. Glossar zu Konzepten, Strategien und Methoden der Gesundheitsförderung. 4. Aufl. Schwabenheim an der Selz: Fachverlag Peter Sabo, 71-72.

Sabo, P. (2003b). Gesundheitsbildung. In: BZgA (Hrsg.). Leitbegriffe der Gesundheitsförderung, a.a.O., 69-71.

Sekretariat der Ständigen Konferenz der Kultusminister der Länder in der Bundesrepublik Deutschland (Hrsg.) (1992). Zur Situation der Gesundheitserziehung in der Schule. Bonn: KMK.

Stewart-Brown, S. (2006). What is the evidence on school health promotion in improving health or preventing disease and, specifically, what is the effectiveness of the health promoting schools approach? Copenhagen: WHO Regional Office for Europe (Health Evidence Network Report), (www.euro.who.int/document/e88185.pdf).

St.Leger, L., Kolbe, L., Lee, A., McCall, D., Young, I. (2007). School health promotion: achievements, challenges and principles. In: McQueen, D.V., Jones, C.M. (eds.). Global perspectives on health promotion effectiveness. New York: Springer, 107-124.

WHO (1986). Ottawa Charter for Health Promotion. First international conference on health promotion. Ottawa, 21 November 1986; deutsche Übersetzung verfügbar unter: Arbeitskreis Gesundheitsfördernde Hochschulen (AK GFHS). Internationale Entwicklungen in der Gesundheitsförderung. www.gesundheitsfördernde-hochschulen.de [04.08.2008].

Witteriede, H. (2009). Glossar zu Grundbegriffen im Themenfeld Gesundheit – Bildung – Entwicklung. «die initiative – Gesundheit – Bildung – Entwicklung in Niedersachsen» (Hrsg.). Schriftenreihe ZAG Forschungs- und Arbeitsberichte, Band 26. Lüneburg: Zentrum für angewandte Gesundheitswissenschaften. Verfügbar unter: http://www.dieinitiative.de [15.10.2008].

12 Gesundheitserziehung im Betrieb

Annekatrin Wetzstein und Dirk Windemuth

12.1 Einleitung

Wirtschaftsstrukturelle und technisch-arbeitsorganisatorische Entwicklungen verändern das Gesicht der Arbeitswelt. Sie sind mit neuen Anforderungen an die Arbeitnehmer verbunden und beeinflussen somit auch die Arbeitsbedingungen sowie die Qualität der Belastungen, denen Arbeitnehmer ausgesetzt sind. Arbeitsbelastungen, die an Bedeutung gewonnen haben, sind beispielsweise hohe Anforderungen an die Qualität der Arbeitsergebnisse, enge Terminbindungen, Arbeitsunterbrechungen, Arbeitsverdichtung und damit Zeitdruck, emotionale Belastungen in pflegerischen und sozial betreuenden Berufen oder gesundheitliche Risiken durch Bewegungsmangel. Insbesondere psychomentale und psychosoziale Belastungen haben im Produktions-, Verwaltungs- und Dienstleistungssektor in den vergangenen Jahrzehnten an Bedeutung gewonnen.

Die Bedeutung von Arbeit für den Menschen und insbesondere für seine Gesundheit wurde in zahlreichen epidemiologischen und arbeitspsychologischen Untersuchungen nachgewiesen. Arbeit als aktiver Prozess fordert und fördert den Menschen und ist damit Entwicklungs- und Veränderungsgrundlage. Veränderungen aufgrund des Arbeitsprozesses können beim Menschen sowohl stabile (habituelle) als auch instabile (temporäre) Veränderungen sein. Zu den stabilen Veränderungen zählen auf der einen Seite z.B. der Erwerb von Fertigkeiten, Zufriedenheit, körperliche Gesundheit und psychische Stabilität sowie allgemein auch die Veränderung von Einstellungen, auf der anderen Seite aber auch Beschwerden, Erkrankungen, Unzufriedenheit, Depression oder vermehrter Genussmittelgebrauch. Instabile positive Veränderungen beim Menschen sind z.B. Anstrengung, Freude, Wohlbefinden; negative Reaktionen sind z.B. Ermüdung, Angst, Monotonie, Sättigung, Stress etc. Diese Fehlbeanspruchungsfolgen können sich langfristig in Krankheiten, z.B. in Herz-Kreislauf-Erkrankungen, manifestieren. Arbeit und die mit ihr verbundenen betrieblichen Konstellationen können also sowohl Quelle von Gesundheit als auch von Krankheit sein.

Gesundheitserziehung im Betrieb beinhaltet sowohl Maßnahmen, die den Beschäftigten darüber aufklären, wie seine Gesundheit erhalten werden kann, als auch Maßnahmen, die ihn zu einem entsprechenden Gesundheitsverhalten motivieren; ferner Aktionen, die unmittelbar die Gesundheit des Beschäftigten erhalten oder stärken (verhaltensbezogene Maßnahmen) sowie solche, die Bedingungen schaffen, die der Gesunderhaltung und -förderung der Beschäftigten dienen (verhältnisbezogene Maßnahmen). Gesundheitserziehung hebt vor allem auf das Verhalten von Menschen ab und zielt auf eine Änderung dessen. Damit wird das Individuum maßgeblicher Akteur für seine eigene Gesundheit. Maßnahmen der Gesundheitserziehung können sowohl einen präventiven (krankheitsverhütenden) als auch gesundheitsförderlichen (ressourcenstärkenden) Charakter aufweisen. Oftmals werden beide Aspekte gleichzeitig angesprochen oder die Trennung zwischen Prävention und Gesundheitsförderung wird – zu Unrecht – aufgegeben (siehe dazu auch Beitrag von Wulfhorst und Hurrelmann in diesem Band).

Themen der Gesundheitserziehung im Betrieb können beispielsweise sein: Hygiene, Lärmverhütung, Infektionsverhütung und Impfwesen, Stressprävention, Krankheitsprävention allgemein, Unfallverhütung, Verhütung von Herz- und Kreislaufschäden oder von Berufskrankheiten allgemein, Krebsverhütung, Suchtmittel (Tabak, Drogen, Alkohol, Tabletten), Ernährung oder Bewegung (Biener 2005).

Gesundheitserziehung in ihrer begrifflichen Benennung hat im Setting Betrieb keine gesetzliche Verankerung. Jedoch findet sich mit den Zielen «Krankheitsverhütung» sowie «Erhalt und Stärkung von Gesundheit» eine Reihe von Konzepten, die in Gesetzestexten festgeschrieben sind. Damit sind sie zum einen bindend, und es stehen zum anderen Akteure zu deren Umsetzung bereit.

Im folgenden Beitrag sollen vor allem diejenigen der Gesundheitserziehung nahe stehenden, verwandten Konzepte vorgestellt werden, die diese verhaltensbezogene, erzieherisch/pädagogische Komponente beinhalten. Die Akteure zur Umsetzung dieser Konzepte sollen benannt, grundlegende Modelle dargestellt und die daraus ableitbaren Maßnahmen beschrieben werden. Der Beitrag endet mit einer Auswahl von Beispielen guter Praxis.

12.2 Gesetzliche Grundlagen für Gesundheitserziehung im Betrieb

Es gibt eine Reihe von gesetzlichen Grundlagen, die Maßnahmen der Gesundheitserziehung im Betrieb rechtfertigen und erfordern (siehe dazu auch Beitrag von Braumann in diesem Band).

In den EU-Rahmenrichtlinien (1989) zum erweiterten Arbeits- und Gesundheitsschutz werden die Mitgliedsländer aufgefordert, Maßnahmen des Arbeitsschutzes in nationalem Recht zu verankern. Nach Artikel 6 (1) sollen die Arbeitgeber verpflichtet werden, «[...] für die Sicherheit und den Gesundheitsschutz der Arbeitnehmer in Bezug auf alle Aspekte, die die Arbeit betreffen, zu sorgen». Weiterhin sollen durch die Gestaltung der Arbeitsplätze sowie die Auswahl der Arbeitsmittel und -verfahren arbeitsbedingte Risiken einschließlich psychischer Fehlbeanspruchungen wie psychische Ermüdung, Monotonie und Stresserleben in der Arbeit verhütet oder reduziert werden. Fehlbeanspruchungen entstehen nachweislich vor allem durch arbeitsinhaltliche und arbeitsorganisatorische Gestaltungsdefizite und weniger durch Arbeitsumgebungs- bzw. ergonomische Bedingungen.

Das Arbeitsschutzgesetz (1996) als nationales Gesetz zur Umsetzung der EU-Rahmenrichtlinie verpflichtet alle Betriebe zur Gefährdungsanalyse (physikalische, chemische und biologische Einwirkungen bei Berücksichtigung psychischer Belastungen), zur Dokumentation der Ergebnisse, der ergriffenen Maßnahmen und der Wirksamkeitsprüfung.

Das Arbeitssicherheitsgesetz (1973) regelt die Pflichten der Arbeitgeber zur Bestellung von Betriebsärzten, Sicherheitsingenieuren und anderen Fachkräften für Arbeitssicherheit, definiert deren Aufgaben und betriebliche Position und fordert die betriebliche Zusammenarbeit beim Arbeitsschutz und bei der Unfallverhütung, z.B. im Arbeitsschutzausschuss. Es soll eine fachkundige Beratung der Arbeitgeber sicherstellen.

Nach § 1 SGB VII hat die Unfallversicherung mit allen geeigneten Mitteln Arbeitsunfälle und Berufskrankheiten sowie arbeitsbedingte Gesundheitsgefahren zu verhüten. Entsprechend § 23 SGB VII haben die Unfallversicherungsträger für die erforderliche Aus- und Fortbildung der Personen in den Unternehmen zu sorgen, die mit der Durchführung der Maßnahmen zur Verhütung von Arbeitsunfällen, Berufskrankheiten und arbeitsbedingten Gesundheitsgefahren sowie mit der Ersten Hilfe betraut sind. Für nach dem Gesetz über Betriebsärzte, Sicherheitsingenieure und andere Fachkräfte für Arbeitssicherheit zu verpflichtende Betriebsärzte und Fachkräfte für Arbeitssicherheit, die nicht dem Unternehmen angehören, können die Unfallversicherungsträger entsprechende Maßnahmen durchführen. Die Unfallversicherungsträger haben Unternehmer und Versicherte zur Teilnahme an Aus- und Fortbildungslehrgängen anzuhalten.

Dem § 20 SGB V und dem dazu gehörigen Handlungsleitfaden für die Krankenkassen sowie einem Katalog von Qualitätssicherungsmaßnahmen zur Folge sollen Krankenkassen den Arbeitsschutz ergänzende Maßnahmen der betrieblichen Gesundheitsförderung durchführen und bei der Verhütung arbeitsbedingter Gesundheitsgefahren mitwirken (§ 20 Abs. 2).

Durch die Gesetzeslage werden die Handlungserfordernisse und -möglichkeiten eindeutig für unterschiedliche Akteure festgelegt.

12.3 Akteure für Gesundheitserziehung im Betrieb

Zahlreiche Einrichtungen und Personen können an Maßnahmen der Gesundheitserziehung im Betrieb beteiligt sein. Aus den Gesetzestexten lassen sich bereits einige Akteure ableiten, die zu Maßnahmen der Gesundheitserziehung (Prävention und Gesundheitsförderung) im Betrieb verpflichtet sind.

Auf der Seite der betrieblichen Akteure ist an erster Stelle der Betrieb, in Person des Arbeitgebers, zu nennen. Dabei geht es um die Umsetzung von gesetzlichen Vorgaben (z.B. die Durchführung von Unterweisungen) und Beratungsinhalten am Arbeitsplatz sowie die Durchführung von Seminaren oder innerbetrieblichen Kampagnen.

In seinem Auftrag agierend stehen für Maßnahmen der Gesundheitserziehung Betriebsarzt und Sicherheitsfachkraft an zweiter Stelle. Sie organisieren oftmals in Zusammenarbeit mit der Krankenkasse oder dem zuständigen Unfallversicherungsträger Seminare, Veranstaltungen, Aktionstage (z.B. Gesundheitstage) zu Themen, die sich als relevant für die Mitarbeiter erwiesen haben (z.B. aus dem Gesundheitsbericht). Des Weiteren können Personal- bzw. Betriebsräte, Sicherheitsbeauftragte, Personalentwickler u.a. hier aktiv sein. So kann sich beispielsweise Personalentwicklungsbedarf für bestimmte Tätigkeits- oder Risikogruppen ergeben, der über ein Training gedeckt wird. Nicht zuletzt übernimmt der einzelne Mitarbeiter, jede Person selbst, einen aktiven Part im Kontext der Gesundheitserziehung, z.B. durch die Vermeidung von Stressoren am Arbeitsplatz und durch angemessenes Gesundheitsverhalten.

Akteure außerhalb des Betriebs bzw. betriebsübergreifend sind Vertreter der gesetzlichen Krankenversicherung auf der Basis ihrer gesetzlich verankerten Präventionsmöglichkeiten am Individuum und in Betrieben (betriebliche Gesundheitsförderung) sowie Vertreter der Unfallversicherung, d.h. Vertreter der Berufsgenossenschaften für den gewerblichen Bereich und der Unfallkassen für den öffentlichen Bereich zur Verhütung von Berufskrankheiten, Unfällen und arbeitsbedingten Gesundheitsgefahren. Relevant ist auch die Kooperation zwischen den Unfallversicherern und Krankenkassen, z.B. in der Initiative «Arbeit und Gesundheit» (IGA; www.iga-info.de).

Ebenfalls betriebsübergreifend kann auch der Staat, die Bundesrepublik Deutschland, z.B. mit öffentlichen Kampagnen aktiv sein, in denen vorhandenes Wissen gebündelt und publik gemacht wird. Hier ist beispielsweise die Bundeszentrale für gesundheitliche Aufklärung (www.BZGA.de) als wichtige Einrichtung zu nennen. Darüber hinaus gibt es natürlich eine Reihe von freien Anbietern für Gesundheitserziehung im Betrieb. Im Idealfall wirken alle Beteiligten eng und aufeinander abgestimmt zusammen. Gesundheitserziehung ist dann besonders effektiv.

Bezüglich Maßnahmen zur Krankheitsverhütung sowie Gesundheitserhaltung und -förderung wurden bereits die gesetzliche Basis und die darin festgelegten Akteure vorgestellt. Die relevanten Begrifflichkeiten und damit die Handlungsgrundlage wird im Folgenden dargestellt.

12.4 Begrifflichkeiten mit gesundheitserzieherischen Anteilen: Arbeitsschutz, Prävention und betriebliche Gesundheitsförderung

Eine Trennung der Begrifflichkeiten ist erforderlich, da sie inhaltlich sinnvoll ist und vom Gesetzgeber in den Gesetzen eine Differenzierung zugrunde gelegt wurde.

Arbeitsschutz beinhaltet Sicherheit und Gesundheitsschutz bei der Arbeit. Er umfasst die Gesamtheit der Maßnahmen zur Verhütung von Arbeitsunfällen, Berufskrankheiten und arbeitsbedingten Gesundheitsgefahren. Dazu gehören unter gesundheitserzieherischen Aspekten auf der Seite der Unfallversicherung vor allem die Beratung und Überwachung durch die Aufsichtspersonen in den Betrieben, die Qualifizierung der Führungskräfte, Beschäftigten und die von Präventionsexperten, die betriebsärztliche und sicherheitstechnische Betreuung sowie Veranstaltungen und bereitgestelltes Informationsmaterial. Auf der Seite des Betriebs hat der Unternehmer beispielsweise eine Gefährdungsbeurteilung durchzuführen, Unterweisungen durchzuführen, z.B. zur Verhütung von Stolper-, Rutsch- und Sturzunfällen oder zum gesundheitsgerechten Heben und Tragen, sowie schriftliche Betriebsanweisungen zu erstellen.

Sicherheit und Gesundheitsschutz haben ein präventives Anliegen. Prävention lässt sich auch im Kontext des Arbeitsschutzes bzw. der Gesundheitserziehung im Betrieb in Primär-, Sekundär- und Tertiärprävention unterscheiden.

Primärprävention senkt die Eintrittswahrscheinlichkeit von Krankheiten und Unfällen sowie im Falle des Eintretens deren Schweregrad. Mit ihr wird sowohl eine gesundheitsgerechte Gestaltung der Umwelt (Verhältnisprävention) als auch eine Optimierung gesundheitsrelevanten Verhaltens (Verhaltensprävention) angesteuert. In der *Sekundärprävention* wird angestrebt, entstandene Krankheiten durch Maßnahmen wie Früherkennung möglichst schnell zu heilen oder zum Stillstand zu bringen. *Tertiärprävention* zielt darauf, eine weitere Verschlechterung des Gesundheitszustands oder eine Chronifizierung bei bestehenden Krankheiten zu verhindern. Prävention orientiert sich somit am Modell der *Pathogenese*. Es setzt an Krankheiten an und versucht, Menschen möglichst weit vor Krankheiten oder deren Intensivierung zu schützen. Verwendet wird dabei ein «[...] Krankheitsvermeidungsmodell mit seiner Orientierung an pathogenen Noxen. Aufbauend auf dem so genannten Erreger-Modell und später dem Risikofaktoren-Modell der Epidemiologie steht dieses Modell für die klassischen Ansätze der öffentlichen Volksgesundheitspflege [...] und ist immer noch weitgehend bestimmend für Maßnahmen und Strategien der Gesundheitserziehung, -aufklärung und –beratung» (Troschke 1996, S.163 f.).

Die erste umfassende Definition von *Gesundheitsförderung* stammt aus der Ottawa-Charta der Weltgesundheitsorganisation (WHO 1986): «Gesundheitsförderung zielt auf einen Prozess, allen Menschen ein höheres Maß an Selbstbestimmung über ihre Gesundheit zu ermöglichen und sie damit zur Stärkung ihrer Gesundheit zu befähigen. Um ein umfassendes körperliches, seelisches und soziales Wohlbefinden zu erlangen, ist es notwendig, dass sowohl Einzelne als auch Gruppen ihre Bedürfnisse befriedigen, ihre Wünsche und Hoffnungen wahrnehmen und verwirklichen sowie ihre Umwelt meistern bzw. sie verändern können [...]. Die Verantwortung für Gesundheitsförderung liegt deshalb nicht nur bei dem Gesundheitssektor, sondern bei allen Politikbereichen und zielt über die Entwicklung gesünderer Lebensweisen hinaus auf die Förderung von umfassendem Wohlbefinden.» Diese Definition betont zum einen die Förderung der Eigenaktivität des Individuums. Zum anderen erlangt das psychische und soziale Wohlbefinden, das über die Abwesenheit körperlicher oder psychischer Erkrankung hinaus wichtig ist, an Bedeutung. Gesundheitsförderung im Sinne der WHO orientiert sich am Konzept der Salutogenese (siehe dazu auch Beitrag von Franke in diesem Band). *Salutogenetisches Handeln* versucht ebenfalls, Menschen möglichst nah an den Pol der Gesundheit zu bringen, setzt aber nicht an den krankheitsverursachenden Faktoren an, sondern an den gesund erhaltenden und den Gesundheit fördernden Faktoren. Der Begriff «Salutogenese» (orig. engl.: «Salutogenesis», abgeleitet aus lat. Salus = Heil, griech. Genesis = Entstehung) wurde von dem Soziologen Aaron Antonovsky (1923-1994) in Ergänzung zur Pathogenese (griech. Pathos = Krankheit) geprägt und konzeptionell weiter entwickelt (siehe unten).

Die Luxemburger Deklaration zur betrieblichen Gesundheitsförderung in der

Europäischen Union definiert *betriebliche Gesundheitsförderung* als «[...] eine moderne Unternehmensstrategie und zielt darauf ab, Krankheiten am Arbeitsplatz vorzubeugen (einschließlich arbeitsbedingter Erkrankungen, Arbeitsunfälle, Berufskrankheiten und Stress), Gesundheitspotenziale zu stärken und das Wohlbefinden am Arbeitsplatz zu verbessern.» Demnach beinhaltet betriebliche Gesundheitsförderung – im Gegensatz zur Gesundheitsförderung im Sinne der WHO – auch das Feld des Arbeitsschutzes. Damit wird versucht, eine theoretisch, praktisch und rechtlich wichtige Trennung der Begrifflichkeiten aufzugeben. Betriebliche Gesundheitsförderung im Sinne der Luxemburger Deklaration fokussiert sowohl auf die allgemeine Verbesserung der Verhältnisse und des Verhaltens aller Mitarbeiter als auch auf spezifische Gefährdungen oder bestimmte Risikogruppen.

12.5 Grundlegende arbeitsweltbezogene Modelle und Konzepte zur Gesundheit

Im folgenden Abschnitt sollen die wichtigsten arbeitsweltbezogenen Grundmodelle und -konzepte zur Gesundheit vorgestellt werden. Sie bilden die Grundlage für viele verhaltens- und verhältnisbezogene Interventionen der Gesundheitserziehung.

Das Salutogenese-Konzept von Antonovsky

Eine der notwendigen Grundannahmen des Salutogenese-Modells (Antonovsky 1979) besagt, dass Gesundheit und Krankheit nicht als Dichotomie zu betrachten sind, sondern als Kontinuum (siehe dazu auch Beitrag von Franke in diesem Band). Eine Person ist selten vollständig gesund oder vollständig krank, sie befindet sich fast immer zwischen den Polen gesund und krank, ist mehr oder weniger gesund bzw. mehr oder weniger krank. Nach Antonovsky ist Gesundheit kein normaler, passiver Gleichgewichtszustand, sondern ein sich stets veränderndes, aktives und sich regulierendes Geschehen zwischen den Extremen «gesund» und «krank». Gesundheit muss immer wieder neu aufgebaut und aufrecht erhalten werden. «Warum bleiben Menschen – trotz potenziell gesundheitsgefährdender Einflüsse – gesund?» lautet seine Fragestellung, womit er einen Paradigmenwechsel in der Gesundheitsforschung eingeleitet hat.

Antonovsky verwendet zur Verdeutlichung der Unterscheidung zwischen Salutogenese und Pathogenese die viel zitierte Fluss-Metapher: Pathogenetisch orientierte Medizin versucht, einen Ertrinkenden aus dem reißenden Strom zu retten. Ein salutogenetischer Ansatz dagegen versucht, aus Menschen starke Schwimmer werden zu lassen, um sie erst gar nicht in die Bedrängnis zu bringen, gerettet werden zu müssen.

Antonovsky verweist in seinen Schriften ausdrücklich darauf, dass keins der beiden Modelle eine alleinige Existenzberechtigung hat. Krankheiten muss weiter vorgebeugt werden, und bestehende Krankheiten müssen behandelt werden. Darüber hinaus aber fordert Antonovsky ergänzend die Beachtung der Salutogenese. Die salutogenetische Sicht ist ausschließlich auf die Art, wie eine Person Stressoren verarbeitet, gerichtet. Salutogenese betrachtet jene Art der Verarbeitung von Stressoren, bei der allgemeine, eher unspezifische Ressourcen gestärkt werden, um Gesundheit zu erhalten oder zu fördern.

Während die Art der Stressoren durch technische und organisatorische Maßnahmen beeinflusst werden kann, ist deren Verarbeitung von den «Generalisierten Widerstandsressourcen» abhängig. Darunter werden alle personalen, sozialen und organisationalen Merkmale verstanden, die zur Bewältigung von Stressoren geeignet sind (z.B. aktive und flexible Bewältigungsstile, soziale Netzwerke und Unterstützung, Tätigkeitsspielräume). Sie stehen in enger Wechselwirkung mit dem Kohärenzgefühl[1] (sense of coherence, SOC). Dieses Kohärenzgefühl ist in Antonovskys Modell der Salutogenese das zentrale inhaltliche Konzept für

1 Der Begriff «Sense of Coherence» wird in der deutschsprachigen Literatur unterschiedlich übersetzt, je nach dem, ob eher kognitive Aspekte («Kohärenzsinn») oder emotionale Aspekte («Kohärenzgefühl») betont werden sollen.

das Gesundbleiben und Gesundwerden von Menschen. Antonovsky geht zwar davon aus, dass es neben dem Kohärenzgefühl weitere «Generalisierte Widerstandsressourcen» gibt, die die Gesundheit erhalten und fördern, jedoch nur das Kohärenzgefühl stellt er ausführlicher dar.

Aus heutiger Perspektive sind neben dem Kohärenzgefühl weitere salutogen wirksame Faktoren denkbar, die allesamt nicht auf spezifische Krankheitsursachen gerichtet und somit unspezifisch sind (z.B. immunstärkende Medikamente, gesunde Ernährung oder Sport und Fitness; auch Arbeit kann eine salutogene Wirkung haben). Diese Faktoren sind bis in das höhere Lebensalter durch gesundheitserzieherische und -fördernde Maßnahmen beeinflussbar.

Das Stressoren-Ressourcen-Konzept – Einflussvariablen auf die Gesundheit

Betriebliche Gesundheitsförderung hat das Ziel der Stärkung von Gesundheitsressourcen, die die Beschäftigten in die Lage versetzen, auch unter belastenden Arbeitsbedingungen und Risikosituationen gesund zu bleiben. Nach der salutogenetischen Annahme heißt das, dass durch Nutzung von Gesundheitsressourcen hohe Belastungen in der Arbeit nicht zwangsläufig krankmachend wirken müssen, sondern Gesundheit erhalten bzw. wiederhergestellt werden kann. Ressourcen werden hier zu Moderatoren bzw. Mediatoren in der Beziehung zwischen Belastungen (oder Stessoren, s.u.) und Gesundheit. Der Begriff Ressourcen beinhaltet nach Richter und Hacker (1998, S.25) «[...] Komponenten, die es erlauben, die eigenen Ziele anzustreben und unangenehme Einflüsse zu reduzieren.» Eine Klassifikation derartiger Komponenten wurde von Udris et al. (1992) vorgenommen:

- organisationale (z.B. Aufgabenvielfalt, Tätigkeitsspielraum, Qualifikationspotenzial, Partizipationsmöglichkeiten),
- soziale (z.B. Unterstützung durch Vorgesetzte, Arbeitskollegen, Lebenspartner) und
- personale (z.B. Arbeitsweisen, kognitive Kontrollüberzeugungen, Handlungsmuster).

Personale oder innere Ressourcen sind «[...] habitualisierte, d.h. situationskonstante, aber zugleich flexible gesundheitserhaltende und -wiederherstellende Handlungsmuster sowie kognitive Überzeugungssysteme [...].» (Udris et al. 1992, S.17). Diese werden in der Arbeitspsychologie auch als Leistungsvoraussetzungen des Individuums verstanden, deren Entwicklung und Bereitstellung durch organisationale und soziale Ressourcen, d.h. günstige Arbeitsgestaltung, unterstützt werden kann.

Organisationale und soziale Ressourcen gehören damit zu den äußeren Faktoren, die nach Udris et al. (1992, S.15) als «[...] situative Bedingungen mit protektivem, d.h. gesundheitsschützendem Charakter, in denen sich in der handelnden Auseinandersetzung des Individuums mit Möglichkeitsräumen individuelle Fähigkeiten (innere Ressourcen) entwickeln und verändern» aufgefasst werden.

Gleichzeitig können negative Ausprägungen in den gleichen Merkmalen bzw. deren Nichtvorhandensein zu den Stressoren gezählt werden. Dazu gehören z.B. zu hohe qualitative Anforderungen, unvollständige partialisierte Aufgaben oder Informationsmangel. Potenzielle Stressoren sind «[...] externe und interne Belastungen, die mit hoher Wahrscheinlichkeit beim Fehlen kompensierender Ressourcen das Erleben der Bedrohung, verbunden mit unspezifischen, erhöhten Aktivierungszuständen, auslösen können» (Richter, Hacker 1998, S.16). Externe Stressoren gibt es in der Arbeitswelt viele. Sie sind sowohl in der Arbeitsaufgabe, der Arbeitsumgebung, der Arbeitsorganisation, den überbetrieblichen Rahmenbedingungen als auch der sozialen Umgebung selbst zu finden.

Unter den Begriffen «äußere Ressourcen» und «externe Stressoren» sind Einflüsse zu verstehen, die von außen auf den Menschen einwirken (vgl. Begriff der psychischen Belastung, DIN EN ISO 10075-1).

Das Belastungs-Beanspruchungs-Konzept, Fehlbeanspruchungsfolgen und Stress

Nach der Norm DIN EN ISO 10075-1 sind psychische Belastungen «[...] die Gesamtheit aller erfassbaren Einflüsse, die von außen auf den Menschen zukommen und psychisch auf ihn einwirken. Psychische Beanspruchungen sind [...] die unmittelbare [...] Auswirkung der psychischen Belastung im Individuum in Abhängigkeit von seinen jeweiligen [...]

Voraussetzungen, einschließlich der individuellen Bewältigungsstrategien». Unter psychischen Belastungen werden nach dieser Definition Faktoren verstanden, die außerhalb einer Person liegen. Diese Faktoren lassen sich in fünf Gruppen einteilen. Dies sind die Arbeitsaufgabe, die materielle Arbeitsumgebung, organisatorische Rahmenbedingungen, der Faktor Mensch und überbetriebliche Rahmenbedingungen.

Stress ist ein Begriff, der im Arbeitsalltag von Mitarbeitern für jegliche Form negativer Beanspruchungsfolgen in- und außerhalb der Arbeit eingesetzt wird. In der Wissenschaft ist Stress ein Zustand, der viele verschiedene Definitionen und Erklärungsmodelle (reiz-, reaktionsorientierte, transaktionale Stressmodelle) bereithält (siehe dazu auch Beitrag von Franke in diesem Band). In Abgrenzung zu anderen Beanspruchungsfolgen (wie Ermüdung oder Monotonie) wird Stress als Zustand angstbedingter erregter Gespanntheit angesehen, der durch innere Unruhe sowie Sorge um die Erfüllbarkeit der Aufgabe gekennzeichnet ist. Die Literatur zum Thema Stress am Arbeitsplatz zusammenfassend kommen Holling und Greif (1998) zu dem Schluss, dass Stress langfristig zu: a) Beeinträchtigungen im Wohlbefinden, b) psychosomatischen Beschwerden und Krankheiten, c) kritischem Gesundheitsverhalten (Rauchen, Bewegungsmangel etc.) und d) verringertem allgemeinen Aktivitätsniveau führt.

Das Anforderungs-Kontroll-Modell von Karasek

Das Anforderungs-Kontroll-Modell von Karasek (Karasek, Theorell 1990) ist das weltweit am besten untersuchte Modell zur Entstehung von arbeitsbedingten Erkrankungen durch psychische Belastungen am Arbeitsplatz.

Es ist nicht nur ein klares Konzept zur Identifizierung erhöhter Belastungen an bestimmten Arbeitsplätzen durch Experten wie Sicherheitsfachkräfte, sondern es dient direkt der Einleitung arbeitsorganisatorischer oder gesundheitserzieherischer Gestaltungsmaßnahmen.

Die Grundidee besteht darin, arbeitsbedingte Beanspruchung aus der Kombination zweier Dimensionen von Arbeitsinhalten abzuleiten:

- der Dimension der Menge und Beschaffenheit von Anforderungen an den Beschäftigten (job demand; z.B. Arbeitsschwere, Arbeitsgeschwindigkeit, übermäßige Arbeit) und
- der Dimension der Kontrollierbarkeit der Arbeitsaufgabe (control; z.B. Entscheidungsfreiheit, Wahlmöglichkeit der Tätigkeitsausführung, Weiterentwicklung der Fähigkeiten).

Mit geringer Kontrolle über Arbeitsinhalte und -prozesse gehen zwei psychologisch folgenreiche Erfahrungen einher: Die Erfahrung geringen Entscheidungsspielraumes, damit verbunden geringer Autonomie der arbeitenden Person und die Erfahrung mangelnder beziehungsweise einseitiger Nutzung der persönlichen Fähigkeiten.

Bezüglich der Entstehung von Stress sind nach dem Modell Arbeitsplätze bedeutsam, die zugleich quantitativ hohe Anforderungen stellen und dabei einen geringen Entscheidungsspielraum gewähren («high strain job»). Das heißt umgekehrt, unter der Bedingung erweiterter Handlungs- oder Entscheidungsspielräume führen herausfordernde, schwierige Anforderungen nicht in dem Maße zu negativen Befindens- und Gesundheitsauswirkungen wie unter den Bedingungen eingeengter Spielräume. Kompensation ist möglich (Siegrist 1996; Richter, Hacker 1998). Neue Anforderungen, die neue Lernmöglichkeiten bieten, können unter hohen Kontrollmöglichkeiten aktiv erfolgsgesteuert bearbeitet werden («active job»). Aktives Lernen wird ermöglicht. **Abbildung 1** veranschaulicht die Grundannahmen des Modells.

Eine große Zahl von Arbeitsplätzen ist heute bestimmt durch quantitativ hohe psychomentale Anforderungen bei gleichzeitig geringer Kontrolle über die Arbeitsaufgabe und deren Ergebnis. Je niedriger die berufliche Position, desto häufiger ist diese kritische Kombination zu erwarten, wie beispielsweise bei der klassischen Fließbandarbeit, aber auch bei bestimmten statusniedrigen Dienstleistungstätigkeiten.

In Untersuchungen zum Anforderungs-Kontroll-Modell zeigte Karasek, dass steigende Arbeitsanforderungen bei abnehmendem Tätigkeitsspielraum Beeinträchtigungen des Wohlbefindens zur Folge haben und der Medikamentenverbrauch und die Arbeitsunfähigkeitsdauer zunehmen. Bei ausreichendem Tätigkeitsspielraum zeigen sich die-

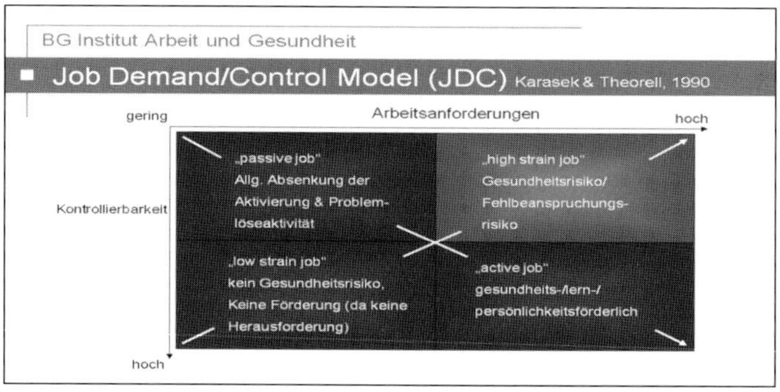

Abbildung 1: Das Anforderungs-Kontroll-Modell (zit. nach Karasek, Theorell 1990)

se Wirkungen nicht. Karasek stellte zudem dar, dass Fettstoffwechselstörungen und Herzinfarktrisiken bei Gewährleistung von Tätigkeitsspielräumen signifikant seltener auftreten und psychosomatische Beschwerden begrenzt bleiben. Der positive Effekt erlebter erweiterter Tätigkeitsspielräume auf Beanspruchung und psychische Gesundheit wurde nachgewiesen.

Das zweidimensionale Modell ist vor einiger Zeit um eine dritte Dimension erweitert worden, diejenige der sozialen Unterstützung am Arbeitsplatz. Fehlt neben der Kontrollierbarkeit der soziale Rückhalt am Arbeitsplatz, so ist mit zusätzlich verstärkten Stressreaktionen zu rechnen. Die Kombination von hohem job strain und geringer sozialer Unterstützung bezeichneten Johnson und Hall (1988) als «isolated high strain». Untersuchungen zu Folge senkte eine hohe Ausprägung hinsichtlich des Merkmals soziale Unterstützung z.B. die Wahrscheinlichkeit für kardiovaskuläre Erkrankungen im Alter (Theorell 1996).

Das Modell beruflicher Gratifikationskrisen von Siegrist

Das Modell beruflicher Gratifikationskrisen (Siegrist 1996), auch als ERI-Modell (Effort-Reward-Imbalance- oder Verausgabungs-Belohungs-Ungleichgewicht-Modell) bezeichnet, bildet psychosoziale Belastungen ab, die eine gefährdende Wirkung auf die Gesundheit haben können (siehe dazu auch Beitrag von Elkeles und Puls in diesem Band).

Arbeitsplätze, die durch hohe berufliche Verausgabung und gleichzeitig geringe Belohnung gekennzeichnet sind, können negative Auswirkungen auf die Gesundheit haben.

Das Modell gehört ebenso wie das Anforderungs-Kontroll-Modell zu den Modellen, die die Entstehung psychischer Beanspruchungen erklären und aus denen Möglichkeiten der Prävention, speziell der Gesundheitserziehung, abzuleiten sind.

Prinzip der sozialen Reziprozität

Das Prinzip des zwischenmenschlichen Verhaltens im Modell ist das Prinzip der sozialen Reziprozität, das heißt, nach einer Verausgabung entsteht reziprok die Erwartung einer Belohnung (**Abb. 2**).

Die Verausgabung hängt sowohl von gegebenen Arbeitsanforderungen und Verpflichtungen ab (äußere Bedingung) als auch von persönlichen Eigenschaften (innere Bedingung). Letztere bestehen in einem starken Bemühen um Kontrolle und Streben nach Anerkennung, was schnell zu einer übersteigerten beruflichen Neigung zur Verausgabung führt.

Geringe Belohnung umfasst fehlende Anerkennung und Unterstützung von Vorgesetzten und Kollegen sowie Arbeitsplatzunsicherheit, fehlende Statuskontrolle (z.B. im Sinne eines Wechsels in Beschäftigungsverhältnisse mit geringerem Status). Damit einher gehen auch der Wegfall beziehungsweise Abbau der mit dem Status verbundenen Gratifikationen (Gratifikationskrisen), die ökonomische Instabilität des Betriebs, die Unzufriedenheit mit der Bezahlung oder fehlende Aufstiegschancen/Qualifikationsmöglichkeiten.

Anders herum betrachtet ist eine ausgewoge-

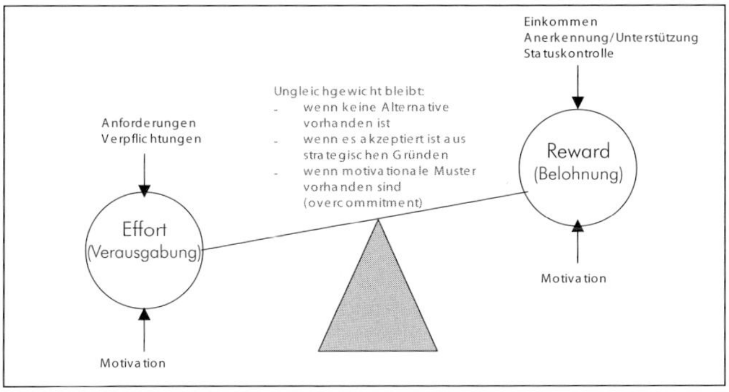

Abbildung 2: Das Modell beruflicher Gratifikationskrisen (in Anlehnung an http://www.uni-duesseldorf.de/MedicalSociology/eri/theorie.htm)

ne Balance zwischen den Merkmalen geleistete Arbeit (Verausgabung) und dafür erhaltene Belohnung das Ziel. Besteht eine solche Balance, werden keine gefährdenden Wirkungen auf die Gesundheit prognostiziert. Besteht allerdings ein Ungleichgewicht von Verausgabungen und Belohnungen im Erwerbsleben, gekennzeichnet durch eine hohe Arbeitsintensität sowie eine stark ausgeprägte individuelle Verausgabungsneigung einerseits und geringen immateriellen und materiellen Belohnungen andererseits, wirkt sich das – nach Annahmen des Modells – über dauerhafte und immer wieder kehrende Aktivierungen im Zentralnervensystem auf die Herz-Kreislauf-Gesundheit, aber auch auf andere Gesundheitsbereiche aus. Diese Beziehung wird durch weitere Risikofaktoren wie Übergewicht, Zigarettenrauchen und Bewegungsmangel noch verstärkt. Es besteht ein allgemein erhöhtes Erkrankungsrisiko.

Drei Bedingungen sind Voraussetzung für berufliche Gratifikationskrisen:

- nur das gemeinsame Auftreten von hoher Verausgabung und niedriger Belohnung ist prädiktiv für Herz-Kreislauf-Risiken
- berufliche Gratifikationskrisen müssen eine gewisse Intensität aufweisen, um nachhaltige Wirkungen auf das Herz-Kreislauf-System ausüben zu können
- je länger die Erfahrung einer beruflichen Gratifikationskrise dauert, desto größer ist die Wahrscheinlichkeit, dass Herz-Kreislauf-Risiken auftreten.

Dem Modell zu Folge lassen sich folgende Risikogruppen identifizieren: Personen mit

- relativ niedrigen Qualifikationen
- jahrelanger monotoner Arbeit
- kontinuierlicher Akkordarbeit
- starkem Zeitdruck
- vielen Überstunden
- kontinuierlicher Nacht- und Schichtarbeit
- geringen Aufstiegs- oder Qualifizierungschancen
- unfreiwilligem Arbeitsplatzwechsel
- unsicheren Arbeitsplätzen und
- unangemessener niedriger Entlohnung (Siegrist 2000).

Jedoch auch bei Menschen mit wenigen Risikofaktoren, zum Beispiel mit hohen Qualifikationen, greift das Modell.

In den letzten Jahren wurde die Gültigkeit des Modells bei der Vorhersage sowohl von verschiedenen arbeitsassoziierten Erkrankungen als auch von Arbeitsunfällen in Langzeitstudien getestet und nachgewiesen. Dabei wurden sowohl die Allgemeinbevölkerung als auch spezifische Berufsgruppen (wie Krankenpflegekräfte, Busfahrer, Verwaltungsangestellte oder Industriemeister) berücksichtigt. Risiken und Erkrankungen, die ermittelt wurden, waren Herz-Kreislauf-Risiken, koronare Herzkrankheiten, muskulo-skeletale Beschwerden, Depression und andere psychische Erkrankungen, funktionelle und Suchterkrankungen wie Alkoholabhängigkeit (als Übersicht Tsutsumi, Kawakami 2004).

Gesundheitserziehung im Sinne dieses

Modells ist möglich auf der Ebene der einzelnen Person (z.B. Stressmanagement-Training, siehe dazu auch Beitrag von Elkeles und Puls in diesem Band), der Ebene der zwischenmenschlichen Beziehungen (z.B. Führungskräftetraining, denn materielle Gratifikationsdefizite können durch andere Maßnahmen – wie Anerkennung – kompensiert werden) und der Ebene der strukturellen Maßnahmen (z.B. Erweiterung des Handlungsspielraums am Arbeitsplatz).

12.6 Maßnahmen der Gesundheitserziehung im Betrieb

Maßnahmen der Gesundheitserziehung im Betrieb können an den äußeren Verhältnissen, also am Arbeitsplatz und an der Arbeitsaufgabe ansetzen (Verhältnisprävention) oder aber am Verhalten der Person, also dem Umgang mit und der Bewältigung der Arbeit (Verhaltensprävention). Im Idealfall ergänzen sich Verhältnis- und Verhaltensprävention. Für die Gesundheitserziehung entscheidend ist der Einbezug der Beschäftigten in die Analyse der Situation und die Entscheidung über die Maßnahmen, die abgeleitet werden: Durch diese Partizipation lernt der Beschäftigte, dass die aktive Beeinflussung einer Situation zum Schutze seiner Gesundheit möglich und erwünscht ist, was ihn wiederum zum weiteren eigenen Gesundheitsverhalten motivieren kann und auch befähigt.

Generelle, themenunspezifische Maßnahmen der Gesundheitserziehung im Betrieb können sein: Das Bereitstellen von Informationsmaterialien wie Filme, Broschüren oder Handlungsleitfäden, Checklisten, Beratung, Vorträge und Informationstage, Schulungen, Trainings, Qualifizierung, Unterweisungen, Gesundheitstage zu spezifischen Themen, Kampagnen, Gestaltung von Arbeitsumgebungs- und Ausführungsbedingungen, Gestaltung des Arbeitsinhalts und der Aufgabenteilung.

Im Folgenden werden exemplarisch einige Möglichkeiten der Gesundheitserziehung (Prävention und Gesundheitsförderung) am Beispiel des Themas «Stress am Arbeitsplatz» vorgestellt, da hier sowohl Unfall- als auch Krankenversicherungen im Rahmen ihres jeweiligen gesetzlichen Auftrags aktiv werden können.

Erweiterung des Handlungsspielraums

Möglicherweise hat ein Beschäftigter wenig Handlungsspielraum und «funktioniert» nur in seiner Rolle. Möglich ist aber auch, dass er über die eine Aufgabenabwicklung hinaus einen gewissen Handlungsspielraum hat – z.B. selbst entscheidet, auf welche Art er eine Aufgabe oder in welcher Reihenfolge er einzelne Montagearbeiten erledigt. Je komplexer die Aufgaben sind, desto mehr Spielraum ist möglich. Besonders wichtig ist dies, wenn der Beschäftigte zugleich Verantwortung für das Produkt seiner Tätigkeit trägt. Geringer Handlungsspielraum in Kombination mit viel Verantwortung stellt einen Stressor dar, der unbedingt zu vermeiden ist.

Qualifizierung für den Umgang mit Kunden

Stressoren können aus dem Kontakt mit Kunden resultieren. Diese reichen von einfachen Konflikten bis hin zu gewaltsamen Übergriffen, die sich u.a. besonders für Personen an Einzelarbeitsplätzen und zugleich mit Kundenkontakt oder bei Überwachungstätigkeiten ergeben. Eine angemessene Qualifizierung der Beschäftigten (Kompetenzen zur Deeskalation und ggf. Selbstverteidigung, Wissen um Notfallsysteme usw.) kann diese Stressoren reduzieren. Dies gilt auch für Branchen, die bislang nicht sehr im Blickpunkt von Öffentlichkeit und Forschung standen (z.B. Schmidt, Schulz 2005, für Verkäuferinnen im Fleischereihandwerk).

Qualifizierung im Umgang mit neuen Techniken und Medien: Der Einsatz neuer Techniken und Medien kann als Stressor wirken, wenn eine Person mit der Handhabung Schwierigkeiten hat. Stressoren können aber auch in einer zu großen Informationsflut (z.B. durch E-Mails) bestehen. Diesen Stressoren sollte ebenfalls durch angemessene Qualifizierung der Mitarbeiter vorgebeugt werden. Aber auch die Verwendung geeigneter E-Mail-Programme und z.B. guter Spam-Filter kann diese Stressoren deutlich reduzieren.

Reduzierung von Unterbrechungen

Gelegentliche Unterbrechungen während der Arbeit werden manchmal zwar als willkommene Pausen erlebt; sind die Unterbrechungen jedoch regelmäßig und zahlreich, wirken sie schnell als Stressoren und es sollten Möglichkeiten zur Veränderung überlegt werden. Beispiele für einfache Maßnahmen sind die Auslagerung von Faxgeräten aus Arbeitsräumen, die Nutzung von Telefonanlagen, die eine Umleitung eingehender Anrufe ermöglichen oder die Einführung von Sprechzeiten.

Persönliche Fitness

Auch die Lebensführung von Arbeitnehmern kann Stress vorbeugen. Der Erhalt der persönlichen Fitness (z.B. durch regelmäßigen Sport oder gesunde Ernährung) ist ebenso wichtig wie die Sorge dafür, die Freizeit nach Feierabend und an freien Tagen zur Erholung zu nutzen. Eine gute persönliche Gesamtverfassung bedeutet aber über einen körperlich guten Trainingszustand hinaus auch ein hohes Ausmaß an psychischem Wohlbefinden.

Selbst intensive Bemühungen um die Vorbeugung von Stress sind nicht immer effektiv. Dies kann an stark belastenden Momenten im Arbeitsleben liegen oder auch an besonderen privaten Belastungen, die eine stärkere Sensibilität gegenüber Stressoren am Arbeitsplatz bewirken. Deshalb ist nicht nur die Vorbeugung, sondern auch ggf. die Bewältigung von Stress wichtig. In beiden Fällen kann Gesundheitserziehung ansetzen.

Bei den Möglichkeiten der Institution ist die Grenze zwischen Vorbeugung und Bewältigung von Stress nicht eindeutig. Alle unter dem Aspekt der Vorbeugung genannten Punkte können auch zur Bewältigung eingesetzt werden. Ob es sich um Prävention oder Bewältigung handelt, ist lediglich davon abhängig, zu welchem Zeitpunkt die Maßnahme eingeleitet wird. Einige effektive Bewältigungsmaßnahmen sollen an dieser Stelle kurz vorgestellt werden.

Pausengestaltung: Kurze Pausen sind zur Stressbewältigung geeignet. Sie stehen einer hohen Produktivität nur scheinbar entgegen. Studien haben belegt, dass kurze Pausen die Produktivität sogar steigern. Dafür gibt es viele Gründe. Neben der psychophysiologischen Erholung sind besonders die wieder erhöhte Konzentration und Aufmerksamkeit zu nennen. Aber auch die Möglichkeit des sozialen Austausches in den Pausen kann zur Verbesserung des Betriebsklimas beitragen und darüber positiv auf die Arbeitsleistung wirken. Im Rahmen der Stressbewältigung haben Kurzpausen den Vorteil, dass Beschäftigte sich entspannen können (s.u.). Dies kann aktiv gefördert werden durch Kurzprogramme zur Entspannung oder Gymnastik, die auch in Form von computergestützten Anleitungen (oftmals als Bildschirmschoner) zur Verfügung gestellt werden.

Gestaltung von Nacht- und Schichtarbeit: Nacht- und Schichtarbeit kann Stress hervorrufen. Dies um so mehr, wenn das Privatleben beeinträchtigt wird (z.B. durch weniger Möglichkeiten zur Teilhabe an familiären oder anderen sozialen Aktivitäten). Einige Gestaltungsprinzipien (z.B. vorwärts statt rückwärts rotierende Schichten) können den Stress und mögliche Gesundheitsgefahren jedoch erheblich reduzieren.

Auch jeder einzelne Beschäftigte kann Techniken anwenden, um über die betrieblichen Maßnahmen hinaus zur Reduzierung seines persönlichen Stressniveaus beizutragen. Auch hierzu werden im Folgenden Beispiele genannt.

Überprüfung von Gedanken auf ihren Realitätsgehalt: Persönliche Stressbewältigung kann darin bestehen, sich stresserzeugende Gedanken («Das schaffe ich nie!») bewusst zu machen, ihren Realitätsgehalt zu überprüfen und anschließend ggf. zu korrigieren («Unter welchen Umständen könnte ich es evtl. doch schaffen?»). Hilfreich ist oft schon das Aufdecken der Gedanken, weil dadurch gedankliche Automatismen im Stressgeschehen unterbrochen werden und eine erste Form der Stressbewältigung gelingt.

Ebene des Verhaltens: Auch das Verhalten in Stresssituationen ist weitgehend automatisiert (der Griff zur Zigarette, der aggressivere Umgangston usw.) und Resultat u.a. der Gedanken. Automatisiertes Verhalten zu verändern ist schwierig. Aber auch hier ist ein erster wichtiger Schritt, das Verhalten bewusst zu machen. Ziel ist, wie auf der gedanklichen Ebene, den Automatismus zu unterbrechen und erwünschtes, neues Verhalten danach aufzubauen. Zur Veränderung auf dieser Ebene ist eine professionelle Unterstützung sinnvoll.

Ebene der Situation: Erst eine genaue Auflistung der verschiedenen Situationen, in denen Stress empfunden wird, verdeutlicht Menschen, welche Merkmale einer Situationen bei ihnen persönlich Stress auslösen. Sehr häufig sind dies Merkmale wie Zeitmangel oder viele zeitgleich zu erledigende Aufgaben. Sind diese Merkmale erkannt, sind sie einer Veränderung zugänglich. Zu viele gleichzeitig zu erledigende Aufgaben und Zeitdruck können durch ein gutes Training zum Zeitmanagement bewältigt werden. Häufige Unterbrechungen dagegen können durch eine Verbesserung der Ablauforganisation oder der Arbeitsorganisation verbessert werden. Zu diesem Zweck wurden spezielle Programme zum Zeitmanagement entwickelt, die eine Stressbewältigung auf der Ebene der Situation ermöglichen.

Ebene des Körpers: Die meisten Stressbewältigungsprogramme setzen auf dieser Ebene an, da sie besonders effektiv und leicht zu erlernen sind. Der Grundgedanke lautet: Ein entspannter Körper kann keinen Stress erleben, weil zum Stress immer ein hohes körperliches Anspannungsniveau gehört. Die am häufigsten angewandten Methoden sind das Autogene Training und die Progressive Muskelentspannung. In neuerer Zeit werden aber auch Meditation, Tai Chi usw. genannt. Besonders die Progressive Muskelentspannung konnte ihre Effektivität in zahlreichen Studien belegen. Da sie nach einiger Übung in wenigen Minuten effektiv absolviert werden kann, ist sie als einzige Methode zudem sehr gut für die Anwendung im beruflichen Alltag geeignet.

12.7 Empirische Untersuchungen zur Gesundheitserziehung im Betrieb

In der Literatur finden sich zahlreiche empirische Untersuchungen, die Maßnahmen der Prävention und Gesundheitsförderung hinsichtlich ihrer Effektivität überprüfen (siehe zusammenfassend z.B. IGA-Report 3 und 13 unter www.iga-info.de). Eine Literaturrecherche explizit nach Gesundheitserziehung im Betrieb ergab eine eher überschaubare Anzahl von Studien. Dies liegt wie eingangs erläutert an der begrifflichen Benennung und bedeutet nicht, dass nur wenige Maßnahmen der Gesundheitserziehung im Betrieb durchgeführt und bewertet wurden. Dennoch sollen an dieser Stelle exemplarisch die gefundenen Studien kurz skizziert werden.

In einer Studie von Croissant, Klein, Löber und Mann (2004) konnte gezeigt werden, dass betriebliche Suchtprävention in Form eines eintägigen Workshops für Ausbilder zum Thema Designerdrogen dazu führt, dass die Teilnehmer im Unterschied zu Nichtteilnehmern sowohl bessere Kenntnisse haben als auch aktiver die betriebliche Suchtprävention nutzen. Es zeigte sich, dass eine Betriebsvereinbarung allein nicht ausreicht, sondern im Sinne der Gesundheitserziehung in Suchtprävention geschulte Personen ungeschulten überlegen sind.

Die Berufsgenossenschaft Gesundheitsdienst und Wohlfahrtspflege (BGW) hat ein Präventionskonzept für die Beschäftigten in der Altenpflege entwickelt (Harms 2004). Mit dem Qualifizierungsprogramm «Gesundheitsförderung durch Schlüsselqualifikationen» werden soziale, organisatorische und personale Kompetenzen von Mitarbeitern und Leitungskräften im Pflegedienst in einem Inhouse-Seminar geschult. So soll beispielsweise gelernt werden, Arbeitsaufgaben selbstständig zu strukturieren, konstruktiv mit Bewohnern, Angehörigen und Kollegen zu kommunizieren sowie mit sich selbst, den Anforderungen und Belastungen und deren Auswirkungen auf Körper und Psyche reflektiert umzugehen. Durch das Qualifizierungsprogramm konnte eine Reduzierung der psychischen Belastungen, insbesondere durch das Arbeitsklima und durch den Arbeitsinhalt, erzielt werden.

Zur Prävention von Hauterkrankungen (Allergien und Dermatosen) haben Radulescu et al. (2007) in einer Studie 1015 Schüler in einer neunzigminütigen Lehreinheit über Gefährdungen der Haut, Risikogruppen und Präventionsmaßnahmen informiert. Im Ergebnis zeigte sich, dass die Studenten nach dem Training über höheres Wissen verfügten und die Maßnahme akzeptierten.

In einer Untersuchung von Klippel, Schürer und Schwanitz (2004) wurde ein interdisziplinärer Ansatz zur sekundären Prävention berufsbedingter Dermatosen in der Altenpflege verfolgt. Hauterkrankte Altenpflegerinnen haben an einem Projekt teilgenommen, in dem neben berufsdermatologischer Diagnostik und Therapie gesundheitspädagogische Maßnahmen eingesetzt wurden. Drei Monate nach Projektabschluss zeigten sich signifikante Unterschiede zugunsten der Interventionsgruppe gegenüber einer Kontrollgruppe (vgl. auch Winkler 2007).

Eine Studie zur Wirksamkeit von Seminaren zum Arbeitsschutz (Gallenberger 2007) belegt, dass Seminare zu einer deutlich besseren Prävention in den Unternehmen führen. Nicht nur eine Wissenszunahme konnte nachgewiesen werden, sondern mehr als die Hälfte der Teilnehmer beeinflusst sogar aktiv das eigene Arbeitsumfeld und die Kollegen in Hinblick auf den Arbeitsschutz.

Die Gruppe der Universität Osnabrück konnte in verschiedenen kontrollierten Studien (Wulfhorst, Schwanitz 2003) zeigen, dass Präventionsprogramme zur Verhütung von Hauterkrankungen, die auf einer Integration dermatologischer und gesundheitspädagogischer Interventionen basieren, sowohl in Primär-, Sekundär- als auch Tertiärprävention wirksam sind. Dabei wurde sowohl das Verhalten der Mitarbeiter beeinflusst als auch die Arbeitsumgebung positiv verändert. Im Rahmen der primären Prävention konnte durch pädagogische Interventionen bei Auszubildenden des Friseurhandwerks die Inzidenz von berufsbedingten Handekzemen im Vergleich zu einer Kontrollgruppe signifikant herabgesetzt werden. Sekundärpräventiv ist ein Modell entwickelt worden, das neben einer berufsdermatologischen Betreuung von Patienten mit berufsbedingten Hauterkrankungen intensive gesundheitspädagogische Patientenschulungen sowie Betriebsberatungen beinhaltete. Hier konnte bei 80 Prozent der Teilnehmer im Vergleich zu 60 Prozent ein Berufsverbleib erreicht werden. Auch in die Versorgung im Rahmen der tertiären Prävention von berufsbedingten Hauterkrankungen sind gesundheitspädagogische Maßnahmen integriert worden. Hier hat eine postalische Befragung von stationär betreuten Patienten mit ambulant therapieresistenten berufsbedingten Hauterkrankungen ein Jahr nach Entlassung gezeigt, dass die Mehrzahl ihren Beruf weiter ausüben kann und auch die empfohlenen Schutzmaßnahmen zu 81 Prozent angewendet werden. Einzelne Unfallversicherungsträger haben auf der Basis dieser Forschungsergebnisse begonnen, Schulungsmaßnahmen in ihre Regelversorgung zu implementieren.

In einer Studie von Becker und Morawetz (2004) konnte gezeigt werden, dass Gesundheits- und Sicherheitserziehung in Form eines Trainings in einem Unternehmen der chemischen Industrie ebenfalls dazu führt, dass die Teilnehmenden ihre Arbeitsbedingungen verändern und ihre Ressourcen besser nutzen.

In verschiedenen Studien von Paridon (2007) wurde gezeigt, dass Gesundheitserziehung in Form von Informationsmaterialien wie Broschüren ebenfalls wirksam ist.

In einem Überblicksbuch (Biener 2004) werden Erfahrungen über Einsatz und Auswirkung gesundheitserzieherischer Maßnahmen aus über 5000 persönlichen Vorträgen und Aktionen mit unterschiedlichen Zielgruppen berichtet. Beinhaltet sind kurzfristige Interventionen in Einzellektionen, mittelfristige in halbjährlichen und langfristige in mehrjährigen Aktionen. Die Wirksamkeit der Maßnahmen wird fokussiert. Daraus leitet der Autor praktische Leitsätze zu Drogen- und Genussmittelkonsum, Sexualmedizin, Unfall- und Selbstmordprävention, Herzinfarkt- und Krebsverhütung sowie Umweltschutz ab.

12.8 Good-Practice-Beispiele für Gesundheitserziehung im Betrieb

Die sicherlich am häufigsten eingesetzten Maßnahmen der Gesundheitserziehung im Betrieb sind das Bereitstellen von Informationsmaterial und die Durchführung von Schulungen oder Trainings. In diesem Abschnitt sollen weitere Maßnahmen vorgestellt werden, die im Rahmen der Gesundheitserziehung erfolgreich sein können. Dabei wird besonderer Wert darauf gelegt, dass die Zielgruppen der Maßnahmen bzw. die Teilnehmer nicht nur informiert werden, sondern im Sinne der Gesundheitserziehung durch eigene Erfahrungen und aktive Teilnahme zur umfassenden Verhaltensänderung motiviert werden.

Die «Stresskammer»

Es soll im Folgenden die Konfrontation von Personen mit ihren persönlichen Stressreaktionen durch die Stressmessung, wie sie im Rahmen der Stresskammer erfolgt, dargestellt werden. Die Stressmessung ist in zwei Phasen unterteilt. In der ersten Phase erhält die Testperson eine Reaktionsaufgabe ohne simulierte psychische Belastungen. Sie führt diese Aufgabe über ca. 2 Minuten durch. In der zweiten Phase muss die Reaktionsaufgabe mit simulierten Belastungen für etwa 3 Minuten durchgeführt werden. Diese Belastungen sind Lärm, Blendung, Ablenkung, Zeitdruck und Platzmangel. Während die Testperson diese Aufgabe zweimal durchführt, werden psychophysiologische, Empfindens- und Verhaltensmaße erfasst (Windemuth et al. 2001).

Die physiologischen Maße werden mit Hilfe eines Physiologgers erhoben. Diese Maße sind die Herzrate, die Herzratenvariabilität, die Muskelaktivität im Unterarm der dominanten Hand sowie im gegenüberliegenden Schulter-Nacken-Bereich. Als letztes Maß wird die Hautleitreaktion in der nicht dominanten Hand erhoben. Das Verhalten bzw. die Leistung wird über die Anzahl richtiger, falscher, verzögerter und ausgelassener Reaktionen im Reaktionszeittest bestimmt. Das Empfinden wird mit Hilfe einer einfachen Schiebeskala erhoben. Diese Schiebeskala gibt der Testperson die Möglichkeit einzustellen, wie sie sich auf der Skala von «gar nicht belastet» über «kaum belastet» bis zu «stark belastet» jeweils nach den beiden Durchgängen fühlt.

Ein typisches Datenprotokoll zeigt an, dass in der zweiten Testphase die Herzrate steigt, die Herzratenvariabilität sinkt, die Muskelaktivität sowohl im Unterarm der dominanten Hand als auch im gegenüberliegenden Schulter-Nacken-Bereich stark ansteigt. Einen solchen Anstieg verzeichnet man in der Regel auch für die Hautreaktionen, wobei diese in sehr hohem Maße durch andere Faktoren, wie z.B. Körpertemperatur, beeinflusst wird.

Nach der Durchführung der Stressmessung werden die Ergebnisse mit den Teilnehmern persönlich besprochen. Durch die Erzeugung der persönlichen Betroffenheit sind die Teilnehmer empfänglich für Empfehlungen zur Stressprävention und Stressbewältigung und für Hinweise darauf, wie ihnen verschiedene Institutionen dabei behilflich sein können.

Gesundheitszirkel

Ein Verfahren, das an die Ergebnisse des Gesundheitsberichtes anknüpfen kann, ist der betriebliche *Gesundheitszirkel* als problembearbeitendes Instrument. Neben Forschungsprojekten, die Gesundheitszirkel in verschiedenen Unternehmen und in unterschiedlichen Formen eingesetzt und evaluiert haben, gehören die Krankenkassen zu den Hauptakteuren auf diesem Feld.

Etwa zur gleichen Zeit wurden Ende der 80er Jahre zwei verschiedene Gesundheitszirkelkonzepte entwickelt und in der betrieblichen Praxis erprobt, die unter den Namen «Düsseldorfer Ansatz»[2] und «Berliner Ansatz»[3] bekannt geworden sind. Gemeinsam ist ihnen, dass sich eine Kleingruppe regelmäßig trifft und unter Leitung eines geschulten Moderators gesundheitsrelevante, problematische Aspekte der Arbeit besprochen werden.

Entscheidende Unterschiede der Gesundheitszirkelansätze liegen in der Zusammensetzung der Gruppen – heterogen vs. homogen. Inhaltlich geht es bei den Gesundheitszirkeln nach dem «Düsseldorfer Ansatz» um die Verringerung arbeitsbedingter Belastungen durch die Verbindung von Erfahrungswissen der Beschäftigten und medizinisch-ergonomischem Wissen der Arbeitsschutzexperten. Zur Verminderung stark beanspruchender Arbeitsverrichtungen und Situationen werden Gestaltungsmaßnahmen technischer, organisa-

2 Der Gesundheitszirkel nach dem «Düsseldorfer Ansatz» entstand am Institut für medizinische Soziologie an der Universität Düsseldorf in einem Projekt von Prof. Dr. Chr. von Ferber, Dr. L. von Ferber, Dr. W. Slesina, Dipl.-Soz. A. Renner und Dipl. rer. soc. S. Schröer.

3 Der Gesundheitszirkel nach dem «Berliner Ansatz» entstand am Wissenschaftszentrum Berlin für Sozialforschung in der Forschungsgruppe unter Leitung von Dr. rer. Pol., Dipl.-Sozialwirt F. Friczewski.

torischer und personenbezogener Art herangezogen.

Gesundheitszirkel nach dem «Berliner Modell» werden von Friczewski (1994, S.15) als «Organisations- und Personalentwicklung mit einer stark kommunikativen Ausrichtung» bezeichnet. Ziel ist es, eine breite, offene Kommunikation über arbeitsbedingte und stressverursachende Krankheitssymptome, deren Ursachen und Bewältigungsmöglichkeiten zu fördern.

Wie Friczewski (1994) prägnant formuliert hat, handelt es sich um einen kontinuierlichen ergonomischen Verbesserungsprozess auf kommunikativer Ebene, bei dem die Mitarbeiter aktiv neue Bewältigungsmuster für gesundheitsgerechte Verhaltensweisen erlernen sollen.

Gesundheitszirkel als beteiligungsorientierte Instrumente betrieblicher Gesundheitserziehung wurden in den letzten Jahren vorwiegend in größeren Unternehmen erprobt.

Aufgabenbezogener Informationsaustausch

Der «Aufgabenbezogene Informationsaustausch» (AI; Neubert, Tomczyk 1986; Wetzstein 2004) ist eine Methode, die betriebliche Veränderungsprozesse unterstützt. Mit dem AI lassen sich Arbeitsprozesse optimieren, wodurch Leistung und Qualität verbessert, Beanspruchungen reduziert sowie die Gesundheit der Mitarbeiter geschützt und gefördert werden. Dabei wird integrativ sowohl an den Verhältnissen in der Organisation als auch am Verhalten der Mitarbeiter angesetzt. Im AI trifft sich eine kleine Gruppe von Mitarbeitern, Experten und Führungskräften regelmäßig in einer Serie von – je nach Umfang der zu bearbeitenden Aufgaben – etwa 8 bis 12 mal in wöchentlichen bis vierzehntägigen Abständen. Mit Unterstützung eines Moderators werden Erfahrungen hinsichtlich des Arbeitsablaufs strukturiert ausgetauscht, Probleme in der Arbeit und deren Ursachen herausgearbeitet sowie neue Ideen und Lösungen zur Verbesserung des Arbeitsprozesses entwickelt und kontinuierlich umgesetzt.

Der AI ist eine dem Gesundheitszirkel verwandte Methode, vor allem dem Düsseldorfer Modell. Zusätzlich sind die Phasen der Analyse, Intervention und Evaluation im AI integriert. Aufwand und Ertrag stehen damit in einem sehr günstigen Verhältnis. Der AI motiviert die Mitarbeiter über ihre Arbeitstätigkeit intensiv nachzudenken und erzeugt durch ihre Beteiligung transparente und akzeptierte Lösungen, die durch die Einbeziehung von Führungskräften schneller umgesetzt werden können (horizontal und vertikal heterogene Gruppenzusammensetzung). Der AI integriert bislang ungeteiltes Wissen und beabsichtigt einen Lerneffekt bei den Teilnehmern, der eine verbesserte Bewältigung der Arbeitsaufgaben ermöglicht. Der AI bezieht das so genannte implizite Wissen mit ein («We can know more than we can tell»), da Gruppentreffen mit Aufgaben zwischen den Treffen und Individualarbeit kombiniert werden.

Der Aufgabenbezogene Informationsaustausch wurde von Arbeitspsychologen der TU Dresden entwickelt, in mehreren Dienstleistungs- und Fertigungsunternehmen durchgeführt und prozessbegleitend sowie hinsichtlich seiner Effekte bewertet. Dabei zeigte sich, dass Mitarbeiter nach dem AI motivierter und aktiver waren, ihre Aufgaben besser bewältigten und sich dem Unternehmen stärker verbunden fühlten. Auch dem Phänomen der «inneren Kündigung» mit negativen Auswirkungen auf Arbeitsmotivation, Leistung und Wohlbefinden konnte mit dem AI wirksam begegnet werden. Der Krankenstand sank deutlich. Durch Zeiteinsparungen, Qualitätsverbesserungen und Kostensenkungen wurde außerdem die Effektivität der Arbeitsprozesse gesteigert (Wetzstein 2004).

Die Präventionskampagne Haut – eine gemeinsame Kampagne von Unfall- und Krankenversicherung

Erkrankungen der Haut spielen sowohl im privaten als auch im beruflichen Bereich eine große Rolle und haben gravierende wirtschaftliche und soziale Folgen. In den Jahren 2007 und 2008 ist die Präventionskampagne Haut gemeinsam von Verbänden und Trägern der gesetzlichen Kranken- und Unfallversicherung sowie den Bundesländern durchgeführt worden. Unabhängig von betrieblichen oder außerbetrieblichen Ursachen von Hauterkrankungen sowie deren Wechselwirkungen hat die Kampagne damit einen ganzheitlichen Ansatz verfolgt.

Zielgruppen der Kampagne waren Versicherte von Kranken- und Unfallversicherung. Dies sind sowohl versicherte Beschäftigte als auch Kinder, Jugendliche und Studierende, die in keinem Beschäftigungsverhältnis stehen. Zum Erreichen der Zielgruppen wurden auch Ärzte sowie in der Berufswelt die Unternehmer, Führungskräfte und alle für Präventionsaufgaben in den Betrieben zuständigen Personen, wie Sicherheitsfachkräfte/-beauftragte und Betriebsärzte angesprochen. Die Öffentlichkeit ist insbesondere über Meinungsbildner und Multiplikatoren einbezogen worden.

Das Präventionsziel lautete: «Gesunde Haut – weniger Hauterkrankungen!» Die Präventionskampagne Haut bestand aus einer gemeinsamen Dachkampagne aller beteiligten Institutionen sowie aus zielgruppenspezifischen Kampagnen einzelner Träger der Unfall- und Krankenversicherung. Die überwiegend medial ausgerichtete Dachkampagne diente dazu, die Aufmerksamkeit für die Aktivitäten der Trägerkampagnen zu wecken. Das übergreifende Ziel «Gesunde Haut – weniger Hauterkrankungen!» wurde verfolgt, indem in einzelnen Trägerkampagnen konkrete Teilziele aus Sicht der Kranken- und Unfallversicherung definiert wurden. Diese sollten durch konkrete Aktivitäten der einzelnen Träger im Rahmen ihrer Zuständigkeit in definierten Lebenswelten (z.B. Betrieb) zu Änderungen des Verhaltens und der Verhältnisse führen, von denen eine Reduktion der Hauterkrankungen erwartet werden kann. Es bestand die Grundannahme, dass die Aktivitäten der Kampagne mit vorwiegend pädagogisch-informativem Charakter auf das Wissen und die Einstellungen der Zielgruppen wirken und darüber zu hautgesundem Verhalten motivieren sowie zur Änderung der Verhaltensabsicht führen. Die Wirkung der Präventionskampagne Haut wird evaluiert.

12.9 Fazit

Das Kapitel stellt Grundlagen, Maßnahmen und Praxisbeispiele von Gesundheitserziehung im Betrieb dar. Dabei wird Gesundheitserziehung als eine Form der Aktivitäten im Betrieb zur Schaffung von Gesundheit gesehen, die vor allem darauf zielt, Beschäftigte über Gesundheitsbelastungen und deren Auswirkungen sowie deren Bewältigung zu informieren und sie zu gesundheitsgerechtem bzw. -förderlichem Verhalten zu motivieren. Hauptakteur ist also das Individuum.

Im Setting Betrieb stehen Maßnahmen der Gesundheitserziehung oftmals im Kontext unterschiedlicher Stressmodelle. Für die verschiedenen Modelle können Zusammenhänge mit Maßen der körperlichen und psychischen Belastung vorgestellt werden. Nicht nur zahlreiche gesetzliche Regelungen verpflichten die Verantwortlichen im Betrieb zur Durchführung von Maßnahmen der Gesundheitserziehung im Betrieb; auch die empirischen Befunde legen den betrieblichen Akteuren die Umsetzung von Maßnahmen aus Gründen der Effektivität nahe. Insbesondere die Good-Practice-Beispiele zeigen, dass Gesundheitserziehung im Betrieb über Schulungen und Trainings hinausgeht. Sowohl mit demonstrativen (Stresskammer) oder beteiligungsorientierten Methoden (Gesundheitszirkel, AI) als auch über aufklärerische Maßnahmen (Kampagne) kann Gesundheitserziehung wirksam sein.

Literatur

Antonovsky, A. (1979). Health, stress, and coping. New perspectives on mental and physical wellbeing. San Francisco: Jossey-Bass.

Arbeitsschutzgesetz (1996). Gesetz über die Durchführung von Maßnahmen des Arbeitsschutzes zur Verbesserung der Sicherheit und des Gesundheitsschutzes der Beschäftigten bei der Arbeit. Bundesministerium der Justiz.

Arbeitssicherheitsgesetz (1973). Gesetz über Betriebsärzte, Sicherheitsingenieure und andere Fachkräfte für Arbeitssicherheit. Bundesministerium der Justiz.

Becker, P., Morawetz, J. (2007). Impacts of health and safety education: comparison of worker activities before and after training. American journal of industrial medicine, 46, 63-70.

Biener, K. (2005). Gesundheitserziehung. Intervention und Evaluation. Bern: Huber.

Croissant, B., Klein, O., Löber, S., Mann, K. (2004). Betriebliche Suchtprävention – Durchführbarkeitsstudie in einem Betrieb der chemischen Industrie. Gesundheitswesen, 66, 505-10.

DIN EN ISO 10075-1: 2000-11. Ergonomische Grundlagen bezüglich psychischer Arbeitsbelastung – Teil 1: Allgemeines und Begriffe (ISO 10075:1991).

Friczewski, F. (1994). Gesundheitszirkel als Organisations- und Personalentwicklung: Der «Berliner Ansatz». In: Westermayer, G., Bähr, B. (Hrsg.). Betriebliche Gesundheitszirkel. Schriftenreihe Organisation und Medizin. Göttingen: Verlag für Angewandte Psychologie, 14-24.

Gallenberger, W. (2007). Qualität in der Prävention – Qualifizierung. BGAG-Institut Arbeit und Gesundheit: Dresden.

Harms, P. (2004). «Gesundheitsförderung durch Schlüsselqualifikationen» – ein Präventionskonzept der BGW. Die BG, 281-282.

Holling, H., Greif, S. (1998). Belastung, Stress und Gesundheit. In: Brandenburg, U., Kollmeier, H., Kuhn, K., Marshall, B. Oehlke, P. (Hrsg.). Prävention und Gesundheitsförderung im Betrieb. Erfolge – Defizite – Künftige Strategien. Schriftenreihe der Bundesanstalt für Arbeitsschutz, Tagungsberichte 51, 380-396.

Johnson, J.V., Hall, E.M. (1988). Job strain, work place social support, and cardiovascular disease: a cross-sectional study of a random sample of the Swedish working population. Am J Public Health, 78, 1336-1342.

Karasek, R.A., Theorell, T. (1990). Healthy work. New York: Basic Books.

Klippel, U., Schürer, N.Y., Schwanitz, H.J. (2004). Sekundäre Individualprävention von Handekzemen in der Altenpflege: Perspektive der Gesundheitspädagogik. Dermatologie in Beruf und Umwelt, 52, 106-112.

Neubert, J., Tomczyk, R. (1986). Gruppenverfahren der Arbeitsanalyse und Arbeitsgestaltung. Berlin: Deutscher Verlag der Wissenschaften.

Paridon, H. (2007). Qualität in der Prävention – Information und Kommunikation. BGAG-Institut Arbeit und Gesundheit: Dresden. http://www.dguv.de/bgag/de/forschung/forschungsprojekte/qdp/qdp_abschluss/index.jsp.

Radulescu, M., Bock, M., Bruckner, T., Ellsässer, G., Fels, H., Diepgen, T.L. (2007). Health education about occupational allergies and dermatoses for adolescents. Journal der Deutschen Dermatologischen Gesellschaft, 5, 576-581.

Richter, P., Hacker, W. (1998). Belastung und Beanspruchung: Stress, Ermüdung und Burnout im Arbeitsleben. Heidelberg: Ansanger.

Rosenbrock, R. (2003). Primäre Prävention. Vortrag auf der BKK Tagung, 26.11.03 in Köln.

Schmidt, N., Schulz, N. (2005). Psychische Belastungen und Stress von Fleischereiverkäuferinnen. Die BG, 12/2005.

Siegrist, J. (1996). Soziale Krisen und Gesundheit. Göttingen: Hogrefe.

Siegrist, J. (2000). Basiswissen zu arbeitsbedingten Erkrankungen des Herz-Kreislauf-Systems. In: Teske, U., Witte, B. (Hrsg.). Prävention arbeitsbedingter Erkrankungen, Band 2. Hamburg: VSA-Verlag, 105-156.

Theorell, T. (1996). Flexibility at work in relation to employee health. In: Schabracq, M.J., Winnubst, J.A.M., Cooper, C.L. (Hrsg.). Handbook of work and health psychology. Chapter 7. Chicester: Wiley, 147-160.

Troschke, J. (1996). Gesundheitsförderung und Prävention als zentrale Handlungsfelder einer New Public Health. In: Walter, U., Paris, W. (Hrsg.). Public health. Gesundheit im Mittelpunkt. Meran: Alfred & Söhne, Verleger, 159-165.

Tsutsumi, A., Kawakami, N. (2004). A review of empirical studies on the model of effort-reward imbalance at work: reducing occupational stress by implementing a new theory. Social Science & Medicine, 59, 2335-2359.

Udris, I., Kraft, U., Mussmann, C., Rimann, M. (1992). Arbeit, gesund sein und gesund bleiben: Theoretische Überlegungen zu einem Ressourcenkonzept. Psychosozial: Arbeit und Gesundheit, Band 52, 9-22.

Wetzstein, A. (2004). Unterstützung der Innovationsentwicklung: Einfluss von wissensbezogenen Interaktionen, insbesondere im kooperativen Problemlösen und fragenbasierter Reflexion. Regensburg: Roderer.

WHO (1988). Ottawa-Charta zur Gesundheitsförderung. In: Conrad, G., Kickbusch, I. (1988). Die Ottawa-Charta. Kritische Medizin im Argument «Grenzen der Prävention». Hamburg: Argument Verlag, 145-150.

Windemuth, D., Müller-Gethmann, H., Bindzius, F., Eckhardt, G. (2001). Die Stresskammer – ein mobiler Arbeitsplatz zur Verdeutlichung psychischer Belastungen und Beanspruchungen. Die BG, 10, 520-523.

Winkler, A. (2007). Sekundäre Individualprävention von Hauterkrankungen bei Beschäftigten in Hautberufen. Vortrag auf dem 2. Präventionskongress im Oktober 2007 im Hygienemuseum in Dresden.

Wulfhorst, B., Schwanitz, H.J. (2003). Gesundheitserziehung in Hautrisikoberufen. Allergologie, 26, 387-395.

www.bzga.de

www.iga-info.de

www.uni-duesseldorf.de/MedicalSociology/eri/theorie.htm

13 Gesundheitserziehung in der Hochschule

Silke Gräser

13.1 Einleitung

Gesundheitsbildung, Gesundheitserziehung, Gesundheitspädagogik, Gesundheitsdidaktik – all diese Begriffe zeigen die Facetten des im Englischen «*health education*» umfassenden Themenfeldes. Während im deutschen Sprachraum die sehr unterschiedlich besetzten Begriffe «Gesundheitsbildung» und «Gesundheitserziehung» die unterschiedlichen Ausrichtungen beschreiben, vereint das englische «*health education*» und dient als Integrationskonzept, das die unterschiedlichen Schwerpunkte und Aspekte als Teilbereiche begreift. Dabei umfasst Gesundheitserziehung («*health education*») weit mehr als die Funktion von Gesundheitsmündigkeit («*health literacy*») im Sinne eines individuell ausgerichteten Wissenstransfers in Bezug auf Risikofaktoren (Tones 2002; Nutbeam 2000). Der recht neue Begriff der Gesundheitsmündigkeit («*health literacy*») wird dabei u.a. definiert als: «Das Ausmaß, in dem Individuen die Fähigkeit haben, Gesundheitsinformationen und Gesundheitsdienste in Anspruch zu nehmen, zu verstehen, um angemessene gesundheitsbezogene Entscheidungen zu treffen» (U.S. Department of Health and Human Services 2000, S. 11). Andere Autoren interpretieren Gesundheitsmündigkeit («*health literacy*») als Ergebnis von Gesundheitserziehung (Nutbeam 2000, siehe auch Beitrag von Wulfhorst und Hurrelmann in diesem Band). So ist Gesundheitsmündigkeit am ehesten verknüpft mit dem Ergebnis von gesundheitsfördernden Bemühungen im Sinne von gesundheitsbezogenen Informationen, die zur Selbstbestimmung notwendig sind. Demgegenüber bezieht sich Gesundheitsbildung eher auf die Aktivitäten, Maßnahmen, den Prozess und die eingesetzten Methoden.

13.2 Gesundheitsbildung und Gesundheitserziehung: Health education als Integrationskonzept

Im Deutschen richtet sich der Begriff der «Gesundheitsbildung» umfassend auf vorwiegend edukative Maßnahmen der Gesundheitsförderung und «Gesundheitspädagogik» fokussiert vor allem Formen und Methoden des individuellen und kollektiven Lehrens und Lernens im Sinne von Wissensvermittlung, aber auch Einstellungsänderung, Handlungskompetenzen und Verhaltensänderung. «Gesundheitserziehung» dagegen ist im Deutschen mit den Implikationen des Begriffs mit einer hierarchischen und paternalistischen Haltung assoziiert. Die darin inhärente Normorientierung impliziert auch, dass Partizipation hier nicht als zentrales Handlungsprinzip integriert ist. Grundsätzlich stellt sich Gesundheitserziehung/Gesundheitsbildung auf einem Kontinuum der Handlungsprinzipien und professionellen Haltungen von «autoritär» zu «emanzipatorisch» dar; nicht der Begriff selber, sondern insbesondere die normorientierte hierarchische Beziehungsform ist es, die als Basis Methoden und Inhalte des Lernens bestimmt.

Gesundheitsbildung ist ein spezifischer

Bereich der Gesundheitsförderung und Prävention. Er umfasst dabei ein Bündel von Maßnahmen der Gesundheitsbildung, Gesundheitsinformation und Gesundheitskommunikation, die sich auf gesundheitsorientiertes Wissen, Einstellungen, Handlungskompetenzen und Verhalten richtet. Dazu werden unter Zuhilfenahme von Erkenntnissen und Inhalten der Pädagogik (z.B. Didaktik), Psychologie und Gesundheitswissenschaften (z.B. Gesundheitsverhaltensmodelle und sozial-kognitiven Perspektiven) Maßnahmen entwickelt und umgesetzt, die sich an Individuen, Gruppen, Gemeinden, Populationen und die Gesellschaft richten können.

Gesundheitsbildung ist auf die Aktivierung von Veränderungspotenzialen und -ressourcen ausgelegt und zielt auf individuelle wie auch kollektive Entwicklung hin zu Gesundheit in einem salutogenen Verständnis. Dazu nutzt sie Theorien und Methoden, die sich sowohl auf individuelle als auch kollektive Prozesse im Sinne von Wissenszuwachs, Einstellungs- und Verhaltensänderung und Handlungskompetenzen zur Gesundheitsförderung beziehen. Dazu gehören auch Erkenntnisse und Theorien aus der Gesundheitskommunikation wie das transtheoretische Modell der Veränderung (*Transtheoretical Model of Change*) mit seinen individuellen Stadien der Veränderung (*Stages of Change*) (Prochaska, DiClemente 1983) wie auch die Theorie zur Diffusion von gesundheitsbezogenen Innovationen (*Diffusion of Innovation*) (Rogers 2004) im gesellschaftlichen Kontext.

«Die Funktion von Gesundheitserziehung/-bildung (*«health education»*) liegt in der Bereitstellung von Bedingungen, die notwendig sind, um gesundheits- oder krankheitsbezogenes Lernen zu ermöglichen.» (Tones, Green 2004, S.209). Diese Funktion lässt sich zudem in zwei grundsätzliche Richtungen unterteilen: Gesundheitserziehung als Überzeugungsarbeit und Gesundheitsbildung als ein auf Empowerment ausgerichtetes Konzept, das sich vor allem auf die unterstützenden sozialen und politischen Umweltbedingungen fokussiert (Tones, Green 2003).

Die Entwicklung eines kritischen Bewusstseins steht im Zentrum der Idee von Freire (1972), dessen humanistischer und emanzipatorischer pädagogischer Ansatz immer wieder im engen Zusammenhang mit Gesundheitsförderung diskutiert wird; in den Prinzipien integriert er eine holistische und humanistische Orientierung, wie sie sich auch im Empowerment-Ansatz widerspiegelt (Tones, Green 2003). Ein besonderer Fokus wird aus der freireanischen Perspektive auf den «Dialog zwischen Gleichen» gelegt, der an den Erfahrungen und dem Wissen der Zielgruppen ansetzen soll und die sozioökonomischen Rahmenbedingungen miteinbezieht. Eine solche kritisch orientierte Perspektive bildet sich auch ab in dem Ansatz der kritischen Gesundheitserziehung/-bildung (*«critical health education»*), die ihre Zielsetzung wesentlich auf das Empowerment-Konzept ausrichtet und als ihr vorrangiges Ziel die Bekämpfung sozialer Ungleichheit sieht. Eine auf Empowerment ausgerichtete Gesundheitsbildung beinhaltet daher immer Partizipation als wesentliches Handlungsprinzip.

«Gesundheitserziehung (*Health Education* i. Orig.) richtet sich nicht allein auf die Veränderung individuellen Gesundheitsverhaltens, sondern auch auf struktureller Ebene durch organisatorische Anstrengungen, der Förderung von politischen Entwicklungen und politischer Relevanz, eine Absicherung im Sinne ökonomischer und materieller Unterstützung, umweltbezogene und verhältnisbezogene Aktivitäten, dem Einsatz und der Rolle von Massenmedien und gemeindebasierter Programme.» (Glanz et al. 2002, S.9). Im Hintergrund liegt das Verständnis von einer komplexen Wechselbeziehung zwischen Person, Verhalten und Umwelt unter dem Einbezug sozialer Normen. Diese Transaktionalität kommt im Rahmen der sozial-kognitiven Theorie Banduras als Verständnis einer «reziproken Verursachung» (*reciprocal causation*) zum Tragen (Glanz, Rimer, Lewis 2002).

Die begrenzte Reichweite von rein edukativen Maßnahmen, die auf reine Informationsvermittlung setzten und klar verhaltensorientiert waren, wie sie in den Siebziger Jahren favorisiert wurden, fand mit der Hinwendung zu mehr sozial- und kontextorientierten Interventionen in den Achtziger Jahren eine wichtige Bereicherung, die schließlich in die Entwicklung umfassender Konzepte mündete

(Nutbeam 2000). Das North Karelia Projekt ist ein prominentes Beispiel eines umfassenden theoriebasierten Mehrebenen-Ansatzes, der erfolgreich in der Kombination von verhaltens- und verhältnisorientierten gemeinde- und settingbasierten Maßnahmen unter Einbeziehung der lokalen Gemeinde, Industrie, Betriebe, Schulen und politischen Ebenen, dem Einsatz von Massenmedien und umweltbezogenen Maßnahmen umgesetzt wurde (Puska 2002). In einer Kombination von umfassender Gesundheitsinformation, Gesundheitsbildung und Gesundheitskommunikation auf individueller aber auch kollektiver Ebene, auf der Ebene von sozialen Netzwerken und Kommunen, Settings wie Schulen und Betriebe, einer intersektoralen Zusammenarbeit zwischen den relevanten öffentlichen Institutionen und der lokalen Industrie und Politik auf unterschiedlichen Ebenen konnte hier nach 25 Jahren eine Reduktion der Ausprägung von gesundheitsabträglichen Lebensstilen und kardiovaskulärer Erkrankungen erreicht werden bis hin zu einer Reduktion der Mortalität um 45 % (Puska 2000).

13.3 Gesundheitsbildung auf Settingebene

Der Setting-Ansatz ist bei der Umsetzung gesundheitsfördernder und gesundheitsbildender Maßnahmen ein wichtiges Implementierungsfeld. Die Jakarta-Deklaration (WHO 1997) wies nochmals auf die besondere Bedeutung des Setting-Ansatzes für Gesundheitsförderung im Sinne einer evidenzbasierten Strategie hin: «There is now clear evidence that comprehensive approaches to health development are the most effective. Those that use combinations of five strategies are more effective than single-track approaches.» (WHO 1997, S.2). Dabei bieten Settings neben den praktischen Möglichkeiten der Umsetzung umfassender Strategien auch die Möglichkeit, Partizipation und Empowerment als Handlungsprinzipien umzusetzen. Dazu gehört auch die Verfügbarkeit von Gesundheitsinformation und Gesundheitsbildung, die essentielle Bedingungen für Partizipation sind (WHO 1997).

«A setting is a social system in which people live, work, *learn*, love and play – characterized by a particular organizational culture, structure, functions, norms and values – into which health must enter through appropriate entry points.» (Dooris et al. 1998, S. 23).

«Ein Setting definiert das ‹Subjekt› der Interventionen (individuell und kollektiv), die Verortung von Gesundheitsförderung und die Rahmenbedingungen des Settings selber als Interventionsziel» (Green, Poland, Rootman 2000, S.1). Im Sinne eines setting-orientierten Ansatzes müssen immer gleichzeitig verschiedene Handlungsebenen genutzt werden, um auf die unterschiedlichen Zielgruppen hin orientiert zu sein (Individuum, Gruppe, Gemeinde, Settings, Gesellschaft, politischer Kontext). Ein solches integratives Mehr-Ebenen-Modell der Gesundheitsbildung (**Abb. 1**) begründet sich in der Umsetzung evidenzbasierter Gesundheitsförderung und Gesundheitsbildung. Auch Gesundheitsbildung im Setting Hochschule muss auf Mikro-, Meso- und Makroebene ansetzen, um wirksam werden zu können.

So muss Gesundheitsbildung auf der Mikrobene das Individuum und die Gruppen im Sinne von Gesundheitsberatung ansprechen, Gruppen befähigen und ihre speziellen Ressourcen und Potenziale nutzen, z.B. im Sinne von peer-education. Auf der Mesoebene muss Gesundheitsbildung sich auch auf Gemeinden, das Setting und die Organisationen beziehen und diese befähigen, Gesundheit durch die Gestaltung von Rahmenbedingungen und

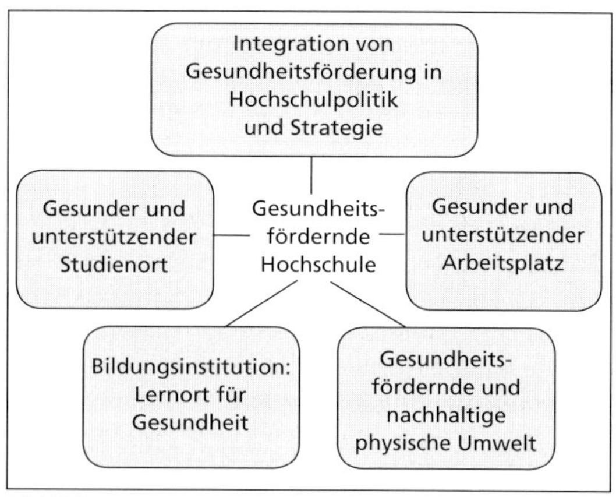

Abbildung 1: Umfassende Gesundheitsbildung in Hochschulen

Verhältnissen zu ermöglichen und schließlich auf einer Makroebene sowohl Gesundheitsbildung in der Politik als auch durch Politik zu unterstützen und Massenmedien im Sinne von Gesundheitskommunikation als Mittel der Gesundheitsbildung zu nutzen. Gesundheitsbildung kann dabei auf unterschiedlichen Ebenen stattfinden: auf Ebene des Individuums mit starker Verhaltensorientierung, z.B. durch individuelle Beratung und unter Integration von kognitiven Gesundheitsverhaltensmodellen wie dem Health Belief Model, auf Gruppenebene als Lernform unter Integration von sozial-kognitiven Ansätzen wie der Theorie des sozialen Lernens (Bandura 1986), auf Ebene der Hochschule als Organisation unter Integration von Organisationsentwicklung und Gesundheitsmanagement (z.B. durch Schulungen zu Führungsverhalten) und auf Ebene der Politik, die die Rahmenbedingungen von Hochschulen insgesamt gestaltet.

Dazu gehören als Handlungsprinzipien von Gesundheitsbildung die Ebenen «Befähigen», «Ermöglichen» und «Vermitteln und Vernetzen». Ermöglichen beinhaltet die Bereitstellung von Wissen im Sinne von Gesundheitsinformation als Handlungsgrundlage (»Gesundheitsmündigkeit») durch auch systembezogene Information und Kommunikation, aber auch Informationen über die Hochschule selbst. Befähigen beinhaltet Lernen und Lehren im Sinne einer Vermittlung von Gesundheitsinformation und gesundheitsbezogenem Wissen, Einstellungen, Handlungskompetenzen, Problemlösefähigkeiten und Lebensfähigkeiten (*life skills*). Und Vermitteln und Vernetzen beinhalten als zentrale Handlungsprinzipien Teilhabe und Partizipation, die wichtige Aspekte von Gesundheitsmündigkeit sind.

13.4 Gesundheit im Setting Hochschule

Derzeit sind rund zwei Millionen Studierende an den deutschen Hochschulen eingeschrieben; weibliche Studierende stellen mit mittlerweile 52 % der Abschlüsse die Majorität (Statistisches Bundesamt 2008). Die Studierenden übernehmen als größte Zielgruppe an den Hochschulen eine wichtige Rolle in der Gesundheitsbildung, da sie als künftige Fach- und Führungskräfte eine wichtige gesellschaftliche Multiplikatorenrolle einnehmen.

Die Studierenden schätzen ihre Gesundheit als eher positiv ein. Es zeigt sich aber auch, dass eine Reihe von strukturellen Bedingungen an der Hochschule Auswirkungen auf die Gesundheit hat. So weisen Ergebnisse einer Studie darauf hin, dass sich die gesundheitliche Situation mit Verlauf des Studiums zu verschlechtern scheint; insbesondere Frauen weisen nach längerem Studienverlauf höhere Depressivitätswerte auf als zu Beginn ihres Studiums (Bachmann et al. 1999). Allgemein sehen die Studierenden kaum Gestaltungsmöglichkeiten in ihrem Studium und erleben den fehlenden Praxisbezug als belastend (Stock, Krämer 2000; Hildebrand, Michel, Surkemper 2007). Kooperative Lehr- und Lernformen werden vermisst, während gleichzeitig die Kommunikation und aktive Beteiligung in den Lehrveranstaltungen im Studienverlauf abnimmt (Bachmann et al. 1999).

Gesundheitsbildung muss, um wirksam sein zu können, zielgruppenorientiert geplant und umgesetzt werden; dazu gehören Aspekte des Gender Mainstreaming (Sonntag, Kolip, Knoch 2000) ebenso wie kulturelle Aspekte und spezifische Gesundheitslagen. So leiden z.B. ausländische Studierende im Vergleich zu deutschen Studierenden mehr unter depressiven Verstimmungen, Kopfschmerzen und Konzentrationsstörungen (Krämer et al. 2000).

An den Deutschen Hochschulen sind rund 500.000 MitarbeiterInnen tätig; insgesamt 51 % der Beschäftigten sind Frauen (Statistisches Bundesamt, 2008). In einer Synopse zum Thema Gesundheit der Beschäftigten an Hochschulen zeigt sich, dass der allgemeine Gesundheitszustand von ca. 70 % der Befragten als gut oder sehr gut beschrieben wird und sich damit nicht von einer repräsentativen Vergleichsstichprobe einer Gemeinde unterscheidet (Hildebrand, Michel, Surkemper 2007; Belschner et al. 2002). Bei den erfassten (psycho)somatischen Beschwerden sind Schmerzen im Rücken und im Schulter-Nackenbereich besonders ausgeprägt; ferner zählt «innere Unruhe» zu den drei am häufigsten genannten Beschwerden (Hildebrand, Michel, Surkemper 2007; Belschner et al. 2002). Allerdings wurden in den Studien als Ressourcen die Aspekte «Betriebsklima», «Kollegiale Unterstützung», «Tätigkeits- und Entscheidungsspielraum» und «Abwechslung in der Arbeitstätigkeit» genannt. Als belastend dagegen, vor allem bei den nicht-wissenschaftlichen MitarbeiterInnen ist der Mangel an Anerkennung und Möglichkeiten der beruflichen Weiterentwicklung identifiziert worden.

Partizipation als Beteiligungsform an betrieblichen und hochschulbezogenen Entscheidungen wird unterdurchschnittlich beurteilt (Hildebrand, Michel, Surkemper 2007). In der Oldenburger Studie glaubten 71,4 % der Beschäftigten aus dem nicht-wissenschaftlichen Bereich eher nicht, dass sie Einfluss auf den Verlauf der Dinge an der Hochschule nehmen können (Belschner et al. 2002). Gleichzeitig zeigt sich, dass beispielsweise Rückenschmerzen, aber auch die allgemeine Einschätzung von psychischer und körperlicher Gesundheit hoch signifikant mit dem «universitären Kohärenzerleben» von Beschäftigten korrelieren. Dieses auf die Hochschule bezogene Maß erfasst die wahrgenommene Transparenz von Entwicklungen und Entscheidungen an der Hochschule, die Wahrnehmung verfügbarer Ressourcen zur Bewältigung der Herausforderungen an der Hochschule und das Maß an Sinnhaftigkeit, das die Beschäftigten ihrer Tätigkeit im Rahmen der Hochschule individuell zumessen (Gräser 2003). Diese Ergebnisse geben Hinweise darauf, dass Partizipation und Teilhabe an Prozessen in Settings wie hier der Hochschule einen bedeutsamen Einfluss auf Gesundheit haben können.

13.5 Gesundheitsangebote in der Hochschule

Grundsätzlich lässt sich derzeit ein Trend hin zu Schwerpunkten in der betrieblichen Gesundheitsförderung und der Implementierung von betrieblichem Gesundheitsmanagement, analog zu Entwicklungen in der Wirtschaft, an den deutschen Hochschulen ausmachen. Die aktive Entwicklung von Gesundheitsbildung bezieht sich daher stark auf Aspekte des betrieblichen Kontextes.

Aktuelle Themenfelder von Gesundheitsbildung in der Hochschule sind Rauchen, Bewegung, Ernährung und psychische Gesundheit. So finden sich an den Hochschulen ausgeprägte und differenzierte Angebote aus dem Bereich des Hochschulsports für Studierende und Beschäftigte, vor allem verhältnisorientierte Maßnahmen zum Nichtraucherschutz («Rauchfreie Hochschulen») oder zur Vereinbarkeit von Arbeit und Familie (»Familiengerechte Hochschule»). Dabei finden sich an den Hochschulen eine Fülle von gesundheitsbezogenen Maßnahmen, Strukturen, Organisationen und Projekten, die sich mit Gesundheit befassen. Als Beispiele von individuell ausgerichteten Gesundheitsbildungsangeboten an Hochschulen finden sich vor allem individuelle psychoedukative Beratungsangebote im Bereich psychosozialer Gesundheit, individuelle Unterstützung bei studienbezogenen Fragen wie Beratung bei Arbeitsschwierigkeiten, Beratungen zu medizinischen oder spezifischen Problemen einzelner Studierendengruppen (z.B. Auftrittsangst bei Musik-Studierenden) oder spezifische Beratungsangebote zur Diskriminierung für Beschäftigte und Studierende und individuelle Beratungen für Beschäftigte durch die betriebliche Sozial- und Suchtberatung. Neben den individuellen Angeboten finden sich analog Gruppenangebote zur Gesundheitsbildung. Hier wird der Fokus auf Gruppen gerichtet, die als besondere Lernform zur kollektiven Wissensvermittlung und zum Erwerb von Handlungskompetenzen bestimmte Methoden wie Gruppenarbeitsverfahren oder die Nutzung von Peer-Education präferieren. Dazu gehören auch Maßnahmen der Personalweiterbildung.

Zur Gesundheitsbildung mit dem Fokus auf Settings gehören vor allem verhältnisorientierte Maßnahmen auf organisatorischer und struktureller Ebene, die die Gesamtheit der Lebens- Arbeits- und Studienbedingungen an der Hochschule in den Blick nehmen sowie die Bedingungen des umgebenden Settings wie auch die Hochschulpolitik. Eine grundsätzliche Schwierigkeit ist daher bei der Umsetzung von Gesundheitsbildung an Hochschulen die Komplexität der Institution und ihrer unterschiedlichen Aufgaben in den Bereichen Bildung und Forschung für ihre Mitglieder. Nur wenige Hochschulen und Universitäten haben sich explizit mit Gesundheitsbildung im Kontext der Gesundheitsfördernden Hochschule befasst. So gibt es deutliches Entwicklungspotenzial in den Bereichen der Gesundheitsbildung der Studierenden und der Beschäftigten und bei der Bedeutsamkeit gesundheitsfördernder Inhalte im Curriculum als auch in den Lehr- und Lernformen. Deutlich befördert wird die Entwicklung allerdings durch die zunehmenden Studienangebote, die sich mit Gesundheitsförderung (Bremen, Bielefeld, Magdeburg), Gesundheitsbildung und Gesundheitsförderung (Flensburg) befassen. Dennoch sind diese Entwicklungen vorrangig auf den akademischen Sektor begrenzt und sind meist nicht oder nicht ausreichend vernetzt mit den Bemühungen im Bereich der Betrieblichen Gesundheitsförderung, wie sie die Hochschule eben auch als Arbeitsplatz betreffen. Während es hier zunehmend positive Bemühungen in Hinblick auf die Integration von gesundheitsbildenden Themen in die Personalweiterbildung gibt (z.B. zu gesunder Ernährung, Stressbewältigung oder Entspannung), gerät die Bedeutung gesunder Lehre und gesunden Lernens im Studierendenbereich in den Hintergrund. Gleichzeitig verändern sich aber die Rahmenbedingungen an Hochschulen. Durch die Einführung von Bachelor- und Master-Studiengängen werden die Studien-, Lehr- und Lernbedingungen insgesamt durch die zunehmende Belastung der Studierenden, Lehrenden und der Verwaltung mit Prüfungen und Leistungsnachweisen, Abschlussarbeiten etc. ungünstig beeinflusst.

Nur recht wenige AutorInnen haben sich explizit mit der Hochschuldidaktik im Kontext von Gesundheitsförderung und Gesundheitsbildung in der Hochschule befasst (Arnold 2000; Chur 2000). Dabei gehören die Lernbedingungen und mithin die Hochschuldidaktik selber zu einem zentralen Aspekt in der Vermittlung von Wissen. Innovative didaktische Konzepte wie z.B. «Problembasiertes Lernen» (PBL) haben Deutschland bisher kaum erreicht und werden angesichts knapper personeller und finanzieller Ressourcen derzeit auch nicht weiter vorangetrieben. Problembased learning ist ein Lehr- und Lernverfahren, das bereits an einigen europäischen Universitäten (z.B. Maastricht, Odense) im Rahmen der Pflege-, Medizin- und Public Health-Studiengänge eingesetzt wird. Als didaktische Prinzipien dieser Methode gelten die Selbstverantwortung der Studierenden für den Wissenserwerb und ihr Lernen, die aktive Beschaffung von Wissen und Fähigkeiten und die eher kooperative denn kompetitive Ausrichtung. Dabei basiert PBL auf einer holistischen Orientierung in Hinblick auf die professionelle Praxis und fokussiert sowohl Wissen als auch Einstellungen und Fähigkeiten aus unterschiedlichen Bereichen (Graaff, Bouhuijs 1993). Ausgangspunkt des Lernens ist die Erarbeitung von Wissen anhand unterschiedlicher «Fälle», die in Kleingruppen von 6-9 Studierenden bearbeitet werden. Dazu wird ein siebenstufiges Gruppenarbeitsverfahren genutzt, das neben klassischen Vorlesungselementen u.a. auch die intensive Arbeit in Kleingruppen von 6-9 Studierenden vorsieht, die jeweils von TutorInnen unterstützt werden. Dies erfordert u.a. auch die Schulung der Studierenden und TutorInnen in dieser Methode. Solche für gesundheitliche Themenbereiche geeigneten didaktischen Modelle, aber auch das Lernen anhand von realen Praxisprojekten in Kooperation mit regionalen Institutionen und Organisationen sind dazu geeignet, auch die Gesundheitsbildung im Studium positiv zu beeinflussen (Heijne 1999).

13.6 Gesundheitsbildung in der Gesundheitsfördernden Hochschule

Das Settingprojekt Gesundheitsfördernde Hochschulen bietet ein Rahmenmodell, das über die salutogene und vor allem integrative Ausrichtung geeignet ist, auch eine Orientierung für die Rolle von Gesundheitsbildung an Hochschulen bereitzustellen. Zu den Zielen einer Gesundheitsfördernden Hochschule gehören u.a.:

- die Förderung gesunder und nachhaltiger Politik und Planung in der gesamten Hochschule
- die Bereitstellung gesunder Arbeitswelten
- das Angebot gesunder und unterstützender sozialer Umwelten
- die Gewährleistung von Gesundheitsdiensten
- die Unterstützung persönlicher und sozialer Entwicklung

- die Sicherstellung einer gesunden und nachhaltigen Umwelt
- die Ermutigung zu weiterem wissenschaftlichen Interesse und zu Entwicklungen in der Gesundheitsförderung
- die Entwicklungen von Verbindungen zur Gemeinde (Gräser, Belschner 2001).

Zu den Zielgruppen einer Gesundheitsfördernden Hochschule zählen die Studierenden, die Beschäftigten und die lokale Gemeinde. Diese Zielgruppen sind jeweils hinsichtlich ihrer spezifischen Lage zu differenzieren und zu segmentieren, um maßgeschneiderte Gesundheitsbildung und Gesundheitsförderung zu gewährleisten und die Qualität zu sichern. Neben der Bereitstellung von physikalischen Bedingungen für Gesundheitsförderung kommt der Hochschule insbesondere hinsichtlich der Gestaltung von gesunden und unterstützenden Arbeitsplätzen und Studienorten sowie als Bildungsinstitution im Sinn eines Lernortes für Gesundheit eine wichtige Rolle zu. Die Integration von Gesundheitsförderung als ein Anliegen von Hochschule und Politik bestimmt dabei die Rahmenbedingungen (**Abb. 2**). Als Arbeitsplatz stellt die Hochschule für die Beschäftigten Arbeitsbedingungen bereit, die sie in ihrer Tätigkeit und in ihren Handlungskompetenzen wahrnehmen und unterstützen. Dazu gehört: die Identifizierung von gesundheitsbezogenen Aufgaben und Bedürfnissen und deren handlungsorientierte Würdigung, der Respekt gegenüber den Grenzen zwischen Arbeit und Freizeit, die Entwicklung einer Organisationskultur, die durch Integrität, Aufgeschlossenheit, Innovation, gegenseitigen Respekt, gute Kommunikation, partizipative Entscheidungsfindung und positives Feedback gekennzeichnet ist und die Bereitstellung angemessener gesundheitsbezogener Dienstleistungen, Einrichtungen und Informationen.

Als Studienort unterstützt die Hochschule eine gesunde persönliche und soziale Entwicklung ihrer Studierenden, indem sie gesundheitsbezogene Aufgaben und Bedürfnisse der Studierenden und Lehrenden identifiziert und Ergebnisse in Handlungen überführt, Würdigung, unterstützende Lebens- und Lernumfelder schafft und leicht zugängliche gesundheitsbezogene Informationen, Dienstleistungen und Einrichtungen bereitstellt.

Als Bildungsinstitution übernimmt die Hochschule die Aufgabe, bei ihren Studierenden ein akademisch fundiertes Bewusstsein für Gesundheit zu entwickeln und die Kompetenzen zur Gesundheitsförderung zu steigern. Dazu gehören: die Unterstützung eines angemessenen Bewusstseins für Gesundheit und Gesundheitsförderung in den Studiengängen, die Entwicklung multidisziplinärer gesundheitsbezogener Lehr-Module und Lehr-Veranstaltungen, eine enge Kooperation mit Praxisfeldern in der Region, die Ermöglichung von Lern- und Lehrformen, die auf Partizipation und Empowerment abzielen und Wissen, Handlungskompetenzen und Einstellungen einbeziehen und die Entwicklung von Qualifikationen, die im Rahmen einer multidisziplinären Gesundheitsförderung relevant sind (Belschner, Gräser 2000).

Zu den zentralen Handlungsstrategien einer Gesundheitsfördernden Hochschule gehö-

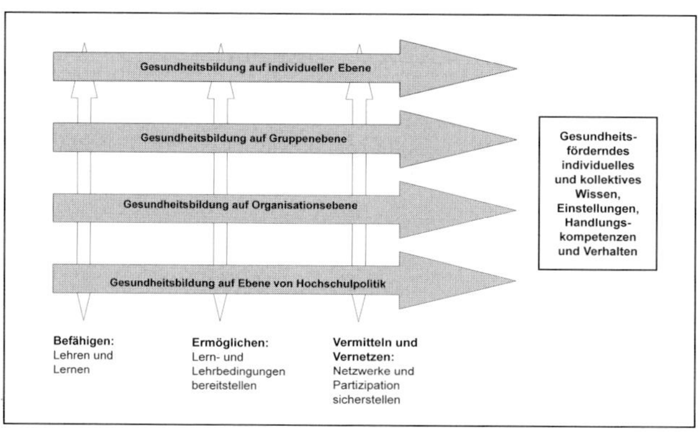

Abbildung 2: Aspekte einer Gesundheitsfördernden Hochschule

ren Partizipation (Beteiligung aller Gruppen in einem Setting) und Empowerment (Ermächtigung). Im Rahmen dessen wird intersektorale Zusammenarbeit für Gesundheit zu einer Schlüsselaufgabe, die sich nicht nur auf den Gesundheitssektor bezieht, sondern alle thematischen Bereiche betreffen kann. Im Sinne einer Gesundheitsbildung, die Empowerment als Handlungsorientierung beschreibt, sind Kommunikation und Information Voraussetzungen für die Ermöglichung von Selbstbestimmung über Gesundheit. Ein prozessorientiertes Vorgehen dient dabei u.a. als Rückversicherung mit der lebensweltlichen Perspektive der betroffenen Mitglieder der Hochschule. Die Hochschulen müssen ein Gesamtkonzept entwickeln, das auch Gesundheitsbildung als Teilstrategie umfasst, die auf einer Analysephase und entsprechenden Gesundheitsberichten oder Befragungen basiert und Prioritäten festlegt und für die Planung zur Verfügung stellt. Eine begleitende Evaluation überprüft den Prozess der Implementierung und die Ergebnisse der Maßnahmen. In der Gesundheitsbildung ist auch explizit die Hochschule selber, mit ihren unterschiedlichen Ebenen, als Organisation und Setting Interventionsziel von Gesundheitsbildung. Als Handlungsprinzipien von Gesundheitsbildung an Hochschulen dienen Partizipation und Teilhabe als Voraussetzung für Empowerment.

Eine Gesundheitsbildende Hochschule...

- orientiert sich an der salutogenetischen Perspektive
- soll befähigen und ermöglichen und orientiert sich dabei an Ressourcen und Potenzialen von Individuen, Gruppen und Organisationen
- spricht alle Mitglieder der Hochschule in allen Lebenslagen an (ist lebenswelt-, alltags- und umweltorientiert)
- sieht eine zielgruppenspezifische Ausrichtung von Gesundheitsbildung (wie geschlechts-, alters-, kulturspezifische Ausrichtung) vor
- führt sowohl verhaltensbezogene als auch verhältnisbezogene Maßnahmen durch
- lässt alle Statusgruppen aktiv teilhaben und unterstützt Partizipation und Empowerment in den Methoden
- spricht Gesundheitslernen auf allen Ebenen des Settings an: Individuum, Gruppe, Setting, insbesondere die Organisation, aber auch die Hochschulpolitik.

Der Ansatz einer gesundheitsbildenden Hochschule (als Teilbereich einer gesundheitsfördernden Hochschule) schließt explizit die gesamte Organisation und alle Mitglieder der Hochschule in den Bildungsprozess ein. Damit integriert Gesundheitsbildung Bildungsangebote beispielsweise in der Personalweiterbildung ebenso wie die Gestaltung von Curricula, die Form des Wissenstransfers, die Zielsetzungen von Gesundheitsbildung, die eingesetzten Lehr- und Lernmethoden, die Bildungsstrategien und die Studienbedingungen. Betriebliche Gesundheitsförderung umfasst damit einen Teil der Gesundheitsbildung an Hochschulen, die sich auf die Aspekte der Hochschule als Unternehmen bezieht und vor allem die Beschäftigten in den Mittelpunkt von Gesundheitsbildung stellt. Damit kann Gesundheitsbildung sich auf die ganze Organisation beziehen und damit auch die Entwicklung eines Gesundheitsbewusstseins der gesamten Hochschule befördern. Gesundheitsbildung heißt Gesundheitslernen aber auch gesundes Lernen und Lehren; eingeschlossen sind hier explizit die Lehr- und Lernbedingungen für Studierende und Lehrende, die Bedingungen der Hochschule als gesunder Studienort, die Bildungsinstitution mit ihren Inhalten und Curricula, die erlebte Universitätskultur als Feld «sozialen Lernens» aber auch politischen Lernens.

13.7 Entwicklung von Gesundheitsbildung an Hochschulen

Eine Entwicklung von Gesundheitsbildung in der Hochschule hin zu einer gesundheitsbildenden Hochschule orientiert sich vorrangig an einem holistischen und integrativen Verständnis (**Tab. 1**).

Doch auch Gesundheitsbildung an Hochschulen muss sich am Public Health Action Cycle orientieren und neben den zentralen Handlungsstrategien auch Aspekte des Gesundheitsförderungsmanagements und der Projektplanung mit einbeziehen. Dazu gehört die Analysephase, in der die Ausgangssituation erfasst wird, wie die darauf basierende Planungsphase, die Schwerpunkte, Prioritäten und Zielgruppen von Gesundheitsbildung festlegt. In der Implementierungsphase werden dann prozessorientiert die Maßnahmen umgesetzt, um schließlich in der schon begleitend geplanten Evaluation hinsichtlich ihrer Wirksamkeit überprüft zu werden. Eine solche Gesundheitsförderungsplanung mit einer Analysephase, Planungsphase, Implementierungsphase und Evaluation wird an Hochschulen noch zu wenig durchgeführt. Gesundheitsberichte auf Basis von Mitarbeiter- oder Studierendenbefragungen fehlen zumeist und erschweren erheblich eine differenzierte Planung, aber auch eine an einem Gesamtkonzept orientierte Planung von Gesundheitsbildungsmaßnahmen. Oftmals werden fragmentarisierte Interventionen durchgeführt; ein Gesamtkonzept zur Gesundheitsförderung, das Gesundheitsbildung innerhalb des Settings verortet, ist oft noch zu entwickeln. Barrieren sind dabei auch die derzeitige finanzielle und personelle Situation an Hochschulen, die kaum Planungssicherheit für Gesamtkonzepte bietet.

Evaluationen in Hinblick auf Gesundheitsbildungsprogramme an Hochschulen liegen derzeit kaum vor oder sind möglicherweise kaum bekannt. Wenige Hochschulen haben wie die Hochschule für Musik und Theater in Hannover ein Gesundheitsbildungs- und Gesundheitsförderungsprogramm für Musik-Studierende aufgelegt und es dann evaluiert (Altenmüller, Jabusch 2007; Gräser 2004). So sind auch Modelle guter Praxis derzeit noch schwer zu identifizieren. Die Arbeit des Deutschen Arbeitskreises Gesundheitsfördernde Hochschulen, dem mittlerweile über 60 Hochschulen angehören, ist dabei Dreh- und Angelpunkt für weitere Vernetzungsarbeit, die wichtig ist, um auch den Bereich der Gesundheitsbildung weiter im Sinne von Gesundheitsförderung zu entwickeln, um Modelle guter Praxis zu identifizieren und sie über eine Vernetzung von Wissenschaft und Praxis weiterzuentwickeln (Gräser, Hartmann, Sonntag 2007).

Tabelle 1: Entwicklung von Gesundheitsbildung an Hochschulen zur gesundheitsbildenden Hochschule

Gesundheitsbildung in der Hochschule	Gesundheitsfördernde und -bildende Hochschule
Bezieht Gesundheitsbildung nur auf Wissensvermittlung	Holistisches Grundverständnis von Gesundheitsbildung
Sieht Gesundheitsbildung als vorrangig auf Individuen und Gruppen ausgerichtet	Versteht Gesundheitsbildung als Aufgabe auf allen Ebenen eines Settings (Individuum, Gruppe, Organisation, Gemeinde, Politik)
Zielt auf individuelles Verhalten	Integriert auch kollektive Verhältnisse
Sieht nur in beschränktem Ausmaß die psychosozialen Faktoren von Gesundheit	Integriert die Entwicklung von Persönlichkeit, Selbstwirksamkeit und persönlichen Ressourcen
Gesundheitserziehung und Vermittlung von Gesundheitswissen	Richtet sich auf aktive Beteiligung der Studierenden mit angemessenen Methoden, integriert Handlungskompetenzen
Sieht Gesundheit vorrangig als Frage persönlichen Lebensstils	Basiert auf einem Modell von Gesundheit, das die Interaktion von physischen, psychischen, sozialen und ökologischen Bedingungen miteinbezieht
Kein koordinierter Zugang/kein Gesamtkonzept	Gesamtkonzept, das alle Aspekte der Hochschule integriert
Sieht die Rolle von Gesundheitsförderung eher als Krankheitsprävention und ist vorrangig risikenorientiert	Integriert eine salutogene ressourcenorientierte Sichtweise
Gesundheit als Ergebnis einfacher Kausalbeziehungen (wenn dann)	Transaktionales Verständnis von Gesundheit: Gesundheit entsteht in Wechselwirkung von Individuen (Studierenden/Beschäftigten) mit dem Setting
Integriert nicht die Rolle und das Wohlbefinden der Beschäftigten	Integriert das Wohlbefinden der Beschäftigten und deren aktive Partizipation

Literatur

Altenmüller, E., Jabusch, C. (2007). Health Promotion Courses for Music Students: Part III. Medical Problems of Performing Artists, 22, 116-119.

Arnold, E. (2000). Gesundheitsförderung in der Hochschule durch hochschuldidaktische Qualifizierungsmaßnahmen. In: Sonntag, U., Gräser, S., Stock, C., Krämer, A. (Hrsg.) Gesundheitsfördernde Hochschulen. Weinheim: Juventa.

Bachmann, N., Berta, D., Eggli, P., Hornung, R. (1999). Macht Studieren krank? Bern: Verlag Hans Huber.

Bandura, A. (1986). Social foundations of thought and action. A social cognitive theory. Englewood Cliffs: Prentice-Hall.

Belschner, W., Gräser, S., Hellmann, A., Meis, M., Schmitt, A., Scheibler, P., (2002). Arbeitsplatz Universität – Die Oldenburger Studie zum Gesundheitsmanagement. Oldenburg: Bibliotheks- und Informationssystem der Universität Oldenburg.

Chur, D. (2000). Zur Produkt und Prozeßqualität von universitärer (Aus-)bildung. In: Sonntag, U., Gräser, S., Stock, C. Krämer, A. (Hrsg.) Gesundheitsfördernde Hochschulen. Weinheim: Juventa.

Dooris, M., Dowing, G., Thompson, J. (1998). The settings-based approach to health promotion. In: Tsouros, A., Dowding, G., Thompson, J., Dooris, M. (eds.). Health promoting universities. Kopenhagen: WHO Regional Office for Europe, 23-35.

Glanz, K., Rimer, B.K., Lewis, F.M. (2002). Health behavior and health education. San Francisco: Jossey-Bass.

Graaff, E., Bouhuijs, P.A. (Hrsg.) (1993). Implementation of problem-based learning in higher education. Amsterdam: Thesis Publishers.

Gräser, S. (2003). Salutogenese am Arbeitsplatz Universität. Lengerich: Pabst Science Publishers.

Gräser, S., Hartmann, T., Sonntag, U. (2007). Der Arbeitskreis Gesundheitsfördernde Hochschulen als gestaltende und vernetzende Plattform für das Setting Hochschule. In: Krämer, A., Sonntag, U., Steinke, B., Meier, S., Hildebrand, C. (Hrsg.). Gesundheitsförderung im Setting Hochschule. Weinheim: Juventa.

Gräser, S. (2004). Gesundheitsförderung für Musik-Studierende an der Hochschule für Musik und Theater in Hannover: Eine Evaluation. Oldenburg: Universität Oldenburg.

Gräser, S. (2001). Das Konzept der settingbezogenen Gesundheitsförderung. In: Belschner, W., Gräser, S. (Hrsg.). Leitbild Gesundheit als Standortvorteil. Oldenburg: Bibliotheks- und Informationssystem der Universität Oldenburg.

Gräser, S., Belschner, W. (2001). Ansatz und Ziele einer Gesundheitsfördernden Hochschule. In: HIS: Gesundheitsförderung in der Hochschule. HIS Kurzinformation B3. Hannover: HIS-Hochschul-Informations-System.

Green, B.D., Poland, L.W., Rootman, I. (eds.) (2000). Settings for health promotion. Thousand Oaks: Sage Publications.

Heijne, R.A.M. (1999). The process of problem-based learning. Limburg: Limburg University of Professional Education, Faculty of Health Care.

Hildebrand, C., Michel, S., Surkemper, H.P. (2007). Die Gesundheit der Statusgruppen – eine Synopse. In: Krämer, A., Sonntag, U., Steinke, B., Meier, S., Hildebrand, C. (Hrsg.). Gesundheitsförderung im Setting Hochschule. Weinheim: Juventa.

Krämer, A., Prüfer-Krämer, L., Tshiang Tshiananga, J., Stock, C. (2000). Gesundheitssurvey bei ausländischen Studierenden an der Universität Bielefeld. In: Sonntag, U., Gräser, S., Stock, C., Krämer, A. (Hrsg.). Gesundheitsfördernde Hochschulen. Weinheim: Juventa.

Nutbeam, D. (2000). Health literacy as a public health goal: a challenge for contemporary health education and communication strategies into the 21st century. Health Promotion International, 15, 259-267.

Poland, B.D., Green, L.W., Rootman, I. (Hrsg.) (2000). Settings for health promotion – linking theory and practice. Thousand Oaks: Sage Publications.

Puska, P. (2002). Successful prevention of non-communicable diseases: 25 year experiences with North Karelia Project in Finland. Public Health Medicine, 4, 5-7.

Prochaska, J.O., DiClemente, C.C. (1983). Stages and processes of self-change of smoking: Toward an integrative model of change. Journal of Consulting and Clinical Psychology, 51, 390-395.

Rogers, E.M. (2004). A prospective and retrospective look at the diffusion model. Journal of Health Communication, 9, 13-9.

Sonntag, U., Kolip, P., Knoch, D. (2000). Frauenspezifische Aspekte einer gesundheitsfördernden Hochschule. In: Sonntag, U., Gräser, S., Stock, C., Krämer, A. (Hrsg.) Gesundheitsfördernde Hochschulen. Weinheim: Juventa.

Statistisches Bundesamt (2008). Hochschulen auf einen Blick. Wiesbaden: Statistisches Bundesamt.

Stock, C., Krämer, A. (2000). Psychosoziale Belastung und psychosomatische Beschwerden von Studierenden. In: Sonntag, U., Gräser, S., Stock, C. Krämer, A., Gesundheitsfördernde Hochschulen. Weinheim: Juventa.

Tones, K., Green, J. (2003). Health promotion – planning and strategies. London: Sage Publications.

Tones, K. (2002). Health literacy: new wine in old bottles? Health Education Research, 17, 287-290.

U.S. Department of Health and Human Services (2000). Healthy People 2010: tracking healthy people 2010. www.healthypeople.gov/document/HTML/Volume1/11HealthCom.htm [10.08.2008].

14 Gesundheitserziehung in der Krankenversorgung

Veronika Ströbl, Heiner Vogel und Hermann Faller

14.1 Einleitung

Chronische Krankheiten nehmen in den Industriegesellschaften aufgrund des steigenden Anteils älterer Menschen, aber auch bedingt durch die Erfolge der Akutmedizin immer mehr zu. Sie bringen für die Betroffenen eine Reihe von Folgen und Belastungen mit sich, die sich auf die Lebensqualität auswirken, z.B. andauernde körperliche Beschwerden, Einschränkungen von Alltagsfunktionen und -aktivitäten, verminderte berufliche Leistungsfähigkeit, die Notwendigkeit, den Lebensstil zu verändern, um Risikofaktoren abzubauen und Symptome zu mildern sowie die Notwendigkeit von kontinuierlichen medizinischen Nachkontrollen und Therapiemaßnahmen. Patientenschulung soll die Patienten darin unterstützen, ihr Verhalten so zu verändern, dass Einschränkungen minimiert oder besser bewältigbar werden; sie stellt einen zentralen Bestandteil der Versorgung bei chronischen Erkrankungen dar. Ausdrückliche Konzepte für Patientenschulung gibt es z.B. für die Erkrankungen Diabetes mellitus, koronare Herzkrankheit, Asthma bronchiale oder chronischen Schmerz. Im Gegensatz zur Gesundheitserziehung in anderen Settings ist Patientenschulung also nicht primärpräventiv (Vermeidung von Krankheiten) ausgerichtet, sondern sie hat das Ziel, die Folgen chronischer Krankheiten für die Betroffenen abzumildern und einer weiteren Verschlechterung vorzubeugen (tertiäre Prävention). Synonym mit Patientenschulung werden auch die Begriffe Gesundheitstraining und psychoedukative Intervention gebraucht. Während Patientenschulung in Kleingruppen durchgeführt wird, üblicherweise mit etwa 6 bis 10 Teilnehmern, wird der Begriff «Patientenberatung» eher auf ein persönliches Gespräch angewendet, welches häufig im Kontext der ärztlichen Beratung stattfindet (Faller et al. 2005; Petermann 1997).

14.2 Patientenschulung: Ziele und Komponenten

Um die Folgen chronischer Krankheiten adäquat bewältigen zu können, müssen Patienten eine Einstellung der Akzeptanz gegenüber ihrer Krankheit entwickeln und krankheitsgerechtes Verhalten in ihr Alltagsleben einbauen. Dies bedeutet u.a. körperliche Funktionsstörungen und Symptome wahrzunehmen und adäquat darauf zu reagieren, Komplikationen und Notfallsituationen zu beherrschen, riskante Gewohnheiten abzulegen und einen gesundheitsförderlichen Lebensstil anzunehmen (Faller 2001; Petermann 1997).

Neben dem traditionellen Anliegen, die Mitarbeit bei der Behandlung (Compliance) zu fördern, hat Patientenschulung daher das Ziel, die Fähigkeit zum selbstverantwortlichen Umgang mit der Erkrankung (Selbstmanagement) in Kooperation mit professioneller Hilfe zu stärken. Compliance und Selbstmanagement schließen einander nicht aus. Der Patient soll selbstverständlich bei der ärztlichen Behandlung mitwirken, aber er soll dies auf der Grundlage aller notwendigen Information in selbstbestimmter Weise tun. Der Patient soll durch den Erwerb von Wissen, Fertigkeiten und Kompetenzen in die Lage versetzt werden, informierte Entscheidungen bezüglich seiner Lebensführung zu treffen (Empowerment). Ziel ist es letztlich, die Lebensqualität und soziale Integration der Betroffenen zu verbessern. Damit ist auch die Erwartung an einen günstigen Krankheitsverlauf verbunden. Somit kann Patientenschulung als Maßnahme der Gesundheitserziehung eingeordnet werden, die darauf abzielt, individuelles gesundheitsbezogenes Verhalten zu beeinflussen.

Schulungsprogramme enthalten in der Regel folgende Komponenten (Faller 2001; Petermann 1997):

1. Information über Krankheit und Behandlung
2. Training von Fertigkeiten zur Selbstdiagnostik und -behandlung (z.B. Blutzuckerkontrolle, Insulininjektion bei Diabetes mellitus)
3. Motivierung, Risikofaktoren (z.B. Rauchen, Übergewicht, Bewegungsmangel) abzustellen und einen gesundheitsförderlichen Lebensstil (z.B. gesunde Ernährung, körperliche Aktivität) anzunehmen
4. Verbesserung der Stressbewältigung (z.B. Entspannungsverfahren)
5. Training sozialer Kompetenzen (z.B. zur Inanspruchnahme sozialer Unterstützung und Kommunikation mit den medizinischen Experten)
6. psychologische Unterstützung, um Angst und Depressivität zu vermindern.

Schulungsprogramme beschränken sich nicht auf Informationsvermittlung, sondern setzen an der Situation der Patienten an. Die Wahrnehmungen und Bewertungen der Betroffenen, ihre Motive und Ziele müssen zum Gegenstand der Schulung gemacht werden, um die Übernahme von Verhaltensänderungen in die Eigenverantwortung zu erleichtern und auf diese Weise optimale Voraussetzungen für einen Transfer der Schulungsinhalte in den Alltag zu schaffen. Der Patientenschulung liegt somit ein multimodales Konzept zugrunde. Sie berücksichtigt neben der kognitiven Ebene auch die emotionale sowie die behaviorale (Handlungs-) Ebene.

Aufgrund der Vielfalt der behandelten Themen werden Patientenschulungen häufig interdisziplinär durchgeführt. So kann die Expertise verschiedener Berufsgruppen genutzt werden; beteiligt sind z.B. Ärzte (Krankheits- und Behandlungswissen), Psychologen (Stressbewältigung, Angst und Depressivität), Diätassistentinnen (Ernährung) und Sportlehrer bzw. Physiotherapeuten (Bewegung).

Patientenschulung kann in verschiedenen Settings erbracht werden: Zwei bedeutende Felder sind die medizinische Rehabilitation und die ambulante kurative Versorgung, hier insbesondere Disease-Management-Programme.

In der medizinischen Rehabilitation der gesetzlichen Rentenversicherung wird der Schulung von Patienten ein hoher Stellenwert beigemessen (Deutsche Rentenversicherung Bund 2007). Sie gehört seit den 1970er-Jahren zum Konzept. Der medizinischen Rehabilitation liegt ein bio-psycho-soziales Krankheitsmodell zugrunde. Somit gibt es einzigartige Voraussetzungen, interdisziplinäre Schulungskonzepte umzusetzen. Von der Bundesversicherungsanstalt für Angestellte wurden 1995 Vorschläge für Curricula für die Schulung von Patienten mit unterschiedlichen Erkrankungen erarbeitet (Bundesversicherungsanstalt für Angestellte 1995); diese liegen – nun herausgegeben von der Deutschen Rentenversicherung Bund – in überarbeiteter Auflage vor (Deutsche Rentenversicherung Bund 2005).

In der ambulanten kurativen Versorgung wird Patientenschulung im Rahmen von strukturierten Behandlungsprogrammen für chronisch Kranke, sogenannten Disease-Management-Programmen (DMPs), durchgeführt. DMPs werden von den gesetzlichen Krankenkassen seit 2002 für ausgewählte Erkrankungen angeboten, aktuell für Brustkrebs, Diabetes mellitus Typ 1, Diabetes mellitus Typ 2, koronare Herzkrankheit, chronisch obstruktive Atemwegserkrankungen und Asthma bronchiale. DMPs haben das Ziel, eine evidenzbasierte Behandlung einer Erkrankung zu erreichen und die Behandlungsprozesse über einzelne Leistungserbringer hinweg zu koordinieren. Sie umfassen verschiedene Bereiche und schließen in der Regel die verpflichtende Durchführung von Patientenschulung ein. In diesem Rahmen werden daher in den letzten

Jahren vermehrt Patientenschulungen durchgeführt (siehe dazu auch Beitrag von Mühlhauser in diesem Band).

14.3 Patientschulung: Methoden

Die Ziele Vermittlung von Wissen, Einstellungsänderung und Erwerb von Fertigkeiten erfordern jeweils unterschiedliche didaktische Vorgehensweisen (Faller et al. 2008). Wissensvermittlung kann durch einen strukturierten Vortrag in einfacher, verständlicher Sprache mit Beispielen aus dem Alltagsleben der Teilnehmer erfolgen. Anschaulichkeit und Verständlichkeit haben dabei Vorrang vor wissenschaftlicher Gründlichkeit und Genauigkeit. In der sich anschließenden Diskussion kann einerseits überprüft werden, was die Zuhörer eventuell nicht oder falsch verstanden haben oder wogegen es Vorbehalte gibt. Andererseits ist die Diskussion auch ein eigenständiges Medium, um die zu vermittelnden Schulungsinhalte mit dem Vorwissen der Teilnehmer zu verknüpfen und über ihre Eigenaktivitäten die Lernergebnisse zu stabilisieren. Auch Einstellungsänderungen können am besten durch interaktive Methoden wie Gruppendiskussion, Einzel- oder Kleingruppenarbeit erreicht werden. Selbst entwickelte Gedanken oder von Mitpatienten eingebrachte Lösungsmöglichkeiten (Lernen am Modell) werden leichter akzeptiert als vom Experten gelieferte. Beim Erwerb von Handlungskompetenzen wiederum steht das praktische Üben im Vordergrund. Hier muss ein weiterer Schwerpunkt moderner Schulungskonzepte liegen. Bei der Gestaltung der Schulung ist darauf zu achten, dass sich unterschiedliche Methoden (z.B. Vortrag, Einzelarbeit, Gruppendiskussion) abwechseln. Durch den Einsatz verschiedener Methoden und Medien (z.B. Visualisierung über PowerPoint bzw. Overhead-Folien, Zeigen einer Filmsequenz) werden unterschiedliche Sinnesmodalitäten angesprochen, so dass die Inhalte von den Teilnehmern leichter verarbeitet werden können (z.B. Seifert 2002). Ebenso wird die Verknüpfung mit Alltagserfahrungen erhöht und somit die Behaltensleistung und letztlich die Umsetzung eines Verhaltens gefördert.

Die genannten konzeptuellen Überlegungen werden auch durch die Aussagen von Schulungsteilnehmern bestätigt. Auf die Frage, wovon sie am meisten profitierten, hoben sie neben Expertise und Interesse der Schulungsleiter insbesondere das interaktive Aushandeln der Schulungsinhalte, die Integration der Erfahrungen der Teilnehmer in den Schulungsprozess und die Unterstützung durch die Gruppe der Betroffenen hervor (Cooper, Booth, Gill 2003). In einer eigenen Studie wurde auf die offene Frage, was den Teilnehmern an der Schulung am besten gefallen habe, am häufigsten die interaktive Gestaltung genannt (50 % der Befragten; Schradi et al. 2006).

14.4 Patientenschulung: Evaluation

Für die Evaluation von Patientenschulungen können verschiedene Studiendesigns eingesetzt werden, z.B. das Ein-Gruppen-Prä-Post-Design oder eine randomisierte kontrollierte Studie. Zur Überprüfung der Wirksamkeit von Behandlungsmaßnahmen ist eine randomisierte kontrollierte Studie das angemessene Design (Faller, Reusch 2004; zur Evaluation von Maßnahmen der Gesundheitserziehung siehe auch Beitrag von Kliche in diesem Band).

In einer Vielzahl von Studien wurde die Effektivität (Wirksamkeit) und Effizienz (Kosteneinsparung) von Patientenschulungen belegt (Übersichten: Cooper et al. 2001; Faller et al. 2005; Newman, Steed, Mulligan 2004; Warsi et al. 2004; Weingarten et al. 2002). Positive Effekte konnten sowohl in Bezug auf proximale (schulungsnahe) Zielgrößen nachgewiesen werden (z.B. krankheitsbezogenes Wissen, Verhaltensänderung; Cooper et al. 2001), als auch bezogen auf distale (schulungsferne) Zielgrößen (z.B. Lebensqualität, Reinfarkthäufigkeit und Mortalität bei koronarer Herzkrankheit: Clark et al. 2005; Dusseldorp et al. 1999; McAlister et al. 2001). Trotz der positiven Befunde zeigt sich allerdings deutlicher Optimierungsbedarf hinsichtlich der Stärke und Nachhaltigkeit der Effekte. Zugleich finden sich in der bisherigen Forschung Hinweise darauf, dass Optimierungspotenziale für die Effektivität von Schulungen insbesondere in einer stärkeren Patientenorientierung zu suchen sind, beispielsweise im Hinblick auf eine patientenorientierte Didaktik sowie den stärkeren Einbezug motivationaler Bedingungen einer langfristigen Verhaltensänderung.

14.5 Beispiele für Schulungsprogramme

Patientenschulungen werden bei Patienten mit unterschiedlichen Erkrankungen eingesetzt. Bei Diabetes mellitus setzt die erfolgreiche Behandlung eine aktive Mitarbeit des Patienten voraus, da dessen eigenes Verhalten den Krankheitsverlauf entscheidend beeinflussen kann. Bei dieser Erkrankung wird Patientenschulung in Deutschland seit Ende der 1970er Jahre durchgeführt und nimmt daher einen festen Platz im Rahmen eines umfassenden Behandlungskonzepts ein; für die Schulung liegen zahlreiche publizierte Schulungsprogramme vor. Bei anderen Erkrankungen gewinnt Patientenschulung z.T. dagegen erst in den letzten Jahren an Bedeutung und es sind bislang wenige Programme ausgearbeitet, so z.B. bei Epilepsie, Morbus Parkinson oder Herzinsuffizienz.

Einen Überblick über Erkrankungen, bei denen Patientenschulung durchgeführt wird, und verfügbare deutschsprachige Schulungsprogramme kann man sich im Internet auf der Seite des Zentrums Patientenschulung (www.zentrum-patientenschulung.de) verschaffen. In diesem Forschungsprojekt[1] wurde eine Datenbank für Patientenschulungen aufgebaut, die Information zu Schulungsprogrammen für verschiedene Erkrankungen enthält, u.a. zu Stoffwechselkrankheiten, Herz-/Kreislauferkrankungen, orthopädischen, rheumatischen, dermatologischen, pneumologischen, onkologischen, gastroenterologischen sowie neurologischen Erkrankungen. Die Datenbank umfasst aktuell Beschreibungen von 85 Schulungsprogrammen.

1 Das Projekt «Vorbereitung eines Zentrums Patientenschulung» (Faller et al. 2007) wurde im Rahmen des Förderschwerpunkts Rehabilitationswissenschaften des Bundesministeriums für Bildung und Forschung und der Deutschen Rentenversicherung gefördert (FKZ 03602).

Schulung bei Diabetes mellitus Typ 2

Am Beispiel eines Schulungsprogramms für Diabetes mellitus Typ 2 sollen Inhalte, Methoden und Rahmenbedingungen einer Patientenschulung illustriert werden.

Bei Diabetes mellitus Typ 2 handelt es sich um eine Stoffwechselerkrankung, die zu einer «Überzuckerung» des Blutes (Hyperglykämie) führt. Bei einer moderaten Erhöhung des Blutzuckers über längere Zeiträume hinweg sind verschiedenartige Komplikationen oder Folgeschäden (u.a. koronare Herzkrankheit mit Herzinfarkt, Schlaganfall, Schädigungen an der Netzhaut des Auges mit nachfolgender Erblindung, Schädigungen an den Nervenfasern, Nierenerkrankungen) zu erwarten. Typ 2-Diabetes tritt vor allem im Erwachsenenalter auf, er wird daher auch «Altersdiabetes» genannt. Da verhaltensabhängige Faktoren beim Typ 2-Diabetes zu den entscheidenden Auslösemechanismen zählen, wird er auch als typische Zivilisationskrankheit bezeichnet, deren Neuerkrankungsrate ständig steigt (Berger, Trautner 2000).

Das wichtigste Ziel der Diabetes-Therapie ist die so genannte normoglykämische Stoffwechsellage, d.h. der langfristige durchschnittliche Blutzuckerspiegel soll innerhalb eines physiologisch sinnvollen Zielbereiches gehalten werden, um damit die Gefahr von Folgeschäden zu reduzieren. Dabei ist zu berücksichtigen, dass bei älteren Patienten (jenseits etwa 60 bis 65 Jahren) die normoglykämische Stoffwechseleinstellung zur Vermeidung von Folgeerkrankungen im Vergleich zu den durch diese Zielsetzung erforderlichen Einschränkungen der Lebensqualität von geringerer Relevanz ist, so dass bei diesen Patienten die Symptomfreiheit im Vordergrund steht und ggf. auch erhöhte Glukosewerte akzeptabel sind (Berger 1995; Berger 1998). Ein zentrales Zwischenziel ist es, Normalgewicht zu erhalten oder zu erreichen, da Übergewicht mit einer hohen Insulinresistenz assoziiert ist. Falls durch Ernährungsanpassung und Bewegung die Insulinresistenz nicht überwunden und eine Normoglykämie nicht erreicht werden kann, werden medikamentöse Maßnahmen eingesetzt.

Das Schulungsprogramm Medias 2 (Kulzer et al. 2006) richtet sich an übergewichtige Typ

2-Diabetiker im mittleren Lebensalter, die nicht Insulin spritzen. Das Programm ist für den Einsatz in ambulanten diabetologischen Schwerpunkteinrichtungen konzipiert. Es wird in Kleingruppen mit 6 bis 8 Teilnehmern durchgeführt und besteht aus 8 bzw. 12 Sitzungen à 90 Minuten, die im wöchentlichen Abstand abgehalten werden. Die Gruppen werden von Diabetesberater, Diabetesassistent, Arzt oder Psychologe geleitet.

Ziel des Programms ist es, Patienten zu einer eigenständigen und angemessenen Behandlung ihres Diabetes im Alltag zu befähigen (Selbstmanagement). Zentral hierfür sind die Vermittlung von Wissen, das Training von Fertigkeiten sowie die Motivierung zu einem gesundheitsförderlichen Lebensstil. Die Inhalte der einzelnen Schulungsstunden können **Tabelle 1** entnommen werden.

Die Verbindung der Schulungsinhalte mit dem persönlichen Alltag der Patienten wird als zentral erachtet. Daher werden neben der Methode «Vortrag» zahlreiche aktivierende Methoden, (Diskussion, praktische Übungen, Einzelarbeit) eingesetzt. So werden die Teilnehmer beispielsweise als Hausaufgabe zur Selbstbeobachtung aufgefordert (Führen eines Ernährungstagebuchs oder eines Bewegungsprotokolls). Zu jedem Thema sind Materialien (z.B. Overhead-Folien, Arbeitsblätter) im Programm enthalten.

Für das Programm liegt ein Manual vor und es werden Fortbildungen für Trainer angeboten, um die Qualität des Programms zu sichern; es

Tabelle 1: Inhalte der Schulungseinheiten des Programms Medias 2 (Kulzer et al. 2006)

1.	Einführung, Grundlagen des Typ 2-Diabetes
2.	Krankheitserleben, Therapieprinzipien, Folgeerkrankungen, Stoffwechselselbstkontrolle
3.	Akutkomplikationen, Übergewicht, Motivationsanalyse
4.	Ernährungsgrundlagen, realistisches Gewichtsziel
5.	Analyse des Essverhaltens
6.	Essgewohnheiten ändern
7.	Körperliche Bewegung
8.	Diabetes im Alltag (Einheit mit Angehörigen)
9.	Soziale Unterstützung, diabetischer Fuß
10.	Bluthochdruck, Folgeerkrankungen
11.	Verhaltensstabilisierung, sozialrechtliche Bestimmungen
12.	Bewertung der erreichten Veränderungen, Zielformulierung

wurde von der Deutschen Diabetes Gesellschaft zertifiziert.

Die Wirksamkeit des Schulungsprogramms konnte in einer Evaluationsstudie nachgewiesen werden (Kulzer et al. 2007). In einem randomisierten kontrollierten Design wurden drei Schulungsbedingungen miteinander verglichen: Ein Schulungsprogramm mit dem Schwerpunkt Wissensvermittlung und Training von Fertigkeiten mit einem Umfang von 4 Einheiten à 90 Minuten (Schulung A); Medias 2 mit einem Umfang von 12 Einheiten à 90 Minuten (Schulung B); Medias 2 mit einem Umfang von 12 Einheiten, von denen 6 in der Kleingruppe, 6 im Einzelsetting durchgeführt wurden (Schulung C). An der Studie nahmen 193 Patienten teil (Alter M = 56 Jahre, SD = 6 Jahre; 50 % Frauen), die mit einem der drei Programme geschult wurden. Es wurden medizinische und psychologische Variablen sowie diabetesbezogenes Wissen zu drei Messzeitpunkten erhoben. Während sich in Gruppe A die glykämische Kontrolle (HbA1c) nicht veränderte, zeigten sich in Gruppe B langfristige, in Gruppe C kurzfristige Verbesserungen. Entgegen der Erwartung war die Medias 2-Gruppe mit Einheiten im Einzelsetting derjenigen im Gruppensetting nicht überlegen; Gruppenprozesse könnten bedeutsam für diesen Befund sein. Insgesamt wurde mit der Studie der Nachweis der Wirksamkeit des Programms erbracht.

14.6 Qualität von Patientenschulungen

Mit der zunehmenden Verbreitung von Patientenschulungen rückt in den letzten Jahren verstärkt auch die Qualität von Schulungen in den Blickpunkt. Dieser kommt eine besondere Bedeutung zu, da nur mit einer hochwertigen Schulung bei den Patienten nachhaltige positive Effekte zu erwarten sind. Eine solche Schulung setzt ein differenziert ausgearbeitetes Schulungskonzept voraus, das in Evaluationsstudien nachgewiesenermaßen zu positiven Veränderungen bei den Schulungsteilnehmern führt. Zentral ist weiterhin die Umsetzung des Schulungskonzepts in der Routineanwendung: Gelingt diese wie im

Konzept vorgesehen und erfolgen flankierende Maßnahmen des Qualitätsmanagements? Eine bedeutsame Rolle für die Umsetzung fällt auch den Schulungsleitern zu. An sie werden hohe Anforderungen gestellt, denn sie müssen einerseits über fundierte Kenntnisse des entsprechenden Krankheitsbilds sowie dessen Behandlung verfügen, andererseits gute kommunikative und methodisch-didaktische Fähigkeiten besitzen. Im Folgenden wird auf zwei Komponenten der Qualität einer Patientenschulung – Schulungskonzept und Schulungsumsetzung – näher eingegangen.

Schulungskonzept

Im Schulungskonzept sind die wesentlichen Aspekte der Schulung in Bezug auf Ziele, Inhalte, Methoden, Ablauf und Rahmenbedingungen festgelegt. Es dient dazu, dass die Schulung von verschiedenen Schulungsleitern jeweils in der von den Autoren intendierten Form durchgeführt wird. Das Schulungskonzept wird üblicherweise in einem Handbuch oder Manual festgelegt.

Mit zunehmender Bedeutung der Patientenschulung steigt die Anzahl verfügbarer Angebote stetig an. Dabei ist jedoch eine erhebliche Heterogenität der Maßnahmen und Konzepte, die mit dem Begriff «Patientenschulung» bezeichnet werden, zu beobachten. Diese reichen von patientenorientierten Gruppenprogrammen bis hin zu offenen Vortragsreihen. Um die Beurteilung eines Schulungskonzepts im Hinblick auf formale und inhaltliche Aspekte sowie die Effektivität zu erleichtern, wurden deshalb im o.g. Projekt «Zentrum Patientenschulung» Kriterien zur Beschreibung und Bewertung von Patientenschulungen bzw. deren Konzepten zusammengestellt (Strobl et al. 2007). Hierbei wurde über ein Delphi-Verfahren (schriftliche Befragung von Experten und Konsensuskonferenz) ein definitorischer Konsens erzielt, der sich auf Patientenschulungen als interaktive Gruppenprogramme mit in der Regel mehreren Schulungseinheiten bezieht. Als Ergebnis ist die Definition des Begriffs «Patientenschulung» und seiner formalen *Bestimmungsstücke* niedergelegt. Diese sollten mindestens erfüllt sein, um von Patientenschulung sprechen zu können und dienen der einheitlichen Verwendung des Begriffs. Auf einer zweiten Dimension wurden *zusätzliche Qualitätsmerkmale* zusammengefasst, von denen angenommen wird, dass sie die Qualität einer Schulung erhöhen. Unter den Bestimmungsstücken ist festgelegt, dass für Patientenschulungen ein Manual vorliegen soll, in dem neben Zielen, Inhalten und methodischem Vorgehen auch Zielgruppe und Teilnehmerzahl der Schulung festgelegt sind. Zudem sollte das Manual die benötigten Schulungsunterlagen enthalten. Die Bedeutung einer entsprechenden Methodik wird hervorgehoben, insofern als interaktive Methoden in jeder Schulungsstunde zum Einsatz kommen sollten und die Schulung Elemente zum Alltagstransfer vorsehen sollte. Die Dimension zusätzliche Qualitätsmerkmale umfasst u.a. die Durchführung der Schulung in einer geschlossenen Gruppe, den Einbezug Angehöriger, Kontakte zur Nachsorge sowie die Bereitstellung von Materialien zur Lernerfolgskontrolle im Manual. Als weitere Dimensionen werden «Grad der Evidenz» sowie «indikationsspezifische inhaltliche Anforderungen» vorgeschlagen; für diese wurden jedoch keine Kriterien festgelegt. Zur Beurteilung des *Evidenzgrades eines Schulungsprogramms* liegen zahlreiche Stellungnahmen vor, in denen entsprechende Kriterien vorgeschlagen wurden und auf die zurückgegriffen werden kann (z.B. Chambless, Hollon 1998; Cochrane Collaboration 2006; Deutsche Gesellschaft für Evaluation 2001; Faller et al. 1999; University of York 2001). Zudem müssen Patientenschulungen den aktuellen Stand des Wissens berücksichtigen und sie müssen den entsprechenden *inhaltlichen Anforderungen* genügen. Da sich solche Anforderungen je nach Erkrankung unterscheiden, müssen sie erkrankungsspezifisch festgelegt werden. Hierzu können die Empfehlungen und Leitlinien der jeweiligen Fachgesellschaften herangezogen werden.

Im Zusammenhang mit dem Schulungskonzept ebenfalls bedeutsam ist der Auflösungsgrad eines Manuals. Hier muss eine angemessene Balance zwischen Detailliertheit und Freiraum gefunden werden. Im Manual soll einerseits die Schulung ausführlich beschrieben sein, um die Umsetzung in der geplanten

Form zu gewährleisten, andererseits muss den Schulungsleitern ein gewisser Freiraum eingeräumt werden, um die Schulung teilnehmerorientiert realisieren zu können (s.u.) und ihren persönlichen Schulungsstil zuzulassen. Nur so können die Schulungsinhalte authentisch vermittelt werden. Der geeignete Auflösungsgrad des Manuals kann je nach Zielgruppe (z.B. Berufsgruppen der Dozenten, Verfügbarkeit einer Trainer-Fortbildung) variieren.

Schulungsumsetzung – Qualitätsmanagement

Unter Qualitätsmanagement der Patientenschulung versteht man das Bemühen, die Qualität der Umsetzung einer Schulung den vorgegebenen Anforderungen anzunähern (Vogel 2007). Die Festlegung von Anforderungen (Soll-Wert) erfolgt üblicherweise im Manual. So kann für die Durchführung einer Schulung in einer bestimmten Institution überprüft werden, ob das Schulungskonzept wie vorgesehen umgesetzt wird (Ist-Wert): Werden beispielsweise die Schulungsstunden mit der vorgesehen Dauer durchgeführt, alle vorgesehenen Inhalte vermittelt, die vorgesehenen Methoden eingesetzt und Materialien verwandt? Werden die richtigen Teilnehmer erreicht? Ein weiterer zentraler Aspekt des Qualitätsmanagements betrifft die kontinuierliche Überprüfung der Erreichung der Schulungsziele. Hierfür können Teilnehmer- und Mitarbeiterbefragungen eingesetzt werden.

Da schulungsspezifische Anforderungen bestehen, muss auch das Qualitätsmanagement spezifisch erfolgen. Anforderungen an Patientenschulung wurden u.a. für Schulungen bei Diabetes mellitus (Deutsche Diabetes Gesellschaft; Kulzer et al. 2002) und in der Rheumatologie (Langer, Ehlebracht-König, Mattussek 2000) formuliert. Exemplarisch sei an dieser Stelle das umfassende Handbuch zum Qualitätsmanagement in der Asthmaschulung von Kindern und Jugendlichen (Arbeitsgemeinschaft Asthmaschulung im Kindes- und Jugendalter 2007) genannt. Das Handbuch hat zum Ziel, Struktur-, Prozess- und Ergebnisqualität der Asthma-Schulungen zu sichern, indem es für alle Schulungsteams verbindliche Handlungsanleitungen bereitstellt. In Bezug auf Struktur- und Prozessqualität sind u.a. Voraussetzungen der Schulungsleiter, Schulungsteam, organisatorische Schulungsstruktur, räumliche und materielle Voraussetzungen sowie inhaltliche Schulungsstruktur beschrieben. In Bezug auf die Ergebnisqualität werden Unterlagen für eine verpflichtende Standardevaluation in den einzelnen Schulungszentren bereitgestellt. Diese Standardevaluation beinhaltet Wissens- und Zufriedenheitsfragebögen für Eltern und Kinder sowie einen Beobachtungsbogen zur Beurteilung von Verhaltensfertigkeiten. Für die Patientenschulung bei anderen Erkrankungen wurden die Anforderungen jedoch z.T. nicht ausgearbeitet und verbindlich festgelegt, so dass große Unterschiede in der Qualität zwischen verschiedenen Patientenschulungen existieren können.

Schulungsleiter

Als Schulungsleiter werden hier alle Personen bezeichnet, die eine Patientenschulung oder einzelne Schulungseinheiten leiten (syn. Dozent, Trainer). Eine Unterscheidung zwischen Mitarbeitern, die verantwortlich für die Organisation der Schulung sind und solchen, die Fachtrainer in einzelnen Schulungseinheiten sind, wird hier nicht getroffen.

Die Schulungsleiter spielen eine bedeutsame Rolle für die Umsetzung der Patientenschulung. An sie werden hohe Anforderungen gestellt. Sie sollen den Patienten das erforderliche Krankheits- und Behandlungswissen vermitteln, die Einübung von Fertigkeiten anleiten sowie die Patienten zu einer dauerhaften Lebensstiländerung motivieren. Die Erfüllung dieser Aufgaben birgt bereits im Einzelsetting gewisse Herausforderungen; in der Schulungsgruppe müssen zusätzlich Unterschiede zwischen den Teilnehmern berücksichtigt werden, z.B. unterschiedliches Vorwissen, unterschiedliche Vorerfahrung, unterschiedliche Motivationslagen sowie die aktuelle Befindlichkeit. Hierfür sind kommunikative Kompetenzen und methodisch-didaktische Fertigkeiten ebenso erforderlich wie krankheitsspezifisches Wissen (siehe hierzu auch Beiträge von Frauenknecht und Blättner in diesem Band). Einen Überblick über einige Anforderungen an Schulungsleiter gibt **Tabelle 2**. Exemplarisch werden im Folgenden einige der Anforderungen näher erläutert.

Um die Schulung für alle Teilnehmer effektiv zu gestalten, müssen die individuellen Bedürfnisse berücksichtigt werden. Dies soll durch ein *teilnehmerorientiertes Vorgehen* erreicht werden. Unter dem Konzept der Teilnehmerorientierung wird verstanden, dass sich die Schulung an den Erfahrungen und Bedürfnissen der Patienten orientiert. Der Schulungsleiter muss daher in der Lage sein, die Bedürfnisse aller Teilnehmer zu eruieren und einzubeziehen. Hierzu müssen ihm geeignete Vorgehensweisen vertraut sein, wie z.B. die direkte Abfrage bisheriger Erfahrungen der Teilnehmer mit einem Thema oder das Herausarbeiten individueller Realisierungsmöglichkeiten im Alltag. Zudem muss er über die Fähigkeit verfügen, alle Teilnehmer in die Schulungsstunde einzubeziehen.

Die *Motivierung zu einem gesundheitsförderlichen Lebensstil* ist in fast allen Patientenschulungen zentraler Gegenstand. Die Steigerung der körperlichen Aktivität, eine gesunde Ernährung oder die Reduktion von Stress machen aufgrund der Tragweite der Veränderungen im Lebensalltag eine Patientenpartizipation unabdingbar. Um Menschen bei der Veränderung solcher Gewohnheiten zu unterstützen ist es wichtig, förderliche und hinderliche Faktoren zu kennen und in der Schulung entsprechend zu berücksichtigen (siehe hierzu auch Beitrag von Franke in diesem Band).

In Bezug auf die hinderlichen Faktoren einer Lebensstiländerung ist zu berücksichtigen, dass Risikoverhalten zumeist eine Gewohnheit ist, die sich über viele Jahre verfestigt hat und deshalb nicht einfach aufgegeben werden kann. Jede Veränderung einer Routine erfordert Anstrengung. Darüber hinaus ist das Risikoverhalten häufig mit einem kurzfristigen Genuss verbunden (z.B. Entspannung durch Rauchen), während die negativen Konsequenzen (z.B. Lungenkrebs) erst weit in der Zukunft eintreffen werden, wenn überhaupt. Hinzu kommt, dass Gesundheitsverhalten in der Phase der Aufnahme des Verhaltens eher als unangenehm empfunden wird (z.B. Anstrengung, Schwitzen beim Sport; ungewohnter Geschmack bei Ernährungsumstellung). Verhalten wird jedoch eher von kurzfristigen als langfristigen Konsequenzen gesteuert. Deshalb ist es wichtig, den Patienten auch kurzfristig angenehme Konsequenzen des Gesundheitsverhaltens zu vermitteln (z.B. besserer Atem bei Aufgabe des Rauchens).

Tabelle 2: Voraussetzungen für Schulungsleiter

Allgemeine Voraussetzungen
▪ Motivation
▪ Orientierung am partnerschaftlichen Modell der Experte-Patient-Beziehung
Gesprächsführungs-/Moderationskompetenz
▪ kommunikative Basiskompetenzen
▪ Gruppenleitung, Moderation
▪ Umgang mit schwierigen Patienten
▪ Motivierung zu gesundheitsförderlichem Verhalten
Methodisch-didaktische Kompetenzen
▪ teilnehmerorientiertes Vorgehen
▪ effiziente Informationsvermittlung
▪ interaktive Methoden
▪ adäquater Einsatz von Medien
▪ Fördern des Alltagstransfers
Krankheitsspezifisches Wissen
▪ umfassendes Krankheits- und Behandlungswissen
▪ Erfahrung im Umgang mit Betroffenen der entsprechenden Erkrankung

Weiterhin reagieren Menschen auf Einschränkungen ihrer Freiheit oft mit Widerstand (Reaktanz). Sie lassen sich nicht gerne sagen, was sie zu tun haben, zumal nicht von Experten, die alles besser wissen. Menschen vorzuschreiben, wie sie zu leben haben, wäre paternalistisch und entspräche nicht unserem Ideal selbstbestimmter Individuen. Deshalb ist es wichtig, dass die Betroffenen auf der Basis aller notwendigen Informationen und Fertigkeiten letztlich selbst darüber entscheiden, ob sie ihr Verhalten ändern wollen oder nicht (Faller 2003). Die Bewusstheit über die Schwierigkeiten der Lebensstiländerung helfen Schulungsleitern nicht nur, angemessen auf diese einzugehen, sondern auch, realistische Erwartungen in Bezug auf Änderungsprozesse bei den Teilnehmern aufzubauen. Dies trägt dazu bei, Enttäuschungen über die Resultate der eigenen Arbeit und Demotivierung vorzubeugen.

Wie eine Metaanalyse (Yarcheski et al. 2004) zeigt, spielen unter den Faktoren, die eine Lebensstiländerung fördern, psychologische Variablen die wichtigste Rolle: subjektive Gesundheitswahrnehmung, Selbstwirksamkeit, Selbstwertgefühl und soziale Unterstützung. Schulbildung, Alter, Einkommen und Geschlecht übten dagegen deutlich geringere Einflüsse aus. Im Unterschied zu den erstgenannten förderlichen Faktoren erwiesen sich Einsamkeit, Depression und Stresserleben als ungünstig für Verhaltensänderungen. Für die Beschreibung der Veränderungsmotivation haben sich Stufenmodelle als fruchtbar erwiesen, die verschiedene Stufen bzw. Phasen unterscheiden. Hierzu zählen z.B. das «Transtheoretische Modell der Verhaltensänderung» (Prochaska, Velicer 1997) oder der «Health Action Process Approach» (Schwarzer 1992; 2004; Schwarzer, Lippke 2005, siehe dazu auch Beitrag von Franke in diesem Band). Je nach Motivationslage der Teilnehmer sind unterschiedliche Strategien zur Förderung einer Verhaltensänderung angemessen: Für Patienten, die nur eine sehr geringe Absicht haben, ihr Gesundheitsverhalten zu ändern, wird als erster Schritt die Bildung einer Verhaltensabsicht angestrebt. Hilfreich hierfür sind z.B. das Abwägen von Vor- und Nachteilen der Verhaltensänderung oder die Förderung der Selbstwirksamkeitserwartung, etwa über direkte Erfahrung. Diejenigen, die motiviert sind, ihr gesundheitsbezogenes Verhalten zu ändern, können konkrete Unterstützung zur Umsetzung erhalten, z.B. über die Planung der neuen Aktivitäten sowie den Umgang mit antizipierten Schwierigkeiten. Ein Verständnis von Veränderungsmotivation als Prozess ermöglicht es Trainern, die Motivationslage ihrer Teilnehmer einzuschätzen und differenziert darauf einzugehen; geeignet hierfür ist z.B. die Technik der motivierenden Gesprächsführung (Miller, Rollnick 2002).

Die genannten Prinzipien setzen ein gleichberechtigtes Verständnis der Beziehung zwischen Schulungsleiter und Patient voraus. Dies entspricht dem *partnerschaftlichen Modell der Experte-Patient-Beziehung*. In der traditionellen Sichtweise der Beziehung zwischen Arzt und Patient, dem paternalistischen Modell, entscheidet der Arzt im wohlverstandenen Interesse des Patienten. Der Patient verhält sich passiv. Im Gegensatz hierzu diskutieren im partnerschaftlichen Modell beide Beteiligten gemeinsam ihre Werte und Ziele. Der Patient teilt seine Präferenzen mit, der Experte präsentiert die vorliegende medizinische Evidenz; darüber hinaus soll er aber durchaus auch eigene Empfehlungen abgeben. Der Patient soll dadurch in die Lage versetzt werden, informierte Entscheidungen bezüglich der Behandlung und seiner Lebensführung zu treffen. Eine solche partnerschaftliche Haltung ist somit Voraussetzung zur Realisierung der interaktiven Methodik und zur Erreichung der Schulungsziele Selbstmanagement und Empowerment.

Um Schulungsleitern die benötigten Kompetenzen zu vermitteln, werden Fortbildungen angeboten, sogenannte «Train the Trainer-Seminare» (TTT-Seminare). Eine Analyse der aktuell in Deutschland angebotenen TTT-Seminare für Schulungsleiter in der Patientenschulung, die im Rahmen des o.g. Projekts durchgeführt wurde, zeigt, dass die meisten Angebote sich auf ein bestimmtes Schulungsprogramm beziehen (http://www.zentrum-patientenschulung.de/datenbank/ttt-boerse.php) und meist sowohl Kenntnisse zu Inhalten und Hintergrund der Schulung als auch allgemeine Kompetenzen zu Moderation und Methoden vermitteln. Allgemeine Fortbildungen zu Gesprächsführungs- und Moderationsfertigkeiten sowie zu methodisch-didaktischen Aspekten speziell für Schulungsleiter in der Patientenschulung sind hingegen selten.

Zudem muss berücksichtigt werden, dass in Deutschland bislang erkrankungsübergreifend keine verbindlichen Qualifikationen für Schulungsleiter von Patientenschulungen formuliert wurden und keine Zertifizierung für TTT-Seminare existiert. Für die Schulung bei bestimmten Erkrankungen liegen dagegen ausformulierte Anforderungen an Trainer vor, z.B. für die Asthmaschulung von Kindern und Jugendlichen (Arbeitsgemeinschaft Asthmaschulung im Kindes- und Jugendalter 2007) oder die rheumatologische Patientenschulung (Langer et al. 2000). Im Bereich Diabetes gibt es spezielle Fortbildungen zur Diabetesberaterin und Diabetesassistentin, die sich an Pflegekräfte, Diätassistentinnen und Arzthelferinnen richten (Osterbrink, Osterbrink, Münzinger 2007).

Je nach Indikation können jedoch große Unterschiede in der Qualifikation der Schulungsleiter sowie den Weiterbildungsmöglichkeiten bestehen. Wünschenswert für die Qualität der Patientenschulung wäre die Formulierung schulungsübergreifender Anforderungen an Trainer sowie entsprechende Fortbildungsmöglichkeiten.

14.7 Versorgungspraxis in der medizinischen Rehabilitation

Im Rahmen des o.g. Projekts «Zentrum Patientenschulung» wurde eine bundesweite Bestandsaufnahme zur Praxis der Patientenschulung in 771 Einrichtungen der medizinischen Rehabilitation durchgeführt (Friedl-Huber et al. 2007). Von 424 Einrichtungen wurden 1740 Patientenschulungen beschrieben, u.a. in Bezug auf Teilnehmerzahl, Stundenumfang, Inhalte, Ziele, Methoden, Dozenten und deren Fortbildung, Manualisierung und Evaluation.

Die Einrichtungen gaben an, dass knapp 50 % der Schulungen komplett manualisiert waren, ein weiteres Viertel zumindest teilweise. Eine Evaluation lag nach Angabe der Kliniken für 39% der Schulungen vor; von diesen war jedoch nur ein Sechstel publiziert. Der Großteil der Schulungen (78 %) wurde mit maximal 15 Teilnehmern durchgeführt. Die Hälfte der Schulungen wurde durch ein interdisziplinäres Team geleitet. In Bezug auf die eingesetzten Methoden wurden v.a. Vortrag, Diskussion und praktische Übungen genannt (74 %, 66 % bzw. 63 %), in der Hälfte der Schulungen wurde Kleingruppenarbeit eingesetzt. Ebenfalls in der Hälfte der Schulungen wurden mindestens drei verschiedene Methoden kombiniert; diese erfüllen somit die geforderte Methodenvielfalt. Für 10% der Schulungen wurde dagegen angegeben, dass nur eine Methode eingesetzt wird (wobei reine Vortragsveranstaltungen schon im Vorhinein ausgeschlossen worden waren).

Als Dozent an über der Hälfte der Schulungen sind Ärzte und Therapeuten (Physiotherapeuten, Ergotherapeuten oder Diätassistenten) beteiligt, an über einem Drittel der Schulungen Psychologen. Für knapp die Hälfte der Schulungen wird angegeben, dass eine spezifische Trainerfortbildung Voraussetzung ist, allerdings wurde für ein Fünftel dieser Schulungen angegeben, dass kein entsprechendes Angebot existiert.

Ähnliche Ergebnisse erbrachte eine Studie von Worringen und Kollegen (2006), in der eine Totalerhebung unter allen Kliniken der ehemaligen Bundesversicherungsanstalt für Angestellte durchgeführt wurde. Von den 419 Kliniken nahmen 336 teil. Es zeigte sich, dass so gut wie alle Rehabilitationseinrichtungen Patientenschulung anbieten (98 %). Es wurde angegeben, dass 20-40 % aller Schulungsleiter eine Trainerzertifizierung besitzen, wobei dies am häufigsten bei Physiotherapeuten und Psychologen der Fall ist, am seltensten unter den Pflegekräften.

Insgesamt weisen die Ergebnisse darauf hin, dass Patientenschulung in der medizinischen Rehabilitation weit verbreitet ist und bei unterschiedlichsten Erkrankungen durchgeführt wird. Ansatzpunkte für eine Optimierung scheinen in einer weiteren Manualisierung, Evaluation, Förderung der Methodenvielfalt sowie Fortbildung der Trainer zu liegen.

14.8 Schulungsprogramme für spezielle Zielgruppen

Eine besondere Herausforderung in der Patientenschulung stellen Menschen mit besonderen Bedürfnissen dar. In der bereits dargestellten eigenen Studie zur Praxis der Patientenschulung in der medizinischen Rehabilitation zeigte sich in einer Nachbefragung zu ausgewählten Schulungsprogrammen, dass die häufigsten Ausschlusskriterien für die Schulungsteilnahme, neben einer geringen körperlichen Belastbarkeit und medizinischen Gründen, mangelnde deutsche Sprachkenntnisse sowie eine geringe Motivation der Patienten sind. Als weitere Gründe wurden eingeschränkte Seh- bzw. Hörfähigkeit, kognitive Beeinträchtigungen und ein zu hohes oder zu geringes Alter der Patienten genannt. Diese Ergebnisse stimmen mit den Daten von Worringen und Kollegen (2006) überein, die ebenfalls unzureichende Deutschkenntnisse als häufiges Ausschlusskriterium für die Schulungsteilnahme ermittelten, und zwar für etwa die Hälfte der Schulungen.

Die Häufigkeit von Sprachschwierigkeiten als Ausschlusskriterium weist auf die Bedeutung eines Angebots von Schulungsprogrammen für Migranten bzw. Menschen mit Migrationshintergrund hin. Dabei ist einerseits an das Abhalten der Schulungsstunden in der Muttersprache der Teilnehmer zu denken, zusätzlich ist die kulturelle Adaptation der Schulungsinhalte erforderlich. Wie bereits dargestellt, kommt dem Einbezug der Lebenswelt der Teilnehmer und dem Herausarbeiten individueller Verwendungsmöglichkeiten in der Patientenschulung eine besondere Bedeutung zu. Dies kann nur gelingen, wenn die in der Schulung verwendeten Beispiele die Lebenssituation der Betroffenen aufgreifen.

Dem Thema Patientenschulung für Migranten wurde bislang wenig Aufmerksamkeit gewidmet. Seit einigen Jahren existieren entsprechende Bestrebungen für die Schulung von Diabetikern. Mit der «Bad Neuenahrer Erklärung» (2001) wurde auf die Situation von an Diabetes erkrankten Migranten aufmerksam gemacht und es wurden Forderungen zur Verbesserung der Behandlungsqualität beschlossen. Dem Thema widmet sich seit 2002 eine Arbeitsgemeinschaft «Diabetes und Migranten» in der Deutschen Diabetes Gesellschaft (DDG). Türken stellen die größte Gruppe der ausländischen Bevölkerung in Deutschland dar (Robert Koch-Institut 2008). Für die Schulung von türkischsprachigen Diabetikern liegt auch ein spezielles Schulungsprogramm vor: Das Programm Medias 2 ist in einer türkischen Version veröffentlicht (Kulzer, Kavala 2004). Nach Angabe der Autoren der türkischen Version wurden hierzu die Inhalte speziell auf die Bedürfnisse und Besonderheiten der Zielgruppe adaptiert, insbesondere für die Themen Ernährung und Bewegung.

Besondere Anforderungen an die Schulung ergeben sich auch in Abhängigkeit vom Alter der Patienten: Leiden Kinder und Jugendliche an chronischen Erkrankungen, so ist der Einbezug des Umfelds in die Schulung von besonderer Bedeutung. So werden beispielsweise für junge Patienten mit Asthma bronchiale, der häufigsten chronischen Erkrankung im Kindes- und Jugendalter, Schulungsprogramme für Kinder und Jugendliche, kombinierte Eltern-Kind-Schulungen sowie Elternschulungen durchgeführt (im Überblick: Warschburger 2003).

Auch angepasst an die Bedürfnisse älterer Patienten wurden spezielle Schulungsprogramme entwickelt. So liegt z.B. das Schulungsprogramm «Fit bleiben und älter werden» (Zeyfang, Feucht 2007) vor, das für Typ 2-Diabetiker im höheren Lebensalter, die Insulin spritzen, konzipiert ist.

Doch wie steht es mit der Effektivität von Empowerment-orientierten Schulungen bei benachteiligten Bevölkerungsgruppen? Ist für diese Zielgruppe die Förderung von Selbstmanagement und Empowerment sinnvoll, oder können bessere Ergebnisse mit Schulungsprogrammen erzielt werden, die lediglich die Mitarbeit bei der Behandlung (Compliance) verbessern? Dass Selbstmanagement-Programme gerade auch bei älteren Patienten effektiv sind und zu einer besseren Einstellung eines Diabetes mellitus (HbA1c, Effektstärke = 0.36) oder einer Hypertonie (systolischer/diastolischer Blutdruck, Effektstärke = 0.39/0.51) führen, belegt eine Metaanalyse (Chodosh et al. 2005). Auch im direkten Vergleich erwies sich ein Empowerment-orientiertes Programm bei älteren Bluthochdruckpatienten als effektiver als ein Compliance-basiertes Programm (Figar et al. 2006). Ältere Diabetiker aus niedrigen sozialen Schichten, die in einem medizinisch unterversorgtem Stadtgebiet lebten, zeigten nach einem multimodalen Empowerment-Programm eine bessere Diabetes-Kontrolle (HbA1c) und führten häufiger ein Selbstmonitoring durch (Piatt et al. 2006). Insgesamt gibt es also Hinweise darauf, dass der Empowerment-Ansatz auch bei chronisch Kranken aus benachteiligten Bevölkerungsgruppen, die traditionell medizinisch eher weniger gut versorgt werden, Erfolge erzielen kann.

14.9 Ausblick

In den letzten Jahren ist die Bedeutung der Patientenschulung stark angestiegen. Es ist davon auszugehen, dass auch in Zukunft der Unterstützung von Patienten zum selbstverantwortlichen Umgang mit ihrer chronischen Erkrankung eine bedeutsame Rolle zukommt und die Patientenschulung einen wichtigen Behandlungsbaustein darstellen wird. Dabei ist zu erwarten, dass sich die bereits begonnene Differenzierung der Angebote für spezielle Zielgruppen weiter fortsetzen wird.

Mit der zunehmenden Bedeutung von Patientenschulung besteht jedoch auch die Gefahr, dass der Begriff «Patientenschulung» als Modewort weite Verbreitung findet, dabei jedoch inhaltsleer wird. Daher ist es bedeutsam, darauf zu achten, dass Mindeststandards von Schulungen eingehalten werden. Als ein zentraler Aspekt ist hier zu nennen, dass das Ziel der Schulung nicht lediglich die Vermittlung von Wissen sein kann, sondern ebenso Einstellungsänderungen und das Einüben von Fertigkeiten mit hohem Alltagsbezug umfassen muss, um letztendlich die Kompetenz zum Selbstmanagement der Erkrankung sowie das Empowerment zu stärken. Hierfür ist der Einsatz interaktiver Methoden unabdingbar. Zentral für die Umsetzung einer Schulung sind die Schulungsleiter. Je nach Indikationsbereich sind die Anforderungen an diese unterschiedlich klar definiert und die Möglichkeit zur Fortbildung ist in unterschiedlichem Ausmaß gegeben. Für einige Indikationsbereiche besteht hier Optimierungspotenzial. Desweiteren ist auf die Qualität des Schulungskonzepts und der Schulungsumsetzung zu achten.

Aktuelle Forschung beschäftigt sich u.a. damit, wie die Nachhaltigkeit von Schulungseffekten verbessert werden kann. Im Rahmen des Förderschwerpunkts «Chronische Krankheiten und Patientenorientierung» werden in verschiedenen Projekten Möglichkeiten der Nachsorge (z.B. telefonisch, via Internet) überprüft. Es ist zu wünschen, dass diese Erkenntnisse zur weiteren Optimierung des Effekts von Patientenschulungen beitragen.

Literatur

Arbeitsgemeinschaft Asthmaschulung im Kindes- und Jugendalter (2007). Qualitätsmanagement in der Asthmaschulung von Kindern und Jugendlichen. 3., überarbeitete und aktualisierte Auflage. München: Zuckschwerdt.

Berger, M. (1995). Die individualisierte Therapieziel-Definition. In: Berger, M. (Hrsg.). Diabetes mellitus. München: Urban & Schwarzenberg, 403-406.

Berger, M. (1998). Selbsttherapie bei Typ-II-Diabetes mellitus. In: Petermann, F. (Hrsg.). Compliance und Selbstmanagement. Göttingen: Hogrefe, 161-186.

Berger, M., Trautner, C. (2000). Epidemiologie des Diabetes mellitus. In: Berger, M. (Hrsg.). Diabetes mellitus. München: Urban & Fischer, 15-24.

Bundesversicherungsanstalt für Angestellte (1995). Gesundheitstraining in der Medizinischen Rehabilitation – Ein Diskussionsvorschlag. Berlin: BfA.

Chambless, D.L., Hollon, S.D. (1998). Defining empirically supported therapies. Journal of Consulting and Clinical Psychology, 66, 7-18.

Chodosh, J., Morton, S.C., Mojica, W., Maglione, M., Suttorp, M.J., Hilton, L., Rhodes, S. et al. (2005). Meta-analysis: chronic disease self-management programs for older adults. Annals of Internal Medicine, 143, 427-438.

Clark, A.M., Hartling, L., Vandermeer, B., McAlister, F.A. (2005). Meta-analysis: secondary prevention programs for patients with coronary artery disease. Annals of Internal Medicine, 143, 659-672.

Cochrane Collaboration (2006). Cochrane Handbook for Systematic Reviews of Interventions, Version 4.2.6. Verfügbar unter: http://www.cochrane.org/resources/handbook/ [20.11.2006].

Cooper, H., Booth, K., Fear, S., Gill, G. (2001). Chronic disease patient education: lessons from meta-analyses. Patient Education and Counseling, 44, 107-117.

Cooper, H.C., Booth K., Gill, G. (2003). Patients' perspectives on diabetes health care education. Health Education Research, 18, 191-206.

Deutsche Gesellschaft für Evaluation (2001). Standards für Evaluation der Deutschen Gesellschaft für Evaluation. Verfügbar unter: http://www.degeval.de/calimero/tools/proxy.php?id=70 [07.11.2006].

Deutsche Rentenversicherung Bund (2005). Gesundheitstraining in der medizinischen Rehabilitation – Indikationsbezogene Curricula. Verfügbar unter: http://www.deutscherentenversicherung.de/nn_7112/SharedDocs/de/Inhalt/Zielgruppen/01__sozialmedizin__frschung/05__konzepte__systemfragen/konzepte/gesundheitstraining__ind__spezifisch.htl [10.06.2008].

Deutsche Rentenversicherung Bund (2007). Rahmenkonzept zur medizinischen Rehabilitation in der gesetzlichen Rentenversicherung. Berlin: Deutsche Rentenversicherung Bund.

Diabetes und Psychologie – Arbeitsgemeinschaft Psychologie und Verhaltensmedizin in der DDG (2001). Bad Neuenahrer Erklärung zur Versorgung von an Diabetes erkrankten Migranten. Verfügbar unter: http://www.diabetespsychologie.de/neuenahrer_erklaerung.htm [12.08.2008].

Dusseldorp, E., Van Elderen, T., Maes, S., Meulman, J., Kraaij, V. (1999). A meta-analysis of psychoeducational programs for coronary heart disease patients. Health Psychology, 18, 506-519.

Faller, H., Haaf, H.G., Kohlmann, T., Löschmann, C., Maurischat, C., Petermann, F., Schulz, H. et al. (1999). Orientierungshilfen und Empfehlungen für die Anlage, Durchführung und Interpretation von Studien in der Rehabilitationsforschung. DRV-Schriften, 16, 9-35.

Faller, H. (2001). Patientenschulung: Konzept und Evaluation. Praxis Klinische Verhaltensmedizin und Rehabiliation, 14, 97-106.

Faller, H. (2003). Empowerment als Ziel der Patientenschulung. Praxis Klinische Verhaltensmedizin und Rehabiliation, 16, 353-357.

Faller, H., Reusch, A. (2004). Das experimentelle Design bei der Evaluation von Patientenschulungen. Praxis der Klinischen Verhaltensmedizin und Rehabilitation, 17, 13-18.

Faller, H., Reusch, A., Vogel, H., Ehlebracht-König, I., Petermann, F. (2005). Patientenschulung. Die Rehabilitation, 44, 277-286.

Faller, H., Reusch, A., Ströbl, V., Vogel, H. (2008). Patientenschulung als Element der Patientenorientierung in der Rehabilitation. Rehabilitation, 47, 77-83.

Figar, S., Galarza, C., Petrlik, E., Hornstein, L., Loria, G.R., Waisman, G., Rada, M. et al. (2006). Effect of education on blood pressure control in elderly persons. American Journal of Hypertension, 19, 737-743.

Friedl-Huber, A., Küffner, R., Ströbl, V., Reusch, A., Vogel, H., Faller, H. (2007). Praxis der Patientenschulung in der medizinischen Rehabilitation – eine empirische Bestandsaufnahme bei 771 Rehabilitationseinrichtungen. Praxis Klinische Verhaltensmedizin und Rehabilitation, 20, 15-20.

Kulzer, B., Frank, M., Gastes, U., Grüsser, M., Haak, T., Hasche, H., Kemmer, F.W. et al. (2002). Qualitätsrichtlinien und Qualitätskontrolle von strukturierten Schulungs- und Behandlungsprogrammen entsprechend den Empfehlungen der DDG. Diabetes und Stoffwechsel, 11, 109-112.

Kulzer, B., Kavala, H. (2004). Medias 2 – Diyabet Egitim Programi. Mainz: Kirchheim.

Kulzer, B., Hermanns, N., Maier, B., Bergins, K.H., Haak, T., Reinecker, H. (2006). MEDIAS 2 – Mehr Diabetes Selbstmanagement für Typ 2 – Ein neues Schulungs – und Behandlungsprogramm. 4. Aufl. Mainz: Kirchheim.

Kulzer, B., Hermanns, N., Reinecker, H., Haak, T. (2007). Effects of self-management training in type 2 diabetes: a randomized, prospective trial. Diabetic Medicine, 24, 415-423.

Langer, H.E., Ehlebracht-König, I., Mattussek, S. (2000). Qualitätsstandards der Deutschen Gesellschaft für Rheumatologie für die rheumatologische Patientenschulung – vorläufiges Arbeitspapier verabschiedet durch Vorstand und Beirat der Dt. Gesellschaft für Rheumatologie im September 1999. Zeitschrift für Rheumatologie, 59, 272-290.

McAlister, F.A., Lawson, F.M.E., Koon, K.K., Armstrong, P.W. (2001). A systematic review of randomized trials of disease management programs in heart failure. The American Journal of Medicine, 110, 378-384.

Miller, W.R., Rollnick, S. (2002). Motivational interviewing: preparing people for change, 2 ed. New York: Guilford.

Newman, S., Steed, L., Mulligan, K. (2004). Self-management interventions for chronic illness. Lancet, 364, 1523-1537.

Osterbrink, B., Osterbrink, A., Münzinger, A. (2007). Weiterbildung zur Diabetesberaterin DDG und zur Diabetesassistentin DDG. Praxis Klinische Verhaltensmedizin und Rehabilitation, 20, 96-100.

Petermann, F. (1997). Patientenschulung und Patientenberatung – Ziele, Grundlagen und Perspektiven. In: Petermann, F. (Hrsg.). Patientenschulung und Patientenberatung – Ein Lehrbuch. 2. Aufl. Göttingen: Hogrefe, 3-21.

Piatt, G.A., Orchard, T.J., Emerson, S., Simmons, D., Songer, T.J., Brooks, M.M., Korytkowski, M. et al. (2006). Translating the chronic care model into the community. Diabetes Care, 29, 811-817.

Prochaska, J.O., Velicer, W.F. (1997). The transtheoretical model of health behavior change. American Journal of Health Promotion, 12, 38-48.

Robert Koch-Institut (2008). Schwerpunktbericht: Migration und Gesundheit. Berlin: Robert Koch-Institut.

Schradi, M., Ströbl, V., Frank, S., Reusch, A. (2006). Erfahrungen mit der Durchführung teilnehmerorientierter Gesundheitsbildung am Beispiel des VDR Gesundheitsbildungsprogramms. In: Arbeitskreis Klinische Psychologie in der Rehabilitation BDP (Hrsg.). Psychologische Gesundheitsförderung in der Rehabilitation. Bonn: dpv, 24-49.

Schwarzer, R. (1992). Self-efficacy in the adoption and maintenance of health behaviors: theoretical approaches and a new model. In: Schwarzer,

R. (Hrsg.). Self-efficacy – Thought control of action. Washington, D.C.: Hemisphere, 217-243.

Schwarzer, R. (2004). Psychologie des Gesundheitsverhaltens. 3. Aufl. Göttingen: Hogrefe.

Schwarzer, R., Lippke, S. (2005). Gesundheitsverhalten und Gesundheitsförderung. In: Frey, D., Hoyos, G. (eds.). Psychologie in Gesellschaft, Kultur und Umwelt. Weinheim: Beltz, 149-155.

Seifert, J.W. (2002). Visualisieren, Präsentieren, Moderieren. 18. Aufl. Offenbach: Gabel.

Ströbl, V., Friedl-Huber, A., Küffner, R., Reusch, A., Vogel, H., Faller, H. (2007). Beschreibungs- und Bewertungskriterien für Patientenschulungen. Praxis Klinische Verhaltensmedizin und Rehabilitation, 20, 11-14.

University of York, Centre for Reviews and Dissemination (CRD) (2001). Undertaking systematic reviews of research on effectiveness: CRD's guidance for those carrying out or commissioning reviews – CDR report number 4. Verfügbar unter: http://www.york.ac.uk/inst/crd/report4.htm [20.11.2006].

Vogel, H. (2007). Qualitätssicherung und Qualitätsentwicklung der Patientenschulung – ein Rahmenkonzept. Praxis Klinische Verhaltensmedizin und Rehabilitation, 20, 5-10.

Warschburger, P. (2003). Asthma. In: Jerusalem, M., Weber, H. (Hrsg.). Psychologische Gesundheitsförderung – Diagnostik und Prävention. Göttingen: Hogrefe, 535-549.

Warsi, A., Wang, P.S., La Valley, M.P., Avorn, J., Solomon, D.H. (2004). Self management education programs in chronic disease: a systematic review and methodological critique of the literature. Archives of Internal Mecicine, 164, 1641-1649.

Weingarten, S.R., Henning, J.M., Badamgarav, E., Knight, K., Hasselblad, V., Gano, A., Ofman, J. (2002). Interventions used in disease management programmes for patients with chronic illness – which one works? Meta-analysis of published reports. British Medical Journal, 325, 925.

Worringen, U., Reinecke, A., Mühlig, S. (2006). Das Gesundheitstrainingsprogramm der Deutschen Rentenversicherung Bund. RVaktuell, 12, 497-503.

Yarcheski, A., Mahon, N.E., Yarcheski, T.J., Cannella, B.L. (2004). A meta-analysis of predictors of positive health practices. Journal of Nursing Scholarship, 36, 102-108.

Zeyfang, A., Feucht, I. (2007). Fit bleiben und älter werden mit Diabetes, Leitfaden für das Schulungsteam. München: Elsevier.

15 Gesundheitserziehung in Einrichtungen der Betreuung älterer Menschen

Astrid Seltrecht

15.1 Einleitung

Gesundheit ist etwas Fragiles; und solange sie vorhanden ist, bleibt sie in der Regel im Verborgenen (Gadamer 1996), d.h. uns ist im Alltag nicht ständig der Gedanke präsent, dass wir gesund sind. Stattdessen ist unsere Aufmerksamkeit im Alltag auf dessen Bewältigung und die in ihm stattfindende Arbeit und Freizeit gerichtet. Ein gutes Wohlbefinden und unsere Leistungsfähigkeit sind so Ausdruck von Gesundheit. Erst wenn diese von Krankheit abgelöst oder überlagert werden, wird uns die Bedeutung unserer Gesundheit im täglichen Lebensablauf bewusst. Sehr treffend ist das von Gadamer diesbezüglich verwendete Bild eines Gleichgewichtszustandes: «Gleichgewicht ist wie Gewichtslosigkeit, da sich die Gewichte gegeneinander ausspielen. Störung von Gleichgewicht kann nur durch Gegengewichtung behoben werden. Durch jeden Versuch, eine Störung durch Gegengewichtung auszugleichen, droht jedoch schon ein neuer umgekehrter Gewichtsverlust» (Gadamer 1996, S.145). Schädigende Einflüsse oder ein Übermaß an gut gemeinten Maßnahmen stört also das Gleichgewicht der Gesundheit. Mit dem Anstieg des Lebensalters nehmen durch den naturgegebenen Abbau körperlicher Funktionalität (d.h. Zellabbau und Funktionsbeeinträchtigung von Organen oder Organsystemen) Krankheiten zu, die im Alter bis zur Multimorbidität führen können. Verbunden hiermit sind Auswirkungen auf das Wohlbefinden sowie Einschränkungen im persönlichen Alltag und sozialen Miteinander. Der nach dem Bild Gadamers «ausgewogene» Zustand «Gesundheit» kann also auch mit den im Prozess des Alterns einhergehenden körpereigenen Abbau- und Veränderungsprozessen aus dem Gleichgewicht gebracht werden. Dennoch ist das Alter bzw. das Altsein selbst keine Krankheit! Vor dem Hintergrund dieser und weiterer Besonderheiten des Alters ist aber zu fragen, wie der biologische, in seiner finalen Richtung nicht aufzuhaltende Prozess, der Krankheit mit einschließt und letztlich den Tod des Menschen zur Folge hat, mit einer Gesundheitserziehung von älteren Menschen in Beziehung steht. Im folgenden Beitrag wird deshalb nach einer Differenzierung zwischen Alter, Altern und Älteren zunächst auf die erziehungswissenschaftliche Frage nach der Erziehbarkeit, Bildsamkeit und Lernfähigkeit von Älteren eingegangen. Es schließt sich die Darstellung von Gesundheitsmaßnahmen in Einrichtungen der Betreuung älterer Menschen an, um abschließend aktuelle Modelle und Konzepte aus der Erziehungswissenschaft vorzustellen, die für eine sich etablierende Gesundheitspädagogik, insbesondere mit der Zielgruppe der Älteren, wertvoll sind.

15.2 Alter – Altern – Ältere

Das *Alter* als kalendarisches Merkmal ist ein «universelles Unterscheidungsmerkmal, um eine Person zu klassifizieren» (Kade 2007, S.14), d.h. gemeinsam mit Personen des gleichen Jahrganges hat eine Person eine bestimmte Zahl an Lebensjahren erreicht. Neben diesem biografischen Alter gibt das biologische Alter den Gesundheitszustand im Vergleich zur Gleichaltrigenkohorte an und trifft damit Aussagen über den individuellen körperlichen Gesundheitszustand einer Person. Damit kann das biologische Alter im Verhältnis zum biografischen Alter höher oder niedriger sein.

Das *Altern* hingegen bezeichnet den Veränderungsprozess eines einzelnen Individuums oder den einer Gruppe. Bereits im Kindergarten oder in der Schule gibt es die *Älteren*, die in diesem Fall von den nachrückenden jüngeren Kindern als solche erkannt werden. Altern ist damit kein eindeutig biologisches Merkmal, sondern eine soziale Konstruktion. Dieser lebenslange Prozess findet in allen Lebensphasen statt und wird immer dann bewusst, wenn eine Person von anderen Personen die Rolle des Älteren zugeschrieben bekommt. Der Prozess des Alterns lässt sich darüber hinaus differenzieren in biologisches, kognitives, psychisches und soziales Altern (Kade 2007; Reimann, Reimann 1994). Basis aller Alterungsprozesse ist das biologische Altern als natürlicher Prozess, bedingt durch genetische und äußere Einflüsse. Das biologische Altern unterscheidet sich intra- und interpersonell. So können einzelne Organe eines Menschen schneller, andere langsamer altern; und auch verschiedene Personen gleichen biografischen Alters unterscheiden sich nach ihrem biologischen Alter. Darüber hinaus kann die subjektive Beurteilung des biologischen Alters von dem objektiv nach medizinischen Kriterien beurteilten biologischen Alter abweichen. Das kognitive Altern, bedingt durch den Abbau neuronalen Gewebes im Gehirn, äußert sich in Gedächtnisschwäche, die sich bis zu einem Gedächtnisverlust entwickeln kann. Desorientierung, Bewusstseinsverlust (Wer bist du? Wer bin ich?) und damit einhergehende Gefühle der Fremdheit sind Ausdruck der geistigen Alterung. Psychisches Altern wird hingegen ausgelöst durch Resignation, Verlust des Lebenswillens bzw. Desillusionierung aufgrund biografisch enttäuschender oder lebenskritischer Ereignisse. Das soziale Altern ist gekennzeichnet durch Desintegration in soziale Netze und als Folge dessen der Verlust von sozialer Anerkennung und damit einhergehender Destabilisierung bis hin zu schmerzhaften Einbußen im Selbstwertgefühl. Über alle diese Formen des Alterns hinweg muss festgehalten werden, dass das Altern in den letzten Jahrzehnten einem grundlegenden Wandel unterlegen ist: Es hat sich «verjüngt», individualisiert und diversifiziert (Pasero, Backes, Schroeter 2007).

Im höheren biografischen Lebensalter, nach einem jahrzehntelangen Prozess des Alterns sowie einer Reihe sozialer Zuschreibungen als Ältere/r, wird im Anschluss an die Lebensphase des Erwachsenseins die Lebensphase *Alter* erreicht. Dieser historisch relativ junge Lebensabschnitt[1] ist dadurch charakterisiert, dass er sich zunehmend ausdehnt: Durch den demografischen Wandel, durch medizinischen Fortschritt und die Qualität der Gesundheitsversorgung kommt es zu einer steigenden Anzahl und einem zunehmenden Anteil Älterer an der Gesamtbevölkerung. Zudem führen Frühberentungen dazu, dass bereits Personen in der 6. Lebensdekade – unter dem Fokus der Nachberuflichkeit – zu den Alten gerechnet werden. Der gesellschaftliche Strukturwandel des Altersaufbaus der Gesellschaft beeinflusst auch den individuellen Alternsprozess, der durch immer frühere Entberuflichung, immer längere Nachberufsphase sowie durch Feminisierung, Singularisierung und Hochaltrigkeit gekennzeichnet ist. So ist dann die Gruppe der Alten keine homogene Gruppe. Die Vielzahl der Kennzeichnungen der sich in dieser Lebensphase befindlichen Personen drücken diese Heterogenität aus: Junge Alte vs. Hochaltrige, drittes Alter vs. viertes Alter, Best Ager, Silver Generation, Generation 50plus, Generation 55plus etc. Aufgrund der im Alter auftretenden ökonomischen, physischen, psychischen und sozialen Varianz (BMFSFJ 2001) innerhalb der Gruppe der Älteren und Alten,

1 Mit der Industrialisierung und der Sozialgesetzgebung seit Ende des 19. Jahrhunderts ist die Gruppe der Alten sozialstrukturell bestimmbar. Mit dieser eigenständigen und sozial abgesicherten Phase erfolgte eine Dreiteilung des Lebensablaufs, wobei die Phase des Alters an das chronologische Alter geknüpft ist und durch Institutionalisierung des Ruhestandes und soziale Alterssicherung gekennzeichnet ist (Backes, Clemens 2000).

kann von *dem* Alter heute kaum noch gesprochen werden (Backes, Clemens, Künemund 2004).

Wird die Lebensphase Alter unter dem Fokus von Gesundheit und Krankheit betrachtet, so zeigen sich auch hier deutliche Unterschiede innerhalb dieser Gruppe: Umwelt-, Lebens- und Arbeitsbedingungen sowie Lebensstile und persönliche Verhaltensweisen – beeinflusst von Bildungsstand und sozioökonomischen Faktoren – haben Auswirkungen auf den Gesundheitszustand.[2] Und vor dem Hintergrund der durch die höhere Lebenserwartung «gewonnenen Jahre» stellt sich die Frage nach der Morbiditätsentwicklung im höheren Lebensalter. Hier werden derzeit drei verschiedene Szenarien aufgezeigt (im Überblick Krämer 1992; BMFSFJ 2001; Enquete-Kommission 2002): Die optimistische Einschätzung geht von einer Verlängerung der Lebenserwartung bei gleichzeitigem Hinausschieben gesundheitlicher Beeinträchtigungen aus (Kompression der Morbidität) (Fries 1980; Dinkel 1999). Die pessimistische Einschätzung geht davon aus, dass zwar Lebenszeit gewonnen wird, von der aber ein Großteil mit Behinderung oder in Krankheit verbracht wird (Verbrugge 1984; Gruenberg 1977). Das bi-modale Konzept als Synthese beider Modelle prognostiziert, dass sich einerseits der Gesundheitszustand der nachkommenden Generationen verbessern, andererseits aber der Anteil behinderter und von Krankheit betroffener und/oder pflegebedürftiger älterer Menschen zunehmen wird (Enquete-Kommission 2002). Die Enquete-Kommission «Demografischer Wandel – Herausforderungen unserer älter werdenden Gesellschaft an den Einzelnen und die Politik» verneint einen monokausalen Zusammenhang zwischen Alter und Krankheit (ebd.). Und die Sachverständigenkommission zum «Dritten Bericht der Lage der älteren Generation in der Bundesrepublik Deutschland: Alter und Gesellschaft» betont, dass sie sich «[...] bewusst gegen immer noch vorherrschende Auffassungen einer dramatischen Ausweitung der Gebrechlichkeit mit zunehmender Langlebigkeit der Bevölkerung [...].» (BMFSFJ 2001, S.70) wendet.

15.3 Gesundheitserziehung oder Gesundheitsbildung im Alter?

Mit der Altersgrenzenpolitik ist durch gesetzliche Regelungen der Eintritt in den (Vor-) Ruhestand festgelegt. Dieser Übergang vom durch Erwerbsarbeit gekennzeichneten Erwachsenseins zur entberuflichten Lebensphase des Alters markiert gleichzeitig das Ende der bisherigen Bildungsbiografie, denn die mit beruflicher (Weiter-)Bildung verbundenen Anwendungsbedingungen für das berufliche Wissen und Können sowie die soziale Anerkennung und Integration entfallen nun (Kade 1997). Mit dem Übergang in die Lebensphase Alter ist also eine biografische Wissenstransformation, statt einer Wissensakkumulation erforderlich (ebd.), die in Form biografischer Arbeit erfolgen muss. Dieser «Biografisierungszwang» (Kohli 1988; Alheit 2006) bzw. diese «biografische Normalisierungsarbeit» (Kade 1997) dient der Kontinuitätssicherung unter kontingenten Lern- und Lebensbedingungen und ermöglicht die Anschlussfähigkeit des vorhandenen Wissens und Könnens an neue oder bislang vernachlässigte Handlungsbereiche, wie z.B. das kreative Schreiben oder ehrenamtliches Engagement. Gleichzeitig sind die Bildungsbemühungen der Älteren jetzt frei von externen Verwertungszwängen (Kade 1997), wie sie beispielsweise mit dem politisch propagierten Konzept des lebenslangen Lernens für eine Anpassung an die sich ständig wandelnden Anforderungen im Berufsleben erhofft werden (BLK 2004; Expertenkommission «Finanzierung Lebenslangen Lernens» 2004). So werden dann auch nur von 3 % bis 20 % der älteren Menschen institutionalisierte Bildungsangebote genutzt (Kruse, Maier 2002). In dieser Lebensphase nimmt das formale Lernen ab und die Bildungsaktivitäten im infor-

2 Zu den altersspezifischen Veränderungen gibt es derzeit verschiedene Theorien: Die «Double-Jeopardy-These» geht von einer Zunahme der Beeinflussung des Gesundheitszustandes im Alter durch sozioökonomische Unterschiede aus; die «Age-as-a-Leveler-These» geht von der Abnahme des Einflusses sozioökonomischer Faktoren im Alter aus (Lampert 2000).

mellen Bereich zu (Kade 2007). Von der Gruppe der Älteren werden beispielsweise Lesen, Gespräche, Fernseh- und Radiosendungen als für eigene Bildungsprozesse bedeutsam genannt (Kruse, Maier 2002; Röhr-Sendelmeier 1990; Tews 1992). Von denjenigen, die dennoch institutionalisierte Bildungsangebote nutzen, ist bekannt, dass nicht allein Bildungsziele als Teilnahmemotivation dienen. In einer Bilanzierung verschiedener Forschungsergebnisse zu Teilnahmemotiven stellen Jochen Kade und Wolfgang Seitter bereits 1995 ein Tableau aus Freiheitsmotiven und gesellschaftlichen Zumutungen, Sicherheits- und Stabilitätsmotiven sowie Gemeinschafts- und Integrationsmotiven zusammen (Kade, Seitter 1995). Drei Jahre später zeigen beide Autoren auf, dass Lernen der Risikoversicherung oder der Risikoerzeugung, der Kontinuierung und Fortsetzung der Lebenspraxis oder der Erfahrung gegenwartsbezogenen Genusses dienen kann (Kade, Seiter 1998). Die einschlägigen Institutionen für die Bildung Älterer – Volkshochschulen, Universitäten und Hochschulen, Senioren- und Altenakademien sowie Projekt- oder Selbsthilfegruppen – können in ihrer Angebotspalette dann auch zwischen Angeboten der «Bildung im Alter» («für mich»), der «Bildung für das Alter» («für uns»), der «Bildung mit Älteren» («mit anderen») und der «Bildung im Umgang mit Älteren» (»für andere») differenzieren (Kade 2007)[3].

Wird die Perspektive von der der institutionellen Bildungsanbieter (Vermittlung) hin zur Teilnehmerperspektive (Aneignung) gewechselt, so rücken die Lern- und Entwicklungsmöglichkeiten von älteren Menschen in den Mittelpunkt[4]. Allgemein lässt sich feststellen, dass bis ins hohe Alter Entwicklungsprozesse möglich sind. «Nicht die Intelligenz schlechthin nimmt im Alter ab, sondern nur jene Funktionsbereiche, die für kognitive Grundfunktionen wie die tempoabhängige Aufnahme und Bearbeitung von Informationen, für die Flexibilität der Umstellung, für Neuorientierung und Kombinationsfähigkeit (fluide Intelligenz) zuständig sind, dagegen erleiden Funktionsbereiche, die für soziale Erfahrung, übungsabhängiges Sprachwissen und kulturelles Wissen (kristalline Intelligenz) zuständig sind, keine oder geringe Funktionseinbußen» (Oswald, 2000, S. 112). Lern- und Bildungsprozesse sind nun aber nicht allein von den kognitiven Leistungen, sondern von einer Vielzahl von Emotionen – z.B. Freude, Angst, Trauer, Stress – abhängig. Wiltrud Gieseke (2007) zeigt die Zusammenhänge zwischen lebenslangem Lernen und Emotionen auf, indem sie neurobiologische, psychologische und soziologische Erkenntnisse zusammenträgt und für die Erziehungswissenschaft modifiziert. «Emotionale Lernprozesse in der Kindheit haben längere, ja einbrennende Nachwirkungen, sodass nur über langsame Umlernmöglichkeiten im späteren Erwachsenenalter emotionales Lernen möglich wird» (Gieseke 2007, S.72). Gleichzeitig zeigt sie auf, wie Körper, Kognitionen und Emotionen als «verbundenes Netz» (ebd., S.73) beim Lernen zusammenwirken und sich gegenseitig bedingen. Als Konsequenz aus den emotionalen und kognitiven Bedingungen für Lernprozesse ergibt sich, dass Weiterlernen, welches kontinuierlich an die (Lern-)Biografie anschließt, im Alter leichter fällt bzw. erfolgreicher ist als Prozesse des Umlernens (Kade 2007; Gieseke 2007). Durch einen biografischen Bezug zu Lernzielen und Lerninhalten wird die Motivation und damit gleichsam die Lernfähigkeit positiv beeinflusst. Für die Pädagogik bedeutet dies wiederum, dass Ermutigung und Unterstützung bei Lernvorhaben Älterer umso wichtiger werden, je geringer ihre Ausdauer entwickelt wurde, ein Lernziel zu verfolgen (Kade 2007), und je geringer ihr persönlicher Bezug zum Lerngegenstand ist.

Nun steht die Nutzung institutioneller Bildungsangebote aber i.d.R. nur den jungen Alten bzw. den Alten im 3. Lebensalter offen, die sich durch eine autonome Lebensführung auszeichnen. Die Hochaltrigen im 4. Lebensalter sind durch fortgeschrittene Alternsprozesse und/oder Krankheiten von

3 Vgl. auch Sommer, Künemund, Kohli (2004) zu dem vom BMBF in Auftrag gegebenen Forschungsprojekt «Bildung im Alter».

4 Nicht zuletzt vor dem Hintergrund der Entwicklungen der Old Public Health zur New Public Health, d.h. von bevölkerungsbezogenen Konzepten zu individuenbezogenen, kommt der Nutzung subjektorientierter und auf die Biografie bezogener Forschung, z.B. zum Zusammenhang von Lernen und Krankheit (Hanses 1996; Seltrecht 2006) eine besondere Bedeutung zu.

der Hilfe anderer abhängig und können kaum mehr an den Angeboten der Erwachsenen- und Altenbildung teilnehmen. Zudem nehmen ihre Lernpotenziale gegenüber der Gruppe der jungen Alten deutlich ab[5]. Entsprechend der Besonderheiten der beiden Altersphasen lassen sich auch die Zuständigkeiten in den Institutionen und Organisationen unterscheiden: «Bis heute koexistieren zwei institutionalisierte Alterskulturen, die sich weitgehend getrennt voneinander entwickelt haben: Für das ‹*autonome Alter*› ist die Altersbildung zuständig, die mit einem pädagogischen Bildungskonzept aufwartet, für das ‹*abhängige Alter*› die Sozialpädagogik und Altenarbeit, die mit einem Betreuungskonzept arbeitet. [...] Ist der Ältere stark eingeschränkt in seiner Autonomie und durchgehend von fremder Hilfe abhängig, ist auch die sozialpädagogische Betreuung unzuständig und gerät der Ältere in die Behandlungsschleife der Prävention und Rehabilitation des Medizinsystems, das für die Hochaltrigen quasi allein verantwortlich ist» (Kade 2007, S.141; vgl. Schmidt, 1994)[6].

Die Frage der *Erziehbarkeit von Hochaltrigen* hat sich daher bislang nicht explizit für die Erziehungswissenschaft gestellt. Lediglich zur Erziehung von Erwachsenen gibt es Positionen, die jedoch in ihrem Aussagegehalt voneinander abweichen: So äußert Erhard Meueler: «Erwachsene wollen sich begreiflicher Weise nun mal nicht mehr erziehen lassen» (Meueler 2004, S.8). Wiltrud Gieseke (2007) hingegen differenziert: «Erziehung verbindet sich nur in der Kindheits- und Jugendphase zu Recht mit Lernen und einer entwicklungsbezogenen Bildung. Die Erziehung trägt danach den wesentlichen Anteil zur Verfeinerung und Vervielfältigung im Umgang mit den eigenen Gefühlen bei. [...] Ein Erziehungsanspruch kann aber für das Erwachsenenalter nun keineswegs mehr formuliert werden. Wohl aber kann das Nachdenken über veränderte Handlungsanforderungen und die Möglichkeit, darüber selbst zu entscheiden, was man für adaptionsfähig hält, gelingen» (Gieseke 2007, S.91). Andere erziehungswissenschaftliche Positionen beziehen sich auf den Begriff der Sozialisation, wenn sie sich auf eine verdeckte Einflussnahme durch die Umwelt beziehen, z.B. Ludger Veelken, der von «tertiärer Sozialisation» (Veelken 1990) spricht. Und Bernd Dewe, Wilfried Ferchhoff und Frank-Olaf Radtke konstatieren aus professionstheoretischer Sicht: «[...] die Kindergärtnerin, die Lehrerin, die Sozialpädagogin, die Erziehungsberaterin, die Erwachsenenbildnerin und bald auch die Gerontagogin [...] – sie alle erziehen – sei es der Absicht nach, sei es beiläufig oder verschämt» (Dewe, Ferchhoff, Radtke 1992, S.7). Eine bewusste und/oder unbewusste Einflussnahme im Lebensablauf durch soziale (äußere) Einflüsse und persönliche (innere) Ereignisverarbeitung auf eine Person kann also weder für das Erwachsensein noch für das Alter ausgeschlossen werden. Jedoch ist die Professionalisierung des Erziehens in diesem Bereich bislang ungeklärt; in der Arbeit mit Hochaltrigen arbeitet weitgehend keine genuin professionell tätige Berufsgruppe.[7] Der Begriff der Erziehung wird

5 So schreibt Sylvia Kade in ihrer Arbeit über «Altern und Bildung»: «Erst ab dem 70. Lebensjahr zeigen sich jedoch relevante Leistungseinbußen der kristallinen Intelligenz, und erst nach dem 80. Lebensjahr gehen alle kognitiven Leistungen der Intelligenz – wie Gedächtnis, Resilienz, Plastizität und selbst das Weisheitswissen – merklich zurück.» (Kade 2007, S.45f.).

6 Den «[...] Graben zwischen Bildung und Entwicklung im Alter bzw. zwischen Altersbildung und Geriatrie (zu) überbrücken [...]», ist das Anliegen des Stufenmodells der Entwicklung bei eingeschränkter Autonomie von Sylvia Kade. Die Autorin plädiert dafür, dass «[...] Förderung von Entwicklung im abhängigen Alter nicht verhaltenskonditionierend, sondern in einem systematisch umfassenden Lebens- und Lernkontext verankert und verwirklicht werden» (Kade 2007, S.143) sollte. Ihr Modell sieht vor, dass auf jeder Entwicklungsstufe basale Bedürfnisse (z.B. Atmung, Nahrung, Verdauung, Bewegung) gesichert, Sicherheitsbedürfnisse (z.B. raumzeitliche Orientierung) gewährleistet, Integration und Zugehörigkeit (z.B. sozialer Anschluss, Zugehörigkeit zur Gemeinschaft des Heimes) gefördert sowie Akzeptanz der Person angestrebt und Autonomie der Person ermöglicht werden.

7 In der vollstationären Geriatrie arbeiten Ärzte (1 Arzt auf 10 bis 12 Patienten), Pflegekräfte (1 Krankenpfleger auf 1,4 bis 1,8 Patienten), Physiotherapeuten (1:8 bis 1:12), Ergotherapeuten (1:10 bis 1:12), Logopäden (1:30 bis 1:40), (Neuro-)Psychologen (1:30 bis 1:40), Sozialarbeiter (1:40 bis 1:50) und Seelsorger (1:100) (Zahlen nach Meier-Baumgartner et al. 1996; zit. n. BMFSFJ 2001, S.94). Bei diesem Stellenschlüssel für Sozialarbeiter darf davon ausgegangen werden, dass die *Arbeit mit dem*

deshalb im folgenden Abschnitt ausgeklammert, stattdessen werden Gesundheits*maßnahmen* in Einrichtungen der Betreuung älterer Menschen vorgestellt.

15.4 Gesundheitsmaßnahmen in Einrichtungen der Betreuung älterer Menschen

Die Gesundheit von älteren Menschen ist durch körperliche, psychische oder soziale Alternsprozesse und/oder Krankheiten beeinträchtigt[8]. Dennoch sind es die Älteren, die vielfach zwischen *Krankheit* und *Kranksein* differenzieren: Trotz objektiv vorhandener Krankheiten, wie hoher Blutdruck, erhöhte Cholesterin-Werte oder Diabetes mellitus, werden subjektiv keine oder nur geringe Beschwerden wahrgenommen (BMFSFJ 2001), d.h. dass auch Krankheit – in Anlehnung an Gadamer (1996) – im Alltag im *Verborgenen* bleiben kann. Wenn der Übergang vom autonomen zum abhängigen Lebensalter vollzogen wird, werden jedoch Hilfe und Pflege durch Familienangehörige oder Professionelle notwendig. Die Entscheidung, welche Betreuung im Einzelfall die der Wahl ist, hängt von den familiären Strukturen, der Wohnsituation und dem Pflegebedarf ab. Die Abhängigkeit von fremden Hilfe- und Unterstützungsleistungen – besonders wenn Hilfe und Pflege in der Familie nicht (mehr) gegeben ist – kann die Betreuung der Hochaltrigen in ambulanten, teilstationären oder stationären Einrichtungen erforderlich machen[9]. Die Fremdleistungen reichen in diesen Einrichtungen von Hilfen zur Alltagsbewältigung, über Pflegeleistungen bei der täglichen Selbstversorgung sowie Schwerkranken- oder Palliativpflege bis hin zu präventiven, rehabilitativen und kompensatorischen Maßnahmen. Da besonders bei den drei letztgenannten Maßnahmen eine (zumindest partielle) Mitarbeit durch die älteren Menschen erforderlich ist, lassen sie sich auch unter dem Schwerpunkt des (Adaptions-)Lernens betrachten. Jedoch muss betont werden, dass es hier in der Regel nicht um das selbstbestimmte Aussuchen und Nutzen von Angeboten geht («Welches Angebot nutze ich wann in welchem Maße?»), sondern eher um die Frage der Teilnahme oder Nicht-Teilnahme an den von professionellen Helfern vorgeschlagenen und veranlassten Angeboten («Ich möchte teilnehmen.» oder «Ich möchte nicht teilnehmen.»).

Prävention

Der Begriff der Prävention umfasst Merkmale von Lebensstil, Lebenslage, Umwelt sowie des Gesundheitsversorgungssystems, die sich auf die Erhaltung oder Wiedererlangung von Gesundheit beziehen. Die Sachverständigenkommission zum Dritten Altenbericht plädiert «[…] für einen einheitlichen, d.h. die verschiedenen Dimensionen von Kompetenzen (also die physische, die seelisch-geistige, die alltagspraktische, die kognitive und die sozialkommunikative Kompetenz) einschließenden Präventionsansatz» (BMFSFJ 2001, S.89). Zum einen gilt es, durch gesundheitsbewusstes Verhalten, durch die Vermeidung von Risikofaktoren sowie durch die Einflussnahme auf die Lebenslage und die Umwelt, Risikofaktoren und Erkrankungen zu verhindern oder zumindest zeitlich hinauszuschieben (Primärprävention); zum anderen sollen durch Früherkennungsuntersuchungen und die Therapie von bestehenden Krankheiten eine Verschlimmerung der Krankheiten oder

Patienten relativ gering ausfällt und der *Arbeit für den Patienten* nachgeordnet ist.

8 «Unter den altersphysiologischen Besonderheiten sind insbesondere drei Funktionsbereiche von Bedeutung: (a) die Organe des Herz-Kreislaufsystems, (b) die Atmungsorgane und (c) der Haltungs- und Bewegungsapparat. In gleicher Weise sind die fortschreitenden Veränderungen an den Funktionen der Sinnesorgane, insbesondere des Seh- und Hörvermögens […], bedeutsam für die Störungen und Leistungsminderungen, denen der ältere Mensch unterliegt. Darüber hinaus bedingen Alterungs- und Krankheitsprozesse des Zentralen Nervensystems, insbesondere des Gehirns, Veränderungen der sensomotorischen und kognitiven Leistungskapazität.» (BMFSFJ 2001, S.92).

9 Nach dem dritten Altenbericht gab es Ende 1998 rund 1,8 Millionen Pflegebedürftige in Deutschland (d.h. Leistungsempfänger der Pflegeversicherung). Von diesen 1,8 Millionen wurden 70% in Privathaushalten gepflegt, 30 % der Pflegebedürftigen lebten im Heim (BMFSFJ 2001).

weitere Komplikationen vermieden werden (Sekundärprävention); und schließlich sollen durch geeignete Maßnahmen Folgeschäden der bestehenden Krankheiten vermieden oder gelindert werden (Tertiärprävention)[10].

In Einrichtungen der Betreuung älterer Menschen werden daher durch gezielte Ernährung (z.B. eiweißreich statt fettreich, Trinkprotokolle), Bewegungsangebote (z.B. Endloswanderwege), Hygiene- und Körperpflegemaßnahmen (z.B. Verhinderung eines Wundliegegeschwürs – Dekubitus) sowie geistig fordernde Aktivitäten (Gedächtnistraining, Biografiearbeit) die an Alterungs- oder Krankheitsprozessen beteiligten Einflüsse positiv zu beeinflussen versucht. Durch kognitive Aktivierung in Form von Gedächtnistraining, psychomotorische Aktivierung durch Kraft-, Beweglichkeits- und Gleichgewichtstraining und biografieorientierte Aktivierung durch Anknüpfen an die Lebenserfahrungen der Älteren und Nutzung des Langzeitgedächtnisses wurden nicht nur positive Effekte für das Wohlbefinden der Betroffenen, sondern auch für die Arbeitszufriedenheit der Pflegekräfte verzeichnet (Fricke 2005). Nach den Ergebnissen des Forschungsprojektes «Rehabilitation im Pflegeheim» (IPG 2005) ist aber zu betonen, «[...] dass von allen in Anwendung gebrachten Aktivitäten und Trainings nur die Kombination von psychomotorischem und kognitivem Training einen langfristigen Effekt auf den Selbstständigkeitserhalt und die Verringerung demenzieller Symptome aufweisen konnte» (Oswald 2005, S.17). Und auch Andreas Kruse und Gabriela Maier heben unter Bezug auf verschiedene Forschungsergebnisse hervor, «[...] dass ein bestimmtes Maß an Stimulation und Aktivität sowie an kognitiven und alltagspraktischem Training im Alter *notwendig* ist, damit Selbstständigkeit und Selbstverantwortung erhalten bleiben. Dabei sollte berücksichtigt werden, dass schon eine *aktive*, d.h. persönlich sinnerfüllte Gestaltung des Alltags dieses Maß an Stimulation, Aktivität und Training schaffen kann» (Kruse, Maier 2002, S.534). Aber auch die Qualität von sozialen Beziehungen hat einen relevanten Einfluss auf die Gesundheit. So konstatiert Thomas Lampert, dass sich bereits der rege Kontakt und Austausch mit nahestehenden Personen positiv auf das Wohlbefinden und die Gesundheit auswirke (Lampert 2000)[11]. Neben diesen präventiven Maßnahmen, die in der Verantwortung von Ergotherapeuten, Physiotherapeuten und Pflegekräften liegen, kommt auch dem geriatrischen Assessment, das von Hausärzten durchgeführt wird, besondere Bedeutung in der geriatrischen Prävention zu. «Der präventive Hausbesuch, bei dem ältere Menschen in ihrer häuslichen Umgebung untersucht und beraten werden, bildet eine geeignete Methode (a) zur Früherkennung von Risikofaktoren und Erkrankungen, (b) zur Intervention bei bestehenden Risikofaktoren und Erkrankungen sowie (c) zur gezielten Beeinflussung von Merkmalen des Lebensstils, der Lebenslage und der Umwelt mit dem Ziel der Vermeidung von Risikofaktoren und Erkrankungen. Bei der Diagnostik werden organische, funktionelle, psychische und soziale Faktoren berücksichtigt [...], da die genannten Faktoren zur Entstehung von Erkrankungen sowie zur Hilfsbedürftigkeit oder sogar zur Pflegebedürftigkeit beitragen können» (BMFSFJ 2001, S.90f.). So konnte in mehreren Studien gezeigt werden, «[...] dass bei jenen älteren Patienten, bei denen ein geriatrisches Assessment durchgeführt wurde, in den folgenden 12 bis 24 Monaten ein geringeres Risiko für eine Einweisung in ein Pflegeheim besteht

10 Mit dem Inkrafttreten des Gesundheitsreformgesetzes 2000 wurde den gesetzlichen Krankenversicherungen ein gesetzlicher Auftrag zur Prävention erteilt. Auslöser war zum einen der bislang hinter der kurativen Medizin vernachlässigte Bereich der Prävention, zum anderen die Kostenexplosion im Gesundheitswesen, die wiederum vor dem Hintergrund des prognostizierten Anstiegs der Zahl der Älteren Fragen der Finanzierbarkeit hervorrief. Von der Förderung präventiver Maßnahmen durch die gesetzliche Krankenversicherung (GKV) profitierte die Gesundheitsbildung, die dadurch einen hohen Zuwachs an Teilnehmern zu verzeichnen hatte. Der betonte Stellenwert der Eigenverantwortung der Älteren für ihre Gesundheit durch die Gesundheitspolitik und die GKV muss aber vor dem Hintergrund des Autonomieverlusts von Hochaltrigen neu bewertet werden.

11 Lampert verweist dabei unter anderem auf Cohen, Syme 1985; House et al. 1988; Henderson 1980; Berkman, Breslow 1983; Umberson 1987.

(vgl. Struck et al. 1993). Dieser positive Effekt auf die Aufrechterhaltung der Selbstständigkeit ist umso ausgeprägter, je früher das im Rahmen präventiver Hausbesuche durchgeführte geriatrische Assessment und die daran anschließende Intervention samt regelmäßiger Überprüfung der Umsetzung erfolgt, d.h. solange bei den älteren Menschen noch relativ geringe gesundheitliche und funktionale Einbußen bestehen (Struck et al., 2000)» (BMFSFJ 2001, S.91). Für die Lebensphase Alter ist unter dem Fokus der Prävention von besonderer Bedeutung, dass präventive Maßnahmen jeglicher Art bereits frühzeitig, d.h. vor dieser Lebensphase, beginnen, da sich die gesundheitlichen Versäumnisse der vorangegangenen Lebensjahre im Alter zeigen und zu den alternsbedingten Prozessen noch hinzukommen bzw. diese durch chronische Krankheiten potenzieren.

Rehabilitation

«Rehabilitation ist die Gesamtheit der Bemühungen, den durch Krankheit, angeborenes Leiden, äußere Schädigung oder durch die Folgen biologischer Abbauvorgänge körperlich, geistig oder seelisch behinderter Menschen ohne Ansehen des Lebensalters, Geschlechts oder der sozialen Herkunft über die Akutbehandlung hinaus durch umfassende Maßnahmen auf medizinischem, psychologischem, pädagogischem, beruflich sozialem und technologischem Gebiet in die Lage zu versetzen, eine Lebensform und -stellung, die ihm entspricht und seiner würdig ist, im Alltag, in der Gemeinschaft und gegebenenfalls im Beruf zu finden bzw. wiederzuerlangen» (Paeslack 1998, S.86; zit. n. BMFSFJ 2001, S.92). Das heutige Verständnis geht also über die Rehabilitation zugunsten beruflicher Leistungsfähigkeit hinaus. So bedeutet der Grundsatz «Rehabilitation vor Pflege», dass rehabilitative Maßnahmen auch für bereits pflegebedürftig gewordene Menschen angezeigt sind und der Unterstützung bedürfen.

Für die kognitiven Leistungen von Älteren ist der alterns- oder krankheitsbedingte Abbau neuronalen Gewebes im Gehirn ausschlaggebend, z.B. nach einem Schlaganfall. Dennoch gibt es hier die Möglichkeit der Substitution, indem durch kognitives Training Synapsen im Gehirn aktiviert werden, die eine Neuorganisation der «Schaltpläne» ermöglichen und damit kognitive Funktionen wiederbeleben oder ersetzen. Bei Demenzkranken, die ebenfalls von Hirnatrophie betroffen sind, erzielen die kognitiven Trainings aber nur eine zeitweilige Verbesserung oder eine Aufrechterhaltung von Gedächtnis- und Aufmerksamkeitsleistungen. Die Bedeutung dieser kognitiven Effekte wird aber im Vergleich mit Kontrollgruppen deutlich, die kein kognitives Training erhalten haben. Denn die Rehabilitationseffekte liegen nicht nur in der absoluten Verbesserung, sondern auch in der Erhaltung von Fähigkeiten und Fertigkeiten sowie in der Verzögerung von kognitiven Abbauprozessen (BMFSFJ 2001). Ein kognitives Training kann darüber hinaus auch positive Effekte auf die psychische Befindlichkeit hervorrufen (ebd.). Neben den kognitiven Möglichkeiten gibt es auch eine Vielzahl psychosozialer Interventionen: «Realitäts-Orientierungs-Training, Erinnerungstraining (Lebensrückblick), kreative Therapien (Musik-, Kunst-, Tanztherapie), Ergotherapie, aber auch verschiedene Formen basaler Stimulation (wie zum Beispiel Orientierungshilfen, systematisch dargebotene Anregungen, Training von Funktionen und Fertigkeiten). [...] Beachtung verdienen schließlich auch ‹unorthodoxe›, hierzulande noch wenig genutzte Verfahren, wie z.B. die Schaffung von besonders gestalteten Räumen mit einer Vielzahl von sensorischen Anregungen («Snoezel-Räume») sowie humor-orientierte Interventionen und tiergestützte Interventionen, bei denen durch den Kontakt mit Hunden und/oder Katzen positive Effekte ausgelöst werden können» (BMFSFJ 2001, S.100). Für die Bestimmung des jeweiligen geriatrischen Rehabilitationspotenzials einer Person kommt auch hier wie schon bei der Prävention dem geriatrischen Assessment durch Ärzte besondere Bedeutung zu. Aufgrund dieses zweistufig durchführbaren Assessments (geriatisches Screening und geriatrisches Basisassessment) und den daraufhin veranlassten Maßnahmen, kann eine Rückstufung von Pflegestufe II in Pflegestufe I oder 0 ermöglicht werden.[12] Eine Vielzahl von Studien hat

12 Die Sachverständigenkommission hebt jedoch hervor, dass das derzeitige System keine Anreize zur Umsetzung

den Erfolg rehabilitativer Maßnahmen bestätigt und weist so auf die Kapazitäten zur Wiederherstellung von Funktionen und Chancen für ein selbstständiges und selbstverantwortliches Leben hin. Die Sachverständigenkommission zum Dritten Altenbericht bekräftigt daher: «Die Rehabilitation ist auch als Lernprozess zu verstehen» (BMFSFJ 2001, S.92).

Kompensation

Wenn Alterns- und/oder Krankheitsprozesse durch kognitives oder körperliches Training nicht rückgängig zu machen sind, bieten sich kompensatorische Maßnahmen an, um den Auswirkungen entgegenzusteuern. Hoffnung und Lebensfreude im Alter sind in nicht unwesentlichem Maße davon abhängig, wie die Beeinträchtigungen physischer und psychischer Art von den Betroffenen gedeutet und bewertet werden, d.h. welcher Sinn dem jeweiligen Ereignis beigemessen wird. Kommunikative Prozesse, biografische Arbeit und soziale Integration fördern hier Umdenkprozesse. «Ein begleitender Rückblick auf das Leben, ein Wiedererinnern der Vergangenheit versöhnt unter Umständen mit dem Altern und vermag etwas zur Heilung eines beschädigten Lebens beizutragen [...] Indem die Lebens- und Lerngeschichte in einen zeitlich strukturierten Sinnzusammenhang transformiert wird, wird zugleich die unaufhebbare Ungewissheit im Leben verringert und dem Lebensverlauf bilanzierend ein Sinn zugemessen (‹Es kam so, wie es kommen musste›)» (Kade 2007, S.47f.). Auch die Möglichkeit zur Selbstdistanzierung von Gebrechen durch Humor ist verbreitet. Diese Form der Kompensation sollte aber immer dem Betroffenen selbst vorbehalten sein und nicht vom sozialen Umfeld vorgenommen werden (Nittel 1992). Bei den nachlassenden sensorischen Funktionen kommt es darauf an, diese durch technische Hilfsmittel zu unterstützen oder zu ersetzen (z.B. durch Hörgerät, Brille oder Rollstuhl). Zudem bieten die heutigen technischen Möglichkeiten auch die Aufrechterhaltung sozialer Kontakte bzw. die Verhinderung sozialer Isolierung, z.B. durch Internet und E-Mail-Kommunikation.

Die vorgestellten Maßnahmen der Prävention, Rehabilitation und Kompensation in Einrichtungen der Betreuung älterer Menschen dienen der Erhaltung und Förderung der verbliebenen Selbstständigkeit, der Vorbeugung oder Verlangsamung kognitiver Abbauprozesse (z.B. durch eine Demenz), der Aufrechterhaltung oder Wiederherstellung körperlicher Aktivitäten oder der sozialen (Wieder-)Einbindung. Das gemeinsame Ziel aller Maßnahmen dient der Verbesserung oder Aufrechterhaltung der Lebensqualität und des Wohlbefindens der älteren Menschen. Dennoch muss festgestellt werden, dass derzeit die Möglichkeiten, die diese Maßnahmen bieten, nicht ausgeschöpft werden, sei es weil es an Anreizsystemen, an der Aus- und Weiterbildung von Ärzten auf dem Gebiet der Geriatrie oder an der Entwicklung und Einführung von Assessment-Instrumenten mangelt (Enquete-Kommission 2002; BMFSFJ 2001). Zudem hat die teilstationäre Versorgung keine Tradition in Deutschland, und es fehlt an einer flächendeckenden Versorgung mit geriatrischen Tageskliniken (BMFSFJ 2001).

15.5 Ausblick

Die drei vorgestellten Maßnahmenkataloge – Prävention, Rehabilitation und Kompensation – erfordern von den betreuten älteren Menschen ein gewisses Maß an Lernfähigkeit. Dennoch stehen die Lernprozesse der Hochaltrigen nicht im Mittelpunkt der Betreuungsarbeit in ambulanten, teilstationären und stationären Einrichtungen. Der Fokus dieser Maßnahmen ist vielmehr auf Gesundheitserhaltung und Gesundheitswiederherstellung sowie Krankheitsvermeidung und Krankheitsvorbeugung gerichtet – was nicht zuletzt dadurch begünstigt wird, dass das Medizinsystem (Ärzte und Pflegekräfte) vordergründig für die Hochaltrigen in den Betreuungseinrichtungen zuständig ist. Abschließend sollen Anknüpfungspunkte für eine zukünftige gesundheitspädagogische Forschung aufgezeigt werden.

1. Im Spektrum der alternsbedingten Abbauprozesse fallen besonders die abnehmenden

der Rehabilitation bieten würde (BMFSFJ 2001), denn schließlich sei eine Rückstufung immer auch mit finanziellen Einbußen verbunden.

kognitiven Leistungen bzw. Leistungsreserven auf: Die Nichterneuerbarkeit von neuronalem Gewebe, das Grundlage der Lernfähigkeit ist, führt ab einem bestimmten Grad dazu, dass nicht mehr gelernt werden kann. Dieses Nicht-Lernen-Können meint hier eine aufgrund körperlicher Gegebenheiten verloren gegangene Lernfähigkeit, im Unterschied zu einem Nicht-Lernen-Können aufgrund einer zusammengebrochenen Selbstorientierung und nicht zur Verfügung stehender Aufmerksamkeitsreserven im Verlauf eines biografischen Erleidensprozesses, wie sie bspw. eine Krebsdiagnose im Erwachsenenalter hervorrufen kann. Andererseits gilt es dem Nicht-Lernen-Wollen von Älteren Beachtung zu schenken: Warum nicht gelernt wird, obwohl es wissenschaftlich gute Gründe gibt, und stattdessen am Altbekannten festgehalten wird, gilt es weiter erziehungswissenschaftlich zu untersuchen.[13] Ortfried Schäffter schlägt in diesem Zusammenhang vor, mittels einer «kommunikativen Didaktik» zu klären, «[...] ob überhaupt gelernt werden soll und wenn tatsächlich, was es zu lernen gibt und auf welche Weise dies geschehen sollte. Die Entscheidung zwischen Lernen und Nichtlernen wird daher selbst als reflexiver Lernprozess erkennbar. Es gilt zu lernen, was es (möglicherweise) alles zu lernen gibt» (Schäffter 2000, S.77). Für die auf Fremdhilfe angewiesenen Personen heißt dies, dass zwischen dem Patientenwillen, der Lebensqualität und den Potenzialen durch Lernprozesse von den Betreuungspersonen, d.h. stellvertretend, abgewogen werden muss (vgl. auch die Diskurse um die Patientenverfügung und Vorsorgevollmacht sowie die Positionen der Medizinethik).

2. Sowohl bei der Prävention als auch bei der Rehabilitation und schließlich auch der Kompensation wird die biografische Arbeit mit Hochaltrigen als gewinnbringend erachtet. Dies wirft die Frage nach Synergieeffekten der erziehungswissenschaftlichen Biografieforschung für eine pädagogische Biografiearbeit auf (Dausien, Rothe 2005; Nittel 1994; Schütze 1983). Zudem ist die subjektive Bewertung von aktuellen oder vorangegangenen Lebensereignissen immer auch mit den eigenen Emotionen verbunden. Bislang ist aus erziehungswissenschaftlicher Perspektive dem Zusammenhang von Emotionen und Kognitionen wenig Beachtung geschenkt worden (Gieseke 2007). Biografische Abschlussarbeit ist jedoch hochgradig emotional und erfordert daher dringend Forschungsergebnisse zu dem Wechselverhältnis von Emotionen und Kognitionen im höheren Alter aus erziehungswissenschaftlicher Perspektive.
3. Und schließlich stellt sich die Frage, welchen Beitrag die Gesundheitspädagogik für andere Berufsgruppen – im Fall der Betreuung Älterer: für Ärzte und Pflegekräfte – leisten kann. Im Mittelpunkt der Gesundheitsmaßnahmen Prävention, Rehabilitation und Kompensation in den Einrichtungen der Betreuung Älterer stehen Helfen und Heilen bzw. Vermeiden und Ausgleichen, nicht aber Lernen und Entwicklung der Älteren. Dennoch sind Pflegekräfte und Ärzte beratend, informierend und anleitend in der Arbeit mit Hochaltrigen tätig. Hier muss – auch vor dem Hintergrund des vielfach kritisierten Aus- und Weiterbildungsstandes der Ärzte – überprüft werden, inwieweit der Export erziehungswissenschaftlicher Theorien (gewinnbringend) in andere Fachdisziplinen vollzogen werden kann.

13 Zu den Kategorien des Nicht-Lernen-Wollens und des Nicht-Lernen-Könnens im biografischen Kontext vgl. Seltrecht 2008.

Literatur

Alheit, P. (2006). «Biografizität» als Schlüsselkompetenz in der Moderne. http://www.abl-unigoettingen.de/aktuell/Alheit_Biografizitaet_Schluessel_Flensburg-2006.pdf [25.08.2008].

Backes, G.M., Clemens, W. (1998). Lebensphase Alter. Eine Einführung in die sozialwissenschaftliche Alternsforschung. Weinheim und München: Juventa Verlag.

Backes, G.M., Clemens, W. (2000). Lebenslagen im Alter – Erscheinungsformen und Entwicklungstendenzen. In: Backes, G.M., Clemens, W. (Hrsg.). Lebenslagen im Alter. Gesellschaftliche

Bedingungen und Grenzen. Opladen: Verlag Leske und Budrich, 7-30.

Backes, G.M., Clemens, W., Künemund, H. (2004). Lebensformen und Lebensführung im Alter – objektive und subjektive Aspekte des Alter(n)s. In: Backes, G.M., Clemens, W., Künemund, H. (Hrsg.). Lebensformen und Lebensführung im Alter. Wiesbaden: VS Verlag für Sozialwissenschaften, 7-22.

Berkman, L.F., Breslow, L. (1983). Health and ways of living. New York: Oxford University Press.

BLK – Bund-Länder-Kommission für Bildungsplanung und Forschungsförderung (2004). Strategie für Lebenslanges Lernen in der Bundesrepublik Deutschland. Bonn: BLK.

BMFSFJ – Bundesministerium für Familie, Senioren, Frauen und Jugend (2001). Dritter Bericht zur Lage der älteren Generation. Berlin.

Cohen, S., Syme, S.L. (Hrsg.) (1985). Social support and health. New York: Academic Press.

Dausien, B., Rothe, D. (2005). Wissenschafts-Praxis-Kooperation als Erfahrungsraum. Entwicklung und Umsetzung eines Fortbildungskonzepts «Pädagogische Biografiearbeit». In: Arbeitsgemeinschaft Betriebliche Weiterbildungsforschung e.V./Projekt Qualifikations-Entwicklungs-Management (Hrsg.). Neue Lerndienstleistungen. Vision und Wirklichkeiten. Berlin, 107-135.

Dewe, B., Ferchhoff, W., Radtke, F.-O. (1992). Auf dem Wege zu einer aufgabenzentrierten Professionstheorie pädagogischen Handelns. In: Dewe, B., Ferchhoff, W., Radtke, F.-O. (Hrsg.). Erziehen als Profession. Zur Logik professionellen Handelns in pädagogischen Feldern. 7-20. Opladen: Leske und Budrich, 7-20.

Dinkel, H.R. (1999). Demographische Entwicklung und Gesundheitszustand. Eine empirische Kalkulation der healthy life expectancy für die Bundesrepublik auf der Basis von Kohortendaten. In: Häfner, H. (Hrsg.). Gesundheit – unser höchstes Gut? Berlin, Heidelberg, New York, Barcelona, Hongkong u.a.: Springer, 61-83.

Enquete-Kommission «Demographischer Wandel – Herausforderungen unserer älter werdenden Gesellschaft an den Einzelnen und die Politik» (2002). Schlussbericht. Berlin.

Expertenkommission «Finanzierung Lebenslangen Lernens» (2004). Schlussbericht der unabhängigen Expertenkommission «Finanzierung Lebenslangen Lernens: Der Weg in die Zukunft». Berlin.

Fricke, Ch. (2005). Wirkungen aktivierender Maßnahmen auf Lebensqualität der Bewohner und Arbeitszufriedenheit der Pflegekräfte. In: IPG – Institut für Psychogerontologie (Hrsg.). Tagungsband der Fachtagung «Rehabilitative Maßnahmen in Pflegeheimen», Universität Erlangen-Nürnberg. 29-32.

Fries, J.F. (1980). Aging, natural death, and the compression of morbidity. New England Journal of Medicine, 303, 3, 130-135.

Gadamer, H.-G. (1996). Über die Verborgenheit der Gesundheit. Aufsätze und Vorträge. Frankfurt/Main: Suhrkamp Verlag.

Gieseke, W. (2007). Lebenslanges Lernen und Emotionen. Wirkungen von Emotionen auf Bildungsprozesse aus beziehungstheoretischer Perspektive. Bielefeld: W. Bertelsmann Verlag.

Gruenberg, E.M. (1977). The failure o success. The Milbank Fund Quarterly. Health and Society, 55, 3-24.

Hanses, A. (1996). Epilepsie als biografische Konstruktion. Eine Analyse von Erkrankungs- und Gesundungsprozessen anfallserkrankter Menschen anhand erzählter Lebensgeschichten. Bremen: Donat.

Henderson, S. (1980). A development in social psychiatry: the systematic study of social bonds. In: Journal of Nervous and Mental Discase, 168, 63-69.

Houses, J.S., Landis, K.R., Umberson, D. (1988). Social relationship and health. In: Science, 22, 540-545.

IPG – Institut für Psychogerontologie (2005). Tagungsband der Fachtagung «Rehabilitative Maßnahmen in Pflegeheimen», Universität Erlangen-Nürnberg.

Kade, J., Seitter, W. (1995). Teilnahmemotive. Subjektbildung unter den Bedingungen der Individualisierung. Report, 1995/36, 29-37.

Kade, J., Seitter, W. (1998). Bildung – Risiko – Genuss. Dimensionen und Ambivalenzen lebenslangen Lernens in der Moderne. In: Brödel, R. (Hrsg.). Lebenslanges Lernen – lebensbegleitende Bildung. Neuwied: Luchterhand, 51-59.

Kade, S. (1997). Modernisierung des Alters – Von der Bildungsbiografie zur Biografischen Bildung. In: Krüger, H.-H., Olbertz, J.H. (Hrsg.). Bildung zwischen Staat und Markt. Opladen: Leske und Budrich, 733-742.

Kade, S. (2007). Altern und Bildung. Eine Einführung. Bielefeld: W. Bertelsmann Verlag.

Kohli, M. (1988). Normalbiografie und Individualität: Zur Dynamik des gegenwärtigen Lebenslaufregimes. In: Brose, H.-G., Hildenbrand, B. (Hrsg.). Vom Ende des Individuums zur Individualität ohne Ende. Opladen: Leske und Budrich, 33-53.

Krämer, W. (1992). Altern und Gesundheitswesen: Probleme und Lösungen aus der Sicht der Gesundheitsökonomie. In: Baltes, P.B., Mittelstraß, J. (Hrsg.). Zukunft des Alterns und gesellschaftliche Entwicklung. Berlin und New York: Walter de Gruyter, 563-580.

Kruse, A., Maier, G. (2002). Höheres Erwachsenenalter und Bildung. In: Tippelt, R. (Hrsg.). Handbuch Bildungsforschung. Opladen: Leske und Budrich, 529-544.

Lampert, T. (2000). Sozioökonomische Ungleichheit und Gesundheit im höheren Lebensalter – Alters- und geschlechtsspezifische Differenzen. In: Backes, G.M., Clemens, W. (Hrsg.). Lebenslagen im Alter. Gesellschaftliche Bedingungen und Grenzen. Opladen: Verlag Leske und Budrich, 159-185.

Meueler, E. (2004). «Erwachsene wollen sich nicht mehr erziehen lassen» Gespräch mit Erhard Meueler zur Situation in der Erwachsenenbildung. GEW-Zeitung Rheinland Pfalz, 3-4/2004, 7-9.

Nittel, D. (1992). Die Verwendung gerontologischen Wissens in pädagogischen Handlungszusammenhängen. In: Schlutz, E., Tews, H.P. (Hrsg.). Perspektiven zur Bildung Älterer. 63-79. Pädagogische Arbeitsstelle: Frankfurt am Main, 63-79.

Nittel, D. (1994). Zur Relevanz des autobiografischen Erzählens in der Altersbildung. In: Kade, S. (Hrsg.). Individualisierung und Älterwerden. Bad Heilbrunn: Klinkhardt, 115-138.

Oswald, W.D. (2000). Psychologische Alternshypothesen. In: Becker, S., Veelken, L., Wallraven, K.P. (Hrsg.). Handbuch Altenbildung. Theorien und Konzepte für Gegenwart und Zukunft. Opladen: Leske und Budrich, 207-215.

Oswald, W.D. (2005). Einführung in das Forschungsprojekt «Rehabilitation im Pflegeheim». In: IPG – Institut für Psychogerontologie (Hrsg.). Tagungsband der Fachtagung «Rehabilitative Maßnahmen in Pflegeheimen», Universität Erlangen-Nürnberg. 17-19.

Pasero, U., Backes, G.M., Schroeter, K.R. (2007) (Hrsg.). Altern in Gesellschaft. Ageing – Diversity – Inclusion. Wiesbaden: VS Verlag für Sozialwissenschaften.

Reimann, H., Reimann, H. (1994). Einleitung: Gerontologie – Objektbereich und Trends. In: Reimann, H., Reimann, H. (Hrsg.). Das Alter. Eine Einführung in die Gerontologie. Stuttgart: Ferdinand Enke Verlag, 1-29.

Röhr-Sendelmeier, U.M. (1990). Weiterbildungsverhalten und Lernbereitschaft im höheren Erwachsenenalter. In: Schmitz-Schwerzer, R., Kruse, A., Olbrich, E. (Hrsg.). Altern – ein lebenslanger Prozess der sozialen Interaktion. Darmstadt: Steinkopff, 103-114.

Schäffter, O. (1997). Bildung zwischen Helfen, Heilen und Lehren. Zum Begriff des Lernanlasses. In: Krüger, H.-H., Olbertz, J.H. (Hrsg.). Bildung zwischen Staat und Markt. Opladen: Leske und Budrich, 691-708.

Schäffter, O. (2000). Didaktisierte Lernkontexte lebensbegleitenden Lernens. Perspektiven einer allgemeinen Didaktik lebensbegleitenden Lernens. In: Becker, S., Veelken, L., Wallraven, K.P. (Hrsg.). Handbuch Altenbildung. Theorien und Konzepte für Gegenwart und Zukunft. 74-87. Opladen: Leske und Budrich, 74-87.

Schmidt, R. (1994). Altern zwischen Individualisierung und Abhängigkeit. In: Kade, S. (Hrsg.). Individualisierung und Älterwerden. Bad Heilbrunn: Klinkhardt, 59-71.

Schütze, F. (1983). Biografieforschung und narratives Interview. Neue Praxis, 3/1983, 283-293.

Seltrecht, A. (2006). Lehrmeister Krankheit? Eine biografieanalytische Studie über Lernprozesse von Frauen mit Brustkrebs. Opladen und Farmington Hills: Verlag Barbara Budrich.

Seltrecht, A. (2008). Nichtlernen im biografischen Kontext. Eine bislang verkannte erziehungswissenschaftliche Kategorie. In: von Felden, H. (Hrsg.). Perspektiven erziehungswissenschaftlicher Biografieforschung. Wiesbaden: VS Verlag für Sozialwissenschaften, 193-209.

Sommer, C., Künemund, H., Kohli, M. (2004). Zwischen Selbstorganisation und Seniorenakademie. Die Vielfalt der Altersbildung in Deutschland. Berlin: Weißensee Verlag.

Tews, H.P. (1992). Bildung im Strukturwandel des Alters. In: Schlutz, E., Tews, H.P. u.a. (Hrsg.). Perspektiven zur Bildung Älterer. Frankfurt am Main: Pädagogische Arbeitsstelle, 29-43.

Umberson, D. (1987). Family status and health behaviors: social control as a dimension of social integration. Journal of Health and Social Behavior, 28, 306-319.

Veelken, L. (1990). Neues Lernen im Alter – Bildungs- und Kulturarbeit mit «Jungen Alten». Heidelberg: Sauer.

Veelken, L. (1997). Altern und Lernen. In: Krüger, H.-H., Olbertz, J.H. (Hrsg.). Bildung zwischen Staat und Markt. Opladen: Leske und Budrich, 743-749.

Verbrugge, L.M. (1984). Longer life but worsening health? Trends in health and mortality of middleaged and older persons. The Milbank Memorial Fund Quarterly. Health and Society, 62, 3, 475-519.

3 Entwicklungsperspektiven für Gesundheitserziehung

16 Professionelle Gesundheitserziehung in den USA: Ein Modell für andere Länder?

Marianne Frauenknecht

16.1 Einleitung

In diesem Beitrag wird zunächst die historische Entwicklung des Standardisierungs- und Qualitätssicherungsprozesses im Berufsfeld «Gesundheitserziehung» in den USA nachgezeichnet. Anschließend erfolgt eine Skizzierung des aktuellen Standes dieser Entwicklungen am Beispiel der Lehrer im Bereich der schulischen Gesundheitserziehung («health education teachers») sowie der Gesundheitserzieher auf kommunaler Ebene («public/community health education practitioners»). Abschließend werden die Möglichkeiten der Übertragbarkeit dieses Professionalisierungsprozesses auf andere Länder bzw. die Implikationen für eine internationale Standardisierung der Fort-, Aus- und Weiterbildungsanforderungen diskutiert.

16.2 Professionalisierungsprozess im Berufsfeld Gesundheitserziehung

Die Entwicklung von professionellen Standards zu den Qualifikationsanforderungen von Gesundheitserziehern ist für die USA über Jahrzehnte nachzuzeichnen. Bereits in den zwanziger Jahren des 20. Jahrhunderts wurden Verantwortungsbereiche und Arbeitsweisen der Pädagogen im Bereich der Schul- und Allgemeingesundheit definiert. Erste spezielle Ausbildungsprogramme sind von nationalen Organisationen der Gesundheitserziehung (National Center for Health Education [NCHE], 1980) vorgelegt worden. Eine Veröffentlichung des «Joint Committee on Health Problems in Education» mit dem Titel «Health Education» ist bereits 1924 nachzuweisen. Hier werden erstmals Inhalte wie «Hygiene» und «Infektionskrankheiten» als wesentliche Gegenstandsbereiche für die Lehrerausbildung identifiziert. Im Zuge der weiteren Entwicklungen in diesem Bereich haben zunehmend nationale Organisationen wie die «American Child Health Association» Einfluss auf die inhaltliche Gestaltung von Lehrerausbildungsprogrammen genommen. In den 1940er Jahren ist von Delbert Oberteuffer erstmals neben einer Fokussierung auf individuelle Gesundheit die Berücksichtigung von schulspezifischen Gesundheitsproblemen bzw. Gesundheitsproblemen von Schulkindern begründet und deren Berücksichtigung in der Lehrerausbildung gefordert worden (Means 1975).

Die wichtigsten Impulse für die Professionalisierung im Berufsfeld Gesundheitserziehung sind in den 60er und 70er Jahren gesetzt worden, als die Nachfrage nach Fachleuten aufgrund einer verstärkten staatlichen Förderung von Gesundheitserziehungsprogrammen stieg. Zeitgleich mit der verstärkten politischen Förderung von Gesundheitserziehungsprogrammen kam es zu einer Ausbreitung selbst ernannter Gesundheitserzieher, die keine formale Ausbildung in diesem Bereich aufwiesen (Brecken, Harvey, Lancaster 1985; NCHE 1980). Es dauerte allerdings noch bis in die 70er Jahre, bis verschiedene Berufsverbände Qualifikationsempfehlungen für Gesundheitserzieher für die Bereiche Schule, Gemeinde und Gesundheitsvorsorge entwickelt haben und die Notwendigkeit eines standardisierten Anforderungskatalogs für die Ausübung dieses Berufs diskutierten. Weil bis dato keine Strukturen für die Entwicklung von z.B. Anforderungskriterien bestanden und auch keine Instanz – wie z.B. ein Akkreditierungsausschuss – die Einhaltung entwickelter Standards hätte überprüfen können, ist von der «Coalition of National Health Education Organizations» (CNHEO) 1977 in dem «Report on Current Status and Need for Health Education Performance Standards and Recommendations for Action» (Cleary, 1995) empfohlen worden, alle acht zugehörigen Organisationen im Bereich der Gesundheitserziehung an der Ausarbeitung von leistungsbasierten Standards zu beteiligen. Ein weiterer, 1976 von der «Society for Public Health Education» (SOPHE) veröffentlichter Bericht mit dem Titel «Guidelines for the Preparation and Practice of Professional Health Educators» bestätigte diese Empfehlungen (Cleary, 1995). Als bald bestand dann unter den führenden Fachleuten auf diesem Gebiet Konsens über die Notwendigkeit einer standardisierten, professionsübergreifenden Handlungspraxis, die über die Identifikation spezieller Kenntnisse, über die ein Gesundheitserzieher verfügen sollte, erfolgen sollte (Skiff, 1990). Zu zitieren ist in diesem Zusammenhang z.B. Helen Cleary (1995, S. 2): «What I found in my travels was a profession in disarray. Many, many health educators could neither define themselves nor their role. It was clear that the preparation of most was so varied that there was no common core. There was no professional identify, no sense of a profession.»

Die Vision von Cleary und anderen löste einen langen und mühsamen Prozess der Entwicklung der derzeitigen Struktur für die Ausbildung zum Gesundheitserzieher aus. Unter dem Vorsitz von Cleary wurde 1978 die erste «National Task Force on Preparation and Practice of Health Educators» begründet, die aus etwa 20 engagierten professionellen Gesundheitserziehern bestand (Cleary, 1995). In einem ersten Schritt wurde das Praxisfeld der Gesundheitserziehung theoretisch und pragmatisch begründet. Diese Anfangsbewegung hat die Ausbildung von Gesundheitserziehern bis heute maßgeblich beeinflusst. Diese Arbeit, die durch staatliche Institutionen gestützt wurde – zu nennen ist z.B. das «Government's Bureau of Associated Health» und die «Health Ressources Administration» – wurde schließlich durch sieben nationale Organisationen der Gesundheitserziehung ergänzt und ist seitdem Katalysator für die Formulierung von Qualifikationsanforderungen, wie sie heute in den USA gestellt werden (NCHE, 1980).

Die nationale Arbeitsgruppe («National Task Force») war für die Entwicklung der professionellen Verantwortungsbereiche, die Benennung von Funktionen der Gesundheitserzieher und die Festlegung von Kompetenzen verantwortlich, welche als die «Initial Role Delineation for Health Education» 1980 durch das Gesundheitsministerium veröffentlicht wurden (NCHE, 1980). Dieses Dokument umfasste 7 «allgemeine» Verantwortungsbereiche, denen 26 «Funktionen» und 114 «Kompetenzen» zugeordnet wurden, die die Berufspraxis skizzierten (siehe **Tab. 1**). Zwischen 1981 und 1985 entwickelte die Arbeitsgruppe einen Rahmenlehrplan, welcher weiter erläuterte, wie Ausbildungsanbieter die sieben Verantwortungsbereiche in den Programmen der Gesundheitserziehung in die Tat umsetzen könnten. Die Rahmenvereinbarung «The Framework for the Development of Competency-Based Curricula for Entry-Level Health Educators» wurde von der neuen «National Commission for Health Education Credentialing, Inc.» (1985) veröffentlicht und ist seitdem die Basis für die Qualifikationsprüfung, auf die alle Gesundheitserzieher in den USA – unabhängig von ihrem speziellen Einsatzgebiet – vorbereitet werden sollten (American Association for Health Education [AAHE], 2001).

Erst kürzlich hat eine berufsständische Vereinigung von Gesundheitserziehern eine umfangreiche, über 6 Jahre durchgeführte Studie zur «erneuten Überprüfung der Rolle der auf Anfängerniveau arbeitenden Gesundheitserzieher und des Weiteren zur Bestätigung der Rolle der auf fortgeschrittenerem Niveau arbeitenden Gesundheitserzieher» vorgelegt (NCHEC, SOPHE und AAHE 2006). Diese Studie, veröffentlicht als ein kompetenzbasiertes Bezugssystem für Gesundheitserzieher (Competency-Based Framework for Health

Tabelle 1: Verantwortlichkeiten des «Role Delineation Project» und Aufgaben des Entry-Level Health Educators (National Center for Health Education, 1980)

Verantwortungsbereiche	Aufgaben Ein «entry-level health educator», der mit Einzelpersonen, Gruppen und Organisationen arbeitet ist verantwortlich für:					
	A	B	C	D	E	F
I: Übermitteln von gesundheits- und gesundheitserzieherischen Anliegen, Bedürfnissen und Ressourcen.	Bereitstellen von Informationen über Gesundheit.	Auswerten von gesundheitsbezogenen Informationen.	Kommunikation fördern.	Verbreiten von Informationen über Programme der Gesundheitserziehung.	Eintreten für Gesundheitserziehung im politischen Bereich (policy formulation).	
II: Ermitteln zeitgemäßer Schwerpunkte für Gesundheitserziehung.	Sammeln von aktuellen Informationen.	Auswerten von Informationen, um mangelhafte Bereiche festzustellen.				
III: Planen von Programmen der Gesundheitserziehung unter Berücksichtigung der festgestellten Bedarfe.	Beteiligen am pädagogischen Planungsprozess.	Beteiligen an der Entwicklung von Programmzielen basierend auf gewonnenen Informationen aus dem Planungsprozess.	Entwerfen von pädagogischen Programmen in Übereinstimmung mit festgelegten pädagogischen Zielen.			
IV: Einführen von geplanten Programmen der Gesundheitserziehung.	Unterstützen bei der Mobilisierung von Personal zur Ausführung der Planung.	Sicherstellen der betrieblichen Mittel zur Ausführung der Planung.	Durchführen des pädagogischen Programms, um Informationen weiterzugeben, Verhalten zu beeinflussen und Probleme zu lösen.			
V: Evaluieren von Gesundheitserziehung.	Mitwirken an der Entwicklung eines Evaluationsentwurfes.	Zusammenstellen von Mitteln zur Umsetzung der Evaluation.	Helfen bei der Durchführung des Evaluationsplanes.	Übermitteln der Evaluationsergebnisse.		
VI: Koordinieren von ausgewählten gesundheitserzieherischen Aktivitäten.	Unterstützen von Mitarbeitern zur Durchführung von gesundheitserzieherischen Aktivitäten.	Bewusstsein über die Wirkung von Gesundheitserziehung zur Zielerreichung fördern.	Ausführen von festgelegten Verwaltungsaufgaben.			
VII: Als Informationsquelle für Gesundheit und Gesundheitserziehung dienen.	Erfassen von Informationen aus verschiedenen Quellen bezüglich Bedürfnissen, Sorgen und Interessen.	Reagieren auf Informationsanfragen.	Anbahnen von Gelegenheiten zur Beratung.	Rücksprache mit anderen suchen.	Anderen Beratung anbieten.	Befähigung Dritter zur Anwendung gesundheitserzieherischer Fähigkeiten.

Gesundheitserziehung in den USA. Die zurzeit verwendeten Verfahren zur Zulassung von Gesundheitserziehungsprogrammen und Einzelpersonen basieren auf der hier skizzierten historischen Entwicklung der Professionalierungsbestrebungen.

16.3 Qualitätssicherung

Zur Qualitätssicherung im Bereich der Gesundheitserziehungspraxis in den USA ist ein Verfahren etabliert worden, das verschiedene Ebenen berücksichtigt. Zum einen beziehen sich dort festgelegte Bestimmungen auf die Standardisierung von Praxisverfahren, zum anderen werden auch kontinuierliche Qualifikationsprüfungen der Gesundheitserzieher sowie Anforderungen auf der Programm- und Planungsebene formuliert. Überprüft werden diese Anforderungen durch verschiedene Akkreditierungs-, Lizenzvergabe- und Zertifizierungsverfahren.

Akkreditierung

Die Akkreditierung bezieht sich auf die Programmebene und ist ein Prozess, durch den ein anerkannter Berufsverband ein gesamtes Programm anhand vorher festgelegter Kriterien oder Normen auswertet (Cleary 1995). Die Akkreditierung von Programmen hat wiederum Einfluss auf die Professionalisierung von Gesundheitserziehern, indem sie Ausbildungseinrichtungen überprüft, die Programme für Gesundheitserzieher für die verschiedenen Einsatz- und Anspruchsebenen anbieten. Momentan werden lediglich Anbieter von Ausbildungsprogrammen zur Gesundheitserziehung akkreditiert, die sich auf den Bereich der schulischen Gesundheitserziehung beziehen sowie auf den Einsatz im öffentlichen Gesundheitswesen vorbereiten. Auf der Hochschulebene existieren bis jetzt noch keine verbindlichen Curricula.

Lizenzvergabe

Die Lizenzvergabe erfolgt personenbezogen. Im Sinne der Qualitätssicherungsbemühungen soll diese Methode die Öffentlichkeit vor selbsternannten Gesundheitserziehern schützen, die ggf. durch unprofessionelles Handeln die Wahrscheinlichkeit erhöhen, unerwünschte oder sogar schädliche Effekte zu erzielen (Mitchell et al. 2001). Im Regelfall erteilt eine Behörde der Landesregierung Einzelpersonen die Erlaubnis, einen gegebenen Beruf auszuüben, indem sie bestätigt, dass die lizensierte Person einen festgelegten Qualifikationsstandard erreicht hat (Cleary 1995). Wer in öffentlichen Schulen Gesundheitserziehung unterrichten oder Gesundheitsprogramme durchführen möchte, muss eine Lizensierung (häufig irreführend als «Zertifizierung» bezeichnet) durch die Bildungsministerien der Bundesstaaten nachweisen. Die Bestimmungen zur Lizenzvergabe für Gesundheitserzieher gelten ausschließlich für Gesundheitserzieher an Schulen.

Im Detail werden die Liszensierungsbestimmungen durch die einzelnen Bundesstaaten festgelegt, wechselseitige Abkommen zur Lizenzanerkennung ermöglichen jedoch in der Regel die Berufsausübung in verschiedenen Bundesstaaten (Mitchell et al. 2001). So können zum Beispiel Lehramtsanwärter, die eine Lizenz zum Unterrichten in einem von 40 Bundesstaaten erlangen, von einem anderen angestellt werden, wenn dieser Mitglied der «National Association of State Directors of Teacher Education and Certification» ist (Mitchell et al. 2001).

Zertifizierung

Der Prozess der Zertifizierung ist dem der Lizenzvergabe sehr ähnlich, außer, dass er durch eine Nichtregierungsbehörde oder eine berufsständische Organisation gesteuert wird. Im Falle der Zertifizierung erteilt ein Berufsverband einer Einzelperson die Anerkennung, die, nach Absolvierung eines kompetenzbasierten Lehrplans, einen vorbestimmten Leistungsstandard nachweisen kann (Cleary 1995). Zertifizierungsverfahren werden auch in einigen Berufen eingesetzt, um zu zeigen, dass ein bereits lizensierter Fachmann ein höheres Kompetenzniveau als das der Einstiegsqualifizierung erreicht hat (Mitchell et al. 2001). Für gewöhnlich wird die Zertifizierung von einem nationalen Expertengremium bewilligt, nachdem exemplarisch Wissen und Fähigkeiten dargelegt wurden.

Im Folgenden wird die Umsetzung der beschriebenen Qualitätssicherungsinstrumente mit Blick auf die Gesundheitserzieher beschrieben, die in unterschiedlichen Settings tätig sind, insbesondere wird hier auf das Praxisfeld Schule und die öffentliche Gesundheitserziehung Bezug genommen.

16.4 Gesundheitserzieher

Gesundheitserzieher sind professionell ausgebildete Fachleute, die in verschiedenen Settings arbeiten. Das gemeinsame Ziel ihrer Arbeit lässt sich auf die Steigerung von Wohlbefinden und die Krankheitsprävention verallgemeinern. Insbesondere sollen Individuen befähigt werden, einen gesunden Lebensstil anzunehmen oder beizubehalten. Gesundheitserzieher sind ausgebildet, Einzelpersonen und Gruppen zu gesundheitsförderlichem Verhalten anzuleiten sowie Krankheiten und anderen Problemen vorzubeugen (Teixeira, 2007, S. 30). Das US «Government's Bureau of Labor Statistics», das u.a. retrospektiv und prospektiv die Entwicklung und die Nachfrage einzelner Berufe untersucht, hat das Handlungsfeld für Gesundheitserziehung aktuell näher bestimmt (Bureau of Labor Statistics, n.d.). Dieser Quelle zufolge arbeiten Gesundheitserzieher im Umfeld von Hochschulen und Universitäten, auf landes- und regionaler Ebene des öffentlichen Gesundheitswesens, in gemeinnützigen Organisationen, privatem Gewerbe sowie an Schulen (BLS o.J.; Teixeira 2007). Der folgende Abschnitt beschreibt die Prozesse der Qualifikationssicherung und deren Auswirkung auf die verschiedenen Settings, in denen Gesundheitserzieher beschäftigt werden.

Schulgesundheitserzieher («School Health Education Teachers»)

Der Begriff «schulische Gesundheitslehrer» («school health education teachers») wird verwendet, um Gesundheitserzieher von anders qualifizierten Personen zu unterscheiden, die in schulbezogene Gesundheitsprogramme involviert sind und häufig ebenfalls als «Gesundheitserzieher» bezeichnet werden. Schulische Gesundheitslehrer sind dazu befähigt, einen umfangreichen Gesundheitslehrplan zu entwerfen und umzusetzen, der fähigkeitsbezogene (Skills) Anleitungen für Kinder vom Kindergartenalter bis zur 12. Klasse anbietet (Center for Disease Control and Prevention [CDC], 2007). Darüber hinaus stellen sie vorhandene Bedürfnisse fest und werten die Effektivität von Programmen aus, stellen sich als Informationsquelle zur Verfügung, kommunizieren, vertreten und koordinieren Dienstleistungen im Aufgabenbereich anderen Schulpersonals (z.B. Schulkrankenschwestern, Ernährungsberater, Vertrauenslehrer), um ein gesundheitsförderndes Verhalten bei Jugendlichen zu unterstützen (AAHE 2001; CDC 2007). Diese Verantwortlichkeitsbereiche resultierten aus Funktionen, welche ursprünglich während der Entstehung der «Role Delineation» (s.o.) bestimmt wurden.

Der «Educate America Act» (Erziehungsziele für das Jahr 2000: Gesetze für amerikanische Bildungsreformen) unterstreicht die bereits im vorherigen Jahrzehnt erkannte, offensichtliche Notwendigkeit von standardisierter Professionalität für Gesundheitserzieher im Allgemeinen und besonders für Lehrer im Bereich der schulischen Gesundheitserziehung (US Department of Education, 1994). Das Konzept von «Outcome-basierter Bildung» ist im öffentlichen amerikanischen Unterrichtswesen in den 90er Jahren mit der Publikation der Erziehungsziele für das Jahr 2000: «Educate America Act» etabliert worden (US Department of Education 1994). Zusätzlich zur Anregung von Berufsverbänden, die «Bildungsoutcomes» vom Kindergarten bis zur 12. Klasse zu bestimmen, sollte durch diesen Bericht auch die Professionalisierung von Lehrern optimiert werden. So sollten diese kompetenzbasiert «Wissen und Fähigkeiten erwerben, welche notwendig sind, um Schüler auf das nächste Jahrzehnt vorzubereiten» (US Department of Education 1994). Durch Akkreditierung, Lizenzierung und Zertifizierung wurde die Outcome-basierte Bildung für Schulgesundheitserzieher (school health educators) operationalisiert.

Akkreditierung von Schulprogrammen zur Gesundheitserziehung

Als Fortsetzung der in den 70er und 80er Jahren als kompetenzbasiert bezeichneten Bewegung zur Professionalisierung in der Gesundheitserziehung, gab es eine intensive

Bemühung, die Personen besser auszubilden, welche aus Mangel an standardisierten professionellen Vorbereitungsprogrammen Gesundheitserziehung in den Schulen unterrichteten.

1988 wurde eine formale Partnerschaft zwischen dem «National Council for the Accreditation of Teacher Education» (NCATE n.d.), das Vorbereitungsprogramme für Lehrer in den USA an Berufsschulen und Hochschulen/Universitäten anbietet und der «American Alliance of Health, Physical Education, Recreation and Dance» (AAHPERD) (American Association for Health Education – AAHE - 1995) geschlossen.

In dieser Partnerschaft wurde die AAHPERD als der «fachkundige Verband» oder die fachkundige Berufsvereinigung für die Vorbereitung von Gesundheitserziehern gegründet, und die AAHE wurde als der Verband benannt, der den Akkreditierungsprozess für Gesundheitserziehung beaufsichtigen sollte. Kurz darauf genehmigte der NCATE die sieben allgemeinen Verantwortlichkeiten, die ursprünglich von der «Joint Task Force» als die Standards entwickelt wurden, durch die akademische Programme Lehranwärter für Gesundheitserziehung vorbereiten sollten. 1992 ist der Beginn des Prozesses der Akkreditierung von Gesundheitserziehungsprogrammen in Schulen durch die AAHE/NCATE zu verzeichnen, der bis heute von den genannten Organisationen fortgesetzt wird. Gegenwärtig gibt es in den USA 34 von der AAHE/NCATE akkreditierte Vorbereitungsprogramme für Gesundheitserzieher (AAHE o.J.).

Tabelle 2 stellt die aktuellste Version der Programmstandards (Verantwortlichkeiten) der AAHE/NCATE sowie die dazugehörenden Kompetenzen für die Ausbildung zum Gesundheitserzieher dar (AAHE 2001). Während die 2001 festgelegten Standards mit den ursprünglichen 7 allgemeinen Verantwortlichkeiten und 27 Kompetenzen bestehen bleiben, sind sie für «school health education teachers», unter Verwendung einer angepassten Sprache, welche die Praxis der Gesundheitserzieher in den Schulen besser darstellen soll, gezielt revidiert worden (Frauenknecht 2005). In dem Bemühen, optimale Verfahren sowohl auf dem Gebiet der Allgemeinbildung als auch auf dem Gebiet der Gesundheitserziehung zu etablieren, wird derzeit eine Aktualisierung der Standards zur Vorbereitung von Gesundheitserziehern vorbereitet (AAHE, n.d.b).

School health education teacher licensure

In den USA sind Lizenzierungsverfahren von Einzelpersonen zum Gesundheitserzieher an öffentlichen Schulen abhängig vom jeweiligen Bundesstaat. Wie in den meisten Berufen verlangen Bundesstaaten, die Lizenzen zum Unterrichten vergeben, typischerweise drei Voraussetzungen von Lehramtsanwärtern: (a) den Abschluss eines anerkannten Programms, (b) den Nachweis von Praxiserfahrung im Klassenzimmer und (c) das Bestehen einer Prüfung/eines Examens (Mitchell et al. 2001). Für gewöhnlich verlangen die Bundesstaaten zunächst von Lehramtsanwärtern das Bestehen eines Bachelor- oder Masterabschlusses einer Hochschule, welche entweder durch das Bildungsministerium des Bundesstaates oder durch eine nationale Organisation anerkannt ist (wie der NCATE). Zweitens müssen Anwärter, als Teil der Programmanforderungen, eine Referendariatszeit oder eine «beaufsichtigte Lehrerfahrung» für eine bestimmte Zeit, normalerweise zwischen 9-18 Wochen, nachweisen. Drittens verlangen viele Bundesstaaten auch das Bestehen mehrerer Prüfungen, einschließlich des Nachweises bestimmter Grundkenntnisse (z.B. Literatur, Kommunikation und Mathematik), pädagogisches Wissen (z.B. Entwicklung, Psychologie, Management, erzieherische Planung und Beurteilungsvermögen) und ein Spezialgebiet oder eine Bereichsprüfung, welche Wissen über spezifische Gegenstandsbereiche, wie die der Gesundheitserziehung, misst (Mitchell et al., 2001). Anstatt eigene Prüfungen auszuarbeiten, erkennen die meisten Bundesstaaten die Ergebnisse des «nationwide Praxis Exams», entwickelt durch den «Educational Testing Service» (Madin, n.d.) oder staatenspezifische Tests, erarbeitet durch das «National Evaluation System» (Mitchell et al. 2001), an. Als Kombination werden diese drei Ansätze von den meisten Bundesstaaten als lizenzierter Befähigungsnachweis zum Unterrichten von Gesundheitserziehung an öffentlichen (steuerlich geförderten) Schulen anerkannt. Häufig schließen

Tabelle 2: AAHE Standards der Gesundheitserziehung und Schlüsselelemente für Programme der Gesundheitserziehung (2001)

Standards	Schlüsselelemente			
	A	B	C	D
I: Anwärter beurteilen den Bedarf von Individuen und der Öffentlichkeit für Gesundheitserziehung.	Anwärter erhalten gesundheitsbezogene Daten über das soziale und kulturelle Umfeld, Entwicklungs- und Wachstumsfaktoren, Bedürfnisse und Interessen der Schüler.	Anwärter unterscheiden zwischen Verhalten, das Wohlergehen fördert und Verhalten, das Wohlergehen hemmt.	Anwärter ermitteln, basierend auf den vorliegenden Daten, gesundheitserzieherische Bedürfnisse.	
II: Anwärter entwerfen effektive Programme zur Gesundheitserziehung.	Anwärter werben Repräsentanten für Schule und Gemeinde zur Unterstützung und Förderung der Programmplanung.	Anwärter erarbeiten einen schlüssigen Anwendungsbereich und Ablaufplan für ein gesundheitserzieherisches Programm.	Anwärter formulieren adäquate und nachweisbare Lernziele.	Anwärter konzipieren pädagogische Herangehensweisen in Zusammenhang mit präzisierten Lernzielen.
III: Anwärter führen Programme zur Gesundheitserziehung durch.	Anwärter analysieren Faktoren, die das erfolgreiche Einführen von Gesundheitserziehung und koordinierten Schulgesundheitsprogrammen beeinflussen.	Anwärter wählen die passendsten Mittel und Medien zur Implementierung von Programmen für unterschiedliche Lerner aus.	Anwärter weisen Kompetenz in der Durchführung geplanter Programme vor.	Anwärter überwachen Bildungsprogramme und passen, wenn nötig, Ziele und erzieherische Herangehensweisen an.
IV: Anwärter evaluieren die Wirksamkeit von coordinated school health programs.	Anwärter erarbeiten ein Evaluationskonzept, um die Leistungen der Schüler auf die erreichten Programmziele hin auszuwerten.	Anwärter setzen den Evaluationsplan um.	Anwärter werten Ergebnisse der Programmevaluation aus.	Anwärter ziehen Schlussfolgerungen aus den Evaluationsergebnissen für zukünftige Programmplanungen.
V: Anwärter koordinieren die Versorgung mit Gesundheitserziehungsprogrammen und ihren Diensten.	Anwärter erarbeiten einen Entwurf zur Koordination von Gesundheitserziehungsprogrammen mit anderen Elementen eines Schulgesundheitsprogramms.	Anwärter weisen die Bereitschaft und Fertigkeit auf, die Kooperation zwischen Gesundheitserziehern, anderen Lehrkräften und dem zugehörigen Schulpersonal zu fördern.	Anwärter formulieren praktische Methoden zur Zusammenarbeit von Gesundheitserziehern in allen Settings und anderen Gesundheitsexperten aus Schule und Gemeinde.	Anwärter organisieren professionelle Entwicklungsprogramme für Lehrer, Schulpersonal, Gemeinde und andere interessierte Personen.
VI: Anwärter fungieren als Informationsquelle für Gesundheitserziehung.	Anwärter nutzen effektiv computergestützte Suchsysteme für Gesundheit.	Anwärter bauen wirksame Beziehungen zur Beratung von Personen auf, die Hilfe bei der Lösung von gesundheitsbezogenen Problemstellungen suchen.	Anwärter registrieren und reagieren auf Informationsanfragen bzgl. Gesundheit.	Anwärter wählen wirksame Informationsmaterialien zur Verteilung aus.
VII: Anwärter übermitteln gesundheits- und gesundheitserzieherische Sorgen, Bedürfnisse und Ressourcen.	Anwärter erläutern Konzepte, Absichten und Theorien der Gesundheitserziehung.	Anwärter prognostizieren den Einfluss des gesellschaftlichen Wertesystems auf gesundheitserzieherische Programme.	Anwärter bestimmen eine Auswahl an Kommunikationsmethoden und –techniken zur Versorgung mit Informationen über Gesundheit.	Anwärter unterstützen die Kommunikation zwischen Anbietern und Konsumenten im Gesundheitswesen.

Bundesstaaten auch regionale Verträge, durch die Anwärter, die den Lizenzierungsanforderungen eines Staates entsprechen, auch die Lizenz eines anderen Staates zum Unterrichten bekommen können (Mitchell et al. 2001).

Zertifizierung von «School health education teachers»

Zusätzlich zur Lizenzierung auf Anfängerniveau können erfahrenere Lehrer, die ihre Fähigkeiten unter Beweis stellen, eine Zertifizierung des «National Board of Professional Teaching Standards» (NBPTS 2008) erhalten. Dieses professionelle Gremium bietet 25 verschiedene Zertifizierungen für qualifizierte Lehrer in 16 Gegenstandsbereichen an.

Erst seit Kurzem besteht auch für Lehrer die Möglichkeit, eine solche Zertifizierung durch das NBPTS zu erlangen, die auf mittlerem und Oberstufenniveau Gesundheitserziehung unterrichten. Für eine Zertifizierung müssen die bereits lizensierten Gesundheitserzieher Fachkompetenz in den 11 Berufsstandards, bezogen auf allgemeine Methoden des Lehrens von Gesundheitserziehung, vorweisen (siehe **Tab. 3**). Die Lehrer erhalten die Zertifizierungen des NBPTS nach der Unterbreitung von drei verschiedenen Nachweisen, im Sinne einer Leistungsmappe über hervorragende Unterrichtsleistungen. In diesen drei Nachweisen müssen Videoaufzeichnungen von Unterricht, Arbeiten der Schüler und außerplanmäßige Leistungen enthalten sein. Es wird ebenfalls empfohlen, diese «national board standards» auch von Institutionen mit höherem Ausbildungsniveau, die Gesundheitserzieher zum so genannten «blueprint for accomplished teaching» ausbilden, zu verwenden (NBPTS 2008).

Gesundheitserzieher an Schulen können auch auf freiwilliger Basis zum zertifizierten Spezialisten der Gesundheitserziehung (Certified Health Education Specialists, CHES) werden. Dieser Zertifizierungsprozess wird von der «National Commission for Health Education Credentialing, Inc.» (NCHEC) durchgeführt, der einzigen nicht staatlichen Organisation der Gesundheitserziehung, die in diesem Bereich tätige Einzelpersonen zertifiziert.

Experten für «Public Health und Community Health Education»

Public Health zielt auf die Vorbeugung von Erkrankungen und die Förderung von Gesundheit innerhalb von Personengruppen, kleinen Gemeinden, bis hin zu ganzen Ländern (American Public Health Association – APHA o.J.). Das Betätigungsfeld in diesem Beruf ist groß, er umfasst Fachpersonal aus zahlreichen Gebieten, ähnlich wie in der Gesundheitserziehung. Um die erforderlichen Programme auf nationaler oder lokaler Ebene auszuführen, werden «Public health educators» durch Bundesstaaten und Gesundheitsämter beschäftigt (Teixeira 2007). «Community health educators» arbeiten in Gesundheitsagenturen – wie zum Beispiel gemeinnützigen Organisationen – sowie Einrichtungen des Gesundheitswesens, Hochschulen, Universitäten und privaten Wirtschaftszweigen, um Gesundheit von Einzelpersonen und Gruppen zu fördern (Cottrell, Girvan, McKenzie 2006).

Akkreditierung von «public health und community health education» Programmen

Experten auf dem Gebiet von Public Health unterliegen seit den 70er Jahren Qualifikationsprüfungen (Cleary 1995). Ursprünglich akkreditierte die «American Public Health Association» (APHA) Schulen des Gesundheitswesens. Später ist ein Zusammenschluss mit der «Association of Schools of Public Health» (ASPH) erfolgt, um den «Council on Education for Public Health» (CEPH) zu gründen. Die Hauptfunktion dieser Organisation war «die Akkreditierung der Public Health verwandten Programme, sowie der Public Health graduate schools, mit dem Ziel, eine Ausuferung von programmatischer Akkreditierung zu vermindern» (Cleary 1995, S. 1). Heute wird der CEPH durch das US Department of Education als unabhängige Behörde anerkannt. Hauptaufgabe ist die Akkreditierung von Public Health Schulen (graduate und undergraduate Programme) und bestimmten «graduate public health Programmen», die in anderen Settings als in Public Health Schulen stattfinden (CEPH o.J., S. 1; CEPH 2008a).

Die Akkreditierung von Programmen durch die CEPH basiert auf einer Reihe programma-

Tabelle 3: National Board of Professional Teaching Standards (2007): Standards für die praktische Tätigkeit von Lehrern im Bereich der schulischen Gesundheitserziehung für die Altersgruppen von Jugendlichen bis zu jungen Erwachsenen

Bereiche	Standards	Beschreibung
Schülerlernen vorbereiten	I. Wissen über Schüler	Kompetente Lehrer für Gesundheitserziehung erlangen eine klare Sichtweise über den einzelnen Schüler, seine Familienstrukturen und seinen Hintergrund.
	II. Wissen über die Materie	Kompetente Lehrer für Gesundheitserziehung haben ein tief gehendes Verständnis für die Einzelkomponenten von Gesundheit und Gesundheitsinhalten und ihre Beziehung zueinander.
	III. Fördern von fähigkeitsbezogenem Lernen	Kompetente Lehrer für Gesundheitserziehung erhalten und verbessern durch ihre Freude und erfolgreiche Kommunikation gesundheitsförderndes Verhalten von Schülern, indem sie Gesundheitsinhalte über fähigkeitsbezogenes Lernen vermitteln.
	IV. Curriculare Entscheidungen	Kompetente Lehrer für Gesundheitserziehung wählen, planen, führen ein und evaluieren Curricula, um eine umfassende Gesundheitserziehung sicherzustellen.
Schülerlernen fördern	V. Erzieherische Ansätze	Kompetente Lehrer für Gesundheitserziehung verwenden eine Reihe von packenden, erzieherischen Strategien, um Schülern das Lernen zu erleichtern.
	VI. Hohe Erwartungen an Schüler	Kompetente Lehrer für Gesundheitserziehung rechnen mit hohen Leistungen von allen Schülern. Sie bemühen sich, eine förderliche Lernumgebung zu schaffen, die die Schüler befähigt, sich an gesundheitsförderlichem Verhalten zu beteiligen.
	VII. Beurteilung	Kompetente Lehrer für Gesundheitserziehung sind sachkundig und in der Lage, Beurteilungskriterien zur Evaluation von Schülerlernen und zur Verbesserung des Lehrens auszuwählen, zu planen und einzuführen.
	VIII. Gerechtigkeit, Fairness und Verschiedenartigkeit	Kompetente Lehrer für Gesundheitserziehung beweisen Gerechtigkeit und Fairness und fördern Respekt und Wertschätzung vor Verschiedenartigkeit.
Schülerlernen unterstützen	IX. Partnerschaften mit Kollegen, Familien und Gemeinde	Kompetente Lehrer für Gesundheitserziehung arbeiten mit Kollegen, Familien und der Gemeinde zusammen, um die allgemeine Gesundheit und das Lernen über Gesundheit ihrer Schüler zu fördern. Sie erkennen, dass ihre Verantwortung zur Übermittlung von positiven Gesundheitsaussagen über ihren eigenen Klassenraum hinausgeht.
	X. Eintreten für die Entwicklung des Berufszweigs	Kompetente Lehrer für Gesundheitserziehung unterstützen die Bedeutung von Gesundheitserziehung und bestärken andere, das Gleiche zu tun.
	XI. Reflektierende Methoden und professionelles Wachstum	Kompetente Lehrer für Gesundheitserziehung bleiben auf dem neuesten Forschungsstand, kennen Innovationen der Gesundheitserziehung und arbeiten aktiv an der Entwicklung der Profession mit. Sie beteiligen sich an reflektierenden Prozessen, um Kreativität zu fördern.

tischer Kriterien, einschließlich entsprechender Kenntnisse, die im Rahmen des Erwerbs eines Public Health Diploms erworben werden müssen (CEPH 2005). Für die genannten außerschulischen Tätigkeitsbereiche sind bisher keine kompetenzbasierten Standards festgelegt worden. Im Rahmen des skizzierten Akkreditierungsverfahrens werden jedoch richtungweisend Qualifikationsanforderungen für Public Health Experten überprüft. Diese Qualifikationsanforderungen umfassen inhaltlich folgende Bereiche: (a) Biostatistik, (b) Epidemiologie, (c) umfeldbedingte Studien zur Gesundheit, (d) Verwaltung des Gesundheitswesens sowie die Sozialwissenschaften und Verhaltensforschung (CEPH 2005). Derzeit gibt es 40 akkreditierte Public Health Schulen und 71 weitere akkreditierte Public Health Graduate Programme (CEPH 2008b).

Ein Genehmigungsverfahren für «undergraduate community health education Programme» wurde 1984 in Zusammenarbeit von der AAHE und der SOPHE initiiert (Bernhardt et al. 2004). 1987 sind durch das «SOPHE/AAHE Baccalaureate Program Approval Committee» (SABPAC) erstmals «undergraduate community health education Programme» zugelassen worden (Cleary 1995; SOPHE 2006). Ursprünglich sollte dieses Genehmigungsverfahren professionsweit alle «undergraduate health education Programme» – wie z.B. gemeindebezogene oder schulische Programme – einschließen (Cleary 1995, S. 19). Derzeit wird es jedoch primär als ein Instrument der Qualitätskontrolle für Vorbereitungsprogramme für Einsteiger in die Gesundheitserziehung in Gemeinden anerkannt (AAHE o.J.).

Um eine Zulassung vom SABPAC zu erhalten, haben mittlerweile Programmanbieter freiwillig einer Selbstüberprüfung und einer Überprüfung der Leistungen ihrer Absolventen zugestimmt. Die zu überprüfenden Qualitätskriterien basieren auf den 7 Verantwortlichkeiten und 29 Kompetenzen des «A Competency-Based Framework for Health Educators – 2006» (NCHEC, SOPHE, AAHE 2006). Aktuell werden 19 «community health education programs» anerkannt (National Implementation Task Force for Accreditation in Health Education 2008). Bis Änderungen der Qualifikationsüberprüfung in der Profession von Gesundheitserziehern vorgenommen sind, ist die Abnahme der SABPAC das einzige Qualitätskontrollverfahren für «community health education» auf dem «undergraduate Niveau»; ausgenommen sind die Public Health Schulen, für die andere Regelungen gelten (Bernhardt et al. 2004).

Obgleich die Akrreditierungsverfahren für «community health education» und «school health education» unterschiedlich sind, basieren sie doch auf dem gleichen Prinzip, indem beide die ursprünglichen Verantwortlichkeiten des oben beschriebenen «Role Delineation Projektes» zugrunde legen. Ein weiterer möglicher zusammenführender Impuls ist der Zertifizierungsprozess für Gesundheitserzieher.

Zertifizierung von «public health und community health education»

Zertifizierungen werden von nichtstaatlichen Agenturen durchgeführt, um Wissen und Fertigkeiten von Einzelpersonen, basierend auf festgelegten Kriterien zu überprüfen. In der Disziplin der Gesundheitserziehung werden Experten mit dieser Qualifikation als «Certified Health Education Specialist» bezeichnet (CHES; NCHEC 2002). 1988 wurde die «National Commission for Health Education Credentialing, Inc.» gegründet, um Personen, die freiwillig an den Prüfungen zum Gesundheitserzieher für das öffentliche Gesundheitswesen, Gemeinden und Schule teilnehmen, zu zertifizieren. Es ist noch immer die einzige nichtstaatliche Agentur, die eine Zertifizierung für Gesundheitserzieher anbietet (NCHEC 2002).

Um als Einzelperson zertifiziert zu werden, müssen zwei Bedingungen erfüllt sein (NCHEC 2002):

- Nachweis des Abschlusses eines baccalaureate, masters, oder doctoral Programmes in «Gesundheitserziehung» (mit den Schwerpunkten «Community Health Education,» «Public Health Education» oder «School Health Education») an einer akkreditierten oder anerkannten Einrichtung. Zweitens müssen qualifizierte Personen minimale Fähigkeiten in einer Eignungsprüfung unter Beweis stellen.

- Rezertifizierung alle 5 Jahre durch den Nachweis der Teilnahme an professionellen Weiterbildungsprogrammen.

Seit Beginn der Zertifizierung von Gesundheitserziehern durch die NCHEC, Inc. im Jahre 1990, haben bis heute ca. 13.000 Personen den Standard erreicht und weitere 8.000 werden zurzeit vom CHES zertifiziert (NCHEC, SOPHE, AAHE 2006; NCHEC 2008).

16.5 Aktuelle Entwicklungen der Qualifikationssicherung und zukünftige Verfahren

In den letzten 8 Jahren hat es eine Reihe von Veranstaltungen auf nationaler Ebene gegeben, die die Uneinheitlichkeit von Qualifikationsprüfungen im Bereich der Gesundheitserziehung anzugehen versuchten. So wurde z.B. im Januar 2000 eine gemeinsame Konferenz der führenden Experten im Sektor der Gesundheitserziehung von der SOPHE und der AAHE einberufen, mit dem Ziel, die «zukünftige Richtung zur Qualitätssicherung der Gesundheitserziehung im undergraduate and graduate Level» festzulegen (SOPHE, AAHE 2008). Der Bericht zu dieser Konferenz führte zu einer Beschleunigung der Prozesse mit dem Ziel der Standardisierung von Qualifikationsprüfungen in der Gesundheitserziehung. Das Resultat ist eine Reihe gemeinsamer Arbeitsgruppen, die die Profession durch konsensuelle Einigung auf Akkreditierungs- und Zertifizierungsverfahren gestärkt haben.

Von 2001 bis 2004 wurde die «National Task Force on Accreditation in Health Education» mit der Entwicklung eines Entwurfes für ein Koordinationsverfahren zur Akkreditierung von undergraduate und graduate Programmen in der Gesundheitserziehung beauftragt (Allegrante et al. 2004). 3 Jahre später veröffentlichte die Arbeitsgruppe die folgenden sechs Empfehlungen zu Qualifikationsprüfungsverfahren (Allegrante et al. 2004, S. 10-11):

1. Akkreditierung soll der Mechanismus zur Qualitätssicherung für Einrichtungen zur Aus-, Fort- und Weiterbildung von Gesundheitserziehern sein und die bereits existierenden Zulassungsverfahren nach einer planmäßigen Übergangsphase ablösen.
2. Es soll ein einheitliches Akkreditierungsverfahren geben, bestehend aus zwei parallelen, aufeinander abgestimmten Akkreditierungsmechanismen, die auf Aus-, Fort- und Weiterbildungsprogramme für die Bereiche «Schulische Gesundheitserziehung» und «Gemeindebezogene Gesundheitserziehung» angewendet werden. Die Anwendung folgender Grundsätze soll gewährleisten, dass standardisiert allgemeine und spezielle Kompetenzen in der Gesundheitserziehung auf dem undergraduate und graduate Nivau vermittelt werden.
   a) Der NCATE ist die bevorzugte Instanz zur Akkreditierung, um eine zentrale Koordinierungsstelle zur Akkreditierung von «school health education Programmen» auf undergraduate und graduate Nivau zu schaffen. Falls ein weiteres Programm zur Zertifizierung von Lehrern vorhanden ist, soll Gesundheitserziehung als ein separates Programm geprüft werden.
   b) Das CEPH ist die bevorzugte Instanz zur Akkreditierung, um eine zentrale Koordinierungsstelle zur Akkreditierung von «community/public health education Programmen» auf undergraduate und graduate Nivau zu schaffen.
3. Ein koordiniertes Akkreditierungssystem baut auf dem besten, heute bekannten Verfahren zur «community» und «school health» Akkreditierung auf.
4. Programme zur Aus-, Fort- und Weiterbildung von Fachpersonal auf graduate Niveau sollen sicherstellen, dass die Kursteilnehmer alle festgeschriebenen gesundheitserzieherischen Kompetenzen auf dem graduate Niveau erwerben.
5. Die Entwicklung neuer Kennzeichnungen soll eine Unterscheidung von Gesundheitserziehern auf dem undergraduate und dem graduate Niveau erleichtern, parallel zu der Entwicklung in anderen Fachdisziplinen wie Krankenpflege und Sozialarbeit. Die

Arbeitsgruppe empfiehlt folgende Kennzeichnungen:
a) Health education specialist (HES) für akkreditierte Fachleute auf undergraduate Niveau.
b) Master health education specialist (MHES) für akkreditierte Fachleute auf graduate Niveau.

6. Das NCHEC ist die zuständige Instanz, um Prozesse der Zertifizierung von Personen auf undergraduate und graduate Nivau zu beaufsichtigen. Des Weiteren empfiehlt die Arbeitsgruppe, dass
a) Personen, die erfolgreich das Zertifizierungsverfahren abgeschlossen haben, zum «Certified Health Education Specialist» (CHES, undergraduate Niveau) oder auf master's-level zum «health education specialist» (MCHES; sowohl master's als auch doctorate graduate level) ernannt werden.
b) Nur Teilnehmer an akkreditierten Programmen/Schulen sollen zur CHES und MCHES Zertifizierung berechtigt sein; jedoch sollen jene Personen, die die CHES Zertifizierung vor der Implementierung dieses Prozesses erhalten haben, weiterhin zertifiziert bleiben.
c) Die Situation derer berücksichtigend, die auf undergraduate Niveau als CHES arbeiten, sollte es Absolventen von nicht akkreditierten «Undergraduate Programmen» erlaubt sein, die CHES nach einem angemessenen, mehrjährigen Zeitraum zu erlangen.
d) Nach einer Übergangszeit soll es nur noch Absolventen von akkreditierten undergraduate Programmen möglich sein, die Prüfung zum CHES abzulegen. Diese mehrjährige Übergangsfrist soll es dem neuen Akkreditierungssystem ermöglichen, sich zu etablieren. Darüber hinaus kann die Übergangsphase von Programmen genutzt werden, sich während dieser Zeit für die Akkreditierung zu qualifizieren.
e) Die Situation derer berücksichtigend, die auf «master's-» oder «doctorate-level» die CHES Zulassung besitzen, soll es eine Übergangfrist von 24 Monaten geben, um die MCHES-Bezeichnung zu erlangen.

Um die Empfehlungen zu implementieren, sind zwei weitere Arbeitsgruppen gegründet worden. Die «National *Transition* Task Force on Accreditation in Health Education's mission» sollte den Berufzweig auf die Implementierungsphase vorbereiten (Cottrell, Capwell 2008). Das Ergebnis dieser Arbeitsgruppe wurde auf dem dritten «National Congress for Institutions Preparing Health Educators» 2006 vorgestellt. Im Jahre 2006 wurde die «National *Implementation* Task Force on Accreditation in Health Education» berufen. Der Auftrag dieser Arbeitsgruppe besteht darin, Prozesse zu optimieren und – ebenso wie in der beschriebenen «National *Transition* Task Force» (s.o.) – das Feld für die Akzeptanz der Akkreditierung als einen Mechanismus der Qualitätssicherung für den Berufzweig vorzubereiten (Cottrell, Capwell 2008).

16.6 Zusammenfassung

Die Entwicklung der Qualifikationsprüfung in der Gesundheitserziehung in den USA ist ein langsamer aber kontinuierlicher Prozess gewesen; die Fortschritte, die bereits gemacht wurden, sollen an dieser Stelle kurz sumiert werden. Anders als die meisten Berufszweige hat die Gesundheitserziehung tief greifende und anhaltende Prozesse der Rollendefinition, Verifizierung und Re-verifizierung durchgemacht. Im Gegensatz zu anderen Ländern haben die USA einen bedeutenden Fortschritt erzielt, indem sie Richtlinien und Standards erstellt haben, die auf Prozesse der Qualifikationsprüfung für Gesundheitserzieher anwendbar sind (Vamos, Zhou 2007). Heute bieten zahlreiche Institutionen des amerikanischen Hochschulwesens fast 250 akademische Aus-, Fort- und Weiterbildungsprogramme (undergraduate und graduate Programme) zum Gesundheitserzieher in Schulen, Gemeinden und im Bereich des öffentlichen Gesundheitswesens an (AAHE 2005). Die Professionalisierungsbestrebungen in der Gesundheitserziehung werden zunehmend vorangetrieben, u.a. durch das geschlossene Eintreten für die Umsetzung einheitlicher, koordinierter und valider Qualitätssicherungsverfahren.

Es ist zudem möglich, dass Erfahrungen, Prozesse und Dokumente, die für die Qualifikationsprüfung der Gesundheitserziehung in den USA entwickelt wurden, als ein Modell zur Nachahmung für andere Länder dienen. Auf internationaler Ebene hat beispielsweise eine Expertenkonferenz zur Weiterentwicklung der Standardisierungsprozesse im Juni 2008 in Irland stattgefunden. Durch derartige internationale Zusammenkünfte soll, wie von der «International Union for Health Promotion and Education (IUHPE)» (siehe dazu auch Beitrag von Baumgarten in diesem Band) formuliert, die Entwicklung und Implementierung von Systemen zur Qualifikationsprüfung vorangetrieben werden, um das globale Leistungsvermögen in der Gesundheitsförderung zu stärken (Auld 2008).

Teilnehmer aus Island, Irland, Frankreich, Japan, Norwegen, Spanien, dem Vereinigten Königreich und aus den USA entwickelten einen gemeinsamen Konsens, der die folgenden acht Bereiche als erfolgreiche Praxis in der Gesundheitsförderung identifizieren sollte:

(a) Veränderung katalysieren
(b) führen
(c) abwägen
(d) planen
(e) implementieren
(f) evaluieren
(g) rechtfertigen und
(h) unterstützende Partnerschaften (Auld 2008).

Dieses Ereignis gewinnt dadurch an Bedeutung, dass es andere Länder anregen wird, die Zusammenarbeit zur Entwicklung von Mechanismen der Qualitätssicherung für Gesundheitsförderung und Gesundheitserziehung zu unterstützen. Das Ergebnis dieser Bemühungen kann zu einer effektiveren internationalen Zusammenarbeit der Gesundheitserzieher mit anderen Personen, die im Gesundheitswesen und der Gesundheitsfürsorge arbeiten, führen. Damit würde die Wahrscheinlichkeit gesteigert, dass die Gesundheit und Lebensqualität von US-Bürgern und der gesamten Bevölkerung nachhaltig gefördert wird.

Literatur

Allegrante, J., Airhihenbuwa, C., Auld, M., Birch, D., Roe, K., Smith, B. (2004). Toward a unified system of accreditation for professional preparation in health education: Final Report of the National Task Force for Accreditation in Health Education. Health Education and Behavior, 31, 1-16.

American Association for Health Education [AAHE] (1995). Guidelines for AAHE/NCATE folio review of health education basic level programs. Reston, VA: American Association for Health Education.

American Association for Health Education (AAHE) (2001). Guidelines for AAHE/NCATE review of initial-level programs for health education teacher preparation. Reston, VA: American Association for Health Education.

American Association for Health Education (AAHE) (2005). Directory of institutions offering undergraduate and graduate degree programs in health education. American Journal of Health Education, 36, 345-360.

American Association for Health Education (AAHE) (n.d.a). Approved health education programs. Retrieved August 6, 2008, from the American Association for Health Education Web site: http://www.aahperd.org/aahe/template.cfm?template=programs-ncate.html.

American Association for Health Education (AAHE) (n.d.b). AAHE/NCATE standards update committee. Retrieved August 6, 2008, from the American Association for Health Education Web site: http://www.aahperd.org/aahe/template.cfm?template=aaheNcateTimeline.html.

American Association for Health Education (AAHE) (n.d.c). SOPHE-AAHE Baccalaureate Program Approval (SABPAC): Quality Assurance for Baccalaureate Community Health Programs. Retrieved August 9, 2008, from the American Association for Health Education Web site: http://www.aahperd.org/aahe/template.cfm?template=development-sabpac.html.

American Public Health Association (APHA) (n.d.). What is public health? Our commitment to safe, healthy communities. Retrieved August 12, 2007 from the American Public Health Web site: http://www.apha.org/NR/rdonlyres/C57478B8-8682-4347-8DDF-A1E24E82B919/0/what_is_PH_May1_Final.pdf.

Auld, E. (2008). Accord on core competency, standards and quality assurance in health promotion and education. Retrieved August 12, 2008 from Medical News Today Web site: http://www.medicalnewstoday.com/articles/114000.php.

Bernhardt, J., Videto, D., Widdall, C., Chen, W., Airhihenbuwa, C., Allegrante, J. (2004). Viewpoints on accreditation from health education professionals and administrators of academic professional preparation programs. Californian Journal of Health Promotion, 2, 1-11.

Brecken, D., Harvey, J., Lancaster, R. (1985). Current perspectives of practice and training. In Community health education (pp. 3-11). Rockville, MD: Aspen Publishers.

Bureau of Labor Statistics (BLS) (n.d.). Health educators. Retrieved April 9, 2008 from the BLS Web site:
http://www.bls.gov/oco/content/ocos063.stm.

Center for Disease Control and Prevention (CDC) (2007). Coordinated school health program. Retrieved August 9, 2008 from Health Youth Web site: http://www.cdc.gov/HealthyYouth/CSHP.

Cleary, H. (1995). The credentialing of health educators: An historical account 1970-1990. Whitehall, PA: The National Commission for Health Education Credentialing, Inc.

Cottrell, R., Capwell, E. (2008). An update: Accreditation of health education professional preparation programs. The CHES Bulletin, 19, 4-5.

Cottrell, R., Girvan, J., McKenzie, J. (2006). The settings for health education. In Principles and foundations of health promotion and education (3rd ed., pp. 187-224). San Francisco: Benjamin Cummings.

Council on Education for Public Health (CEPH) (2005). Accreditation criteria: Schools of public health. Washington, D. C.: CEPH.

Council on Education for Public Health (CEPH). (2008a). Including undergraduate public health degree programs in your self-study document. Retrieved August 8, 2008 from the CEPH Web site:
http://www.ceph.org/files/public/Undergraduate_TA_v_10.pdf.

Council on Education for Public Health (CEPH). (2008b). Schools of public health and public health programs accredited by the Council on Education for Public Health. Retrieved August 8, 2008 from the CEPH Web site: http://www.ceph.org/files/public/ Master_List.v.2.pdf.

Council on Education for Public Health (CEPH) (n.d.). About CEPH: History of CEPH. Retrieved August 8, 2008 from CEPH Web site: http://www.ceph.org/i4a/pages/ index.cfm?pageid=3274.

Frauenknecht, M. (2005). Professional standards for health education teacher preparation. The Health Educator, 37, pp. 24-26.

Madin, M. (n.d.). Teacher licensure: Study resource and degree program information. Retrieved August 6, 2008 from AcademicInfo Web site: http://www.academicinfo.net/ edtraining.html.

Means, R. K. (1975). Historical perspectives on school health. Thorofare, NJ: Charles B. Slack, Inc.

Mitchell, K., Robinson, D., Plake, B., Knowles, K. (2001). Professional licensing. In Testing teacher candidates: The role of licensure tests in improving teacher quality. (pp. 34-69). Washington, D. C.: Center for Education.

National Board of Professional Teaching Standards (NBPTS) (2008). Early adolescence through adulthood/Health education. Retrieved August 7, 2008, from NBPTS Web site: http://www.nbpts.org/for_candidates/certificate_areas1?ID=28&x=41&y=6.

National Center for Health Education (1980). Initial role delineation for health education: Final report. (HRA Publication No. 232-78-0154): Washington, D. C.: Department of Health and Human Services.

National Commission for Health Education Credentialing, Inc. (NCHEC). (1985). A framework for the development of competency-based curricula for entry-level health educators. New York: National Commission for Health Education Credentialing, Inc.

National Commission for Health Education Credentialing, Inc. (NCHEC) (2002). About NCHEC. Retrieved August 9, 2008 from the NCHEC Web site: http://www.nchec.org/aboutnchec/about.htm.

National Commission for Health Education Credentialing, Inc. (NCHEC) (2008). NCHEC welcomes new CHES – Fall 2007. The CHES Bulletin, 19, 6-7.

National Commission for Health Education Credentialing, Inc. (NCHEC), Society for Public Health Education (SOPHE), and American Association for Health Education (AAHE). (2006). A competency-based framework for health educators – 2006. Whitehall, PA: NCHEC.

National Council for the Accreditation of Teacher Education (NCATE) (n.d.). About NCATE. Retrieved August 6, 2008, from the National Council for the Accreditation of Teacher Education's Web site: http://www.ncate.org/public/aboutNCATE.asp.

National Implementation Task Force for Accreditation in Health Education (2008). SABPAC approved programs – July 2008. Retrieved August 12, 2008, from the National Implementation Task Force for Accreditation in Health Education Web page: http://www.healthedaccred.org/docs/10_sabpac/SABPAC_Approved_Programs_7_21_08_final.pdf.

Skiff, A. (1990). Helen P. Cleary: Key leaders in health education: A century of commitment. Eta Sigma Gamma Monograph Series, 8, 47-48.

Society for Public Health Education, & American Association for Health Education (2000). Future directions for quality assurance of professional preparation in health education. [Meeting report]. Joint invitational meeting, Dulles, VA, January 15-16, 2000.

Society for Public Health Education (SOPHE) (2006). Programs approved by SABPAC or pursuing SABPAC approval. Retrieved August 9, 2008, from the SOPHE Web site: http://www.sophe.org/content/Programs_Approved_by_SABPAC_aug29.doc.

Teixeira, C. (2007). Health educators: Working for wellness. Occupational Outlook Quarterly, 30-36.

U. S. Department of Education (1994). H. R. 1804: Goals 2000: Educate America Act. Retrieved August 1, 2005, from the United States Department of Education Web site: http://www.ed.gov/legislation/GOALS2000/TheAct/intro.html.

Vamos, S., Zhou, M. (2007). Educator preparedness to teach health education in British Columbia. American Journal of Health Education, 38, 284-292.

17 Internationaler Rahmen der Gesundheitserziehung

Kerstin Baumgarten

17.1 Einleitung

Im Rahmen des Beitrages sollen internationale Entwicklungen und Rahmenbedingungen im Bereich der Gesundheitserziehung (Health Education) aufgezeigt werden. In diesem Zusammenhang stehen wesentliche internationale Organisationen, Meilensteine der Entwicklung ihrer Programmatik sowie die Auswirkungen ihrer Aktivitäten auf die Entwicklung von Gesundheitserziehung im Mittelpunkt der Betrachtung.

Gesundheitserziehung ist auf der Ebene internationaler Organisationen im Rahmen der WHO und der International Union for Health Promotion and Health Education (IUHPE) verankert. Beide Organisationen haben auf der Grundlage ihres Wirkens die inhaltliche Ausrichtung der Gesundheitserziehung entscheidend geprägt. Die Auswirkungen der herausgearbeiteten gesundheitspolitischen Entwicklungen im Bereich der WHO auf den Handlungsrahmen der Gesundheitserziehung sollen anhand des Europäischen Netzwerks Gesundheitsfördernder Schulen (ENHPS, siehe dazu auch Beitrag von Michaelsen-Gärtner, Witteriede und Paulus in diesem Band) im Sinne eines «Models of Good Practice» aufgezeigt werden.

Weiterhin wird auf den Stellenwert sowie wesentliche Akteure im Bereich Health Education in den USA eingegangen. In diesem Zusammenhang werden die Aktivitäten der Society for Public Health Education (SOPHE) und die American Association for Health Education (AAHE) dargestellt.

17.2 Entwicklung und Stellenwert von Gesundheitserziehung auf der Ebene der Weltgesundheitsorganisation (WHO)

Die WHO wurde als Sonderorganisation der Vereinten Nationen 1948 gegründet und stellt eine weltweit agierende, staatliche Gesundheitsfachorganisation dar (Franzkowiak, Sabo 1993). Sie befasst sich vorwiegend mit der öffentlichen Gesundheit und internationalen Gesundheitsfragen. Durch Gesundheitsvertreter aus 165 Ländern werden Normen und Standards für Gesundheitsinterventionen festgelegt und Gesundheitskonzepte entwickelt. Weiterhin stehen der Austausch von Problemlösungsstrategien, Forschungsergebnissen und die Festlegung der Gesundheitsforschungsagenda im Mittelpunkt der Arbeit der WHO (www.who.int.html).

Für den Handlungsrahmen der Gesundheitserziehung sind im Kontext der WHO insbesondere die Begriffsbestimmung von Gesundheitserziehung und die Ottawa Charta der Gesundheitsförderung von Bedeutung. Der Einfluss der Definition von Gesundheitserziehung sowie die Bedeutung der Programmatik der Ottawa Charta auf die Entwicklung und inhaltliche Gestaltung von gesundheitserzieherischen Interventionen sollen im Folgenden dargelegt werden.

In den 70er Jahren wurde Gesundheitserziehung durch die WHO wie folgt definiert:

«Gesundheitserziehung umfasst die Gesamtheit der wissenschaftlich begründeten Bildungs-

und Erziehungsmaßnahmen, die über die Beeinflussung des individuellen und kollektiven Verhaltens des Menschen zur Förderung, Erhaltung und Wiederherstellung seiner Gesundheit beiträgt, in ihm die Verantwortung für seine eigene Gesundheit festigt und ihn befähigt, aktiv an der Gestaltung der natürlichen und gesellschaftlichen Umwelt teilzunehmen» (Sabo 2003, S.71). Dieser Ansatz wurde in Theorie und Praxis auf der Grundlage des individualisierten Ansatzes stark kritisiert und diskutiert (siehe dazu auch Beitrag von Wulfhorst und Hurrelmann in diesem Band). 1981 forderte das WHO-Regionalbüro für Europa im «Regionalprogramm für Europa über Gesundheitserziehung und Lebensweisen» die in **Tabelle 1** dargestellten Veränderungsimpulse für den Ansatz der Gesundheitserziehung (Sabo 2003).

Die 30. Weltgesundheitsversammlung verabschiedete 1978 die globale Strategie «Gesundheit für alle im Jahr 2000». Diese Strategie wurde 1981 durch ein entsprechendes Europäisches Regionalprogramm konkretisiert. Zu den Hauptaktivitätsbereichen gehören nach Franzkowiak und Sabo (1993) Gesundheitsförderung, präventive Gesundheitserziehung und unterstützende Gesundheitserziehung.

Durch die Integration neuer Ansätze, wie z.B. die Befähigung und Aktivierung der Betroffenen, wird Gesundheitserziehung neu definiert (ebd.). Das neue Grundverständnis und die Abgrenzung von der medizinisch orientierten Gesundheitserziehung spiegelt sich in der Umsetzung der in **Tabelle 1** dargestellten Forderungen wider. In diesem Zusammenhang erfolgt erstmals die Zuordnung der Gesundheitserziehung als ein Element der Gesundheitsförderung.

1978 wurde durch die WHO-Deklaration von Alma-Ata der Grundstein für den Ansatz der Gesundheitsförderung gelegt. Dem Konzept der Gesundheitsförderung liegen folgende Ansätze zu Grunde (Franzkowiak, Sabo 1993):

- Abkehr vom biomedizinischen und tradierten gesundheitserzieherischen Ansatz
- Paradigmawandel – von der Risikofaktorprävention zur aktiven Gesundheitsförderung
- von der Risikoprävention hin zum Ausbau und zur Erhaltung von Ressourcen zur Förderung der gegenseitigen Unterstützung und Teilhabe von Adressaten und Betroffenen.

Gesundheitsförderung wird in diesem Kontext als Strategie zur aktiven Gestaltung von Lebensweisen und Lebensräumen verstanden (ebd.). 1986 erfolgt die Präsentation und Verabschiedung des Konzeptes der Gesundheitsförderung als neues Paradigma für Prävention und Gesundheitsförderung im Rahmen der Konferenz von Ottawa als Ottawa-Charta der WHO. Im Rahmen der Ottawa-Charta werden folgende fünf Handlungsstrategien der Gesundheitsförderung definiert (Kaba-Schönstein 2003a):

- Anwaltschaft für Gesundheit (aktives Eintreten für Gesundheit im Sinne der Beeinflussung politischer, ökonomischer, sozialer, kultureller, biologischer sowie von Umwelt- und Verhaltensfaktoren)
- Befähigen und Ermöglichen (Förderung von Kompetenzen und Empowerment mit dem Ziel, bestehende Unterschiede des Gesund-

Tabelle 1: Überblick zu den von der WHO geforderten Veränderungsimpulsen im Bereich der traditionellen Gesundheitserziehung (Sabo 2003, S.72)

Kritik	Forderungen
Risikofaktorenverminderung und Krankheitsverhütung	Arbeit mit neuen Leitbildern und einem positiven Gesundheitskonzept
Fast ausschließliche Expertenorientierung	Stärkere Fokussierung auf Gemeinschaftsaktionen und Laienbeteiligung
Überwiegender Bezug auf individuelles Verhalten	Berücksichtigung von sozialen- und Umweltfaktoren
Einseitige medizinische Sichtweisen und Handlungsorientierungen	Nutzung innovativer pädagogischer Methoden und Technologien, Entwicklung neuer Strategien auf verschiedenen Aktionsebenen

heitszustandes zu verringern und selbständig das größtmögliche Gesundheitspotenzial zu verwirklichen)
- Vermitteln und Vernetzen (aktive und dauerhafte Kooperation mit allen Akteuren innerhalb und außerhalb des Gesundheitssystems).

Zu den vorrangigen Aktions- und Handlungsfeldern gehören (ebd.):
- Entwicklung einer gesundheitsfördernden Gesamtpolitik
- Schaffung gesundheitsfördernder Lebenswelten
- Unterstützung gesundheitsbezogener Gemeinschaftsaktionen
- Entwicklung persönlicher Kompetenzen.

Strategien der Gesundheitsförderung, die die verschiedenen Handlungsfelder und -ebenen der Gesundheitsförderung berücksichtigen, werden als «Mehrebenenansatz» der Gesundheitsförderung bezeichnet (**Abb. 1**).

Franzkowiak und Sabo (1993) weisen darauf hin, dass auf der Grundlage der Ottawa-Charta das System der traditionellen Gesundheitserziehung und seine individuelle, pädagogische Ausrichtung Eingang in das Konzept der Gesundheitsförderung gefunden hat. Der Ansatz der Gesundheitserziehung spiegelt sich auf der Handlungsebene «Befähigen und Ermöglichen» sowie im Aktionsfeld «persönliche Kompetenzen entwickeln» wider. Die Integration und Umsetzung von Gesundheitserziehung auf der Grundlage des neuen Konzeptes erfordert den Einsatz von Strategien, die am neuen Ziel Empowerment ausgerichtet sind. Neben der Wissensvermittlung stehen auf der Grundlage des neuen Leitbildes im Rahmen individuenbezogener Maßnahmen die Verbesserung sozialer Kompetenzen und lebenspraktischer Fähigkeiten sowie die Befähigung zum lebenslangen Lernen und zur sozialen Teilhabe im Mittelpunkt von Interventionen.

Die Bestätigung bzw. Festlegung der dargestellten Handlungsstrategien und Handlungsfelder als zentrale Strategien zur Gesundheitsförderung für das 21. Jahrhundert erfolgt durch die Jakartakonferenz der WHO im Jahr 1997. Im Rahmen der Konferenz wird konstatiert, dass folgende Aspekte der Gesundheitsförderung als wissenschaftlich erwiesen gelten (Kaba-Schönstein 2003b):
- Am wirksamsten sind umfassende Ansätze der Gesundheitsentwicklung, die die fünf Handlungsbereiche und -strategien kombinieren.
- Insbesondere Settings (Lebensbereiche, in denen Menschen den größten Teil ihrer Zeit verbringen) bieten gute Möglichkeiten zur praktischen Umsetzung solcher umfassenden Strategien.
- Die Einbeziehung der Bevölkerung in gesundheitsfördernde Entscheidungen ist unerlässlich für eine dauerhafte Umsetzung und Wirksamkeit.

Für das 21. Jahrhundert werden die folgenden Prioritäten der Gesundheitsförderung formuliert (ebd.):

Handlungsfeld		Zielgruppe bzw. Ansatzebene
Persönliche Kompetenzen fördern	→	Individuen
Gemeinschaftsaktionen unterstützen	→	Gruppen
Gesundheitsdienste neu orientieren	→	Organisationen
Gesunde Lebenswelten schaffen	→	Gemeinwesen
Gesundheitsförderliche Gesamtpolitik	→	Gesellschaft

Abbildung 1: Mehrebenenansatz der Gesundheitsförderung

- Förderung sozialer Verantwortung für Gesundheit
- Ausbau der Investitionen in die Gesundheitsentwicklung
- Festigung und Ausbau der Partnerschaften für Gesundheit
- Stärkung der gesundheitsfördernden Potenziale von Gemeinschaften und der Handlungskompetenzen des Einzelnen
- Sicherstellung einer Infrastruktur für die Gesundheitsförderung.

Die Entwicklung der Gesundheitskompetenzen von Gemeinschaften und Individuen erlangt in Kombination mit anderen Strategien der Gesundheitsförderung an Bedeutung.

Auf der Grundlage der Abkehr vom traditionellen, biomedizinischen, gesundheitserzieherischen Ansatz, der Einordnung der Gesundheitserziehung in das Konzept der Gesundheitsförderung durch die Ottawa-Charta sowie der Bestätigung des Mehrebenenansatzes der Gesundheitsförderung im Rahmen der Jakarta-Konferenz erfolgte eine Überarbeitung der Definition von Health Education durch die WHO. Im Glossar der Gesundheitsförderung der WHO werden die Termini Gesundheitsbildung/Gesundheitserziehung im Jahr 1998 unter dem Begriff Health Education wie folgt definiert: «Gesundheitsbildung/Gesundheitserziehung umfasst bewusst gestaltete Lernmöglichkeiten, die gewisse Formen der Kommunikation einschließen und zur Verbesserung der Gesundheitsalphabetisierung (health literacy) entwickelt wurden, letztere schließt die Erweiterung von Wissen und die Entwicklung von Alltagskompetenzen (life skills) ein, die individueller und kollektiver Gesundheit förderlich sind. Gesundheitsbildung bzw. -erziehung befasst sich nicht nur mit der Verbreitung von Informationen, sondern auch mit der zur Gesundheitsverbesserung notwendigen Stärkung von Motivation, Kompetenzen und Vertrauen (Selbstwirksamkeit). Gesundheitsbildung und -erziehung schließt die Verbreitung von Informationen über die Gesundheit beeinflussenden sozialen, ökonomischen und Umweltbedingungen ein sowie über individuelle Risikofaktoren und Risikoverhaltensweisen und die Nutzung des Gesundheitssystems. Insofern kann Gesundheitsbildung bzw. -erziehung auch die Verbreitung von Informationen und die Entwicklung von Kompetenzen einschließen, die die politischen und organisatorischen Möglichkeiten unterschiedlichster Handlungen demonstrieren, mit deren Hilfe soziale, ökonomische und Umwelt-Determinanten von Gesundheit beeinflusst werden können» (WHO 1998, S.5).

Diese neu gefasste Begriffsbestimmung von «Health Education» durch die WHO berücksichtigt den Empowermentansatz und unterstreicht neben der Wissensvermittlung die Bedeutung der Gestaltung und Berücksichtigung von sozialen, ökonomischen sowie Umweltbedingungen im Bereich individueller gesundheitserzieherischer Ansätze (siehe dazu auch Beitrag von Wulfhorst und Hurrelmann in diesem Band).

Auf der Grundlage des Verständnisses von Gesundheit als Kompetenz zur selbstbestimmten Lebensgestaltung und -bewältigung zielt Gesundheitserziehung als Strategie der Gesundheitsförderung auf der Ebene des Individuums und von Gruppen bzw. Gemeinschaften auf Befähigung, Kompetenzförderung und Empowerment. Maßnahmen der Gesundheitserziehung sollen statt an Risiken und Defiziten an Kompetenzen, Ressourcen und Schutzfaktoren ansetzen. Weiterhin ist es unabdingbar, die Lebenswelt bzw. den Alltag der Zielgruppe sowie die Partizipation der Betroffenen und Beteiligten im Kontext gesundheitserzieherischer Interventionen zu berücksichtigen. Unter dem Aspekt der Förderung sozialer Chancengleichheit, sind auf der Grundlage des hohen Interventionsbedarfs insbesondere sozial Benachteiligte als Zielgruppe für gesundheitserzieherische Maßnahmen von Bedeutung.

Die Ausführungen zeigen, dass die WHO durch die Entwicklung der Gesundheitsförderung, die Verabschiedung der Ottawa-Charta und die Impulse der Jakarta-Konferenz wesentliche Rahmbedingungen zur inhaltlichen Ausgestaltung gesundheitserzieherischer Interventionen vorgibt. Die Ottawa-Charta löste zahlreiche Initiativen und Entwicklungen aus, die auf der Grundlage eines neuen Gesundheitsverständnisses einen Paradigmenwandel der Gesundheitsförderung herbeiführten. Die Berücksichtigung dieser richtungweisenden Ansätze sind für den Erfolg entsprechender Projekte von besonderer Bedeutung. Im Folgenden steht als «Model of good practice» das Europäische Netzwerk Gesundheitsfördernder Schulen im Mittelpunkt der Betrachtung.

17.3 Model of good practice – Das Europäische Netzwerk Gesundheitsfördernder Schulen

Die von der WHO entwickelte Programmatik und die neue Dimension der Gesundheitserziehung als Teilstrategie des Gesamtkonzeptes der Gesundheitsförderung spiegelt sich beispielhaft in der Umsetzung des Konzeptes «Gesundheitsfördernde Schule» wider. Dieser settingbasierte Ansatz vereint, wie im Rahmen der Ottawa-Charta gefordert, person- und verhältnisbezogene Ansätze und geht weit über die Ansprüche traditioneller schulischer Gesundheitserziehung hinaus (Paulus 2003, siehe dazu auch Beitrag von Michaelsen-Gärtner, Witteriede und Paulus in diesem Band). Traditionelle Ansätze der Gesundheitserziehung stellten in den 70er und 80er Jahren die präventive Einflussnahme auf gesundheitliche Risikoverhaltensweisen von Schülerinnen und Schülern in den Mittelpunkt von entsprechenden Interventionen (ebd.).

Das Konzept «Gesundheitsfördernde Schule» fokussiert Gesundheit als Aspekt der Schulprofilierung. Kickbusch (2006) weist darauf hin, dass Gesundheit und Prävention nicht als Lernfächer betrachtet werden können. Die Schule muss als umfassende Lebenswelt verstanden werden, in der alle Akteure und Betroffenen in den Prozess der Gesundheitsförderung einbezogen werden müssen. Durch diese Strategie soll die Gesundheit der Schülerinnen und Schüler, Lehrerinnen und Lehrer bzw. aller im Setting Schule Tätiger hergestellt werden. Interventionen zur Entwicklung gesundheitsfördernder Schulen finden in folgenden Handlungsfeldern statt (Paulus 2003):

- Gesundheit als Thema des Lehrens und Lernens sowie gesundheitsförderliche Didaktik und Methodik
- Gesundheit als Prinzip der Schulkultur und der Gestaltung der schulischen Umwelt
- Kooperation und Vernetzung mit außerschulischen Partnern und psychosozialen bzw. medizinischen Diensten
- schulisches Gesundheitsmanagement durch die Entwicklung und Anwendung schulbetrieblicher Gesundheitsförderung.

Mit der Etablierung des Europäischen Netzwerkes Gesundheitsfördernde Schule (ENHPS) durch die WHO im Jahr 1991 hat sich der Ansatz «Gesundheitsfördernde Schule» zum führenden Konzept schulischer Gesundheitsförderung in Europa entwickelt (ebd.). Ein Überblick zu wesentlichen Meilensteinen der Projektentwicklung des ENHSPS ist in **Tabelle 2** dargestellt.

Im Zeitraum 1991-2006 erfolgte die Koordination des ENHPS durch die Gründerorganisationen Europarat, Europäische Kommission und WHO Regionalbüro Europa. Bis 2006 wurde die Koordination und Administration der Projektarbeit durch ein technisches Sekretariat, angelagert an das WHO Regional Office Kopenhagen, vorgenommen. Im Zusammenhang mit der Unterstützung der Projektentwicklung erfüllte das Sekretariat folgende Aufgaben (Burgher et al. 1999):

- Initiierung von Meetings der nationalen Netzwerkkoordinatoren
- Organisation von Workshops, Meetings und Schulungen
- Akquise neuer Netzwerkpartner und Weiterentwicklung des Netzwerkes
- Dokumentation der Projektentwicklung und Evaluation
- Herausarbeitung von «Good Practice» Beispielen
- Herausgabe jährlicher Newsletter
- Öffentlichkeitsarbeit für das Projekt.

In den Jahren 2007-2008 wurde das Netzwerk als «Schools for Health in Europe Network» (SHE) erweitert. Die Koordination des SHE erfolgt seit 2008 durch das Institute for Health Promotion and Disease Prevention mit Sitz in Woerden (Niederlande), das als WHO Collaborating Center for School Health Promotion fungiert. Das Netzwerk stellt ein Strategieprogramm zur Etablierung Gesundheitsfördernder Schulen in

Tabelle 2: Überblick zu Meilensteinen und Ergebnissen der Projektentwicklung des ENHPS im Zeitraum 1991-2008 (Barnekow et al. 2006; www.schoolsforhealth.nl)

Zeitpunkt	Meilensteine bzw. Ergebnisse der Projektentwicklung des ENHPS
1991	• Netzwerkgründung durch den Europarat, die Europäische Union und das WHO Regionalbüro Europa • Start mit vier Pilotschulen in vier osteuropäischen Ländern (Tschechische Republik, Ungarn, Polen, Slowakei) • Einrichtung des Sekretariats des ENHPS, angelagert an das WHO Regionalbüro Europa in Kopenhagen
1997	• Durchführung der ersten Netzwerkkonferenz Health Promoting Schools in Griechenland mit dem Ziel des Erfahrungs- und Ergebnisaustauschs der Akteure • Verabschiedung eines Aufrufs an die Regierungen der Länder in der Europäischen Union, gesundheitsfördernde Schulen zu entwickeln, damit jedes Kind in Europa von Gesundheitsförderung profitieren kann • Festlegung von Arbeitssschwerpunkten des ENHPS bis zum Jahr 2000
2002	• Durchführung der europäische Konferenz «Education and Health in Partnership» mit dem Ziel der Vorstellung von «Models of Good Practice» und von Forschungsergebnissen der «Health Behavior in School aged Children Study»
2007	• Umsetzung von Projekten in 43 europäischen Ländern und 500 Pilotschulen • Integration von weiteren 2000 Schulen in den Teilnahmeländern durch nationale bzw. regionale Kooperationen; 10.000 Lehrer und 500.000 Schülerinnen und Schüler profitieren von Gesundheitsförderung in der Schule • Umzug des Sekretariats des ENHPS vom WHO Regionalbüro Europa Kopenhagen zum Institute for Health Promotion and Disease Prevention in Woerden, Niederlande (WHO Collaborating Center for School Health Promotion)
2008	• Erweiterung des Netzwerkes in Schools for Health in Europe Network (SHE) • Einbindung der Gründungsorganisationen (Europarat, Europäische Union, WHO Regionalbüro Europa) als International Advisory Board • Ziel des SHE ist die Implementierung gesundheitsfördernder Schulen als integralen Bestandteil der Politikentwicklung in Europa

Europa dar (www.euro.who.int/ENHPS). Durch die Bildung von Schulnetzwerken im Rahmen des ENHPS erfolgte insbesondere die Initiierung und Förderung des Erfahrungsaustausches der Akteure auf nationaler und internationaler Ebene.

In Europa wurde auf der Grundlage des Netzwerkes der Settingansatz Gesundheitsfördernde Schule bislang in 43 Ländern umgesetzt (Barnekow et al. 2006).

Wie **Tabelle 2** zeigt, leistet die «Health Behavior in School aged Children Study» einen Beitrag zur Evaluation der Aktivitäten des ENHPS (www.hbsc.org). Im Rahmen der Studie zum Gesundheitszustand und Gesundheitsverhalten von Kindern und Jugendlichen in europäischen Ländern verständigten sich die Forscher auf ein einheitliches Studiendesign. Der Survey wurde erstmals im Schuljahr 1983/1984 in drei europäischen Ländern und darauffolgend im Rhythmus von vier Jahren durchgeführt. Die Anzahl der an der Studie teilnehmenden Länder wurde kontinuierlich erweitert. An der Untersuchung im Schuljahr 2001/2002 nahmen 40 Länder Europas teil (Barnekow et al. 2006). Die Ergebnisse des Surveys konnten als Instrument des Social Marketings für das Netzwerk eingesetzt werden (ebd.).

Umfassende Gesundheitsförderungsstrategie im ENHPS

Die Ausführungen zeigen, dass das ENHPS ein «Model of good practice» für eine umfassende Gesundheitsförderungsstrategie zur Verbesserung des Gesundheitszustands und des Gesundheitsverhaltens von Kindern und Jugendlichen in Kooperation von drei europäischen Akteuren darstellt. Im Rahmen des Netzwerkes werden die von der WHO entwickelte Programmatik der Ottawa-Charta sowie der Settingansatz der Gesundheitsförderung aufgegriffen und beispielhaft realisiert. Als Schlüsselelemente der Umsetzung dienen die Handlungsstrategien der Ottawa-Charta. Das Netzwerk hat wesentlich dazu beigetragen, dass der Ansatz «Gesundheitsfördernde Schule» in

Europa implementiert und verbreitet wurde und dass sich Gesundheit und Schulenwicklung zum Thema des Erfahrungsaustauschs der Schulen untereinander entwickeln konnte. Weltweit stellt es eines der führenden Netzwerke im Bereich der schulischen Gesundheitsförderung dar (Barnekow et al. 2006).

Durch die Strukturentwicklung erfolgte die Schaffung von Koalitionen und Interessenvertretungen, um die Gesundheit von Individuen durch die Entwicklung gesunder Lebenswelten nachhaltig herzustellen bzw. zu fördern. Der Erfolg des settingbasierten Gesamtansatzes «Gesundheitsfördernde Schule» und die nachhaltige Wirksamkeit wird im Rahmen zahlreicher Studien im internationalen Kontext belegt (Paulus 2003). Die Arbeit des Netzwerkes zeigt, dass neue Formen der Kooperation und intersektoralen Arbeit geeignet sind, soziale und ökonomische Determinanten von Gesundheit zu beeinflussen bzw. zu verbessern (Barnekow et al. 2006).

Als Beispiel für die Multiplikation des ENHPS kann das Netzwerk Gesundheitsfördernder Hochschulen angeführt werden. Seit 1997 ist das Projekt Health Promoting Universities offiziell in das Arbeitsprogramm der WHO einbezogen. Ein Europäisches Netzwerk Gesundheitsfördernder Hochschulen wird von der WHO unterstützt und vorangetrieben (Tsouros et al. 1998). Dieser Ansatz zielt auf die Verbesserung der Gesundheit von Studierenden und Beschäftigten im Setting Hochschule (siehe dazu auch Beitrag von Gräser in diesem Band).

17.4 Entwicklung und Stellenwert von Gesundheitserziehung auf der Ebene der International Union for Health Promotion and Health Education (IUHPE)

Im Zusammenhang mit der Verankerung der Gesundheitserziehung auf der Ebene international agierender Organisationen erlangt die IUHPE an Bedeutung. Sie stellt die bedeutendste, weltweit operierende, nichtstaatliche Organisation in den Bereichen Gesundheitserziehung und Gesundheitsförderung dar (Franzkowiak, Sabo 1993). Die IUHPE kann dem Bereich der NGO (non-govermental organisation) zugeordnet werden und wurde 1951 als International Union for Health Education (IUHE) in Paris gegründet. Sie versteht sich als Forum für den Wissens-, Erfahrungs- und Meinungsaustausch ihrer weltweit operierenden Mitglieder (ebd.). Zu den Mitgliedern des weltweiten Netzwerkes gehören Regierungen, Universitäten, Institutionen, NGO's und Einzelpersonen aller Kontinente. Die IUHPE kooperiert eng mit der WHO, der UNESCO und der UNICEF (www.iuhpe.org).

Die Ziele der Arbeit der Organisation basieren auf der Programmatik der Ottawa-Charta. Das Handlungsspektrum konzentriert sich auf die Bereiche Anwaltschaft, Netzwerkarbeit, Beratung, Information, Training, Forschung und Konferenzen (ebd.).

Gesundheitserziehung wurde 1992 in Anlehnung an Gesundheitsförderung durch den damaligen IUHE-Präsidenten Tolsma und den Leiter der WHO-Abteilung für Gesundheitserziehung Dhillon umfassend in Richtung Gesundheitsförderung wie folgt definiert (Tolsma, Dhillon 1992; zitiert nach Franzkowiak, Sabo 1993, S.37):

«Gesundheitserziehung ist die Verbindung von planvollen sozialen Aktionen und Lernerfahrungen mit dem Ziel, Menschen zu befähigen, Kontrolle zu gewinnen über die Determinanten von Gesundheit, des Gesundheitsverhaltens und der Bedingungen, die ihren Gesundheitszustand und den anderer Menschen beeinflussen. Gesundheitserziehung sollte eine verbesserte Gesundheit und ein verbessertes Wohlbefinden für alle herbeiführen durch die Förderung von gesundheitsbewussten Lebensweisen, von Gemeinschaftsaktionen für Gesundheit und von Lebensbedingungen, die die Führung eines gesunden Lebens möglich machen».

Unter gesundheitsrelevantem Verhalten verstehen Tolsma und Dhillon (ebd., S.37): «[...] nicht nur solche Aktionen, die als gesundheitsbewusste Lebensweisen und präventive Verhaltensmuster definiert werden können, sondern auch gesellschaftliche Aktionen, die die Einführung und Verankerung einer auf Gleichheit ausgerichteten Gesundheits-, Umwelt- und Sozialpolitik unterstützen». Das Gesundheitsverständnis der Autoren berücksichtigt die zentrale Bedeutung von Befähigung, Partizipation und Lebensqualität.

Auf der Grundlage des neuen Verständnisses der Gesundheitsförderung durch die Ottawa-Charta erfolgte 1993 die Neuausrichtung der Arbeit und die Umbenennung der IUHE in IUHPE. Franzkowiak und Sabo (1993) betonen, dass diese Entwicklung einen wichtigen Impuls für das Wirken nichtstaatlicher Institutionen im Rahmen von Prävention und Gesundheitspolitik darstellt (ebd.).

Die Ziele von IUHPE sind (www.iuhpe.org):

- Eintreten für Aktionen zur Verbesserung der Gesundheit der Bevölkerung weltweit
- Entwicklung der Wissensbasis für Gesundheitsförderung und Gesundheitserziehung
- Verbesserung der Qualität und Effektivität der Politik und Praxis von Gesundheitsförderung und Gesundheitserziehung
- Beitrag zum Ausbau und der Entwicklung von Gesundheitsförderung und Gesundheitserziehung.

Auf dieser Grundlage stellt die IUHPE eine bedeutende Organisation zum weltweiten Erfahrungsaustausch und zur Vernetzung von nichtstaatlichen Akteuren der Gesundheitsförderung und Gesundheitserziehung dar. Die Entwicklung der Programmatik der Organisation spiegelt analog der Entwicklung der Programmatik der WHO auch die Umsetzung der Ansätze der Ottawa-Charta im Kontext der Gesundheitserziehung wider. Die Gesundheitserziehung ist als Teilkomponente der Gesundheitsförderung im Rahmen des Titels und der Agenda der IUHPE verankert.

17.5 Stellenwert von Health Education in den USA

Die Ergebnisse einer Internetrecherche zum Stellenwert von Health Education auf der Ebene von Organisationen in den USA weisen auf eine zentrale Bedeutung dieses Themenbereiches hin. Wesentliche Akteure im Bereich von Health Education in den USA stellen die Society for Public Health Education (SOPHE) und die American Association for Health Education (AAHE) als Unterorganisation der American Alliance for Health, Physical Education, Recreation and Dance (AAHPERD) dar. Die Struktur und Arbeitsweise dieser Organisationen sollen im Folgenden beschrieben und anschließend im Kontext der kulturellen, politischen und ökonomischen Rahmenbedingungen in den USA betrachtet werden.

Society for Public Health Education (SOPHE)

Eine Schlüsselrolle im Bereich Health Education in den USA kommt der 1950 gegründeten Society for Public Health Education (SOPHE) mit Sitz in Washington zu. Die Organisation weist regionale Gliederungen in 25 der 50 Bundesstaaten der USA auf und kooperiert mit zahlreichen nationalen und internationalen Organisationen im Bereich von Gesundheitserziehung und Gesundheitsförderung (www.sophe.org).

Die SOPHE versteht sich als unabhängige, internationale, professionelle Vereinigung von Health Education Professionals und Studierenden. Die Vereinigung widmet sich ausschließlich der Gesundheitserziehung. Als Vision strebt die Organisation eine gesunde Welt durch Health Education an. Auf dieser Grundlage fördert die SOPHE die Entwicklung von gesundem Verhalten, gesunder Kommunen sowie gesunder Umwelten durch Vernetzung und Partnerschaften mit anderen Organisationen. Weiterhin legt die Organisation einen ethischen Code für Health Education, Qualitätsstandards für eine professionelle Praxis der Aus- und Weiterbildung von Professionellen sowie für die Forschung und Entwicklung fest.

Die professionelle Entwicklung von Health Education wird durch die SOPHE insbesondere durch folgende Aktivitäten unterstützt (ebd.):

- zweimal jährlich stattfindende Konferenzen, an denen ca. 400-500 Gesundheitsfachleute teilnehmen (die SOPHE Jahreskonferenz, durchgeführt im Anschluss an die Jahrestreffen der American Public Health Association (APHA) und die SOPHE MidYear Wissenschaftskonferenz)
- kontinuierliche Fernstudien- und Weiterbildungsangebote (Videokonferenzen und Selbststudienmaterialien) für Professionelle im Bereich von Health Education.

Die Angebote und Arbeitsschwerpunkte werden im Rahmen folgender spezifischer Interessengruppen umgesetzt (ebd.):

- Kinder, Jugendliche und Schulgesundheit
- Gesundheitskommunikation und Social Marketing
- Internationale, kulturelle Gesundheit
- Gemeindegesundheit
- Anthropologie und öffentliche Gesundheit
- Medizinische Betreuung und Patientenschulung
- Arbeitsbezogene Gesundheit.

Im Zentrum der Aktivitäten der SOPHE stehen alle auf das Individuum fokussierten und zur Verbesserung der Gesundheitskompetenzen von Individuen beitragenden Aktivitäten der Sektoren Health Education, Social Marketing, Health Communication und Health Information.

Durch das Board of Trustees und das House of Delegates der SOPHE wurde im Jahr 2006 ein zielgerichteter Strategieplan zur Weiterentwicklung der Gesundheitserziehung bis zum Jahr 2010 beschlossen. Der Strategieplan beinhaltet folgende zentrale Zielsetzungen (www.sophe.org):

- Erweiterung der Möglichkeiten von Gesundheitserziehung zur nachhaltigen Förderung der Gesundheit der Bevölkerung
- Verbesserung der Nutzung von Gesundheitserziehung zur Reduzierung von Ungleichheiten
- Verbesserung der professionellen Vorbereitung und Ausbildung von Akteuren in den Bereichen der Gesundheitserziehung und Gesundheitsförderung
- Entwicklung einer Forschungsagenda für die Bereiche Gesundheitserziehung und Verhaltenswissenschaften
- Erweiterung und Verbesserung der Effekte der Ansätze zur Interessenvertretung bzw. Öffentlichkeitsarbeit
- Stärkung der nationalen Gliederungen mit dem Ziel der besseren Befriedigung der Bedürfnisse von Professionellen auf regionaler Ebene
- Kontinuierliche Evaluation der Aktivitäten und Ressourcenentwicklung zur effektiven Umsetzung der Vision und des Strategieplans.

Die Zielsetzungen des Strategieplans sind jeweils mit konkreten, messbaren Teilzielen zur Weiterentwicklung von Health Education bis zum Jahr 2010 unterlegt.

Zur Kommunikation werden folgende Medien genutzt:

- Webseite (www.sophe.org)
- Journal Health Education & Behavior (erscheint jeden zweiten Monat)
- Journal Health Promotion Practice (erscheint viermal jährlich)
- News & Views (Newsletter, erscheint jeden zweiten Monat)
- News U Can Use (elektronischer Newsletter, erscheint wöchentlich).

Die SOPHE kooperiert mit regionalen und internationalen Organisationen aus den Bereichen Gesundheitserziehung und Gesundheitsförderung sowie mit Organisationen, die sich mit der Ausbildung von Professionellen in diesen Sektoren beschäftigen. Zu den Kooperationspartnern gehört auch die IUHPE. Ein aktuelles Ergebnis der Kooperation der SOPHE und der IUHPE stellt ein gemeinsam entwickeltes Konsensuspapier zur Ausbildung von Professionellen im Bereich von Health Education dar (siehe dazu auch Beitrag von Frauenknecht in diesem Band). Das Ergebnis «The Galway Consensus Conference Statement» ist auf der Internetseite der SOPHE veröffentlicht (www.sophe.org).

American Alliance for Health, Physical Education, Recreation and Dance (AAHPERD)

Eine weitere bedeutende Organisation im Bereich der Gesundheitserziehung in den USA stellt die American Alliance for Health, Physical Education, Recreation and Dance (AAHPERD) dar. Die Vereinigung wurde 1985 gegründet, hat ihren Sitz in Reston, Virginia und verfügt über 25.000 Mitglieder (www.aahperd.org). Die AAHPERD vereinigt unter ihrem Dach sechs Organisationen, die sich mit der Förderung eines gesunden Lebensstils in den Bereichen Fitness, Sport, Freizeit, Tanz und Gesundheitserziehung beschäftigen. Zu diesen nationalen Organisationen gehört die American Association for Health Education (AAHE).

Im Rahmen der Vision der AAHE wird Health Education als ein dynamischer kooperativer Prozess zum Erhalt, der Verbesserung und Förderung der Gesundheit aller Menschen verstanden. Die Tätigkeit der Organisation zielt auf die Entwicklung des Berufsbildes und unterstützt Professionelle im Bereich Health Education, um die Gesundheit durch Bildung und andere systematische Strategien zu fördern (www.aahperd.org/AAHE/).

Der Erfahrungsaustausch und die Vernetzung der Mitglieder wird durch folgende jährlich stattfindende Konferenzen der AAHE gefördert:

- Jahreskonferenz in Kooperation mit der AAHPERD
- «Midyear Conference» in Zusammenarbeit mit der National Association for Health Education Centers.

Mit dem Ziel des Fachaustausches, der Verbreitung aktueller Forschungsergebnisse sowie der Information über aktuelle Projektvorhaben und Aktivitäten publiziert die AAHE für ihre Mitglieder sowie interessierte professionelle Akteure folgende wissenschaftliche Zeitschriften und Newsletter:

- American Journal of Health Education (erscheint sechsmal jährlich)
- International Electronic Journal of Health Education
- Newsletter HEXTra (erscheint viermal jährlich)
- AAHE InfoSource (elektronischer Newsletter erscheint zweimal monatlich).

Die umfassenden Aktivitäten der dargestellten Organisationen verweisen auf einen hohen Stellenwert von Health Education in den USA sowie einen hohen Grad der Vernetzung der im Bereich von Health Education tätigen Akteure und Organisationen. Darüber hinaus sind die Aktivitäten zur aktiven Professionalisierung von Health Education durch eine Vielzahl von Aus- und Weiterbildungsangeboten sowie die Festlegung von entsprechenden Ausbildungsstandards durch die SOPHE und die AAHE hervorzuheben (siehe dazu auch den Beitrag von Frauenknecht in diesem Band).

Rahmenbedingungen für Gesundheitsförderung in den USA

Diese besondere Bedeutung von Health Education basiert auf kulturellen, politischen und ökonomischen Rahmenbedingungen in den USA und kann nicht losgelöst von diesen spezifischen Strukturen betrachtet werden. Die amerikanische Kultur ist seit vielen Generationen stark geprägt durch die Dominanz einer individualisierten Sichtweise (Kühn 1993). Das Verhältnis der Amerikaner zur Gesundheit weist kulturelle Besonderheiten auf. Gesundheit stellt in der amerikanischen Gesellschaft ein bedeutendes Ideal dar und erlangt eine wirtschaftliche Dimension. Dies resultiert aus der hohen Selbstbeteiligung an entsprechenden Behandlungskosten und dem hohen Anteil der Bevölkerung ohne Krankenversicherung.

Im Kontext von Prävention und Gesundheitsförderung bedingen diese Rahmenbedingungen im Handlungsfeld der Gesundheitsförderung eine starke Fokussierung auf lebensstilbezogene Interventionen, die auf individuelle Verhaltensweisen abzielen. Kühn (1993) weist darauf hin, dass der Lebensstilansatz ein hohes Maß an persönlicher Verantwortung für Gesundheit voraussetzt. Im Zentrum der Interventionen stehen Verhaltensweisen, wie z.B. Suchtmittelkonsum (Tabak, Alkohol, Drogen), gesunde Ernährung, Fitnesstraining, Stressbewältigung und Entspannung. Krankheitsverursachende Bedingungen, die nicht von Individuen kontrolliert bzw. verändert werden können und Lebensbedingungen werden nicht berücksichtigt.

Ein großer Teil der lebensstilbezogenen Gesundheitsförderung in den USA besteht aus privaten, kommerzionellen Aktivitäten, die einen expandierenden Markt im Bereich von Wellness und Gesundheitsförderungsmaßnahmen entstehen ließen. Auf dieser Grundlage hat sich ein gesunder Lebensstil zum Habitus der oberen Mittelschicht und Oberklasse entwickelt (ebd.).

Die hohe Bedeutung des Lebensstilansatzes im Kontext von Maßnahmen der Gesundheitsförderung in den USA bildet eine Ursache für den hohen Stellenwert von Health Education Strategien. Die auf den Internetseiten der SOPHE dargestellte Vision, die Arbeitsschwerpunkte und Zielgruppen weisen allerdings darauf hin, dass die Organisation über die Grenzen des Lebensstilansatzes hinaus Gesundheit für alle anstrebt und auf die Berücksichtigung der Lebensverhältnisse Wert legt. Die Reduzierung sozialer Ungleichheit ist als zentrales Ziel des Strategieplans der SOPHE verankert.

Zusammenfassend kann festgehalten werden, dass der Bereich Health Education auf der Ebene nationaler Organisationen in den USA in hohem Maße präsent ist. Die SOPHE und die AAHE leisten einen entscheidenden Beitrag zur Vernetzung professioneller Akteure im Bereich Health Education sowie zur Verbesserung der öffentlichen Wahrnehmung des Health Education Sektors in den USA. Die Betrachtung der Arbeitsweise der Organisationen weist auf ein zielorientiertes Arbeiten zur Weiterentwicklung des Bereiches Health Education hin. Dies zeigt sich insbesondere in der Festlegung eines detaillierten Strategieplans zur Weiterentwicklung der SOPHE bis zum Jahr 2010.

Durch die Tätigkeit der SOPHE und der AAHE wird insbesondere der wissenschaftliche Fachaustausch der Akteure gefördert. Die Vielzahl der einschlägigen Journale und Publikationen im Bereich Health Education leisten in diesem Zusammenhang einen entscheidenden Beitrag. Weiterhin tragen die Bemühungen der SOPHE und der AAHE durch die Entwicklung und Festlegung von qualitativen Ausbildungsstandards wesentlich zur Weiterentwicklung des Berufsbildes und zur Professionalisierung von Akteuren im Health Education Sektor bei. Eine Betrachtung der einbezogenen Strategien zeigt, dass im Rahmen der inhaltlichen Arbeit der SOPHE und der AAHE gleichermaßen Ansätze der Gesundheitserziehung, Gesundheitskommunikation und Gesundheitsinformation berücksichtigt werden.

17.6 Zusammenfassung

Die Ausführungen machen deutlich, dass die WHO und die IUHPE durch die Entwicklung entsprechender Rahmenbedingungen einen entscheidenden Beitrag zur inhaltlichen Weiterentwicklung der Gesundheitserziehung als Teilbereich der Gesundheitsförderung leisten. Für die Qualität und den Erfolg von gesundheitserzieherischen Interventionen ist unter anderem die Berücksichtigung folgender konzeptioneller Impulse der Organisationen von Bedeutung:

- Kombination von gesundheitserzieherischen Ansätzen mit anderen Handlungsstrategien der Gesundheitsförderung auf der Grundlage des Mehrebenenansatz der Gesundheitsförderung
- Nutzung des Settingansatzes und Einbeziehung der Lebenswelt
- Förderung sozialer Chancengleichheit
- Unterstützung der Teilhabe, des Empowerments, der sozialen Kompetenz, lebenspraktischer Fähigkeiten und Ressourcenorientierung
- Vernetzung mit anderen Akteuren und Arbeit mit neuen Partnern.

Im Rahmen des Europäischen Netzwerkes Gesundheitsfördernder Schulen wurden diese Forderungen bzw. die richtungsweisende Programmatik der Ottawa-Charta und der Jakarta-Konferenz beispielhaft umgesetzt. Der ganzheitliche Ansatz zur Entwicklung gesundheitsfördernder Schulen leistet einen zentralen Beitrag zur Verbesserung der Gesundheit und des Gesundheitsverhaltens von Schülerinnen und Schülern sowie von Lehrerinnen und Lehrern. Durch die Vernetzung der Akteure konnte der Ansatz erfolgreich multipliziert werden.

Weiterhin fördern die WHO und die IUHPE durch ihre Aktivitäten maßgeblich die Vernetzung und den Erfahrungsaustausch von Professionellen in den Bereichen Gesundheitserziehung und Gesundheitsförderung.

Verglichen mit Deutschland und Europa weist der Bereich Health Education in den USA auf der Basis des hohen Stellenwertes des Lebensstilansatzes einen beispielhaften Organisations- und Vernetzungsgrad von Professionellen auf. Die Aktivitäten der SOPHE und der AAHE führen zu einer aktiven Professionalisierung von Health Education in den USA. Dies zeigt sich an der Publikationsdichte, dem kontinuierlichen Fach-, Erfahrungs- und Informationsaustausch von Akteuren, den Bemühungen um die Entwicklung und Festlegung entsprechender Standards für die Aus- und Weiterbildung von Professionellen sowie den zahlreichen Aus- und Weiterbildungsangeboten.

Literatur

Barnekow, V., Bujis, G., Clift, S., Jensen, B., Paulus, P., Rivett, D., Young, I. (2006). Health-promoting schools: a resource for developing indicators. WHO Regional Office for Europe: Copenhagen.

Burgher, S., Rasmussen, V., Rivett, D. (1999). The European Network of Health Promoting Schools. The alliance of education and health. WHO Regional Office for Europe: Copenhagen.

Franzkowiak, P., Sabo, P. (1993). Dokumente der Gesundheitsförderung. Internationale und nationale Dokumente und Grundlagentexte zur Entwicklung der Gesundheitsförderung in Wortlaut und mit Kommentierung. Mainz: Verlag Peter Sabo.

Kaba-Schönstein, L. (2003a). Gesundheitsförderung I. Definition, Ziele, Prinzipien, Handlungsfelder und -strategien. In: Bundeszentrale für gesundheitliche Aufklärung (BzgA) (Hrsg.) (2003a). Leitbegriffe der Gesundheitsförderung. Glossar zu Konzepten, Strategien und Methoden der Gesundheitsförderung. Schwabenheim a. d. Selz: Fachverlag Peter Sabo, 73-78.

Kaba-Schönstein, L. (2003b). Gesundheitsförderung II. Internationale Entwicklung, historische und programmatische Zusammenhänge bis zur Ottawa-Charta 1986. In: Bundeszentrale für gesundheitliche Aufklärung (BzgA) (Hrsg.) (2003). Leitbegriffe der Gesundheitsförderung. Glossar zu Konzepten, Strategien und Methoden der Gesundheitsförderung. Schwabenheim a. d. Selz: Fachverlag Peter Sabo, 78-82.

Kickbusch, I. (2006). Die Gesundheitsgesellschaft. Megatrends der Gesundheit und deren Konsequenzen für Politik und Gesellschaft. Gamburg: Verlag für Gesundheitsförderung.

Kühn, H. (1993). Healthismus. Eine Analyse der Präventionspolitik und Gesundheitsförderung in den USA. Berlin: Ed. Siqma.

Paulus, P. (2003). Schulische Gesundheitsförderung. In: Bundeszentrale für gesundheitliche Aufklärung (BzgA) (Hrsg.) (2003). Leitbegriffe der Gesundheitsförderung. Glossar zu Konzepten, Strategien und Methoden der Gesundheitsförderung. Schwabenheim a. d. Selz: Fachverlag Peter Sabo, 200-202.

Sabo, P. (2003). Gesundheitserziehung. In: Bundeszentrale für gesundheitliche Aufklärung (BzgA) (Hrsg.) (2003). Leitbegriffe der Gesundheitsförderung. Glossar zu Konzepten, Strategien und Methoden der Gesundheitsförderung. Schwabenheim a. d. Selz: Fachverlag Peter Sabo, 71-72.

Tsouros, A., Dowding, G., Thompson, J., Dooris, M. (1993). Health Promoting Universities. Concept, experience and framework for action. WHO Regional Office for Europe: Copenhagen 1998.

Weltgesundheitsorganisation (WHO) (1998). Glossar Gesundheitsförderung. Deutsche Übersetzung (DVGE) des Glossars von Don Nutbeam. Gamburg: Verlag für Gesundheitsförderung.

www.aahperd.org

www.aahperd.org/AAHE/

www.euro.who.int/ENHPS

www.hbsc.org

www.schoolsforhealth.nl

www.sophe.org

www.who.int/healthy_settings/types/Schools/en/index.html

www.who.int.html

18 Professionalisierung in der Gesundheitserziehung

Beate Blättner und Markus Heckenhahn

18.1 Einleitung

Menschen zu befähigen, die Bedingungsfaktoren ihrer Gesundheit zu beeinflussen und ihr Handeln an einem Zugewinn von Lebensqualität und Wohlbefinden zu orientieren, erfordert von Gesundheitserzieherinnen und Gesundheitserziehern ein hohes Maß an gesundheitswissenschaftlichen Kenntnissen sowie sozialer und pädagogischer Kompetenz. Eine gesundheitserzieherische Arbeit, die dem Leitprinzip gesundheitlicher Chancengleichheit folgen will, leistet mehr und anderes als mit pädagogischen Mitteln aktuelles gesundheitswissenschaftliches Wissen möglichst weitgehend in die Alltagspraxis zu vermitteln, um manifesten oder prognostizierten gesundheitlichen Krisen erfolgreich zu begegnen. In einem so verstandenen pädagogischen Arbeitsverhältnis würden sich andernfalls immer auch soziale Ungleichheiten zwischen der pädagogisch versierten und gesundheitswissenschaftlich ausgebildeten Person und ihrem Gegenüber reproduzieren. Das Gegenüber soll dann zu veränderten gesundheitsbezogenen Einstellungen, zu gesundheitsrelevantem Handlungswillen und Handlungsfähigkeit «erzogen» werden. Gesundheitserzieherisches Handeln ist als professionalisiertes Handeln damit in besonderer Weise auf eine Haltung der Wertfreiheit gegenüber den unterschiedlichen kulturell geprägten gesundheitsrelevanten Verhaltensweisen, Orientierungen und Ressourcen, den gesundheitsrelevanten Lebensstilen (Abel et al. 2006) seiner Adressatinnen und Adressaten angewiesen.

18.2 Professionalisiertes Handeln: Zwischen Theorie und Alltagspraxis vermitteln

Gesundheitserzieherinnen und Gesundheitserzieher sind in ihrer beruflichen Arbeit sowohl professionell Handelnde als auch Menschen mit persönlichen Vorstellungen, Wertorientierungen und Deutungsmustern, die tief in ihren Biografien sowie in sozialen und gesellschaftlichen Diskursen (über Gesundheit) verwurzelt sind. Im Beruflichen vermischen sich insofern wissenschaftliche Analysen immer auch mit subjektivierten Deutungs- und Handlungsmustern. Wertfreiheit bedeutet, dass gesundheitserzieherisch Tätige in der Interaktion mit den Klientinnen und Klienten dazu aufgefordert sind, ihre Deutungen und sozialen Zuschreibungen fortdauernd und aufrichtig zu reflektieren (Heckenhahn 2008). Nur indem das Prinzip der Wertfreiheit die Interaktionssituation vorstrukturiert, kann die wechselseitige Vermittlung von wissenschaftlichem Wissen und Alltagspraxis gelingen.

Die Vermittlung zwischen Theorie und Praxis ist für Ulrich Oevermann (2007) ein zentrales Element eines jeden professionalisierten Handelns. Die Vermittlungsfunktion professionalisierten Handelns in der Gesundheitserziehung impliziert die Absicht, auf der Basis evidenzbasierter fachlicher Kenntnisse (siehe dazu auch Beitrag von Kliche in diesem Band), der jeweiligen Fallstruktur und den Präferenzen der Klientinnen und Klienten gemeinsame Entscheidungen über gesundheitserzieherische Interventionen zu treffen. Dies geschieht analog zu dem für therapeutische Entscheidungen entwickelten Konzept des «shared decision making», der partnerschaftlichen Entscheidungsfindung (Klemperer 2003).

Ein solches Vorgehen legitimiert sich ohne Schwierigkeiten durch bereits eingetretene oder prognostizierte gesundheitliche Problemlagen, die mit dem Wunsch der Betroffenen verbunden sind, sie erfolgreich zu bewältigen. In solchen krisenhaften Konstellationen können Gesundheitserzieherinnen und -erzieher durch die sensible Vermittlung zwischen Theorie und Alltagspraxis zu einer gesundheitsrelevanten Modifikation des Gesundheitshandelns ihrer Klientinnen und Klienten grundsätzlich beitragen. Auf diese «systematische Erneuerung durch Krisenbewältigung» (Oevermann 2007, S. 82) zielt professionalisiertes Handeln im Allgemeinen und die Gesundheitserziehung als Erfahrungswissenschaft und Praxisdisziplin im Speziellen.

Als Normalfall kommunizieren gesundheitserzieherisch Tätige hingegen solche Situationen, in denen potenziell Betroffene den Wunsch der Bewältigung einer aus professioneller Sicht antizipierten gesundheitlichen Problemlage nicht entwickeln. Menschen trinken, essen, rauchen und verhalten sich sonst wie unvernünftig. Die Wahrscheinlichkeit, der Zeitpunkt und die Intensität des Eintretens der in Folge des jeweiligen Verhaltens antizipierbaren gesundheitlichen Problemlage müssen dennoch auf den Einzelfall bezogen ungewiss bleiben (Blättner 1997). In solchen ‹Normalfällen› entstehen weit größere Legitimationsprobleme. Nicht nur Differenzen zwischen Professionellen und Betroffenen über die Integration der Erkrankungswahrscheinlichkeit in die Verlaufskurvenentwürfe (Corbin, Strauss 2004) des Lebens schaffen Schwierigkeiten, sondern ggf. auch Differenzen in den Wertorientierungen und Vorstellungen über Gesundheit, Wohlbefinden und Lebensqualität. Dies mag von Gesundheitserzieherinnen und Gesundheitserziehern als krisenhaft erlebt werden. Die eigentliche Krise besteht in einem solchen Fall dann darin, dass die Adressatinnen und Adressaten gesundheitserzieherischer Interventionen selbst keine Krise wahrnehmen, jedenfalls nicht hinsichtlich ihrer Gesundheit. ‹Partnerschaftliche Entscheidungsfindung› scheint als Konzept auf solche Arbeitsverhältnisse beschränkt zu bleiben, in denen gesundheitspädagogisch Handelnde und ihre Klientinnen und Klienten grundlegende Lebensorientierungen miteinander teilen und das sind in der Regel die Zielgruppen, deren Gesundheits- und Lebenschancen ohnehin vergleichsweise gut sind.

Die Lösung des Problems besteht weder in der vorwiegenden Adressierung von bildungsgewohnten sozialen Gruppen mit verhältnismäßig guten Gesundheitschancen, noch ausschließlich in der Auswahl pädagogischen Personals nach dem Kriterium der Nähe zur Zielgruppe. Die Nähe wird notgedrungen mit jedem Mehr an Wissen über gesundheitliche Risiken und Schutzfaktoren und zunehmender Assimilation von gesundheitsbezogenen Verhaltensregeln abnehmen. Die Lösung ist wohl nur über jene Form professionalisierten Handelns zu finden, die wissenschaftliches Wissen zur Überwindung des Paradoxons bereitstellt, dass «Zöglinge» der Gesundheitserziehung nicht unbedingt erzogen werden wollen, auch nicht zur Mündigkeit.

Entwicklung einer theoretischen Basis für die Gesundheitserziehung

Um solches Wissen zu generieren, bedarf es zum einen eines Forschungsprogramms, das den Geltungsbereich der Gesundheitserziehung absteckt, die Entwicklung eines gemeinsamen Denkstils (Fleck 1980) unterstützt und ihre theoretische Basis entwickeln kann. Zum anderen braucht es eine in der Disziplin weitgehend konsensual geregelte akademische Ausbildung, die neben der Vermittlung von fachlichen und pädagogischen Kenntnissen und Kompetenzen auch der Sozialisation der angehenden Gesundheitserzieherinnen und Gesundheitserzieher dient.

Zum gegenwärtigen Zeitpunkt trifft für die Gesundheitserziehung weder das eine noch das andere zu. Im Folgenden werden deshalb einige Ansätze und Ungewissheiten aufgezeigt, die eine mögliche Linie auf dem Weg zu einem professionalisierten Handeln in der Gesundheitserziehung skizzieren. Dabei kann und soll es nicht um die Frage gehen, ob die Gesundheitserziehung im

Sinne professionssoziologischer Ansätze auf dem Weg zu einer Profession sei. Angesichts der großen Uneinigkeit, die innerhalb der soziologischen Debatte darüber herrscht, was Professionen in postmodernen Gesellschaften sind, ob es sie denn überhaupt noch gibt bzw. ob nicht selbst bei einer so scheinbar unstrittigen Profession wie der Medizin in jüngerer Zeit nicht eher von einem schleichenden Prozess der Deprofessionalisierung auszugehen ist (Bollinger 2005), wäre ein solches Vorhaben ohnehin wenig aussichtsreich.

18.3 Theoretische Basis: Menschen in Mangelsituationen stärken

Professionalisiertes Handeln in der Gesundheitserziehung bedarf fachlicher und methodischer Grundlagen aus den Erziehungswissenschaften und aus den Gesundheitswissenschaften, da das Tätigkeitsfeld die Schnittstelle beider Disziplinen einschließt. Neben curricularen Problemen weckt dies primär den Bedarf einer leitenden theoretischen Basis, die mehr sein muss als die Summe des Know-hows beider Kernfächer. Sie muss das interventionelle Handeln von Gesundheitserzieherinnen und -erziehern wissenschaftlich rational begründen können.

Gesundheitserziehung kann, das ist bereits angeklungen, nicht einfach die pädagogisch adäquate Vermittlung von Verhaltensbotschaften und die Durchführung von Verhaltenstrainings sein. Auch die Reduktion auf die Anwendung pädagogischer Techniken der Wissensvermittlung im Fach Gesundheit greift zu kurz. Ganz abgesehen davon, ob Wissen Gesundheitshandeln wirklich verändert und ungeachtet der Frage, worin sich das Berufsfeld Gesundheitserziehung von dem der Verhaltenstherapie unterscheiden würde, widersprechen diese Rückführungen der Zielsetzung der Gesundheitsförderung, Personen und Gemeinschaften zu befähigen, die Determinanten ihrer Gesundheit stärker zu kontrollieren und dadurch ihre Gesundheit zu verbessern (Ziglio et al. 2000). Es geht um Selbstbestimmung und nicht um die Übernahme fremder Werte.

Gesundheitserziehung kann ihre Legitimation stattdessen nur aus der im internationalen Konsens formulierten Anforderung an gesundheitserzieherisches Handeln ableiten. Hier steht im Vordergrund, die Entwicklung von Persönlichkeit, von sozialen und lebenspraktischen Fähigkeiten und Kompetenzen durch Information und gesundheitsbezogene Bildung zu unterstützen (WHO 1986). Einen über einen solchen programmatischen Anspruch hinausgehenden Nachweis der präventiven oder gesundheitsfördernden Wirksamkeit ihrer Interventionen ist die Gesundheitserziehung bisher schuldig geblieben. Deshalb kann sie sich zurzeit nicht über Evidenz, sondern nur über Konsens ausweisen (siehe dazu auch Beitrag von Kliche in diesem Band).

Affinität theoretischer Konzepte in den Gesundheits- und Erziehungswissenschaften

Eine tragfähige theoretische Basis für Gesundheitserziehung, die dem emanzipatorischen und auf Selbstbestimmung zielenden Ansatz der Gesundheitsförderung entspricht, ist auf den ersten Blick leicht zu finden. In den Gesundheits- und den Erziehungswissenschaften konnten sich einander ähnelnde theoretische Konzepte etablieren. Gemeint sind die Konzepte «Salutogenese» (Antonovsky 1987), «Resilienz» (Werner 1984) und «Empowerment» (Rappaport 1981). Ihre gemeinsame Fragestellung ist die nach den Ressourcen, die es Menschen ermöglichen, belastende Lebensbedingungen relativ unbeschadet zu überstehen, sich gesund zu empfinden und in Situationen des Mangels Stärken zu entwickeln (siehe dazu auch Beitrag von Franke in diesem Band). Solche Ressourcen auszubilden, sofern sie grundlegende Lebensorientierungen und nicht genetisch determiniert sind, ist eine im besten Sinne «erzieherische» Aufgabe. Der interventionelle Leitsatz, der sich aus allen drei Konzepten ableiten lässt, heißt: Menschen in belastenden Lebenssituationen stärken und ihnen Teilhabe ermöglichen. Erst ein zweiter Blick offenbart die theoretischen Probleme und Forschungsdefizite, die für die Entwicklung einer eigenständigen Wissensbasis der Gesundheitserziehung aufgearbeitet werden müssten.

Ein unmittelbar drängendes Problem ist

die Frage des Zugangs zur Zielgruppe. Empirisch gut gesichert ist der Zusammenhang zwischen gesundheitlicher und sozialer Ungleichheit, insbesondere die deutlich höheren Gesundheitsrisiken, die bildungsfernere sozialer Gruppen tragen (Lampert et al. 2005). Empirisch belegt ist auch, dass Schulbildung der wichtigste Einflussfaktor für die Teilnahme an Bildungsmaßnahmen ist (Kuwan et al. 2001). Dies gilt auch für Maßnahmen der Gesundheitsbildung. Daraus resultiert das Problem der Erreichbarkeit der Gruppen mit den größten gesundheitlichen Risiken durch pädagogische Interventionen. Alleine die Verlagerung des Ortes der Intervention dorthin, wo Menschen «spielen, lernen, arbeiten und lieben» (WHO 1986) löst das Problem noch nicht per se. Es bleibt möglich, dass Interventionen auch an solchen Orten sozial differenzierend wirken, weil sie biografisch entstandenen, familial tradierten Lebenserfahrungen widersprechen. Erst wenn Erziehung und Bildung mit der Erfahrung verbunden werden können, dass sie sinnstiftende Ressourcen für die Bewältigung der Anforderungen des Lebens sein können, kann ein pädagogischer Ansatz auf Akzeptanz stoßen. Bildungsferne entspringt nicht zwingend nur einem Mangel an Gelegenheiten, sondern kann auch dem Mangel an solchen Lebenserfahrungen in einer sozialen Gruppe erwachsen.

Ein zweiter Problemkreis ist fest in der theoretischen Basis und ihrem aktuellen Forschungsstand verankert und betrifft die Rechtfertigung zielgerichteter Interventionen. Bengt Lindström und Monika Eriksson (2005; 2006) vertreten in ihren Übersichtsarbeiten die Auffassung, dass das Modell der Salutogenese der Gesundheitsförderung einen festen theoretischen Rahmen geben kann. Sie halten es für nachgewiesen, dass zwischen dem Empfinden von Kohärenz (sense of coherence – SOC) und der subjektiven Gesundheit ein enger Zusammenhang besteht. Hinsichtlich gezielter interventioneller Modifikationen ist Aaron Antonovksy (1987) selbst allerdings außerordentlich skeptisch. Eine Veränderung, die über eine in Krisen unmittelbar stabilisierende Wirkung hinausgeht, erscheint ihm nur unter der Bedingung möglich, dass lang anhaltende, konsistente Veränderungen in den realen Lebenserfahrungen gesichert werden können. Dieses Ziel ist prinzipiell durch pädagogische Interventionen erreichbar, aber nur über lange Zeiträume. Eine retrospektive Studie von Shifra Sagy und Helen Antonovksy (2000) zeigt an Interviews mit 89 Rentnerinnen und Rentnern, dass die Erfahrung der Teilhabe in der Kindheit den stärksten Einfluss auf die Entstehung des SOC hatte. Das Prinzip einer gesundheitsfördernden Erziehung wäre entsprechend die Teilhabe an sozial Anerkanntem zu stärken. Beständigkeit, feste, aber nicht starre Strukturen, emotionale Nähe und eine Balance von Anforderungen und Ressourcen zu ihrer Bewältigung sind weitere zentrale Handlungsleitlinien. Sie setzen alle die Kontinuität einer stabilen Beziehung voraus.

Fehlende Datenbasis zur nachhaltigen Wirkung salutogenetisch ausgerichteter Interventionen

Bisher ist noch nicht systematisch untersucht worden, was über die nachhaltige Wirkung von Programmen bekannt ist, die nach dem Ansatz der Salutogenese arbeiten. Unerforscht ist, ob und unter welchen Bedingungen pädagogische Interventionen den SOC stärken können, wie solche Interventionen auf Menschen mit unterschiedlich starkem SOC wirken und wie unerwünschte Wirkungen pädagogischer Interventionen verhindert werden (Blättner 2007). Für die Gesundheitserziehung ist darüber hinaus wichtig, die Entwicklung eines starken SOC nicht mit der Stärkung von Verhaltensweisen zu verwechseln, die als gesund gelten. «Ich behaupte nicht, dass Personen mit einem starken SOC eher solche Verhaltensweisen realisieren, die nach Datenlage gut für die Gesundheit sind [...]» schreibt Antonovsky (1997, S. 141f), aber: «Die Person mit einem starken SOC ist eher in der Lage, die Natur und die Dimension des instrumentellen Problems genau zu identifizieren, sie ist eher geneigt, es als Herausforderung anzusehen und wird mit größerer Wahrscheinlichkeit aus ihrem Repertoire an Ressourcen die auswählen, die dem Problem angemessen sind und sie auf vernünftige Weise einsetzen.» Der Erfolg einer Gesundheitserziehung, die sich am Modell der

Salutogenese orientiert, kann sich folglich nicht kontextlos an gesundheitsrelevantem Verhalten messen lassen.

Salutogenese und Resilienz zeigen viele Ähnlichkeiten, allerdings haben die Ergebnisse der Resilienzforschung bislang noch nicht zur Entwicklung eines in sich geschlossenen theoretisches Modells geführt. Resilienz umfasst unterschiedliche personale, familiale und soziale Schutzfaktoren, deren Wechselwirkungen ebenso wenig abschließend geklärt sind, wie jeweils hinreichend differenziert werden kann, ob es sich bei den identifizierten Schutzfaktoren um Determinanten oder Indikatoren gelungener Entwicklung handelt, oder bestimmt werden kann, wie gut die Voraussagekraft von Resilienzfaktoren für längerfristigen Schutz ist (Holtmann, Schmidt 2004). Überwiegend scheint Resilienz als das Ergebnis eines gelungenen Sozialisationsprozesses zwischen dem Kind und seiner sozialen Umwelt gesehen zu werden. Anderen Autoren (Leppert et al. 2005) zufolge handelt es sich bei Resilienz um ein protektives Persönlichkeitsmerkmal für körperliches Wohlbefinden auch im Alter. Aus den Ergebnissen der KIGGS-Studie (Hölling, Schlack 2008) lässt sich schließen, dass personale Ressourcen im Kindesalter die bedeutsamsten Prädiktoren für die psychische Gesundheit sind, noch vor den familiären und sozialen. Schlussfolgerungen der Resilienzforschung für die Erziehung von Kindern werden seit einiger Zeit diskutiert (vgl. Wustmann 2004). Für die Erwachsenenpädagogik lässt sich aus dem aktuellen Diskussionstand jedoch keine theoretisch oder empirisch fundierte Begründungsbasis für Resilienz fördernde Interventionen ableiten.

Empowerment-Ansatz

Unabhängig vom Lebensalter beschreibt das Konzept des Empowerments individuelle und vor allem kollektive Transformationsprozesse von einem Empfinden der Machtlosigkeit zu partizipatorischer Kompetenz. Von Wolfgang Stark (1996, S. 117) wird Empowerment als «Grundhaltung oder professionelle Identität» beschrieben, die in Klientinnen und Klienten Fähigkeiten und Ressourcen entdeckt und fördert. So sehr dieses Konzept auch Eingang in die Diskussionsprozesse – z.B. der sozialen Arbeit – gefunden hat, so agiert es doch in dem Dilemma, dass solche Transformationsprozesse eben nicht hergestellt oder anerzogen werden können und sich die Rolle professioneller Unterstützerinnen und Unterstützer damit auf die Gestaltung von Handlungsspielräumen und stabilisierendes Mentoring beschränken muss. Das kann handlungsleitend für eine kontinuierliche pädagogische Beziehung sein, bei kurzfristigen erzieherischen Begegnungen, wie sie etwa von Krankenkassen finanzierte Präventionsangebote ausmachen, muss die Wirkung zwangsläufig verpuffen.

Damit gerät eine professionalisierte Gesundheitserziehung in das Dilemma, dass sie nicht weiß, ob sie mit ihren Interventionen die erreichen kann, deren Bedarf sie zuvor identifiziert hat, dass sie ihr Handeln nicht oder noch nicht theoretisch hinreichend legitimieren und dessen Wirkungen nicht empirisch nachweisen kann, dass sie ahnt, dass allenfalls langfristige Bindungen wirkungsversprechend sein werden und somit nicht begründbar ist, dass der Beruf Gesundheitserziehung in irgendeiner Form viel versprechender sein kann, als pädagogisches Handeln im Sinne guter Gesundheit denen zu überlassen, die mit oder ohne entsprechende Ausbildung ohnehin pädagogisch tätig sind. Der Weg zu einer professionalisierten Gesundheitserziehung kann umgekehrt nur über die wissenschaftliche Bearbeitung der skizzierten Fragen erfolgen (siehe dazu auch Beitrag von Wulfhorst und Hurrelmann in diesem Band).

18.4 Methodische Basis: Sinnstrukturen rekonstruieren

Gesundheitserziehung wird sich im doppelten Sinn als Handlungswissenschaft etablieren müssen, will sie sich professionalisieren. Erstens wird sie Gesundheitshandeln als Alltagshandeln (Blättner et al. 2006) im Rückgriff auf soziologische Diskussionen (Weber 1984; Schütz 1960) begrifflich für sich entwickeln müssen. Ihre Leitfrage ist hier die nach dem subjektiven Sinn des Handelns und den Möglichkeiten der Modifikation durch soziale Rekonstruktionen. Zweitens wird sie das professionelle Handeln ihrer Disziplin zum Gegenstand der Forschung machen müssen. Ihre Leitfragen beziehen sich dann darauf, welche Handlungen eine bessere Differenzierung vorgefundener Interventionsanlässe zulassen, welche eingreifenden Handlungen sicherer erwünschte Ergebnisse erzielen und welche Handlungen noch entwickelt werden müssen, um ungelöste Krisen bewältigen zu können. Für die Medizin sind Lebensdauer und Lebensqualität die entscheidenden Parameter des Erfolgs von Interventionen. Für die Gesundheitserziehung würde sich Wohlbefinden – subjektiv empfundene Gesundheit – als der ausschlaggebende Parameter anbieten, der über den erfolgreichen Einsatz von Methoden entscheiden kann, nicht etwa: gesundheitsrelevantes Verhalten.

Methodenbegriff

Der Begriff der Methode ist in der Gesundheitserziehung wie andernorts immer ein doppelter. Er bezieht sich einerseits auf das systematische Vorgehen bei der empirischen Erforschung des Ergebnisses professionellen Handelns (Wissenschaft) und andererseits auf das systematische Vorgehen bei eben diesem Handeln selbst (Praxis). Die Doppeldeutigkeit beruht nicht auf einer sprachlichen Verwirrung, sondern unterscheidet die beabsichtigte Reichweite der Aussagen (Generalisierungsanspruch versus einzelner Fall) einerseits und andererseits den eher erforschenden versus eher verändernden Charakter des beabsichtigten Tuns.

Als gesundheitswissenschaftliche Disziplin muss eine professionalisierte Gesundheitserziehung in ihrem Handeln dem Public Health Action Cycle (Institute of Medicine 1988) folgen. Hier ist eine systematisch zirkuläre Abfolge von Schritten, die im Übrigen auch einem professionellen pädagogischen Handeln entspricht, festgelegt. Somit müssen Bedarfe erhoben, Strategien entwickelt, Maßnahmen geplant und durchgeführt sowie deren Erfolg bewertet werden. Für den individuellen Fall von Einzelpersonen oder Gruppen ist es dabei notwendig, aber nicht hinreichend, generelle Informationen über Bedarfe und Wirkungen zu haben. Die Besonderheit der individuellen Situation, der spezifischen Bedürfnisse und der konkreten Wirkungen, muss erhoben und zum Ausgangspunkt professionellen Handelns werden. Nur so kann der jeweiligen Fallstruktur und den Präferenzen der Klientinnen und Klienten entsprochen werden.

Quantitative und qualitative Methoden

Dafür stehen der Praxis prinzipiell die Möglichkeiten empirischer Sozialforschung zur Verfügung, die Beobachtung und die Befragung zur Erhebung von Daten sowie die unterschiedlichen Möglichkeiten der Fallrekonstruktion zu ihrer Analyse und Auswertung. Auf Grund ihrer Reichweite des Handelns und ihres konkreten Fallbezugs und auch auf Grund des interpretativen Charakters pädagogischer Situationen eignen sich bei der Erforschung der Fallstrukturen die Möglichkeiten des Spektrums Hypothesen generierender, qualitativer Forschung wohl tendenziell besser als quantifizierende Verfahren. Nach Flick et al. (2000, S. 14) hat «qualitative Forschung den Anspruch, Lebenswelten [...] aus der Sicht der handelnden Menschen zu beschreiben» und damit auf Deutungsmuster aufmerksam zu machen, die die Akteure selbst in der Regel nicht verbalisieren könnten. Unterschiedliche Lesarten bilden, Fälle biografisch und sequenziell rekonstruieren zu können, kann sich für pädagogisches Handeln als hilfreich erweisen, auch wenn die Zeitstruktur in der gesundheitserzieherischen Arbeit notwendigerweise ein pragmatischeres Vorgehen nahe legt als dies der Forschung angemessen wäre. Der kontinuierliche Dialog mit dem Gegenüber bietet die Möglichkeit der Validierung vorläufiger Hypothesen, allerdings immer nur durch die Rekonstruktion von Sinnstrukturen, nicht einfach durch verbale Zustimmung oder Ablehnung. Die forschende Grundhaltung, die sorgsame Beobachtung und die erzählgenerierende Art der Gesprächsführung, die kontinuierliche Frage nach den rekonstruierbaren Sinnstrukturen, die Suche nach größtmöglicher Vielfalt gebildeter Lesarten und der permanente Zweifel an den ersten Hypothesen bilden die methodische Basis für Assessment und Evaluation.

Ein Kennzeichen pädagogischer Interventionen ist, dass sie interaktiv bleiben. Methoden der Datenerhebung, der Datenanalyse und der Intervention sind gleichermaßen interaktiv und zumindest prinzipiell vertextbar. Immer «stehen Deutungen sozialer Wirklichkeiten handelnder Personen sowie die Interaktionen, in denen diese Deutungen entwickelt und modifiziert werden» (Corbin, Hildenbrand, 2000 S. 159) im Zentrum, einmal um zu Generalisierungen zu kommen, ein andermal um dem Einzelfall gerecht zu werden, einmal um Wirklichkeit zu beschreiben, ein andermal um sie zu verändern. Das kann Schwierigkeiten bereiten, weil Datenerhebung und Intervention nur analytisch voneinander getrennt werden können, in der Gesprächssituation des Alltags sind sie es nicht. Vielmehr noch können Struktur und Inhalt solcher Gespräche mit Einzelpersonen oder Gruppen im pädagogischen Handeln zwar beeinflusst, aber nicht bestimmt werden. Es ist auch nicht die professionell handelnde Person alleine, die festlegt, ob ein Gespräch der Datenerhebung oder der Intervention dient. Forschung im Feld verändert immer auch die soziale Wirklichkeit, die sie erforscht, und Interventionen ermöglichen Daten zu erheben, die zu weiterer Forschung genutzt werden könnten.

Pädagogisches Handeln als soziales Handeln

Hermann Giesecke (2007) beschreibt pädagogisches Handeln als soziales Handeln. Er bezieht er sich mit seinen Formulierungen auf die Max Weber'sche (1984) Definition sozialen Handelns, das als äußeres oder inneres Tun oder Unterlassen in seinem Sinn nach auf andere bezogen ist und sich in seinem Verlauf am vergangenen, gegenwärtigen oder antizipierten Verhalten Anderer orientiert. Andere können Einzelne oder Gruppen, Bekannte oder Unbekannte sein. Mit dem Begriff des sozialen Handelns umreißt Giesecke, ohne dies selbst so zu sehen, das Spektrum pädagogischer Methoden: Alle Methoden, die in Reaktion oder Antizipation auf das Verhalten Anderer rekurrieren, sind prinzipiell auch als pädagogische Methoden nutzbar. Wie wirksam diese Methoden sind, um die intendierten Ziele der Gesundheitserziehung zu erreichen, muss Gegenstand empirischer Forschung sein. Ihre Bewertung wird daneben zumindest auch ethische Fragen berücksichtigten müssen.

Gerade für die Gesundheitserziehung ist von Interesse, dass die Methoden, die der Pädagogik zur Verfügung stehen, nicht ihr alleine vorbehalten sind. Vielmehr werden sie grundsätzlich von allen genutzt, die in Interaktion treten. Es kann also nicht die Methodik an sich sein, die die Wirkung pädagogischen Handelns gegenüber der Wirkung der Interaktion von Peers hervorhebt. Daraus lassen sich für die Praxis der Gesundheitserziehung drei Hypothesen ableiten:

Interventionen sollten sich eher auf soziale Kontexte, auf Lebenswelten, denn auf Einzelpersonen beziehen, um nachhaltige Wirkungen erzeugen zu können.

Da Deutungs- und Handlungsmuster der Klientinnen und Klienten biografisch verwurzelt und in soziale Diskurse eingebettet sind, könnten Verfahren des «Reframing», der partnerschaftlichen Re-Konstruktion von Sinnstrukturen, wie sie z.B. in der systemischen Therapie und Pädagogik angewandt werden, für Veränderungsprozesse nutzbar gemacht werden, solange sie nicht mechanistisch verstanden werden.

Nicht die Methodik an sich, sondern die Art der Beziehungsgestaltung könnte für die Wirkung der Interventionen ausschlaggebend sein. Hier kann an den schon von Reinhard und Anne-Marie Tausch (1973) vorgeschlagenen Erziehungsstil der Wertschätzung in Verbindung mit einem geringen Maß an Lenkung angeknüpft werden.

18.5 Qualifikatorische Basis: Theoriegeleitet, evidenzbasiert und partizipativ handeln können

An Überlegungen zu einer leitenden theoretischen und methodischen Basis für die Gesundheitserziehung schließt sich unmittelbar die Frage an, über welche Fertigkeiten und Kompetenzen Gesundheitserzieherinnen und -erzieher künftig verfügen sollten. Professionalisiertes gesundheitserzieherisches Handeln – im Sinne Ulrich Oevermanns – bedeutet stets Wissenschaft und Praxis fallbezogen zu vermitteln. Dies geht schwerlich ohne eine anwendungsorientierte aber wissenschaftliche Ausbildung, die gemäß allgemeinen Bildungssystematiken mit einem Hochschulabschluss verbunden ist.

Referenzrahmen für Qualifikationsanforderungen

Als brauchbarer Referenzrahmen für die Gestaltung gesundheitspädagogischer Hochschulstudiengänge bietet sich deshalb primär der «Qualifikationsrahmen Deutscher Hochschulabschlüsse» (KMK-Beschluss vom 21.04.2005) an. Die Systematik des Rahmens orientiert sich entsprechend internationaler Entwicklungen daran, was Hochschulabsolventinnen und -absolventen während ihres Bachelor- bzw. Masterstudiums oder ihrer Promotion an Kenntnissen und berufsrelevanten Kompetenzen erwerben sollen. Die Vergleichbarkeit von Studienangeboten und Hochschulabschlüssen soll durch die Fokussierung auf Lernergebnisse und Kompetenzen (Outcome), anstelle der bisherigen Orientierung an Lehrinhalten (Input), erleichtert werden (KMK 2005). Eine institutionsunabhängige Beschreibung von in Ausbildung oder Weiterqualifikation erworbenen Kompetenzen und Kompetenzniveaus ermöglicht der «Europäische Qualifikationsrahmen für Lebenslanges Lernen» (EQR), der allerdings noch nicht in einen nationalen Rahmen oder einen europäischen, fachspezifischen Rahmen übersetzt ist. Im September 2006 wurde von der Kommission den Mitgliedsstaaten der Europäischen Gemeinschaft (EU) der Vorschlag zur Einrichtung eines «European Qualifications Framework for Lifelong Learning» vorgelegt. Der EQR sollte als Metarahmen dienen, mit dem die unterschiedlichen Bildungsnachweise und Bildungsabschlüsse transparent gemacht und verglichen werden können. Mit dieser Initiative verfolgte die Kommission das Ziel, über die wechselseitige Anerkennung von Qualifikationen einen grenzüberschreitenden, europäischen Arbeitsmarkt zu forcieren. Nach einem aufwendigen Konsultationsprozess empfahl das Europäische Parlament und der Rat der Europäischen Union am 23. April 2008 seine Einrichtung (Europäisches Parlament und Rat der Europäischen Union 2008).

Der EQR unterscheidet zwischen Kenntnissen, Fertigkeiten und Kompetenz, die auf acht aufeinander aufbauenden Niveaustufen, den Kompetenzerwerb vom Grundschulalter bis ins hohe Erwachsenenalter verlässlich abbilden sollen. Die Stufe 6 entspricht dem ersten Studienzyklus, die Stufe 7 dem Masterniveau und die 8. Kompetenzstufe der Promotion (Europäische Kommission 2008). Der «Qualifikationsrahmen Deutscher Hochschulabschlüsse» und der EQR benutzen die gleichen Deskriptoren, nur in einer unterschiedlichen Systematik und Sprachlogik.

Die Absolventinnen und Absolventen eines Bachelor-Studiengangs oder einer gleichwertigen Qualifikation sollen entsprechend des EQR über «fortgeschrittene Fertigkeiten» verfügen, «die die Beherrschung des Faches sowie Innovationsfähigkeit erkennen lassen, und zur Lösung komplexer und nicht vorhersehbarer Probleme in einem spezialisierten Arbeits- oder Lernbereich nötig sind». Zudem sollen sie die «Leitung komplexer fachlicher oder beruflicher Tätigkeiten oder Projekte» sowie die «Entscheidungsverantwortung in nicht vorhersehbaren Arbeits- oder Lernkontexten» übernehmen können. Demgegenüber sollen Masterabsolventinnen und -absolventen «spezialisierte Problemlösungsfertigkeiten im Bereich Forschung und/oder Innovation» ausgebildet haben, «um neue Kenntnisse zu gewinnen und neue Verfahren zu entwickeln sowie um Wissen aus verschiedenen Bereichen zu integrieren» (Europäische Kommission 2008, S. 13).

Diese Stufenlogik ist auf die unterschiedlichen Foki des professionalisierten Handelns in der Gesundheitserziehung anwendbar. Erstens fokussiert die Gesundheitserziehung als fallbezogene Arbeit auf das Vermitteln von gesundheitswissenschaftlicher Evidenz und der Alltagspraxis von Personen und Gruppen mit dem Ziel, zur Bewältigung gesundheitsrelevanter Krisen systematisch beizutragen. Zweitens trägt professionalisiertes Handeln selbst zur Entwicklung der Gesundheitserziehung als Handlungswissenschaft durch die Formulierung und Bearbeitung von Forschungsfragen und systematische Theoriebildung bei. Entsprechend der Stufenlogik des EQR entspräche die fallbezogene Praxisform der Gesundheitserziehung der Stufe 6, dem Bachelor-Abschluss. Das eigenständige Generieren von wissenschaftlichem Wissen rangiert demgegenüber auf Stufe 7, äquivalent dem Masterniveau.

Gesundheitserzieherinnen und Gesundheitserzieher, die vorwiegend fallbezogen arbeiten, müssen zunächst drohende oder manifeste gesundheitsrelevante Krisen identifizieren können. Hierfür genügt es, Gesundheitsberichte kritisch lesen und aktuelle Evidenz systematisch recherchieren zu können. Es ist hingegen nicht hinreichend, wenn Gesundheitserzieherinnen und -erzieher in der Planung und Durchführung gesundheitsbildender Maßnahmen lediglich auf allgemeine Informationen über Interventionsbedarfe und Interventionseffekte zurückgreifen. Die individuellen, sozialen und kulturellen Besonderheiten des Falls müssen mit Hilfe von Analysemethoden und erzählgenerierenden Gesprächstechniken möglichst wertfrei rekonstruiert und zum Ausgangspunkt professionalisierten Handelns gemacht werden, um angemessen handeln und den Präferenzen der Klientinnen und Klienten entsprechen zu können. Dies erfordert die Kompetenz, Methoden der Forschung in Fragen der Alltagspraxis anwenden können.

Ihr so erworbenes Fallverstehen müssen Gesundheitserzieherinnen und Gesundheitserzieher bei der eigenständigen und verantwortlichen Planung und Durchführung von Interventionen zu ihrem gesundheitswissenschaftlichen Wissen in Beziehung setzen können. Das heißt, sie müssen aus dem Spektrum gesundheitsrelevanter natur- und sozialwissenschaftlicher Theorien, epidemiologischer Daten und empirischer Erkenntnisse, dem Wissen über erfolgreiche Strategien und Methoden sowie der Versorgungsstrukturen im deutschen Gesundheitswesen Strategien und Maßnahmen planen und durchführen können, die Interventionsbedarf, Fallstruktur und gesundheitswissenschaftliches Wissen integrieren. Die Integration von wissenschaftlichem Know-how und rekonstruierter Fallstruktur, verbunden mit der Kompetenz fallbezogen und partizipativ geeignete gesundheitsbildende Strategien entwickeln und umsetzen zu können, entspricht der Vermittlungsfunktion des professionalisierten Handelns. In der Stufenlogik des EQR ist sie mit den Kompetenzniveaus Stufe 6 und höher assoziiert.

Absolventinnen und Absolventen eines gesundheitspädagogischen Masterstudiengangs sollten ergänzend während des Studiums vor allem solche Kompetenzen erworben haben, die es ihnen ermöglichen, auf der Basis des aktuellen Erkenntnisstandes Forschungsfragen zu formulieren und systematisch zu bearbeiten, die zur Entwicklung der Gesundheitserziehung als Wissenschaft und Praxisdisziplin beitragen. Hierzu zählen insbesondere Fragen zur theoretischen und empirischen Basis der Gesundheitserziehung und Fragen, die die Didaktik und Methodik des gesundheitserzieherischen Handelns betreffen. Dies schließt immer auch ethische Fragen, z.B. hinsichtlich der Auswahl von Zielgruppen, des Zugangs oder der Art der Beziehungsgestaltung, mit ein. Masterabsolventinnen und -absolventen müssen in der Lage sein, Verantwortung für die fachliche Weiterentwicklung der Gesundheitserziehung zu übernehmen. Dies impliziert sowohl den sicheren Umgang mit qualitativen und quantitativen Methoden der Sozialforschung als auch die Kompetenz, durch das Schreiben von Publikationen am wissenschaftlichen Diskurs in der Gesundheitserziehung teilzunehmen.

18.6 Ein Fazit: Gesundheitserziehung neu verorten

Der Weg zu einer professionalisierten Gesundheitserziehung erweist sich als noch vergleichsweise weit, das gilt für die theoretische und die methodische Basis, für die Legitimation erzieherischen Handelns und für wissenschaftliche Standards der Qualifikation. Einer der Gründe dafür könnte in der Zurückhaltung liegen, mit der die sich in Deutschland neu entwickelnde Landschaft von Public Health und Gesundheitswissenschaften in den letzten zweieinhalb Dekaden der Gesundheitserziehung begegnet ist. Die sachlichen Argumente für diese Zurückhaltung sind durch die Wiederentdeckung der Praxis gesundheitserzieherischen Handelns nicht per se widerlegt. Sie fokussieren auf die Reproduktion sozialer Ungleichheit und den Versuch der Modifikation des Handelns Anderer an vorgegebene Werte, die mit dem Begriff der Erziehung assoziiert werden. Gesundheitserziehung kann sich im Kontext des Kenntnisstandes der Gesundheitswissenschaften nur als Unterstützung partizipativer Entwicklungs- und Bildungsprozesse in sozialen Kontexten etablieren und eben nicht als Erziehung. Damit ist die Frage aufgeworfen, inwieweit eine Professionalisierung von Gesundheitserziehung unabhängig von einer Professionalisierung der Gesundheitsförderung sinnvoll ist und ob eine so verstandene pädagogische Praxis tatsächlich mit dem Begriff der Gesundheitserziehung bezeichnet werden sollte.

Literatur

Abel Th., Abraham A., Sommerhalder K. (2006). Kulturelles Kapital, kollektive Lebensstile und die soziale Reproduktion gesundheitlicher Ungleichheit. In: Richter M., Hurrelmann K. (Hrsg.). Gesundheitliche Ungleichheit: Grundlagen, Probleme, Perspektiven. 185-198. Wiesbaden: VS Verlag für Sozialwissenschaften.

Antonovsky A. (1997). Salutogenese. Zur Entmystifizierung der Gesundheit. Tübingen: dgvt.

Blättner B. (1997). Paradigmenwechsel: von der Gesundheitsaufklärung und -erziehung zur Gesundheitsbildung und -förderung. In: Weitkunat R., Haisch J., Kessler M. (Hrsg.). Public Health und Gesundheitspsychologie. 119-125. Bern et al.: Verlag Hans Huber.

Blättner B. (2007). Das Modell der Salutogenese. Eine Leitorientierung für die berufliche Praxis. Präv Gesundheitsf, 2, 67-73.

Blättner B., Kohlenberg-Müller K., Grewe A. (2006). Adipositas-Programme für Kinder und Jugendliche. Weshalb sind sie nur bei manchen Kindern erfolgreich? Präv Gesundheitsf, 2, 121-127.

Bollinger H. (2005). Profession – Dienst – Beruf : Der Wandel der Gesundheitsberufe aus berufssoziologischer Perspektive. In: Bollinger H., Gerlach A., Pfadenhauer M. (Hrsg.). Gesundheitsberufe im Wandel : Soziologische Beobachtungen und Interpretationen. 13-30. Frankfurt am Main: Mabuse.

Bollinger H., Gerlach A., Pfadenhauer M. (2005). Soziologie und Gesundheitsberufe. In: Bollinger H., Gerlach A., Pfadenhauer M. (Hrsg.). Gesundheitsberufe im Wandel : Soziologische Beobachtungen und Interpretationen. 7-12. Frankfurt am Main: Mabuse.

Corbin J., Hildenbrand B. (2000). Qualitative Forschung. In: Rennen-Allhoff B., Schaeffer D. (Hrsg.). Handbuch Pflegewissenschaft. 159-184. Weinheim und München: Juventa-Verlag.

Corbin J., Strauss A. (2004): Weiterleben lernen. Verlauf und Bewältigung chronischer Krankheit. Bern et al: Hans Huber Verlag.

Eriksson M., Lindström B. (2005). Validity of Antonovsky's sense of coherence scale: a systematic review. J Epidemiol Community Health, 59, 460-466.

Eriksson M., Lindström B. (2006). Antonovsky's sense of coherence scale and the relation with health: a systematic review. J Epidemiol Community Health, 60, 376-381.

Europäische Kommission (2008). Der Europäische Qualifikationsrahmen für Lebenslanges Lernen (EQR). Online: http://ec.europa.eu/dgs/education_culture/publ/pdf/eqf/broch_de.pdf [Zugriff 2008-08-09].

Europäisches Parlament und Rat der Europäischen Union (2008). Empfehlung des Europäischen Parlaments und des Rates vom 23. April 2008 zur Einrichtung des Europäischen Qualifikationsrahmens für lebenslanges Lernen. Online: http://eur-lex.europa.eu/LexUriServ/LexUriServ.do?uri=OJ:C:2008:111:0001:0007:DE:PDF [Zugriff 2008-08-09].

Fleck L. (1980). Die Entdeckung einer wissenschaftlichen Tatsache. Einführung in die Lehre vom Denkstil und Denkkollektiv. Frankfurt am Main: Suhrkamp.

Flick U., Kardorff E. v., Steinke I. (2000). Was ist qualitative Forschung? Einleitung und Überblick. In: Flick U., Kardorff E. v., Steinke I. (Hrsg.). Qualitative Forschung. Ein Handbuch. 13-29. Reinbek bei Hamburg: Rowohlt Taschenbuch Verlag.

Giesecke H. (2007). Pädagogik als Beruf. Grundformen pädagogischen Handelns. Weinheim und München: Juventa-Verlag.

Heckenhahn M. (2008). Soziale Zuschreibungen in der Pflege. Konstituierung eines Forschungsgegenstandes. Unveröffentlichte Masterarbeit. Fulda: Hochschule Fulda.

Hölling H., Schlack R. (2008). Psychosoziale Risiko- und Schutzfaktoren für die psychische Gesundheit im Kindes- und Jugendalter – Ergebnisse aus dem Kinder- und Jugendgesundheitssurvey (KiGGS). Gesundheitswesen, 70, 154–163.

Holtmann M., Schmidt H. M (2004). Resilienz im Kinder und Jugendalter. Kindheit und Entwicklung, 13 (4), 195-200.

Institute of Medicine (1988). The Future of Public Health. Washington D.C.: National Academy Press.

Klemperer D. (2003). Wie Ärzte und Patienten Entscheidungen treffen. Konzepte der Arzt-Patient-Kommunikation. Berlin: WZB.

Kultusministerkonferenz (2005). Qualifikationsrahmen für Deutsche Hochschulabschlüsse. Beschluss der Kultusministerkonferenz vom 21.04.2005.

Kuwan H., Graf-Cuiper A., Hacket A. (2001). Weiterbildung von «bildungsfernen» Gruppen. Online: http://www.die-frankfurt.de/esprid/dokumente/doc-2001/kuwan01_01.pdf. Dokument aus dem Internet-Service Texte Online des Deutschen Instituts für Erwachsenenbildung e. V. –http://www.die-bonn.de [Zugriff 2008-08-08].

Lampert Th., Saß A.-Ch., Häfelinger M., Ziese Th. (2005). Armut, soziale Ungleichheit und Gesundheit. Beiträge zur Gesundheitsberichterstattung des Bundes. Berlin: RKI.

Leppert K., Gunzelmann Th., Schumacher J., Strauß B., Brähler E. (2005). Resilienz als protektives Persönlichkeitsmerkmal im Alter. Psychother Psych Med, 2005; 55, 365-369.

Lindström B., Erikkson M. (2005). Salutogenesis. J Epidemiol Community Health, 59, 440-442.

Oevermann U. (2007). Theoretische Skizze einer revidierten Theorie professionalisierten Handelns. In: Combe A., Helsper W. (Hrsg.). Pädagogische Professionalität: Untersuchungen zum Typus pädagogischen Handelns. 70-182. Frankfurt am Main: Suhrkamp.

Rappaport J. (1981). In Praise of Paradox: A Social Policy of Empowerment Over Prevention. Am J Community Psychology, 9, 1.

Sagy Sh., Antonovsky H. (2000). The development of the sense of coherence: a retrospective study of early life experiences in the family. Int J Aging Hum Dev, 51, 155-66.

Schütz A. (1960). Der sinnhafte Aufbau der sozialen Welt. Frankfurt a. M. & Wien: Springer.

Stark W. (1996). Empowerment. Neue Handlungskompetenzen in der psychosozialen Praxis. Freiburg: Lambertus Verlag.

Tausch R., Tausch A.-M. (1973). Erziehungspsychologie. Begegnung von Person zu Person. Göttingen: C. J. Hogrefe.

Weber M. (1984). Soziologische Grundbegriffe. Tübingen: UTB.

Werner E. E. (1984). Resilient children. Young Children, 40, 68–72.

WHO (1986). Ottawa Charter for Health Promotion. World Health Organization, Health and Welfare Canada, Canadian Public Health Association. Ottawa, Ontario, Canada. 21 November 1986. Online: http://www.euro.who.int/aboutwho/policy/20010827_2 [Zugriff 2008-08-05].

Wustmann C. (2004). Resilienz. Widerstandsfähigkeit von Kindern in Tageseinrichtungen fördern. Beiträge zur Bildungsqualität. Weinheim und Basel: Beltz Verlag.

Ziglio E., Hagard S., Griffiths J. (2000). Health promotion development achievements and challenges. Health Promotion International, 15, 2, 143-154.

Serviceteil: Programmpapiere, Rahmenvorgaben und Leitlinien

19 Programmatiken, Rahmenvorgaben und Leitlinien für gesundheitserzieherische Interventionen

Antje Braumann

Im vorliegenden Serviceteil werden relevante Rahmenvorgaben, Leitlinien und Programmpapiere zur Gesundheitsförderung und Krankheitsprävention mit nationalen und internationalen Bezügen zusammengestellt. Die vorliegenden Ausführungen stellen eine Kurzzusammenfassung der Ziele, der Reichweite und der Bedeutung für die Praxis der Gesundheitserziehung in verschiedenen Settings dar. Sie erheben keinen Anspruch auf Vollständigkeit und dienen in erster Linie der Orientierung hinsichtlich relevanter Papiere und Organisationen sowie deren Zielsetzung bezogen auf die Gesundheitsförderung und Krankheitsprävention in Deutschland.

Zunehmend finden sich Initiativen der Gesundheitsförderung auf Länderebene und kommunaler Ebene, die aufgrund der Vielfalt hier nur beispielhaft genannt werden können. Für eine weitere Recherche sind die Seiten der zuständigen Ministerien zu empfehlen.

Die Gesetze und Verordnungen stellen Mindestanforderungen dar und sind wertvolle Hilfestellungen für die Akteure der Gesundheitsförderung. Leitlinien und Empfehlungen erweitern den Handlungsspielraum und geben mehr oder weniger Zieldefinitionen und Qualitätskriterien wieder. Anhand der Zusammenführung können Anregungen für die konkrete Ausgestaltung der betrieblichen Gesundheitsförderung und Prävention geschlussfolgert werden.

	Zentrale Zielsetzungen	Begriffe	Reichweite	Setting	Bemerkungen	Link
Programmatik						
WHO Ottawa Charta zur Gesundheitsförderung (WHO 1986)	Als erste Internationale Konferenz zur Gesundheitsförderung 1986 in Ottawa ruft die Charta zu aktivem Handeln mit dem Ziel der «Gesundheit für alle» auf. Festsetzung von drei Handlungsstrategien (Interessenvertretung bzw. Anwaltschaft für Gesundheit, Befähigen und Ermöglichen, Vermitteln und Vernetzen) und fünf vorrangigen Handlungsfeldern (1. Entwicklung einer gesundheitsförderlichen Gesamtpolitik, 2. Schaffung gesundheitsförderlicher Lebenswelten, 3. Unterstützung gesundheitsbezogener Gemeinschaftsaktionen, 4. Entwicklung persönlicher Kompetenzen, 5. Neuorientierung der Gesundheitsdienste und anderer gesundheitsrelevanter Dienste). Sie fordert eine gesundheitsfördernde Gesamtpolitik in allen Lebensbereichen des Menschen.	Gesundheitsförderung Handlungsstrategie und Handlungsfeld der Gesundheitsförderung	Makroebene Bei näherer Bestimmung Auswirkungen bis auf die Mikroebene Mitgliedstaaten der WHO	Allgemeine Zielsetzung für die Anwendung in verschiedenen Settings	Die Ottawa Charta dient als Grundlage und Programmatik für die Krankheitsprävention und Gesundheitsförderung insgesamt und ermöglicht es, auf der Basis der hier formulierten globalen Zielsetzungen Ziele für konkrete Interventionsstrategien in verschiedenen Settings abzuleiten.	www.euro.who.int
WHO: Jakarta Erklärung zur Gesundheitsförderung (WHO 1997)	Auf der 4. Konferenz zur Gesundheitsförderung wurde der Handlungsrahmen für Gesundheitsförderung im 21. Jahrhundert festgesetzt. Die Anerkennung von Gesundheit als Schlüsselinvestition, die Bestimmung von neuen Determinanten für Gesundheit, der Nachweis der Wirksamkeit von Gesundheitsförderung und die Erfordernis neuer Handlungsformen mündeten in folgende Prioritäten der Gesundheitsförderung: 1. Förderung sozialer Verantwortung für Gesundheit 2. Ausbau der Investitionen in die Gesundheitsentwicklung 3. Festigung und Ausbau von Partnerschaften für Gesundheit 4. Stärkung der gesundheitsfördernden Potenziale von Gemeinschaften und der Handlungskompetenz des Einzelnen 5. Sicherstellung der Infrastruktur für die Gesundheitsförderung	Handlungsrahmen für Gesundheitsförderung	Makroebene Bei näherer Bestimmung Auswirkungen bis auf die Mikroebene Mitgliedstaaten der WHO			http://www.dngfk.de/files/19/1997_Jakarta-Erklaerung.pdf

Rahmenvorgaben und Empfehlungen						
Europäische Union Europäische Kommission: Gesundheit	Die Europäische Kommission beschäftigt sich unter anderem in ihren Tätigkeitsbereichen «Gesundheit» und «Beschäftigung und Sozialpolitik» mit gesundheitsrelevanten Themen für die Bürger der Mitgliedstaaten der Europäischen Union (EU). So werden aktuelle Programme und Projekte durchgeführt sowie Rechtsakte verabschiedet, die für die Mitgliedstaaten der EU eine gemeinsame Basis ihrer Gesundheitspolitik darstellen. Im Tätigkeitsbereich «Gesundheit» werden z.B. gesundheitspolitische Strategien inklusive aktueller Programme und Initiativen erläutert. Spezielle Themen beziehen sich z.B. auf Gesundheitsgefahren, auf Faktoren, die die Lebensführung beeinflussen und die äußeren Faktoren, die die Gesundheit beeinflussen. Im Tätigkeitsbereich «Beschäftigung und Sozialpolitik» wird unter anderem auf den Gesundheitsschutz und die Sicherheit am Arbeitsplatz verstärkt eingegangen. Neben allgemeinen Bestimmungen werden ebenfalls spezielle Zielgruppen, Arbeitsplätze und Arbeitsbedingungen näher skizziert und die Erfordernisse mit dem Ziel der Verbesserung des Arbeits- und Gesundheitsschutzes in Richtlinien festgelegt. Zusätzlich werden Informationen zur Umsetzung gegeben.	Harmonisierung Öffentliche Gesundheit Gesundheitsschutz Gesundheitsschutz der Arbeitnehmer	Mitgliedstaaten der EU	Gesundheitspolitik innerhalb der EU und innerhalb der einzelnen EU-Staaten	Gesundheitsförderung wird nicht als separates Ziel deklariert, sondern ist integrativer Anteil dieser beiden Tätigkeitsbereiche.	http://ec.europa.eu/index_de.htm
Bericht der Kultusministerkonferenz (KMK 1992)	Die Kultusministerkonferenz (KMK) beschließt die Integration der schulischen Gesundheitserziehung in den Unterricht. Hierbei stehen vor allem Gesundheitsthemen im Vordergrund, die sich z.B. auf die Verhütung von Krankheiten (z B. Bewegung, Ernährung) und auf Gesundheitsrisiken beziehen. Gesundheitserziehung wird als Aufgabe der Schule festgehalten und die Implementierung in die Rahmenlehrpläne für alle Schularten und -stufen sowie in der Lehrerbildung festgelegt.	Gesundheitserziehung «Gesunheitsförderung in der Schule»	Bund und Länder im Bereich des Bildungswesens	Schule		www.kmk.org

Schulische Gesundheitserziehung und Gesundheitsförderung (BZgA 2000)	Die Bundeszentrale für gesundheitliche Aufklärung (BZgA) fasst in ihrem Bericht zur «Schulischen Gesundheitserziehung und Gesundheitsförderung» die Rahmenbedingungen für Kinder und Jugendliche zusammen. Es werden die Konzepte und Ansätze - wie z.B. das «Konzept der Lebensweisen», das Konzept «Gesunde Schule» oder der «Setting-Ansatz» und entsprechende Umsetzungsstrategien vorgestellt, die die Aktivitäten der BZgA in diesem Arbeitsfeld beschreiben. Die BZgA hat auf nationaler Ebene die Aufgabe, Gesundheit zu fördern sowie Maßnahmen der Qualitätssicherung zu ergreifen. Neben der wissenschaftlichen Auseinandersetzung mit vielfältigen gesundheitsrelevanten Themen steht die Entwicklung von innovativen Strategien im Rahmen der Gesundheitsförderung und deren Umsetzung im Vordergrund.	«Ganzheitskonzept» «Gesunde Schule» «Settingansatz»	Bund und Länder	Schule		www.bzga.de
Leitlinien						
«Leitfaden Prävention» Bundesverband der Spitzenverbände der Krankenkassen (2008)	Der Leitfaden «Prävention» der Spitzenverbände der Krankenkassen legt Handlungsfelder und Kriterien fest, die für die Umsetzung der Maßnahmen der §§20 und 20a SGB V vom 21.Juni 2000 im Rahmen der Primärprävention und der betrieblichen Gesundheitsförderung verbindlich gelten. Neben dem Setting-Ansatz wird sowohl der individuelle Ansatz mit entsprechenden Handlungsfeldern als auch die betriebliche Gesundheitsförderung als Gegenstand in die Verantwortung der Krankenkassen gelegt. Es werden neben den Voraussetzungen der Förderung o.g. Maßnahmen ebenfalls Gesundheitsziele definiert, deren Erreichung überprüft wird. In regelmäßigen Abständen wird der Leitfaden auf seine Aktualität hin überprüft und an neue Erkenntnisse angepasst.	Primärprävention Setting-Ansatz individueller Ansatz Betriebliche Gesundheitsförderung	Krankenkassen	Kindertagesstätte Schule Kommune/Stadtteil Betrieb	Die Inhalte des Leitfadens beziehen sich auf die Krankenkassen und deren Verantwortlichkeiten im Rahmen der §§20 und 20a SGB V. Sie zeigen eine Verbindlichkeit dahingehend, dass nur nachgewiesen wirksame Maßnahmen eine Förderung seitens der Krankenkassen erhalten, für die Effektivitätsnachweise vorliegen.	http://www.ikk.de/ikk/generator/ikk/fuer-medizinberufe/praevention/3236.pdf www.gesundheitsziele.de

Deutsche Gesetzliche Unfallversicherung (DGUV) Grundsätze der Prävention	Auf der Ebene der Deutschen gesetzlichen Unfallversicherung als Kooperation der Unfallkassen und Berufsgenossenschaften als Träger der gesetzlichen Unfallversicherung werden Vorschriften und Regeln für die Prävention von Unfällen, Berufskrankheiten und arbeitsbedingten Gesundheitsgefahren erlassen. In der Unfallverhütungsvorschrift «Grundsätze der Prävention» der gesetzlichen Unfallversicherung und den Konkretisierungen durch die Unfallkassen und Berufsgenossenschaften sind Hilfestellungen für den Unternehmer zur Umsetzung des Arbeitsschutzes und der Arbeitssicherheit sowie des Gesundheitsschutzes auf der Basis rechtlicher Vorschriften und Verordnungen aufgezeigt. Ziel ist es, aus vorhandenen Gesetzen (z.B. Arbeitsschutzgesetz), Verordnungen (z.B. Arbeitsstättenverordnung, Betriebssicherheitsverordnung, Gefahrstoffverordnung) und Erfahrungen geeignete Regeln für Sicherheit und Gesundheitsschutz zu konkretisieren. So werden neben allgemeinen Regelwerken für die Prävention und des Arbeitsschutzes ganz spezielle Themen im Fokus der Unfallverhütungs- und Prüfvorschriften erarbeitet sowie Richtlinien und Informationen dem Unternehmer und dem Versicherten zur Verfügung gestellt.	Gesundheitsschutz Arbeitsschutz Berufskrankheiten Arbeitsbedingte Gesundheitsgefahren		Betrieb: Unternehmer und Versicherte		www.dguv.de www.unfallkassen.de www.hvbg.de www.arbeitssicherheit.de
Europäisches Netzwerk für betriebliche Gesundheitsförderung «Luxemburger Deklaration zur betrieblichen Gesundheitsförderung in der Europäischen Union» (ENWHP 1997 und 2007)	Im Bereich der Prävention und Gesundheitsförderung in der Arbeitswelt stellt die «Luxemburg Deklaration» eine wichtige Leitlinie dar. Arbeitsplatzbezogene Gesundheitsförderung ist als eine Unternehmensstrategie zu sehen, die sich die Prävention arbeitsplatzbedingter Erkrankungen (z.B. Unfällen, Berufskrankheiten, Stress) sowie die Steigerung des Wohlbefindens der Beschäftigten zum Ziel gesetzt hat.	Betriebliche Gesundheitsförderung (BGF)		Betrieb: Arbeitgeber Arbeitnehmer Gesellschaft		http://www.netzwerk-unternehmen-fuer-gesundheit.de/ www.bkk.de

BKK: «Qualitätskriterien betriebliche Gesundheits-förderung» (BKK Bundesverband 1999)	Auf der Grundlage des Beschlusses der «Luxemburg Deklaration» vom Europäischen Netzwerk für betriebliche Gesundheitsförderung wurden 1999 vom Bundesverband der Betriebskrankenkassen Qualitätskriterien für die gesundheitsfördernden Organisationen zusammengestellt. Diese Kriterien orientieren sich an dem Modell der European Foundation for Quality Management. Auf den Seiten des BKK-Bundesverbandes werden unter dem Stichwort «Gesundheitsförderung im Betrieb» sämtliche Gesetze und Regelungen zu diesem Thema zusammengestellt und als Download zum Teil als Dokumente zur Verfügung gestellt.	Betriebliche Gesundheits-förderung (BGF)		Betrieb: Arbeitgeber Arbeitnehmer Gesellschaft		www.bkk.de
Leitlinien Patientenschulung	Der Anspruch, eine systematische Qualitätssicherung auf dem Gebiet der Patientenschulungen zu entwickeln und zu implementieren, ist durch die Entwicklungen im Bereich des Gesundheitswesens – und hier speziell in den Bereichen Prävention und Rehabilitation – legitimiert. Zum Teil sind Qualitätssicherungsanforderungen bereits gesetzlich festgelegt, zu nennen ist hier z.B. der § 20 des Sozialgesetzbuches IX. Hier werden vergleichende Qualitätsanalysen als Grundlage für ein effektives Qualitätsmanagement gefordert. Insbesondere die Deutsche Rentenversicherung (DRV) hat dezidierte Qualitätssicherungsverfahren auf der Basis festgelegter Qualitätsdimensionen und –kriterien festgelegt. Arbeitsgruppen, die entsprechende Leitlinien für Schulungsprogramme für spezielle Erkrankungen vorgelegt haben, sind z.B.	Qualitätssicherung Leitlinien Patientenschulung Train-the-Trainer-Ausbildungs-programme	Meso- und Mikroebene Nach Festlegung durch Kostenträger (Renten-, Kranken-, Unfall-versicherung-sträger) verbindliche Standards	Stationäre und ambulante Patienten-schulung		

	• Konsensusgruppe Adipositasschulung für Kinder und Jugendliche – KgAS – (Hrsg.) Qualitätsanforderungen und Richtlinien. Qualitätsmanagementhandbuch. Berlin, 2004, • Arbeitsgemeinschaft Neurodermitisschulung – AGNES – , Arbeitsgruppe Qualitätsmanagement (Hrsg.) Qualitätsmanagement in der Neurodermitisschulung von Kindern und Jugendlichen sowie ihren Eltern. Berlin, 2003 • Arbeitsgemeinschaft Asthmaschulung im Kindes- und Jugendalter e.V. (Hrsg.) Qualitätsmanagement in der Asthmaschulung von Kindern und Jugendlichen. 3., überarbeitete und aktualisierte Auflage, Zuckschwerdt Verlag, München 2007					http://www.adipositasschulung.de http://www.neurodermitisschulung.de http://www.asthmaschulung.de
Gesetze						
SGB V Gesetzliche Krankenversicherung (GKV)	In den §§20 und 20a des SGB V wird der Krankenversicherung eine verstärkte Verantwortung im Rahmen der Prävention und Gesundheitsförderung zugewiesen. Dabei geht es vor allem um den Erhalt und die Verbesserung der Gesundheit durch primärpräventive Maßnahmen und Gesundheitsförderung. Im §20a wird die Stärkung der betrieblichen Gesundheitsförderung in den Vordergrund gestellt. Eine Kooperation zwischen der gesetzlichen Krankenversicherung und der gesetzlichen Unfallversicherung steht hier im Fokus eines ganzheitlichen Schutzes und der Förderung der Gesundheit. Ein ausführendes Organ zur Entwicklung von Handlungsfeldern und Kriterien ist zum Beispiel der Bundesverband der Krankenkassen.	Primärprävention Gesundheitsförderung betriebliche Gesundheitsförderung	Bund und Länder Versicherte der GKV	Individualprävention Betrieb		http://www.sozialgesetzbuch-bundessozialhilfegesetz.de/

SGB VII Gesetzliche Unfallversicherung (GUV)	Im Rahmen der Gesetzlichen Unfallversicherung (GUV) steht bereits im §1 SGB VII die Verantwortung zur Verhütung von Gesundheitsrisiken und der Wiederherstellung der Gesundheit bei arbeitsbezogenen Unfällen bzw. Erkrankungen. Wesentlicher Bestandteil des §15 SGB VII ist die Prävention von Arbeitsunfällen, Berufskrankheiten und arbeitsbedingten Gesundheitsgefahren als Aufgabe des Versicherungsträgers. Hierbei stehen nicht nur die Verhütung, sondern auch die Risikominimierung sowie die Ursachenforschung arbeitsbedingter Gefahren für Leben und Gesundheit im Fokus der GUV.		Bund und Länder Versicherte der GUV	Betrieb Schule		http://www.sozialgesetzbuch-bundessozialhilfegesetz.de/
SGB IX Rehabilitation und soziale Teilhabe behinderter Menschen	Im §84 SGB IX wird dem Arbeitgeber von behinderten Personen die Möglichkeit eingeräumt, Hilfen in Anspruch zu nehmen, um auftretende Probleme der Beschäftigung bzw. der Arbeitsplatzbeschaffung zu bewältigen um möglichst dauerhafte Arbeits- bzw. Beschäftigungsverhältnisse zu gewährleisten. Im Rahmen der Prävention ist ebenfalls der Einsatz von begleitenden Hilfen im Arbeitsalltag geregelt.	Betriebliches Eingliederungsmanagement	Behinderte und von Behinderung bedrohte Personen			http://www.sozialgesetzbuch-bundessozialhilfegesetz.de
Arbeitsschutzgesetz ArbSchG (1996, zuletzt geändert 17.06.2008)	Im Arbeitschutzgesetz (1996, zuletzt geändert am 17.06.2008) wird die Organisation des Arbeitsschutzes im Betrieb sichergestellt. Vor allem die Sicherheit und der Gesundheitsschutz der Mitarbeiter stehen im Vordergrund, die durch Rechte und Pflichten des Arbeitgebers sowie der Beschäftigten konkretisiert werden.	Arbeitsschutz Unfallverhütung		Betrieb Arbeitgeber und Beschäftigte		http://bundesrecht.juris.de/bundesrecht/arbschg/gesamt.pdf
Arbeitssicherheitsgesetz «Gesetz über Betriebsärzte, Sicherheitsingenieure und andere Fachkräfte für Arbeitssicherheit» ASiG (1973, zuletzt geändert 31.10.2006)	Im ASiG wird der Arbeitgeber aufgefordert, Betriebsärzte und Fachkräfte für Arbeitssicherheit zu bestellen, die ihn in der Sicherstellung des Arbeitsschutzes und der Unfallverhütung unterstützen. Die Aufgaben der Betriebsärzte und der Fachkräfte für Arbeitssicherheit sind z.B. die Beratung hinsichtlich Arbeitsschutz und Unfallverhütung und die Beobachtung der Sicherstellung dessen durch adäquates Verhalten des Beschäftigten.	Arbeitsschutz Unfallverhütung	Bund und Länder	Betrieb		http://bundesrecht.juris.de/bundesrecht/asig/gesamt.pdf

Entwurf des Präventionsgesetzes vom November 2007	*Der nunmehr zurückgezogene Entwurf des Präventionsgesetzes zielte auf eine Konkretisierung im Bereich der Primärprävention. Hierbei stand die Gesundheitsförderung durch gesundheitliche Aufklärung und Beratung in Kombination von Leistungen der Sozialversicherungsträger (Krankenkassen, Pflegekassen, Unfallversicherung, Rentenversicherung) im Vordergrund. Ziel war es die Gesundheit, die Lebensqualität, die Eigenverantwortung und die Beschäftigungsfähigkeit von Kindheit an zu erhalten und zu stärken und soziale Ungleichheiten von Gesundheitschancen abzubauen. Neu wäre die Bildung eines nationalen Präventionsrates mit Mitgliedern aus Bund, Land und kommunalen Spitzenverbände.*	*Primärprävention*	*Bund Länder Kommunale Spitzenverbände Sozialversicherungsträger und deren Versicherte*			http://www.gesundheitberlin.de/download/Referentenentwurf_Praeventionsgesetz_11_2007.pdf
Beispiele für Programme, Initiativen und Organisationen						
BZgA Bundeszentrale für gesundheitliche Aufklärung	Die Bundeszentrale für gesundheitliche Aufklärung gehört in den Fachbereich des Bundesministeriums für Gesundheit. Vorrangige Aufgaben liegen in der: – Erarbeitung von Grundsätzen und Richtlinien für Inhalte und Methoden der praktischen Gesundheitserziehung – Aus- und Fortbildung der auf dem Gebiet der Gesundheitserziehung und –aufklärung tätigen Personen – gesundheitlichen Aufklärung und Gesundheitserziehung. Größtes Augenmerk liegt auf der Information der Bevölkerung, um eine hohe Motivation hinsichtlich gesundheitsförderlichem Denken zu erreichen und somit das individuelle Gesundheitsverhalten und -handeln positiv zu beeinflussen. Auf den Seiten der BZgA finden sich Hinweise und Beschreibungen diverser Projekte und Angebote, die im Zusammenhang mit der Gesundheitsförderung stehen.	Gesundheitliche Aufklärung Gesundheitsvorsorge der Bevölkerung	Bundesbürger			www.bzga.de

Bundesministerium für Gesundheit (BMG 2008)	Aufbauend auf den Ergebnissen des Kinder- und Jugendgesundheitssurveys aus dem Jahr 2007 zeigt sich, dass nicht nur Einzelaspekte der Kindergesundheit zu betrachten sind, sondern politikübergreifend Zusammenhänge und Lösungsstrategien zu deren Verbesserung darzustellen sind. Diese gemeinsame Initiative der Bundesregierung möchte die Vernetzung der einzelnen Initiativen fördern und Synergieeffekte schaffen. Zentrale Ziele dieser «Strategie der Bundesregierung zur Förderung der Kindergesundheit» sind: – Stärkung der Präventionsangebote für Kinder und Jugendliche – Unterstützung der gesundheitlichen Chancengleichheit – Verminderung gesundheitlicher Risiken Zusammenfassend werden konkrete Maßnahmen zur Förderung der Kindergesundheit unterschiedlicher Institutionen (z.B. von Bundesministerien, innerhalb der Bundesländer und Kommunen) vorgestellt.	Förderung der Kindergesundheit	Initiative der Bundesregierung Anstoß zu weiteren Initiativen zur Förderung der Kindergesundheit z.B. der Länder, der Städte und Kommunen sowie der Verbände			www.bmg.bund.de
Deutsches Netz Gesundheitsfördernder Krankenhäuser (DNGK gem.e.V)	Vereinigung Gesundheitsfördernder Krankenhäuser mit dem Ziel der Umsetzung der Grundsätze der Ottawa-Charta (WHO1986) und den sich daraus ergebenden Empfehlungen und Projekten mit dem Ziel der Entwicklung und Etablierung Gesundheitsfördernder Krankenhäuser. Im Fokus steht das Bemühen um die Patienten und deren Angehörige, die Mitarbeiter und eine stärkere regionale Vernetzung mit anderen Akteuren im Bereich Gesundheitsförderung.	Gesundheitsförderndes Krankenhaus		Krankenhaus Mitarbeiter und Patienten		www.dngfk.de
Bundesministerium für Ernährung, Landwirtschaft und Verbraucherschutz und Bundesministerium für Gesundheit (2008)	Nationaler Aktionsplan «Gesunde Ernährung und Bewegung – Schlüssel für mehr Lebensqualität»: Die Bundesministerien haben ein Programm entwickelt, welches sich auf die Verbesserung des Ernährungs- und Bewegungsverhaltens von Kindern und Erwachsenen in Bildung, Beruf und Privatleben auswirkt. Zusätzlich sollen die damit im Zusammenhang stehenden Erkrankungen deutlich reduziert werden.	Gesundheitliche Prävention Gesundheitsförderung	National Bund und Länder			www.bmelv.de

	Hintergrund dieses Programms waren die Initiativen der WHO zur Bekämpfung der Adipositas, die im November 2006 auf der WHO Konferenz in Istanbul verabschiedet wurden, sowie die EU-Kommission mit ihren Ausführungen zu gesunder Ernährung und körperlicher Bewegung.					
Bundesvereinigung Prävention und Gesundheitsförderung e.V.	Die Bundesvereinigung Prävention und Gesundheitsförderung e.V. entstand 2007 aus der Fusion des Deutschen Forums Prävention und Gesundheitsförderung und der Bundesvereinigung Prävention und Gesundheitsförderung e.V. Ziel dieses Vereins ist die Förderung von «Prävention und Gesundheitsförderung» innerhalb des Gesundheitswesens und darüber hinaus in allen Politik- und Lebensbereichen. Die Gestaltung einer Koordinations- und Vernetzungsstruktur für die Mitglieder, Mitgliedsorganisationen und Kooperationspartner innerhalb des Gesundheits- und Sozialwesens zeigt sich in der Mitarbeit in Steuerungsgremien, in gemeinsamer Projektarbeit und in der Öffentlichkeitsarbeit. Sie hat einen maßgeblichen Anteil an der fachlichen und politischen Diskussion sowie an der praktischen Umsetzung der Gesundheitsförderung und Prävention in Deutschland.	Prävention Gesundheitsförderung	Die Reichweite bezieht sich auf politischer Ebene auf Bund und Länder sowie auf die Ebene der Sozialversicherungsträger. Vorrangig hat sie eine Koordinierungs- und Vernetzungsfunktion.	Projekte in verschiedenen Settings (Kita, Schule, Krankenhaus)	Die Mitarbeit in Gremien und die Durchführung von Projekten bezieht sich auf sehr vielfältige aktuelle Gesundheitsthemen.	www.bvpraevention.de
Deutsches Netzwerk für Betriebliche Gesundheitsförderung (DNBGF)	Das DNBGF geht auf eine Initiative des Europäischen Netzwerks für betriebliche Gesundheitsförderung (ENWHP) zurück, das sich den Aufbau informeller Infrastrukturen und nationaler Netzwerke in allen Ländern Europas zum Ziel gesetzt hat. Dieses Netzwerk stellt eine Plattform für den Informationsaustausch und Vernetzung im Bereich der Betrieblichen Gesundheitsförderung (BGF) dar. Die Mitglieder dieses Netzwerk stellen sowohl Organisationen als auch Einzelpersonen dar, die die betriebliche Gesundheitsförderung verbessern und weiterentwickeln wollen. In verschiedenen Foren haben die unterschiedlichen Zielgruppen die Möglichkeit der Informationssammlung und des Austausches.	Betriebliche Gesundheitsförderung (BGF)				www.dnbgf.de

International Union for Health Promotion and Health Education (IUHPE)	Organisation zur Verankerung der Gesundheitserziehung auf internationaler Ebene. Sie versteht sich als Forum für den Wissens-, Erfahrungs- und Meinungsaustausch ihrer weltweit operierenden Mitglieder. Zu den Mitgliedern des weltweiten Netzwerkes gehören Regierungen, Universitäten, Institutionen, NGO's und Einzelpersonen aller Kontinente. Die IUHPE kooperiert eng mit der WHO, der UNESCO und der UNICEF.	Verankerung und Professionalisierung von Gesundheitserzieung und Gesundheitsförderung auf internationaler Ebene	Makroebene Mesoebene	Diverse		http://www.iuhpe.org
Coalition of National Health Education Organizations	Vereinigung von 10 berufsständischen Verbänden bzw. wissenschaftlichen Fachgesellschaften der Gesundheitserziehung. Einzelne Verbände und Gesellschaften unterhalten führende Publikationsorgane oder lassen Berufsperspektiven von Gesundheitserziehern erheben.	Professionalisierung, Standardisierung, Entwicklung des Berufsfeldes Gesundheitserziehung	Makroebene	Schule Öffentliches Gesundheitswesen Universitäten		http://www.hsc.usf.edu/CFH/cnheo/
American Association for Health Education (AAHE)	Die Tätigkeit der Organisation zielt auf die Entwicklung des Berufsbildes und unterstützt Professionelle im Bereich Health Education, um die Gesundheit durch Bildung und andere systematische Strategien zu fördern. Der Erfahrungsaustausch und die Vernetzung der Mitglieder wird u.a. durch jährlich stattfindende Konferenzen gefördert. Mit dem Ziel des Fachaustausches, der Verbreitung aktueller Forschungsergebnisse sowie der Information über aktuelle Projektvorhaben und Aktivitäten publiziert die AAHE für ihre Mitglieder sowie interessierte professionelle Akteure folgende wissenschaftliche Zeitschriften und Newsletter: • American Journal of Health Education (erscheint sechsmal jährlich) • International Electronic Journal of Health Education • Newsletter HEXTra (erscheint viermal jährlich) • AAHE InfoSource (elektronischer Newsletter, erscheint zweimal monatlich)	Vernetzung von Gesundheitserziehern Fachaustausch, Herausgabe von Fachzeitschriften	Makroebene Mesoebene	Diverse		www.aahperd.org/AAHE

Society for Public Health Education (SOPHE)	Die Organisation weist regionale Gliederungen in 25 der 50 Bundesstaaten der USA auf und kooperiert mit zahlreichen nationalen und internationalen Organisationen im Bereich von Gesundheitserziehung und Gesundheitsförderung. Die SOPHE versteht sich als unabhängige, internationale, professionelle Vereinigung von Health Education Professionals und Studierenden. Die Vereinigung widmet sich ausschließlich der Gesundheitserziehung. Als Vision strebt die Organisation eine gesunde Welt durch Health Education an. Auf dieser Grundlage fördert die SOPHE die Entwicklung von gesundem Verhalten, gesunden Kommunen sowie gesunden Umwelten durch Vernetzung und Partnerschaften mit anderen Organisationen. Weiterhin legt die Organisation einen ethischen Code für Health Education, Qualitätsstandards für eine professionelle Praxis der Aus- und Weiterbildung von Professionellen sowie für die Forschung und Entwicklung fest.	Professionalierung und Qualitätssicherung auf dem Gebiet der Gesundheitserziehung	Makroebene Mesoebene	Schulische Gesundheitserziehung Öffentliches Gesundheitswesen Kommunale Gesundheitsförderung		http://www.sophe.org
Nationale Projekte (Auswahl)						
«Gesunde Schule»	Unter den Stichworten «Gesunde Schule», «Gesundheitsfördernde Schule», «Gesundheitsförderung an/in der Schule» werden sehr vielfältige Initiativen zusammengefasst, die sich der gesundheitsförderlichen Gestaltung der Schule und der Initiierung gesundheitsförderlichen Verhaltens der Schüler widmen. Hierzu gibt es sowohl Programme auf Bundes-, Länder- und kommunaler Ebene mit unterschiedlichen inhaltlichen Zielsetzungen. Ferner gibt es «Empfehlungen zur Gesundheitsförderung in Schulen» der Sozialversicherungsträger (2004), die sich auf Empfehlungen der WHO zu «Wege einer gesünderen Schule» beziehen.		Mesoebene Mikroebene	Schule	Die Vielzahl an Anbietern lässt sich nicht überblicken und macht eine systematische Recherche im Internet unter den genannten Stichworten bei konkreter Fragestellung erforderlich	Auswahl: www.bosch-stiftung.de www.mk.niedersachsen.de/ www.besseressenmehrbewegen.de/ http://www.opus-nrw.de/medio/praxis/finanz/SPIK-BUK.pdf (Empfehlungen der Spitzenverbände der Kankenkassen) www.anschub.de

Gesunde Städte	1986 wurde das Programm «Gesunde Städte» von der WHO initiiert mit dem Ziel, Gesundheit zu einem Hauptthema in allen Politikbereichen zu machen und den einzelnen Menschen für eine selbstbestimmte Gesundheit zu sensibilisieren. Dieses langfristige Entwicklungsprojekt dient der Verbesserung der öffentlichen Gesundheit durch eine umfassende Vermittlung und Vernetzung der unterschiedlichen Bereiche und Interessen der Gesellschaft. In Deutschland existiert ein «Gesunde Städte Netzwerk», welches sich mit der Zielerreichung des o.g. Programms der WHO beschäftigt. In dem «Gesunde Städte Aktionsprogramm: Kommunale Kompetenzen für Gesundheit» (2004) des Netzwerkes wurden z.B. Qualitätsentwicklung und die Entwicklung von Netzwerkstrukturen festgelegt. Die Mitgliedschaft im «Gesunde Städte Netzwerk» ist freiwillig.	Öffentliche Gesundheit	Mitgliedstaaten der WHO	Städte und Kommunen in den jeweiliegen Ländern		http://www.euro.who.int/healthy-cities www.gesunde-staedte-netzwerk.de

Autorinnen und Autoren

Dr. Kerstin Baumgarten
Hochschule Magdeburg Stendal
Fachbereich Sozial- und Gesundheitswesen
Breitscheidstr. 2
39114 Magdeburg
Tel.: 0391 – 886 4301
E-Mail: kerstin.baumgarten@hs-magdeburg.de

Prof. Dr. Beate Blättner
Hochschule Fulda
Fachbereich Pflege & Gesundheit
Marquardstr. 35
36039 Fulda
Tel.: 0661 – 9640 603
E-Mail: Beate.Blaettner@hs-fulda.de

Dipl. Pflegepäd. Antje Braumann
Universität Osnabrück
Fachbereich Humanwissenschaften
Gesundheitswissenschaften
Sedanstr. 115
49090 Osnabrück
Tel.: 0541 – 405 1853
E-Mail: Antje.Braumann@uos.de

Prof. Dr. Barbara Dippelhofer-Stiem
Otto-von-Guericke-Universität Magdeburg
Institut für Soziologie
Postfach 4120
Tel.: 0391 – 67 16610
E-Mail: barbara.dippelhofer-stiem@ovgu.de

Prof. Dr. Thomas Elkeles
Hochschule Neubrandenburg
Fachbereich Gesundheit und Pflege
Postfach 11 01 21
17041 Neubrandenburg
Tel.: 0395 – 5693 417
E-Mail: elkeles@hs-nb.de

Prof. Dr. Dr. Hermann Faller
Universität Würzburg
Institut für Psychotherapie und
Med. Psychologie
Arbeitsbereich Rehabilitationswissenschaften
Marcusstraße 9 – 11
97070 Würzburg
Tel.: 0931 – 31 2713
E-Mail: h.faller@uni-wuerzburg.de

Prof. Dr. Alexa Franke
Universität Dortmund
Fakultät Rehabilitationswissenschaften /
Rehabilitationspsychologie
Martin-Schmeißer-Weg 13
44221 Dortmund
Tel.: 0231 – 755 4551
E-Mail: alexa.franke@tu-dortmund.de

Marianne Frauenknecht, PhD
Western Michigan University
Department of HPER
1903 W. Michigan Avenue, Kalamazoo
MI 49008
Tel.: 269 – 387 2673
E-Mail: m.frauenknecht@wmich.edu

Prof. Dr. Silke Gräser
Universität Bremen
Fachbereich 11, Public Health /
Gesundheitswissenschaften
Grazer Str. 4
28359 Bremen
Tel.: 0421 – 218 3001
E-Mail: graeser@uni-bremen.de

MSc, Dipl. Pflegewirt Markus Heckenhahn
Hochschule Fulda
Fachbereich Pflege & Gesundheit
Marquardstr. 35
36039 Fulda
Tel.: 0661 – 9640 0
E-Mail: markus.heckenhahn@hs-fulda.de

Prof. Dr. mult. Georg Hörmann
Otto-Friedrich-Universität Bamberg
Lehrstuhl Pädagogik / Gesundheitspädagogik
Markusplatz 3
96047 Bamberg
Tel.: 0951 – 863 1829
E-Mail: georg.hoermann@uni-bamberg.de

Prof. Dr. Klaus Hurrelmann
Hertie School of Governance
Professor of Public Health and Education
Quartier 110
Friedrichstraße 180
10117 Berlin
Tel.: 030 – 259 219 322
E-Mail: hurrelmann@hertie-school.org

Dipl.-Pol. Dipl.-Psych. Thomas Kliche
Universitätsklinikum Hamburg-Eppendorf
Institut und Poliklinik für
Medizinische Psychologie
Martinistraße 52
20246 Hamburg
Tel.: 040 – 7410 53419
E-Mail: t.kliche@uke.uni-hamburg.de

Prof. Dr. Detlef Krüger
Hochschule für angewandte
Wissenschaften Hamburg
Fakultät Life Sciences
Lohbrügger Kirchstraße 65
21033 Hamburg
Tel.: 040 – 428 75 6115
E-Mail: Detlef.Krueger@rzbd.haw-hamburg.de

Britta Michaelsen-Gärtner (M.A.)
Leuphana Universität Lüneburg
Zentrum für Angewandte
Gesundheitswissenschaften
Wilschenbrucher Weg 84a
21335 Lüneburg
Tel.: 04131 – 677 7991
E-Mail: michaelsen@uni.leuphana.de

Prof. Dr. Ingrid Mühlhauser
Universität Hamburg
MIN Fakultät
Gesundheitswissenschaften
Martin-Luther-King Platz 6
20146 Hamburg
Tel.: 040 – 428 38 3988
E-Mail: Ingrid_Muehlhauser@uni-hamburg.de

Prof. Dr. Peter Paulus
Leuphana Universität Lüneburg
Fakultät I – Institut für Psychologie
Scharnhorststraße 1
21335 Lüneburg
Tel.: 04131 – 677 1702
E-Mail: paulus@uni-lueneburg.de

PD Dr. Wichard Puls
Westfälische Wilhelms-Universtität Münster
Institut für Soziologie (IfS)
Scharnhorststraße 121
48151 Münster
Tel.: 0251 – 83 24859
E-Mail: puls@uni-muenster.de

Dr. Angela Schröder
healthcompany
Institut für angewandte Gesundheitsforschung
Chrysander Strasse 2B
21029 Hamburg
Tel.: 040 – 2395 9776
E-Mail: healthcompany-schroeder@t-online.de

Dr. Astrid Seltrecht
Johannes-Gutenberg-Universität Mainz
Pädagogisches Institut
AG Erwachsenenbildung
Colonel-Kleinmann-Weg 2
55128 Mainz
Tel.: 06131 – 3926 999
E-Mail: astrid.seltrecht@uni-mainz.de

Dipl.-Psych. Veronika Ströbl
Universität Würzburg
Institut für Psychotherapie und Med.
Psychologie
Arbeitsbereich Rehabilitationswissenschaften
Marcusstraße 9 – 11
97070 Würzburg
Tel.: 0931 – 31 2077
E-Mail: stroebl@uni-wuerzburg.de

Dr. Heiner Vogel
Universität Würzburg
Institut für Psychotherapie und Med.
Psychologie
Arbeitsbereich Rehabilitationswissenschaften
Marcusstraße 9 – 11
97070 Würzburg
Tel.: 0931 – 31 2718
E-Mail: h.vogel@mail.uni-wuerzburg.de

Prof. Dr. Hubert Weiglhofer
Universität Salzburg
IFFB Erziehungswissenschaft, Fachdidaktik
und LehrerInnenbildung
Hellbrunnerstraße 34
A – 5020 Salzburg
Tel. +43 (0) 662 – 8044 5817
E-Mail: Hubert.Weiglhofer@sbg.ac.at

Dr. Annekatrin Wetzstein
BGAG – Institut Arbeit und Gesundheit
Königsbrücker Landstraße 2
01109 Dresden
Tel.: 0351 – 457 1007
E-Mail: annekatrin.wetzstein@dguv.de

Dr. Dirk Windemuth
BGAG – Institut Arbeit und Gesundheit
Königsbrücker Landstraße 2
01109 Dresden
Tel.: 0351 – 457 1800
E-Mail: dirk.windemuth@dguv.de

Dr. Heinz Witteriede
Leuphana Universität Lüneburg
Zentrum für Angewandte
Gesundheitswissenschaften
Wilschenbrucher Weg 84a
21335 Lüneburg
Tel.: 04131 – 677 7717
E-Mail: witteriede@uni.leuphana.de

Apl. Prof. Dr. Britta Wulfhorst
Universität Osnabrück
Fachbereich Humanwissenschaften
Gesundheitswissenschaften
Sedanstr. 115
49090 Osnabrück
Tel.: 0541-969 3524
E-Mail: britta.wulfhorst@uos.de

Prof. Dr. Renate Zimmer
Universität Osnabrück
Fachbereich Erziehungs- und
Kulturwissenschaften
Fachgebiet Sport und Sportwissenschaft
Jahnstr. 75
49080 Osnabrück
Tel.: 0541 – 969 4295
E-Mail: renatezimmer@t-online.de

Sachregister